国家出版基金项目
NATIONAL PUBLICATION FOUNDATION

"十三五"國家重點出版物出版規劃項目

本草綱目研究集成

總主編 張志斌 鄭金生

本草綱目影校對照

一 藥圖與序例

張志斌 鄭金生 校點

科学出版社
龍門書局
北京

圖書在版編目（CIP）數據

本草綱目影校對照. 一, 藥圖與序例／張志斌, 鄭金生校點. —北京: 龍門書局, 2017.6

（本草綱目研究集成）

“十三五”國家重點出版物出版規劃項目　國家出版基金項目

ISBN 978-7-5088-5217-1

Ⅰ. ①本…　Ⅱ. ①張…　②鄭…　Ⅲ. ①《本草綱目》　Ⅳ. ①R281.3

中國版本圖書館CIP數據核字（2017）第121414號

責任編輯：鮑　燕　曹麗英／責任校對：鄭金紅

責任印制：肖　興／封面設計：黄華斌

科學出版社
龍門書局　出版

北京東黄城根北街16號

郵政編碼：100717

http://www.sciencep.com

北京利豐雅高長城印刷有限公司 印刷

科學出版社發行 各地新華書店經銷

*

2017年6月第　一　版　開本：787×1092 1/16

2017年6月第一次印刷　印張：40 1/4

字數：954 000

定價：398.00圓

（如有印裝質量問題，我社負責調換）

本草綱目研究集成

學術指導委員會

主　任　王永炎

委　員　曹洪欣　黄璐琦　吕愛平

謝雁鳴　王燕平

本草綱目研究集成

編輯委員會

總主編　張志斌　鄭金生

常　委　王家葵　鄔家林　王咪咪　華林甫
　　　　汪惟剛

編　委　趙中振　郝近大　曹　暉　李鍾文
　　　　梅全喜　于大猛　侯酉娟

學術秘書　于大猛

總序

進入二十一世紀，面向高概念時代，科學、人文互補互動，整體論、還原論朝向融通共進。中醫學人更應重視傳承，并在傳承基礎上創新。對享譽全球的重大古醫籍做認真系統的梳理、完善、發掘、升華，而正本清源，以提高學術影響力。晚近，雖有運用多基因網絡開展證候、方劑組學研究，其成果用現代科技語言表述，對醫療保健具有一定意義。然而積學以啟真，述學以爲道，系統化、規範化，多方位、高層次的文獻研究，當是一切中醫藥研究項目的本底，確是基礎的基礎，必須有清醒的認識，至關重要。

中醫千年古籍，貴爲今用。然古籍之所以能爲今用，端賴世代傳承，多方詮釋，始能溝通古今，勵行繼承創新。深思中醫學的發展史，實乃歷代醫家與時俱進，結合實踐，對前輩賢哲大家之醫籍、理論、概念、學説進行詮釋的歷史。而詮釋的任務在於傳達、翻譯、解釋、闡明與創新。詮釋就是要在客體（即被詮釋的文本）框架上，賦予時代的精神，增添時代的價值。無疑，詮釋也是創新。

明代李時珍好學敏思，勤于實踐，治學沉潛敦厚。博求百家而不倦，確系聞名古今之偉大醫藥科學家，備受中外各界人士景仰。明代著名學者王世貞稱其爲「真北斗以南一人」，莫斯科大學將其敬列爲世界史上最偉大的六十名科學家之一（其中僅有兩位中國科學家）。其巨著本草綱目博而不繁，詳而知要，求性理之精微，乃格物之通典。英國著名生物學家達爾文稱之爲「中國古代百科全書」。二〇一一年本草綱目被聯合國教科文組織列入「世界記憶名録」（同時被列入僅兩部中醫藥古籍），實爲中國傳統文化之優秀代表。欲使這樣一部不朽的寶典惠澤醫林，流傳後世，廣播世界，更當努力詮釋，整理發揚。此乃本草綱目研究集成叢書之所由作也。

中國中醫科學院成立六十年以來，前輩學者名醫于坎坷中篳路藍縷，負重前行，啟迪後學，篤志薪火傳承。志斌張教授、金生鄭教授，出自前輩經緯李教授、繼興馬教授之門下，致力醫史文獻研究數十年，勤勉精進，研究成果累累。二〇〇八年歲末，志斌、金生二位學長，联袂應邀赴德國洪堡大學，參與本草綱目研究國際合作課題。二〇一二年兩位教授歸國後，向我提出開展本草綱目系列研究的建議，令我敬佩。這是具有現實意義的大事，旋即與二位共議籌謀，欲編纂成就一部大型叢書，命其名曰本草綱目研究集成。課題開始之初，得到中醫臨床基礎醫學研究所領導的支持，立項開展前期準備工作。二〇一五年本草綱目研究集成項目獲得國家出版基金資助。此爲課題順利開展的良好機遇與條件。

中醫藥學是將科學技術與人文精神融合得最好的學科，而本草綱目則是最能體現科學百科精神的古代本草學著作，除了豐富的醫藥學知識之外，也飽含語言文字學、儒釋道學、地理學、歷史學等社會科學内容與生物學、礦物學、博物學等自然科學内容，真可謂是「博大精深」。要做好、做深、做精本草綱目的詮釋研究，實非易事。在志斌、金生二教授具體組織下，聯合國内中醫、中藥、植物、歷史地理、語言文字、出版規範等方面專家，組成研究團隊。該團隊成員曾完成中華大典下屬之藥學分典、衛生學分典、醫學分典婦科總部，以及海外中醫珍善本古籍叢刊、温病大成、中醫養生大成等多項大型課題與巨著編纂。如此多學科整合之團隊，不惟多領域知識兼備，且組織及編纂經驗豐富，已然積累衆多海内外珍稀古醫籍資料。是爲本草綱目研究集成編纂之堅實基礎。

李時珍生於明正德十三年（一五一八）。他窮畢生之智慧財力，殫精竭慮，嘔心瀝血，經三次大修，終於明萬曆六年（一五七八）編成本草綱目。至公元二〇一八年，乃時珍誕辰五百周年，亦恰逢本草綱目成書四百四十周年。志斌、金生二教授及其團隊各位學者能團結一心，與科學出版社精誠合作，潛心數年，將我國古代名著本草綱目研究推向一個高峰！此志當勉，此誠可嘉，此舉堪贊！我國中醫事業有這樣一批不受浮躁世風之影響，矢志不渝於「自由之思想，獨立之精神」的學者，令我備受鼓舞。冀望書成之時培育一輩新知，壯大團隊。感慨之餘，聊撰數語，樂觀厥成。

中央文史研究館館員
中國工程院院士
王永炎
丙申年元月初六

總前言

本草綱目研究集成是本着重視傳承，并在傳承基礎上創新之目的，圍繞明代李時珍本草綱目（此下簡稱綱目）進行系統化、規範化，多方位、高層次整理研究而撰著的一套學術叢書。

綱目不僅是中華民族傳統文化的寶典，也是進入「世界記憶名録」，符合世界意義的文獻遺産。欲使這樣一部寶典惠澤當代，流芳後世，廣播世界，更當努力詮注闡釋，整理發揚。本叢書針對綱目之形制與内涵，以「存真、便用、完善、提高、發揚」爲宗旨，多方位進行系統深入研究，撰成多種專著，總稱爲本草綱目研究集成。

我國偉大的醫藥學家李時珍，深明天地品物生滅無窮，古今用藥隱顯有異；亦熟諳本草不可輕言，名不核則誤取，性不核則誤施，動關人命。故其奮編摩之志，窮畢生精力，編成綱目巨著。至公元二〇一八年，乃李時珍誕辰五百周年，亦恰逢綱目成書四百四十周年。當此之際，我們選擇綱目系列研究作爲一項重點研究課題，希望能通過這樣一項純學術性的研究，來紀念偉大的醫藥學家李時珍。

爲集思廣益，本課題成員曾反復討論應從何處着手進行具有創新意義的研究。綱目問世四百餘年間，以其爲資料淵藪，經節編、類纂、增删、續補、闡釋之後續本草多至數百。中、外基於綱目而形成的研究專著、簡體標點、注釋語譯、外文譯注等書，亦不下數百。至於相關研究文章則數以千計。儘管如此，至今綱目研究仍存在巨大的空間。諸如綱目文本之失真，嚴格意義現代標點本之缺如，系統追溯綱目所引原始文獻之空白，綱目藥物及藥圖全面研究之未備，書中涉及各種術語源流含義研究之貧乏，乃至綱目未收及後出本草資料尚未得到拾遺彙編等等，都有待完善與彌補。

在明確了綱目研究尚存在的差距與空間之後，我們決定以「存真、便用、完善、提高、發揚」爲宗旨，編撰下列九種學術研究著作。

一、本草綱目導讀：此爲整個叢書之「序曲」。該書重點任務是引導讀者進入綱目這座宏偉的「金谷園」。

二、本草綱目影校对照：將珍貴的綱目金陵本原刻影印，并結合校點文字及校記脚注，采用單雙頁對照形式，以繁體字豎排的版式配以現代標點，并首次標注書名綫、專名綫。這樣的影印與校點相結合方式，在綱目研究中尚屬首創。此舉旨在最大程度地保存綱目原刻及文本之真，且又便於現代讀者閱讀。

三、本草綱目詳注：全面注釋書中疑難詞彙術語，尤注重藥、病、書、人、地等名稱。此書名爲「詳注」，力求選詞全面，切忌避難就易。注釋簡明有據，體現中外現代相關研究成果與中醫特色，以求便於現代運用，兼補綱目某些語焉不詳之憾。

四、本草綱目引文溯源：綱目「引文溯源」方式亦爲該叢書首創。綱目引文宏富，且經李時珍删繁汰蕪，萃取精華，故文多精簡，更切實用。然明人好改前人書，李時珍亦未能免俗，其删改之引文利弊兼存。此外，綱目雖能標注引文出處，却多有引而不確、注而不明之弊。本書追溯時珍引文之原文，旨在既顯現李時珍錘煉引文之功力，又保存綱目引文之真、落實文獻出處，提高該書的可信度，以便讀者更爲準確地理解綱目文義。

五、本草綱目圖考：此書研究角度乃前所未有。該書將金陵本、錢（蔚起）本、張（紹棠）本三大系統藥圖（各千餘幅）逐一進行比較，考釋綱目藥圖異同之原委，及其與前後本草藥圖之承繼關係，有助於考證藥物品種之本真，彌補綱目原藥圖簡陋之不足。

六、本草綱目藥物古今圖鑒：以綱目所載藥物爲單元，彙聚古代傳統本草遺存之二萬餘幅藥圖（含刻本墨綫圖及手繪彩圖），配以現代藥物基原精良攝影，并結合現代研究成果，逐一考察諸圖所示藥物基原。該書藥物雖基於綱目，然所鑒之圖涉及古今，其便用、提高之益，又非局促於綱目一書。

七、本草綱目辭典：此書之名雖非首創，然編纂三原則却係獨有：不避難藏拙、不抄襲敷衍、立足時珍本意。堅持此三原則，旨在體現專書辭典特色，以別於此前之同名書。所收詞目涉及藥、病、書、人、地、方劑、炮製術語等，以及冷僻字詞典故。每一詞條將遵循史源學原則，追溯詞源，展示詞證，保證釋義之原創性。此書不惟有益於閱讀綱目，亦可有裨於閱讀其他中醫古籍。

八、本草綱目續編：該書雖非詮釋綱目，却屬繼承時珍遺志，發揚綱目傳統之新書。該書從時珍未見之本草古籍及時珍身後涌現之傳統醫藥書（截止於一九一一年）中遴選資料，擷粹刪重，釋疑辨誤，仿綱目體例，編纂成書。該書是繼綱目之後，對傳統本草知識又一次彙編總結。

九、本草綱目研究札記：這是一部體裁靈活，文風多樣，内容廣泛的著作。目的在於展示上述諸書在校勘、注釋、溯源、考釋圖文等研究中之思路與依據。綱目被譽爲「中國古代的百科全書」，凡屬上述諸書尚未能窮盡之綱目相關研究，例如綱目相關的文化思考與文字研究等，都可以「研究札記」形式進入本書。因此，該書既可爲本叢書上述子書研究之總「後臺」，亦可爲綱目其他研究之新「舞臺」，庶幾可免遺珠之憾。

本叢書學術指導委員會主任王永炎院士對詮釋學有一個引人入勝的理解，他認爲，詮釋學的任務在於傳達、解釋、闡明和創新，需要獨立之精神，自由之思想。本書的設計，正是基於這樣的一種精神。我們希望通過這樣可以單獨存在的各種子書，相互緊密關聯形成一個有機的整體，以期更好地存綱目之真，使詮釋更爲合理，闡明更爲清晰，寓創新於其中。通過這樣的研究，使綱目這一不朽之作在我們這一代的手中，注入時代的血肉，體現學術的靈魂，插上創新的翅膀。

當然，我們也深知，綱目研究的諸多空白與短板，并非本叢書能一次全部解決。在綱目整理研究方面，我們不敢説能做到完美，但希望我們的努力，能使綱目研究朝着更爲完美的方向邁進一大步。

張志斌　鄭金生

二〇一六年二月十二日

前言

本草綱目影校對照是本草綱目研究集成叢書之一種，主要任務爲「存真」與「便用」。「存真」即存本草綱目（下簡稱綱目）古籍原貌之真、顯李時珍原意之真。「便用」即方便現代讀者閱讀理解及使用。

現代綱目研究在「存真」、「便用」方面已取得了若干進展。例如綱目金陵本已多次影印，簡體校點本亦有多種。校點本中影響最大的是人民衛生出版社首次校點本（劉衡如校）、華夏出版社新校注本（劉衡如、劉山永校注）。此外，前輩學者尚志鈞、錢超塵所校綱目亦都具有很高的學術水準。

本書充分汲取上述工作已取得的成果，又經反復討論，廣泛咨詢，希冀在以下五個方面予以拓展：影校對照、繁體竪排、全式標點（新式標點，加上書名綫與專名綫）、保留原版式用意，以及同版多底本核校。

一　影校對照

中外單一的綱目影印已有多次，但迄今爲止尚未見綱目全本影校對照。近幾十年來校點綱目多采用金陵本，此因金陵本最接近李時珍綱目之真。然指望單一文字校勘以存綱目之真又談何容易！古人云：「校書如掃塵，旋掃旋生。」一個經過現代録入、校排的本子即便達到了最嚴格的出版要求（萬分之一差錯率），則綱目一百九十萬字仍有可能存在一百九十個訛誤！因此，采用影印與校點相對照的方式（簡稱「影校對照」）則可彌補單一校點、單一影印之不足。本書之「影校對照」，即在雙頁展示彩色金陵本書影，單頁給出相應的校點文字并出示校記。在同視野中展現影印、校點頁面，可取相得益彰之效。

本草綱目研究集成叢書中，還設計了本草綱目引文溯源、本草綱目詳注、本草綱目辭典等子書。此數書承擔了綱目引書原文追溯、綱目名詞術語及相關難點解釋等功能。因此本書之「校」，則專注於校正綱目編印過程中之文詞謬誤（兼及部分重要文獻出處錯誤），但注意保存李時珍原意之真。李時珍引文或糅合諸家之文，或以己意改易原文。此等引文只要文理通順，一般不改不注，不爲追求使綱目引文與原文保持一致而喪失綱目原文之真。凡屬李時珍原意，即便後人考其失誤（如全書皆誤出周憲王、李延飛等名稱），仍保留原文，僅加注指出此誤。至於時珍所引之書原文溯源、詞語釋義、義理辨析、藥物品種考訂之類的问題，將留待前述其他專門子書去解決。

國内迄今已出版的綱目校點本無一例外都是簡體字本，且絕大多數是横排本。某些繁體字轉化成簡體字，會導致古籍原始信息丢失。例如：本草書中的「鬱金」與「郁李」、「射干」與「乾薑」、「生薑」與「姜公魚」三組中藥名，其中不同的「鬱」與「郁」、「干」與「乾」、「薑」與「姜」，在簡體字本中就成了相同的「郁」、「干」、「姜」。這類轉换很難尋回原字的形狀與意義，最終或導致永久丢失原字所含信息。

現代簡體字的制定着眼於方便一般民衆的閲讀理解，尚未充分顧及某些專業術語的特殊性。例如，中醫書中的「南面」與「南麪」，前者是指朝南的方位，後者則指南方的麪食。如果采用簡體字表達，兩個風牛馬不相及的概念就混爲一談了。因此，在重要中醫古籍整理中，采用繁體字可以提升存真的程度，避免原始信息丢失。有了繁體字本的基礎，再進行簡體字的整理工作，就可避免簡體字本難以還原的弊病。鑒於綱目至今缺乏繁體校點本，我們選用繁體字來校點綱目，全書的意義就不言而喻了。

采用繁體字整理綱目，雖然避免了簡體字易丢失信息之弊，但其難度并没有因此而減輕。因爲古籍中繁體字存在着複雜的異體字取捨问題。二〇一三年版的通用規範漢字表適用於現代簡體字規範，却不盡適用於專業古籍的繁體字整理。因此，必須事先進行深入的相關文字研究。關於本書處理綱目繁體用字的各種問題，本書校後記將詳細羅列。至於本書采用豎排，主要是方便與影印頁的版式對照，并便於體現綱目金陵本原版式特殊含義（詳見下文）。

三 全式標點

全式標點除了使用新式標點諸種符號外，還特别使用了書名綫（波紋綫）與專名綫（直綫）。其中用書名綫代替書名號，用於標注書名及篇名。

關於書名綫

從劉衡如先生開始，現代各種綱目校點本都不加説明地略去了書名號。按説這不符合現代校點的規範要求，但後續校點者都心照不宣地避開這一難題。李時珍對引文出處的標示确實不規範，要逐一認定其所引全部書名并非易事。如食療本草，或簡稱「食療」、「食療方」，或稱「孟詵本草」，或以作者姓或名（「孟詵」、「孟氏」、「詵」及「張鼎」、「鼎」）來代替出處。更有甚者，如綱目「獼猴」之别名「王孫」注出「柳文」。「柳文」究竟是書名？人名？文章名？或某人之書簡稱？不加考察確實難以分辨。劉衡如先生以個人之力首次校點綱目，暫時避開這一難題情有可原。在綱目校點本出現三十多年後，我們再次校點綱目還不解決這一問題，如何向讀者交代？

標示綱目引用書名的確不易。例如「本經」，一般人會以爲是神農本草經的簡稱，實際上并非全都如此。綱目玄石云「【弘景曰】本經慈石，一名玄石」，此「本經」確指神農本草經。但綱目大黄云「【震亨曰】大黄苦寒善泄，仲景用之瀉心湯者，正因少陰經不足，本經之陽亢甚無輔……」，此「本經」指的是少陰經脈。而綱目芍藥云：「【别録曰】芍藥生中嶽川谷及丘陵……【承曰】本經芍藥生丘陵。」據上下文，此「本經」實指别録。最後這一類的「本經」是指作者「所本之經」，即其所依據的前人著作。因此遇到此類「本經」，必須將其引文逐條與神農本草經核對，才能判定是本經，還是「所本之經」，方能決定是否標示書名綫。因此準確標示書名綫，關係到考鏡本草學術之源流，絶非小事。

關於專名綫

現代青年讀者可能對專名綫接觸甚少，不明其用。專名綫用于標示專有名詞，包括地名、人名、朝代名、年號名等等。

以地名爲例：綱目紫石英有云：「烏程縣北壟山所出。」此「北壟山」是縣北的「壟山」？抑或山名「北壟山」？只有由專門的歷史地理學者在考證該地名的歷史沿革基礎上，才能確定如何標示專名綫。此句加上正確的專名綫則爲：「烏程縣北壟山」。即位於烏程縣北的壟山。可見沒有專業知識，要想標好專名綫是很困難的。

人名、朝代、年號也常出現疑似易混的問題。熟諳歷史的人知道「梁貞白先生」並非姓梁名貞白，而是梁代的貞白先生（即陶弘景）。但對一般的讀者，則必須將此名詞標示專名綫「梁貞白先生」，才能一目了然。又如「唐永徽故事」，不是關於「唐永徽」此人的故事，而是唐代永徽年間的舊事。

更冷僻一些的名詞，則需要深入考察。例如「宋齊丘化書」，據四庫全書提要考證，該書乃南唐譚峭所撰化書，被宋齊丘剽竊更名。李時珍或直引其名「宋齊丘」。然此「宋齊丘」非指宋代的齊丘，而是五代南唐人，姓宋名嵩，號齊丘子，人稱宋齊丘。所以，其專名號應該標作：「宋齊丘化書」。

當地名與人名并稱時，也會增加專名號標示的難度。如綱目中提到「菑川王美人」，此指菑川（地名）的王姓美人？抑或指菑川王的嬪妃？經深入考證原文所指之後，才知道正確的專名綫當爲「菑川王美人」，亦即「菑川王的嬪妃」之義。

專名綫標注涉及名詞多，難度更有甚於書名綫。因爲書名古今變化不大，又有書志或現存書籍可考。但地名與人名的查找更困難，這些名詞混雜起來就更是難上加難。所以，我們選擇全式標點，實際上是自出難題，向自己發起挑戰。要解決這一難題，就必須采用史源學方法，全面考察綱目所出人名、書名、地名，并對綱目引文進行溯源，才有可能最大限度地解决書名綫、專名綫的標示問題。經過數年的努力，我們已經基本完成了綱目中專名、書名的考察，并在本草綱目研究集成叢書中設立本草綱目引文溯源子書，以保證綱目全式標點有扎實穩固的研究基礎。

四　保留原版式用意

綱目金陵版爲竪排版式，但該版某些横向排列内容也有深意。例如金陵本引據古今經史百家書目中，某些同類書名末字相同的書籍排在同一横列。如圖一的第一、第三横列大多是「譜」，第二横列則大多是「志」。遺憾的是，僅十年之隔的江西本就忽略了金陵本排列原意，將原本的三列改爲兩列（見圖二）。此後現代横排校點本更難看到金陵本原版式用意。因此，保持繁體字竪排，就有可能保留金陵本原版式用意，達到更大的存真效果（見圖三）。

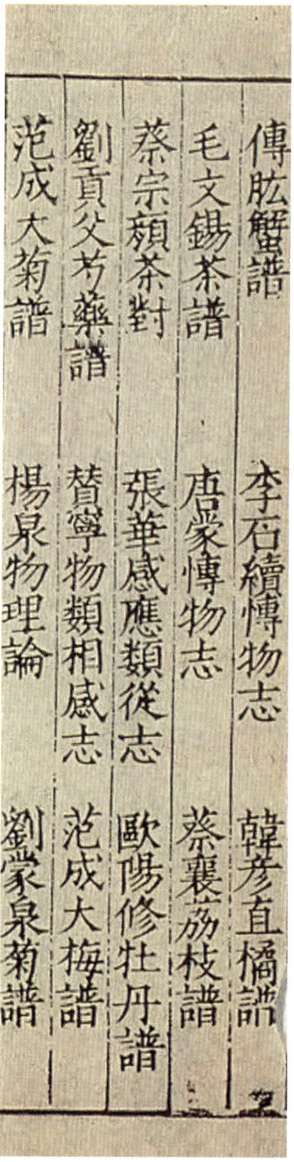
傳肱蟹譜　李石續博物志　韓彥直橘譜
毛文錫茶譜　唐蒙博物志　蔡襄荔枝譜
蔡宗顏茶對　張華感應類從志　歐陽修牡丹譜
劉貢父芍藥譜　贊寧物類相感志　范成大梅譜
范成大菊譜　楊泉物理論　劉蒙泉菊譜

圖一　金陵本百家書目葉書影

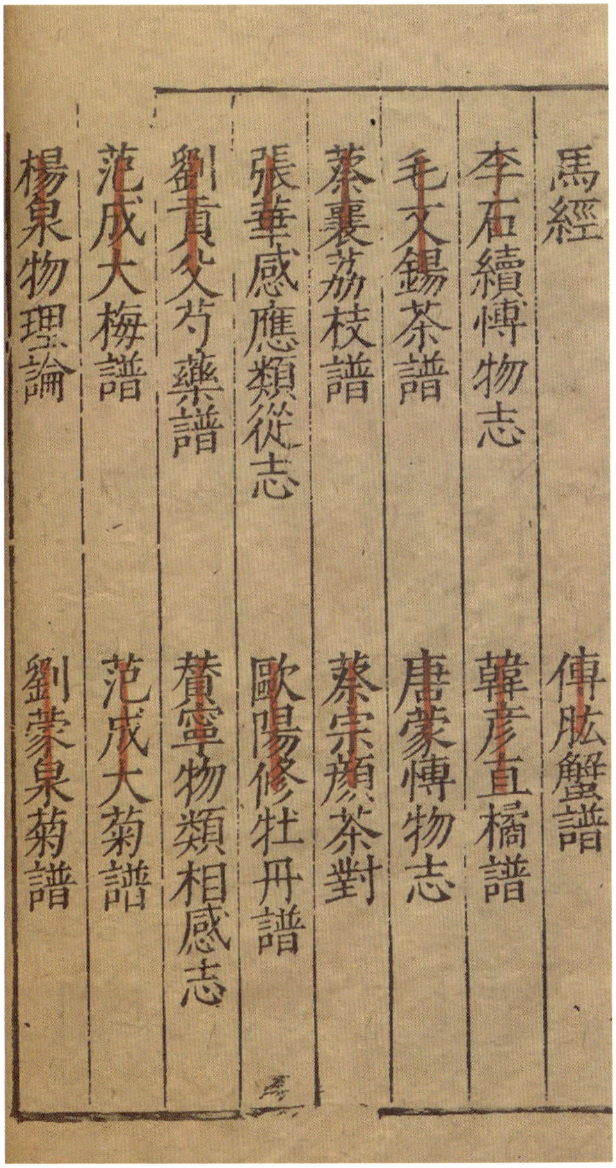

馬經　傅肱蟹譜
李石續博物志　韓彥直橘譜
毛文錫茶譜　唐蒙博物志
蔡襄荔枝譜　蔡宗顏茶對
張華感應類從志　歐陽修牡丹譜
劉貢父芍藥譜　贊寧物類相感志
范成大梅譜　范成大菊譜
楊泉物理論　劉蒙泉菊譜

圖二　江西本百家書目葉書影

傅肱蟹譜　李石續博物志　韓彥直橘録
毛文錫茶譜　唐蒙博物志　蔡襄荔枝譜
蔡宗顏茶對　張華感應類從志　歐陽修牡丹譜
劉貢父芍藥譜　贊寧物類相感志　范成大梅譜
范成大菊譜　楊泉物理論　劉蒙菊譜

圖三　本草綱目影校對照同葉模拟書影

金陵本版式最能反映李時珍的原意，即將具有某一特征的書名平行排列。除上述書名末字相同的書籍之外，有時還將同一作者的書置於同一横列，例如「張仲景金匱玉函方」、「張仲景傷寒論」在同一横列中并排，還有「孫真人千金備急方」「孫真人千金翼」、「孫真人千金髓方」等，都是横向排在一起。若變更版式，就不能一目了然看到其中的聯繫。此外，在綱目金陵版卷二還有多處使用了特殊版式，對理解原文含義均有裨益，兹不贅述。

五　同版多底本核校

綱目各種現代點校本都注意到找一個最爲可靠的底本，故金陵本是大家廣爲運用的底本。但今存各種金陵本在流傳過程中，會有不同的收藏者。這些藏書人的收藏目的可能各不相同。出於實用目的，某些藏書人可能對書中闕、損、訛、脱等問題進行一些修改。而爲了保持書籍的美觀，這種修改可能采用高精度描改方式，使之不易被察覺。對此現象，錢超塵先生早在二〇〇三年就已在北京中醫大學學報上撰文予以批評。若使用經過補訂修改過的某一底本，就很難盡可能准確地反映金陵本的原貌。當今綱目金陵本全世界僅存八部全帙（據日本學者真柳誠先生的最新研究，現存部數可能更多），分藏三個國家的圖書館。其中我國存有兩部，且均是各館的鎮館之寶，輕易不以示人。因此即便學風嚴謹的學者，也很難做到同時采用多種金陵本參校。下面舉兩個因單一底本致誤之例。

其一，卷十七「蔄茹」條「根」之「氣味」：「【普曰】神農：辛。岐伯：酸、鹹，有毒。李當之：大寒。【之才曰】甘草爲之使，惡麥門冬。」其中「有毒」與「惡麥」四個字，因此葉原書版刻缺損左下角而字殘闕。核對日本國會本、内閣本、美國國會本、中研院（中國中醫科學院）本均如此（見圖四至图七），惟上圖本經描補（見圖八）。其描補的「有毒」「惡」三字，可謂是天衣無縫，惟有最後一個「麥」低於正常行格，可被看出。因此，此前的校點本可能用的都是上圖本作爲底本，均只校出了一個「麥」字，其校語反映的并非金陵本原貌。

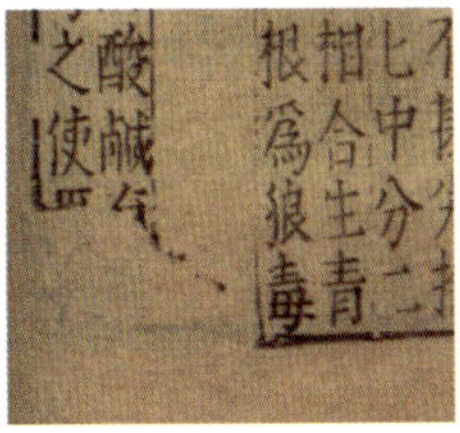

圖四　美國國會本蔄茹

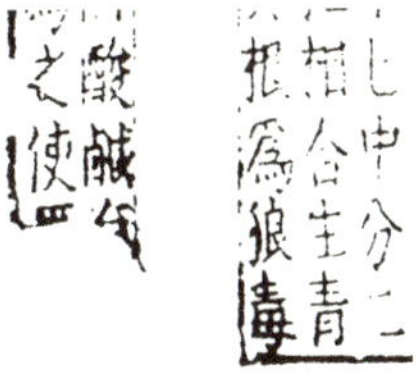

圖五　内閣本蔄茹

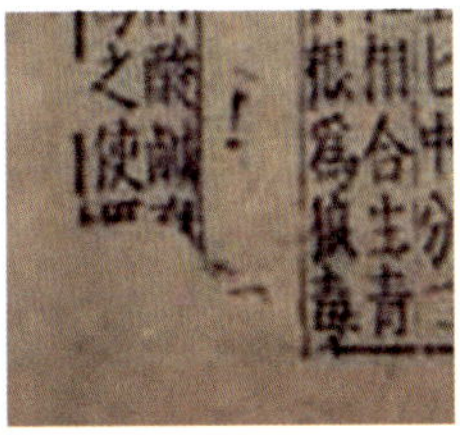

圖六　中研院本蔄茹

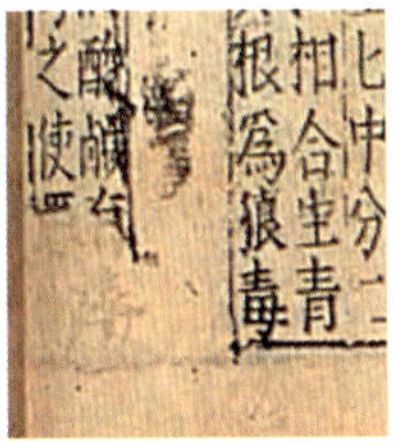

圖七　日本國會本蔄茹

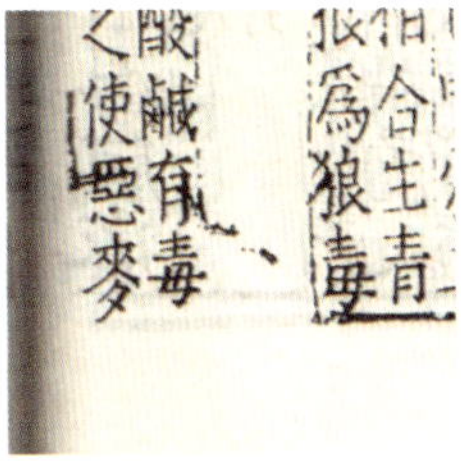

圖八　上圖本蔄茹

其二，卷十八旋花條「釋名」：「【炳曰】旋葍當作葍旋音福鏇，用根入藥。別有旋覆音璿伏，用花入藥。今云旋葍，誤矣。【頌曰】别録言其根主續筋，故南人呼爲續筋根。一名㹠腸草，象形也。【宗奭曰】世俗謂之鼓子花，言其花形肖也。【時珍曰】其花不作瓣狀，如軍中所吹鼓子，故有旋花、鼓子之名。」這一葉中，第一至四行的第十二字「用、呼、言、有」（凡四字），均缺損。還是一樣的問題，上圖本與中研院本經相對精細的描補（見圖九、十），不易分辨。其他，除内閣本尚保留原貌外（見圖十一），日本圖會本與美國國會本也經過某些描補，但描補的方式比較粗略，甚至用的是紅筆（圖十二、圖十三）。通過五本對照，描補的問題則昭然顯示。同理，單一使用上圖本作爲底本的學者，就注意不到此處金陵本的原貌。

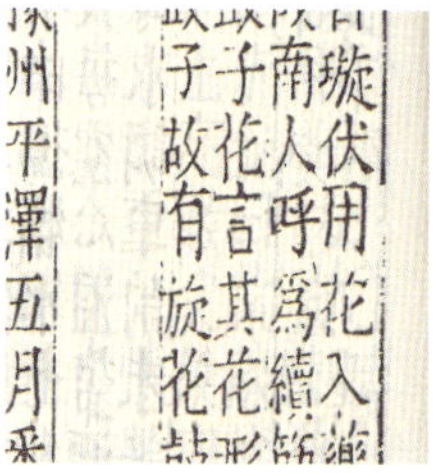
圖九　上圖本旋花

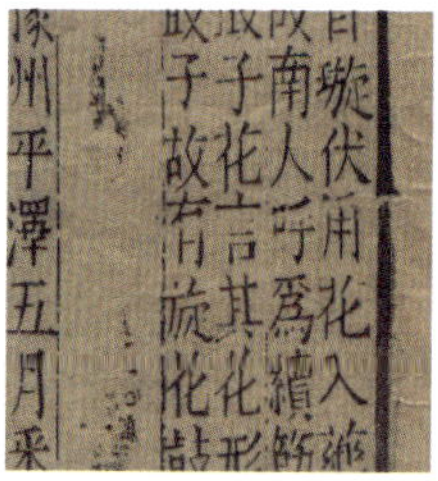
圖十　中研院本旋花

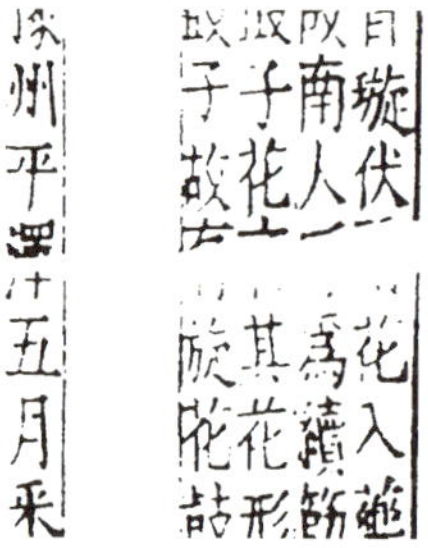
圖十一　内閣本旋花

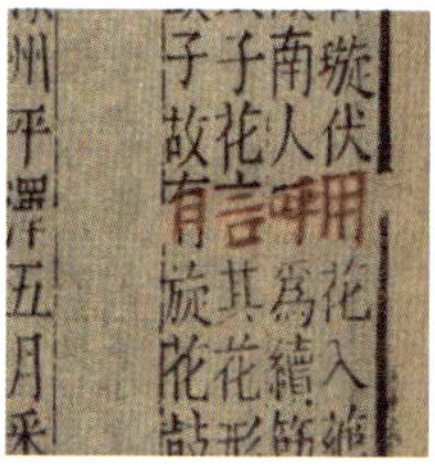
圖十二　日本國會本旋花

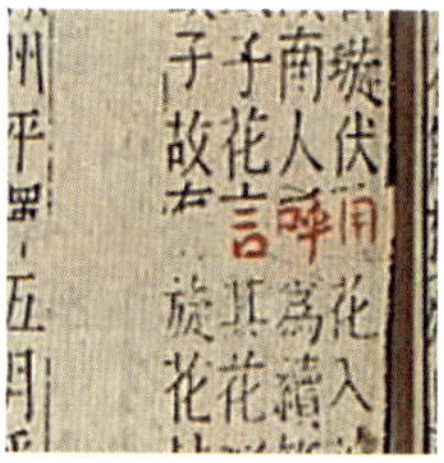
圖十三　美國國會本旋花

針對綱目這樣一部前人已經做過多次校點的偉大著作，如果想要在前人的基礎上有所超越，再次整理必須采取同版多底本進行核校。我們課題在前期工作中，爲了應對現存本草綱目若干金陵本被收藏者描補修改的問題。收集了現存八個全帙本中的五個。即：上海圖書館、中國中醫科學院圖書館、日本國立公文書館内閣文庫、日本國會圖書館、美國國會圖書館的藏本，以求得覽綱目金陵本最真實的原本面貌。

我們課題組希望在影校對照、繁體字竪排、加注書名綫與專名綫、保留原版式用意、同版多底本核校，這五個方面填缺補漏，精益求精，以期傳達更能存真，解釋更爲合理，闡述更爲清晰。但上述工作存在諸多困難，我們不敢説已經做得很好，但希望儘可能地朝着完美方向前進一步。歡迎中醫藥界同仁、各界朋友、各位讀者對本書校點所做的工作及存在的問題提出批評指正。

張志斌　鄭金生

二〇一七年二月八日

校點凡例

一、本書采用影印與校點結合、分單雙頁對照形式整理本草綱目（以下簡稱綱目）。校點部分使用繁體字、豎排，并儘量保持綱目金陵本原版式，以利存真、便讀。

二、本書影校以日本國會圖書館所藏金陵本爲底本（簡稱日本國會本），必要時核校另外四部金陵本：美國國會圖書館（美國國會本）、日本國立公文書館内閣文庫（内閣本）、中國中醫科學院圖書館（中研院本）、上海市圖書館（上圖本）藏本。

三、綱目版本除金陵本爲祖本外，明清時存在三個版本系統：江西本、錢蔚起本（錢本）、張紹棠本（張本）。今取江西本爲主校本，必要時參校錢本與張本，并充分汲取現代校勘研究成果，如人民衛生出版社劉衡如校點本（人衛本）、華夏出版社劉衡如、劉山永校注本（華夏本）、上海科學技術出版社錢超塵等校點本（上科本）、安徽科學技術出版社尚志鈞、任何校點本（安科本）等。參校本中還有李時珍曾大量引用的證類本草、普濟方等多種書籍。上述校勘用書及其版本等相關信息詳見本書末所附校後記。

四、本書專注於校正綱目編印過程所致文詞（或重要出處）謬誤，但注意保存李時珍原意之真。綱目引文或有化裁、增減，只要不悖原意、文理通順者，一般不改不注。若可能屬李時珍原意之誤，則出注指誤，不改原文。鑒於綱目祖本爲明後期坊刻本，明清翻刻本又罕有碩學通儒爲之校勘，故本書校勘綱目時，首重追溯引文相關原始文獻，不追求與金陵本以後諸翻刻本相合。若時珍所引原書已佚，或時珍自撰之文，無法溯源求本，則先據主校本，次爲參校本，擇善而從。疑難字詞、術語含義及學術爭議等，一般不加評注，可參本草綱目研究集成所含本草綱目引文溯源、本草綱目詳注、本草綱目辭典等子書。

五、本書校點文字版式多遵原書，惟將原雙行小字改作單行。另原書卷首之分卷目録及卷前標題或簡或繁，很不統一。現從中選擇相對規範的方式予以統一，如「本草綱目石部目録第十一卷」及「本草綱目石部第十一卷」。正文之前言「某類若干種」，時或大字，時或小字，現統一用大字表示，如「草之一　山草類三十一種」。凡卷末「某卷終」、「某部某卷終」等字樣，原書或有或無，并無定規，今均予删除。

六、原目録一仍其舊，統計數字一般按時珍所出。目録與正文不符時，出注説明。全書及每部書之前，另按正文實際内容新編目録。綱目附圖兩卷，圖頁所出藥名亦另編目録。目録中大字爲原藥圖上方横排藥名，小字爲圖内所注文字。

七、本書采用現代標點，并標注專名綫、書名綫。其中「某某方」，經溯源核實確有其書，或代指其書者，則標以書名號。否則視作方劑出處「某人之方」，僅將姓氏標注專名號。又「某氏方」，若作者之名不確，或雖有名而非特指某書者，一般不標書名號，僅標「某氏方」。如「胡氏方」（可能指胡氏婦人方、胡濙衛生易簡方）、「崔氏方」（可能指崔玄亮方、崔知悌方、崔行功方）、「張仲景方」（源於今本傷寒論、金匱要略）等。

八、校勘文字采用「改誤加注」與「指誤加注」結合。偶有同一誤字在同一藥條或同頁中反復出現，僅在首注中指明「下同此誤徑改」。

九、本書屬古籍整理，力求保存古籍原貌。書中内容、藥物劑量及所用藥物，若有與現代不相適應者，不做任何删改。李時珍对原方劑量有意改動者，除過於出格者外，均不予修改、注釋。

十、本書原本用字情況比較複雜，涉及通假字、古今字、異體字、俗體字、訛誤等多種用字情况。經逐字研究并參考其他古籍整理經驗，確立如下處理原則：

①通假字、古今字、避諱字等，一般不改不注。

②異體字，凡無歧義者采用正字。字有多義，以各從底本爲基本原則，參照通用規範漢字字典等語詞工具書，以及中華書局新字形及異體字統改字表與中華大典異體字規範字表兩個相对權威的古籍整理内部文件斟酌處理。

③俗訛字，一般按俗訛從正的原則改正。

④本草綱目專用、行業專用字，李時珍個人用字觀點，特别是藥名、地名、書名、中醫術語等專業術語的用字，本着名從土人、釋從主人原則，凡不悖字理者，均不加改動。

⑤凡藥名用字，在不違背保留藥物别名原則的基礎上，以誤名、異體從正（按以上俗訛字改

正之例）、别名從本、譯名從音、習用從俗爲原則處理。

⑥若屬古籍常用字時，或處於兩可之間，或難以用以上各條歸類處理者，本着尊重底本的原則，各從底本。

⑦根據上述各類形義有某種關聯的用字取捨原則，制定本書「形義相關用字取捨表」，附載於本書第十部以備考。

⑧若屬古刻本常見混用字，如「已、己、巳」、「七、匕」、「水、氷」等等，按文義徑改不注，并在本書第十部給出全部常見形誤徑改字表。

十一、凡校記涉及内証，即依據綱目本書者，省略「本書」二字，直接給出卷次及藥條。

十二、凡校记涉及其他古籍，凡通用名著（如爾雅、説文等），按古籍整理慣例標示出處；其他書籍一般按書名、卷次、篇名（或方名）三級標示出處。

本草綱目影校對照總目録

第十三卷　山草類
第十四卷　芳草類

第二册　草部中

第十五卷　隰草類
第十六卷　隰草類

第三册　草部下

第十七卷　毒草類
第十八卷　蔓草類　附録諸藤
第十九卷　水草類
第二十卷　石草類
第二十一卷　苔類、雜草類、有名未用

第五部　穀菜部

第二十二卷　穀部　麻麥稻類
第二十三卷　穀部　稷粟類
第二十四卷　穀部　菽豆類
第二十五卷　穀部　造釀類
第二十六卷　菜部　葷辛類
第二十七卷　菜部　柔滑類
第二十八卷　菜部　蓏菜類、水菜類、芝栭類

第六部　果部

第二十九卷　五果類
第三十卷　山果類
第三十一卷　夷果類
第三十二卷　味類
第三十三卷　蓏類、水果類　附録諸果

第七部　木與服器部

第三十四卷　木部　香木類
第三十五卷　木部　喬木類
第三十六卷　木部　灌木類
第三十七卷　木部　寓木類、苞木類、雜木類　附録諸木

一　藥圖與序例目録

一 藥圖與序例

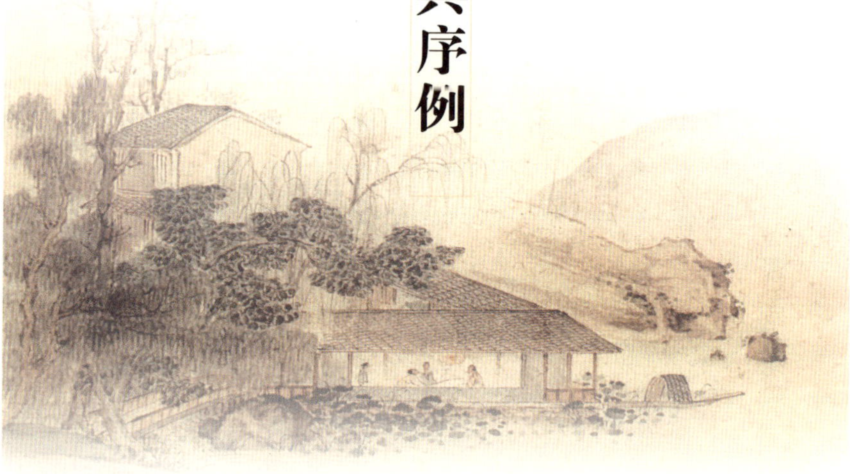

本草綱目序

紀稱望龍光知古劍覘寳氣辯明珠
故萍實商羊非天明莫洞厥後博物
稱華辯字稱康析寳玉稱倚頓亦僅
僅晨星耳楚蘄陽李君東壁一日過
予弇山園謁予留飲數日予窺其人
睟然貌也癯然身也津津然譚議也

本草綱目序

紀稱望龍光知古劍，覘寶氣辨明珠。故萍實、商羊，非天明莫洞。厥後博物稱華，辯字稱康，析寶玉稱倚頓，亦僅僅晨星耳。楚蘄陽李君東璧，一日過予〔一〕弇山園謁予，留飲數日。予窺其人，睟然貌也，癯然身也，津津然譚議也，

〔一〕予：此後五字及左行相同位置五字漫漶，後人手描。今從江西本補正。

真北斗以南一人解其裝無長物有
本草綱目數十卷謂予曰時珍荊楚
鄙人也幼多羸疾質成鈍椎長耽典
籍若啖蔗飴遂漁獵群書搜羅百氏
凡子史經傳聲韻農圃醫卜星相樂
府諸家稍有得處輒著數言古有本
草一書自炎皇及漢梁唐宋下迨

真北斗以南一人。解其裝，無長物，有本草綱目數十卷。謂予曰：時珍，荆楚鄙人也。幼多羸疾，質成鈍椎。長耽典籍，若啖蔗飴。遂漁獵羣書，搜羅百氏。凡子史經傳，聲韻農圃，醫卜星相，樂府諸家，稍有得處，輒著數言。古有本草一書，自炎皇及漢、梁、唐、宋，下迨

國朝註解群氏舊失第其中舛繆差
譌遺漏不可枚數廼敢奮編摩之志
僭纂述之權歲歷三十稔書攷八百
餘家稿凡三易複者芟之闕者緝之
譌者繩之舊本一千五百一十八種
今增藥三百七十四種分為一十六
部著成五十二卷雖非集成亦粗大

國朝，註解群氏舊矣。第其中舛繆差譌遺漏，不可枚數，廼敢奮編摩之志，僭纂述之權。歲歷三十稔，書考八百餘家，稿凡三易。複者芟之，闕者緝之，譌者繩之。舊本一千五百一十八種，今增藥三百七十四種，分爲一十六部，著成五十二卷。雖非集成，亦粗大

備僭名曰本艸綱目頋乞一言以託
不朽予開卷紬玩每藥標正名為綱
附釋名為目正始也次以集解辯疑
正誤詳其土産形狀也次以氣味主
治附方著其體用也上自墳典下及
傳奇凡有相關靡不備采如入金谷
之園種色奪目如登龍君之宮寶藏

備，僭名曰本草綱目，願乞一言，以託不朽。予開卷細玩，每藥標正名爲綱，附釋名爲目，正始也。次以集解、辯疑、正誤，詳其土產形狀也。次以氣味、主治、附方，著其體用也。上自墳典，下及傳奇，凡有相關，靡不備采。如入金谷之園，種色奪目；如登龍君之宮，寶藏

悉陳如對氷壺玉鑑毛髮可指數也
博而不繁詳而有要綜核究竟直窺
淵海茲豈禁以醫書覯哉寔性理之
精微格物之通典
帝王之秘籙臣民之重寶也李君用心
加惠何勤哉噫碔玉莫剖朱紫相傾
弊也久矣故辯專車之骨必竢魯儒

悉陳。如對冰壺玉鑑，毛髮可指數也。博而不繁，詳而有要，綜核究竟，直窺淵海。兹豈禁以醫書覯哉，寔性理之精微，格物之通典，帝王之秘籙，臣民之重寶也。李君用心加惠何勤哉。噫！碔玉莫剖，朱紫相傾，弊也久矣。故辯專車之骨，必竢魯儒；

博支機之石必訪賣卜予方著弇州
卮言恚博古如丹鉛卮言後乏人也
何幸覩茲集哉茲集也藏之深山石
室無當盍鍥之以共天下後世味太
玄如子雲者 旹
萬曆歲庚寅春上元日弇州山人鳳
洲王世貞拜撰

王世貞

博支機之石，必訪賣卜。予方著弇州卮言，恚博古如丹鉛、卮言後乏人也，何幸睹兹集哉。兹集也，藏之深山石室無當，盍鍥之，以共天下後世味太玄如子雲者。

旹萬曆歲庚寅春上元日，弇州山人鳳洲王世貞拜撰

輯書姓氏

敕封文林郎四川蓬溪縣知縣蘄州李時珍編輯

雲南永昌府通判男李建中　　校正

黄州府儒學生員男李建元

應天府儒學生員　黄　申　　同閲

　　　　　　　　高　第

太醫院醫士男李建方

輯書姓氏

勑封文林郎 四川蓬溪縣知縣 蘄州 李時珍編輯

雲南永昌府通判 男 李建中

黄州府儒學生員 男 李建元 校正

應天府儒學生員 黄申

高第 同閲

太醫院醫士 男 李建方

蘄州儒學生員男李建木重訂

生員孫李樹宗

生員孫李樹聲次卷

生員孫李樹勳

荆府引禮生孫李樹本楷書

金陵後學胡承龍梓行

蘄州儒學生員　男李建木　重訂

生員　孫李樹宗

生員　孫李樹聲　次卷

生員　孫李樹勳

荆府引禮生　孫李樹本　楷書

金陵後學　胡承龍　梓行

本草綱目附圖〔一〕卷之上

階文林郎蓬溪知縣　男李建中　辑
府學生　男李建元　圖
州學生　孫李樹宗　校

金石部金類附圖

石類附圖〔二〕

〔一〕本草綱目附圖：本附圖目録根據金陵本附圖卷編製。每藥圖中的文字，以小字排於藥名之下。拟起到影校對照校點頁之作用。

〔二〕石類附圖：原無。本圖卷分類名或有或無。以下凡無分類名者，均據本草綱目正文之分類補，不另出注。

金石部石類上附圖

金石部石類下附圖

石部鹵石類附圖

草部山草類上附圖

草部山草類下附圖

草部芳草類附圖

草部隰草類上附圖

草部隰草類下附圖

草部毒草類附圖

草部蔓草類附圖

草部水草類附圖

草部石草類附圖

〔一〕天：原脱。今據卷十八天仙藤補。

草部苔類附圖

草部有名未用附圖

穀部麻麥稻類附圖

穀部稷粟類附圖

穀部菽豆類附圖

菜部葷辛類附圖

菜部柔滑類附圖

菜部蓏菜類附圖

水菜類附圖

芝栭類附圖

本草綱目附圖卷之下

階文林郎蓬溪知縣 男李建中 輯
州學生 男李建木 圖
州學生 孫李樹聲 校

果部五果類附圖

果部山果類附圖

果部夷果類附圖

果部果類附圖

〔一〕鬣：原作「鬛」。今據卷三十一海松子改。

果部蓏類附圖

果部水果類附圖

木部香木類附圖

木部喬木類附圖

木部灌木類附圖

木部寓木類附圖

木部苞木類附圖

蟲部卵生類上附圖

蟲部卵生類下附圖

蟲部化生類附圖

蟲部濕生類附圖

鱗部龍類附圖

鱗部蛇類附圖

鱗部魚類附圖

鱗部無鱗魚類附圖

介部龜鼈類附圖

介部蚌蛤類附圖

禽部水禽類附圖

禽部原禽類附圖

禽部林禽類附圖

禽部山禽類附圖

獸部畜類附圖

獸部獸類附圖

獸部鼠類附圖

獸部寓類附圖

本草綱目附圖卷之上

階文林郎蓬溪知縣男李建中輯

府學生男李建元圖

州學生孫李樹宗校

金石部金類附圖

水金

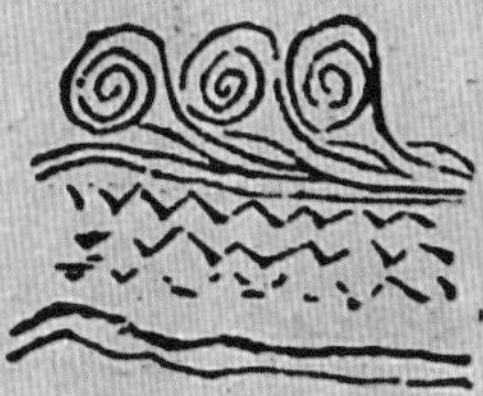

銀

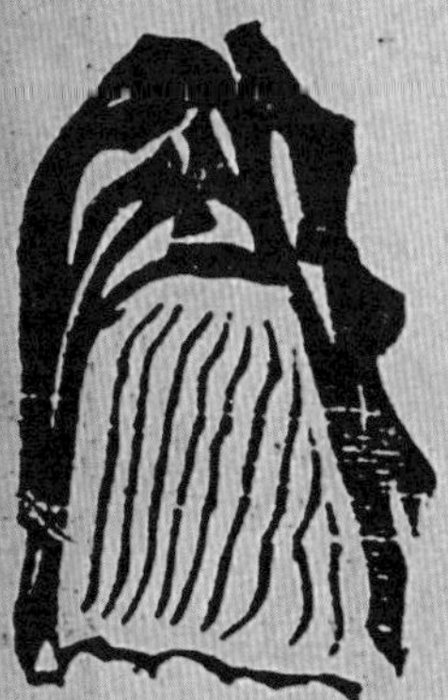

山金

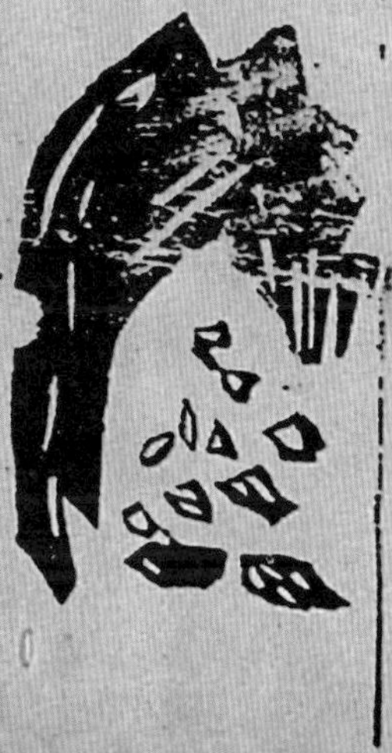

錫恡脂銀膏

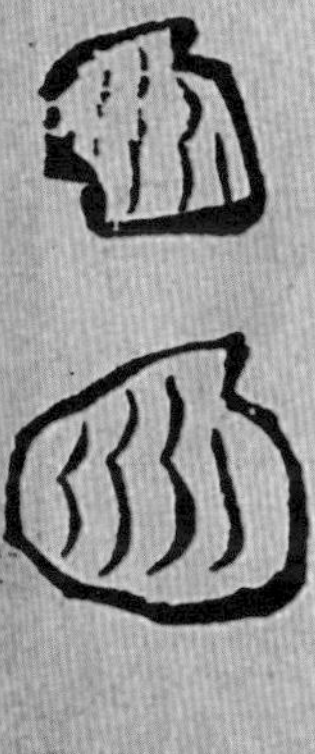

自然銅

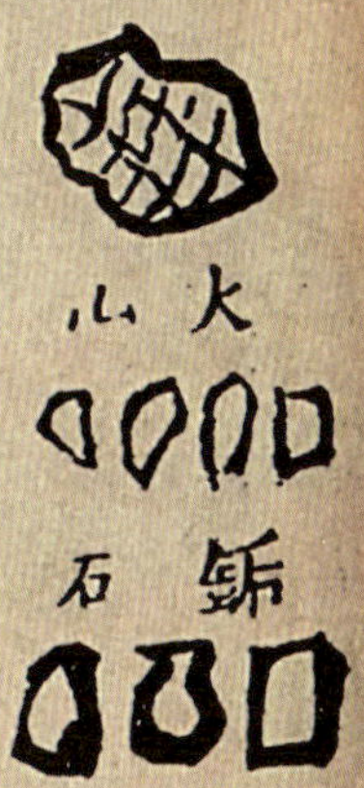

鉛

錫同

鐵

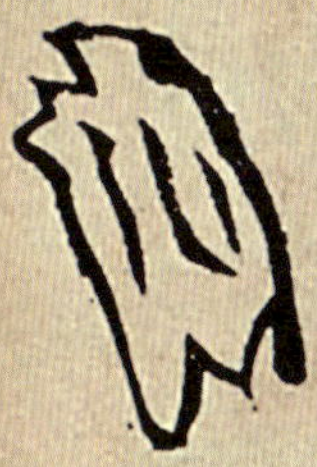

銅鑛

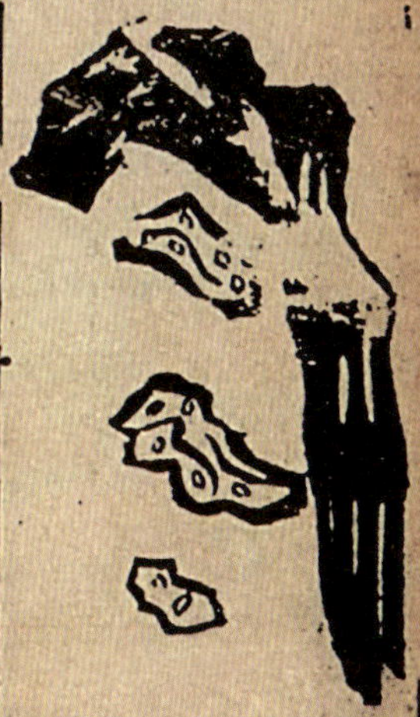

密陀僧

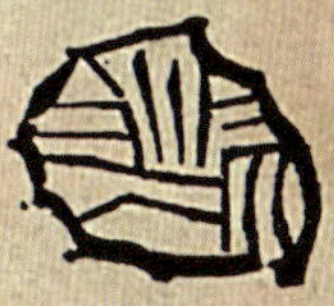

鋼鐵

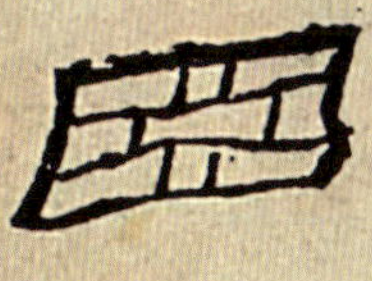

玉

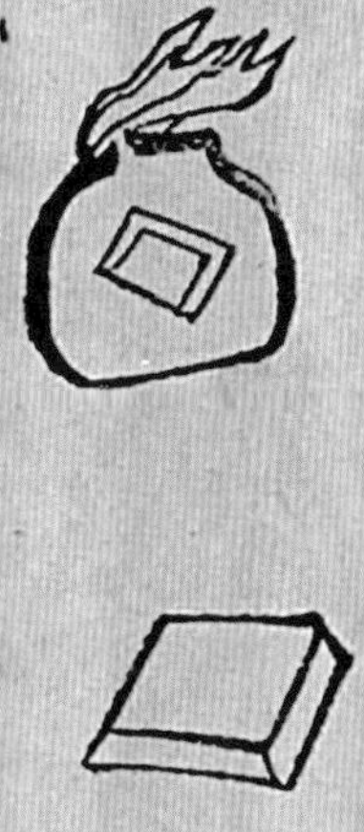

珊瑚

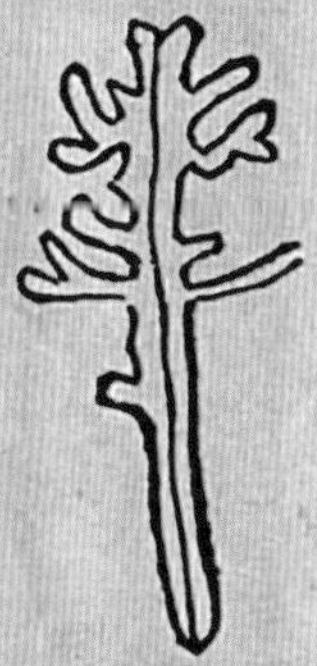

寶石

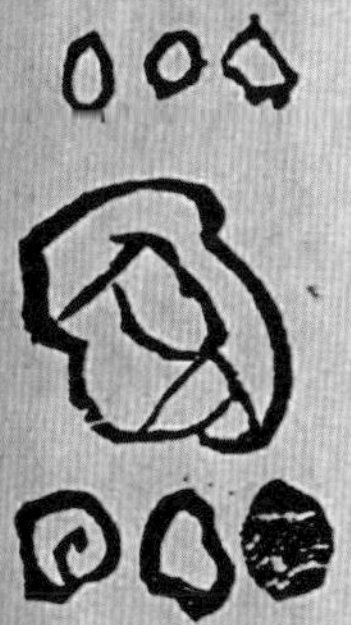

青琅玕

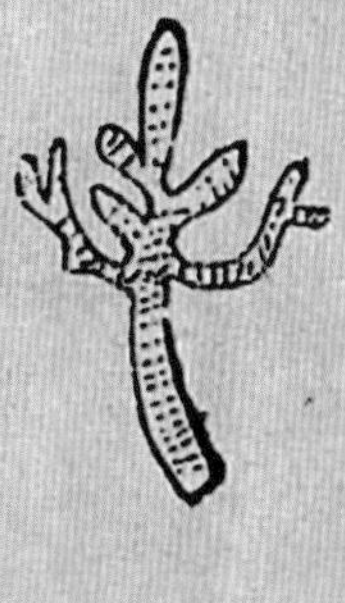

馬腦

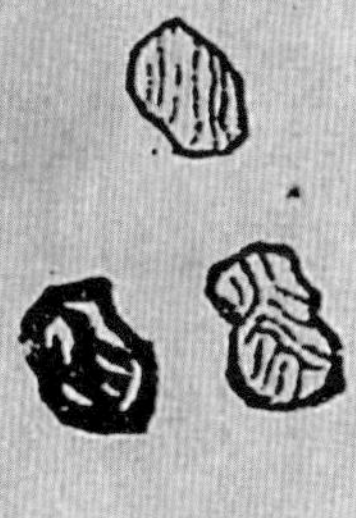

玻瓈

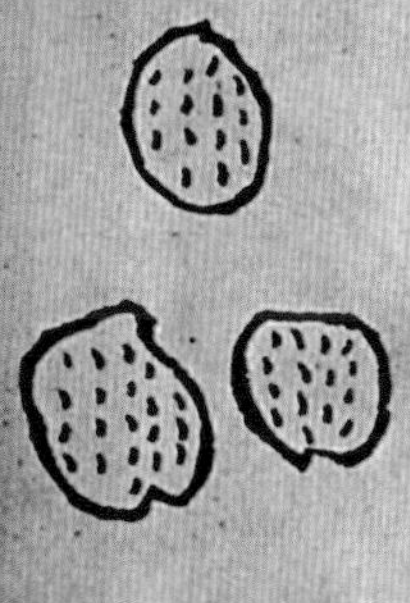

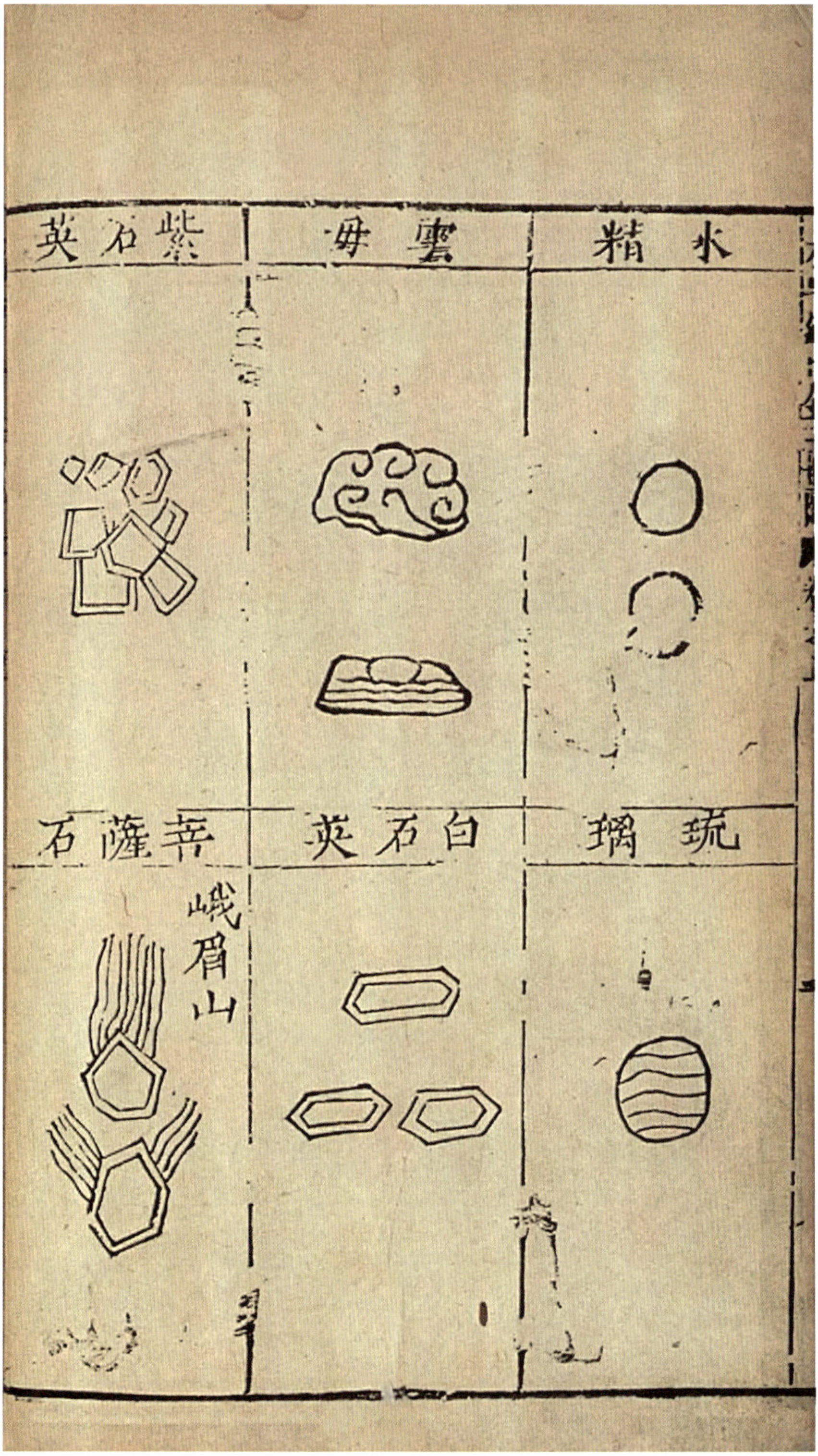
水精
雲母
紫石英
琉璃
白石英
菩薩石
峨眉山

丹砂

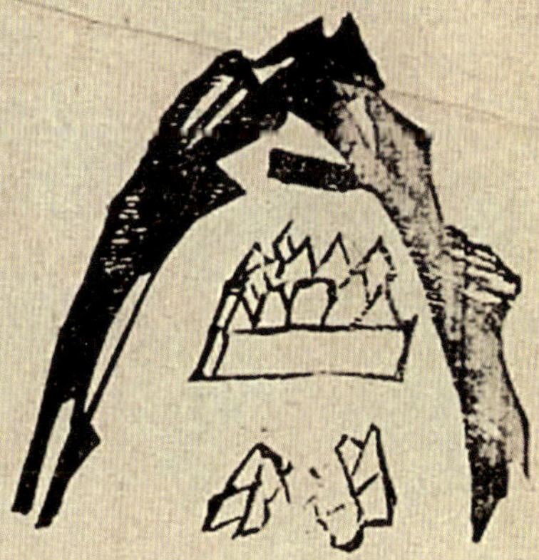

雄黃

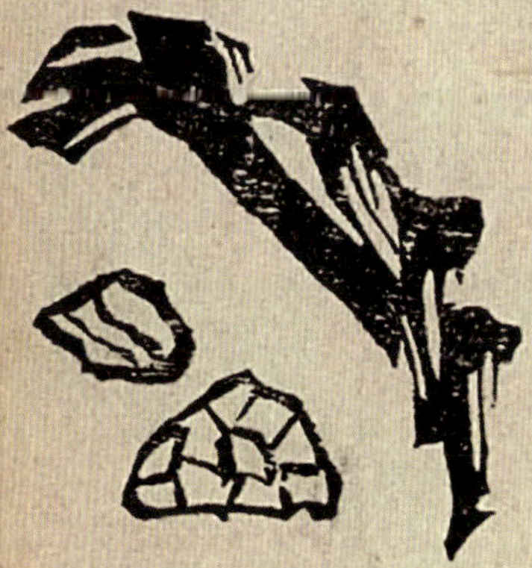

水銀

雌黃

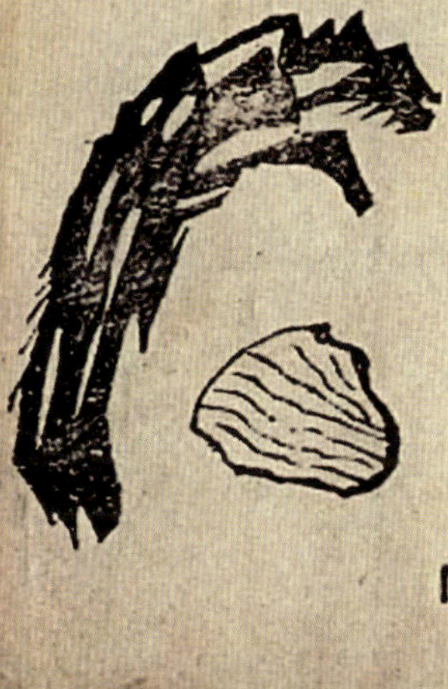

石膏

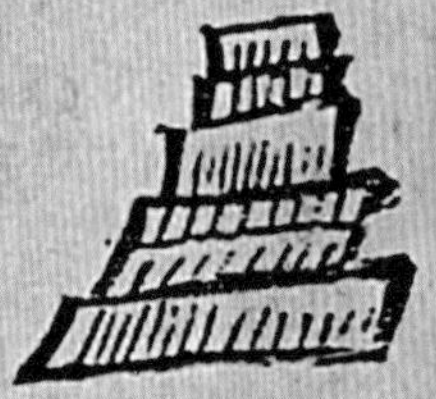

長石

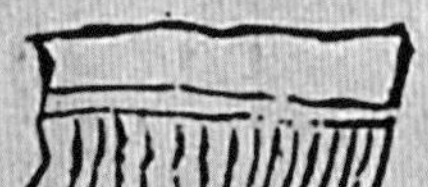

滑石

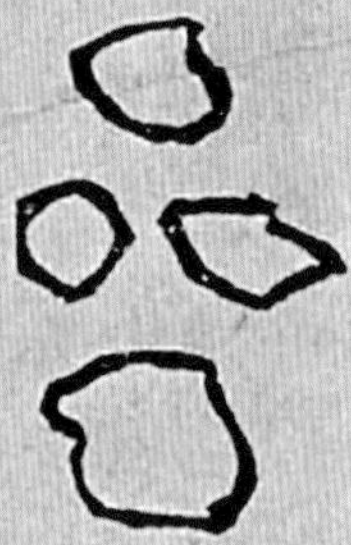

理石

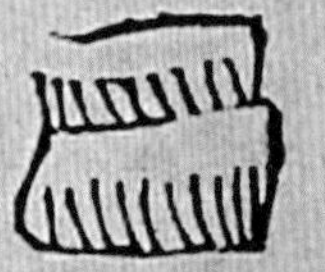

方解石

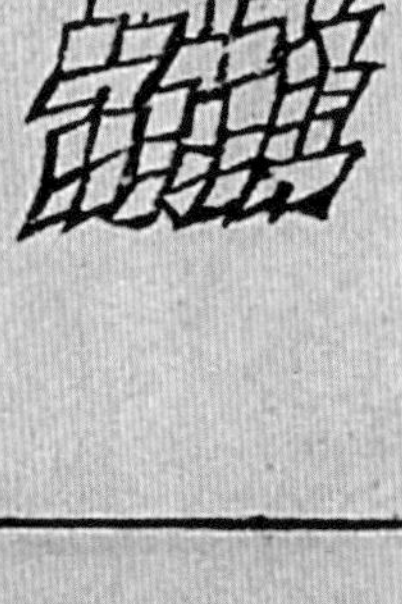

不灰木

潞州

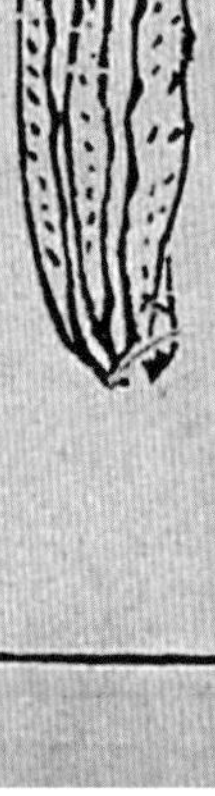

五色石脂

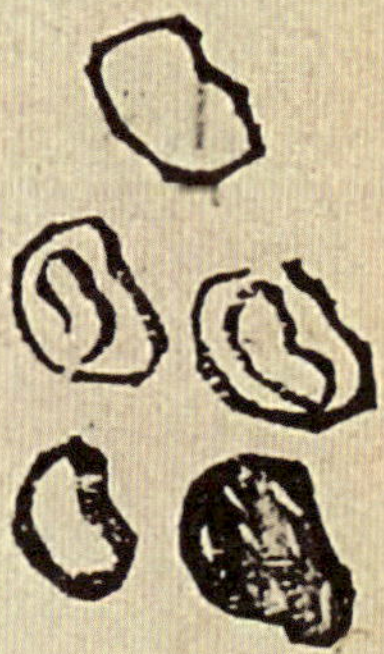

井泉石

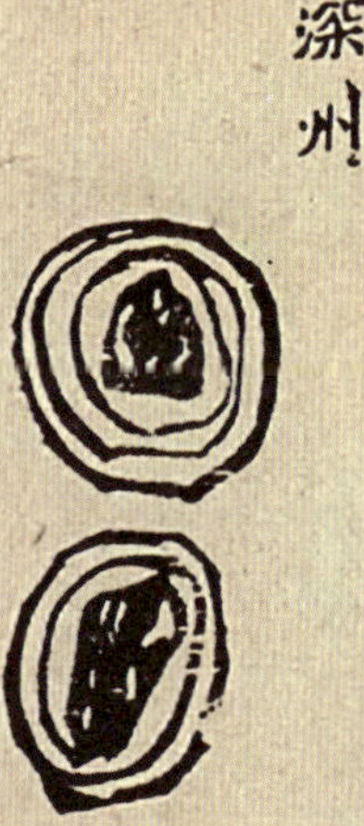

石鍾乳

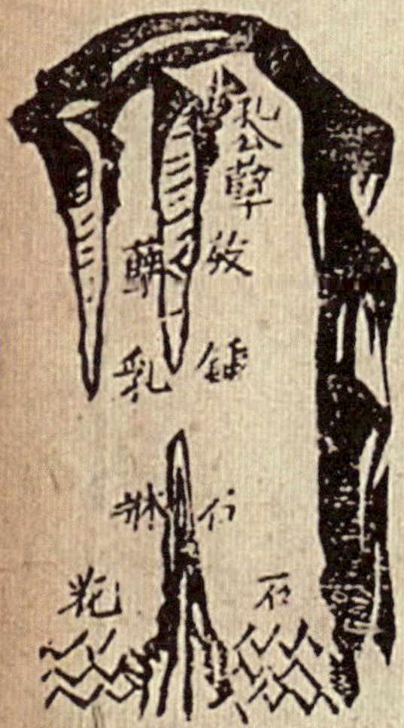

無名異

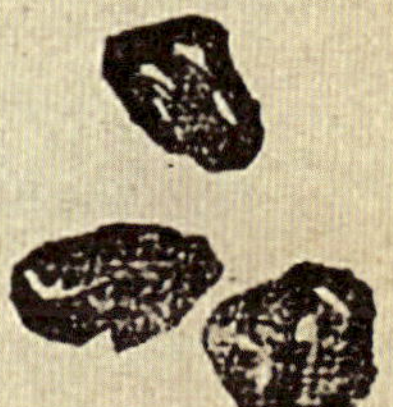

蜜栗子

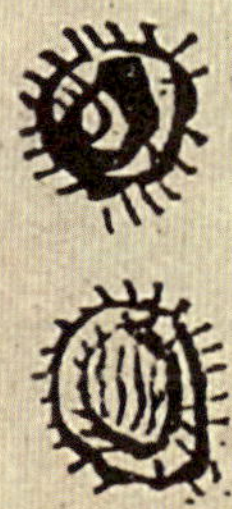

土殷孽

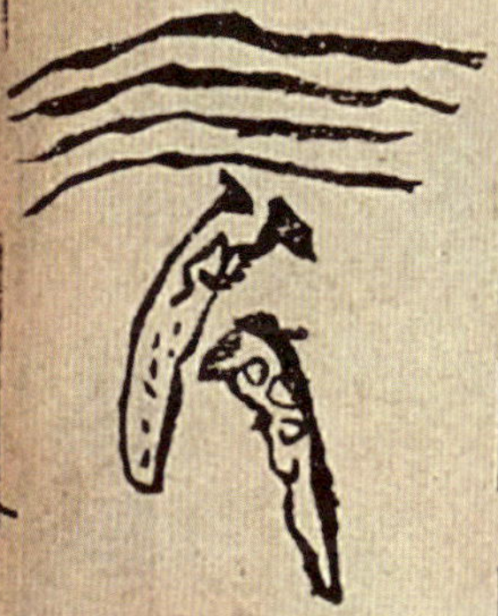

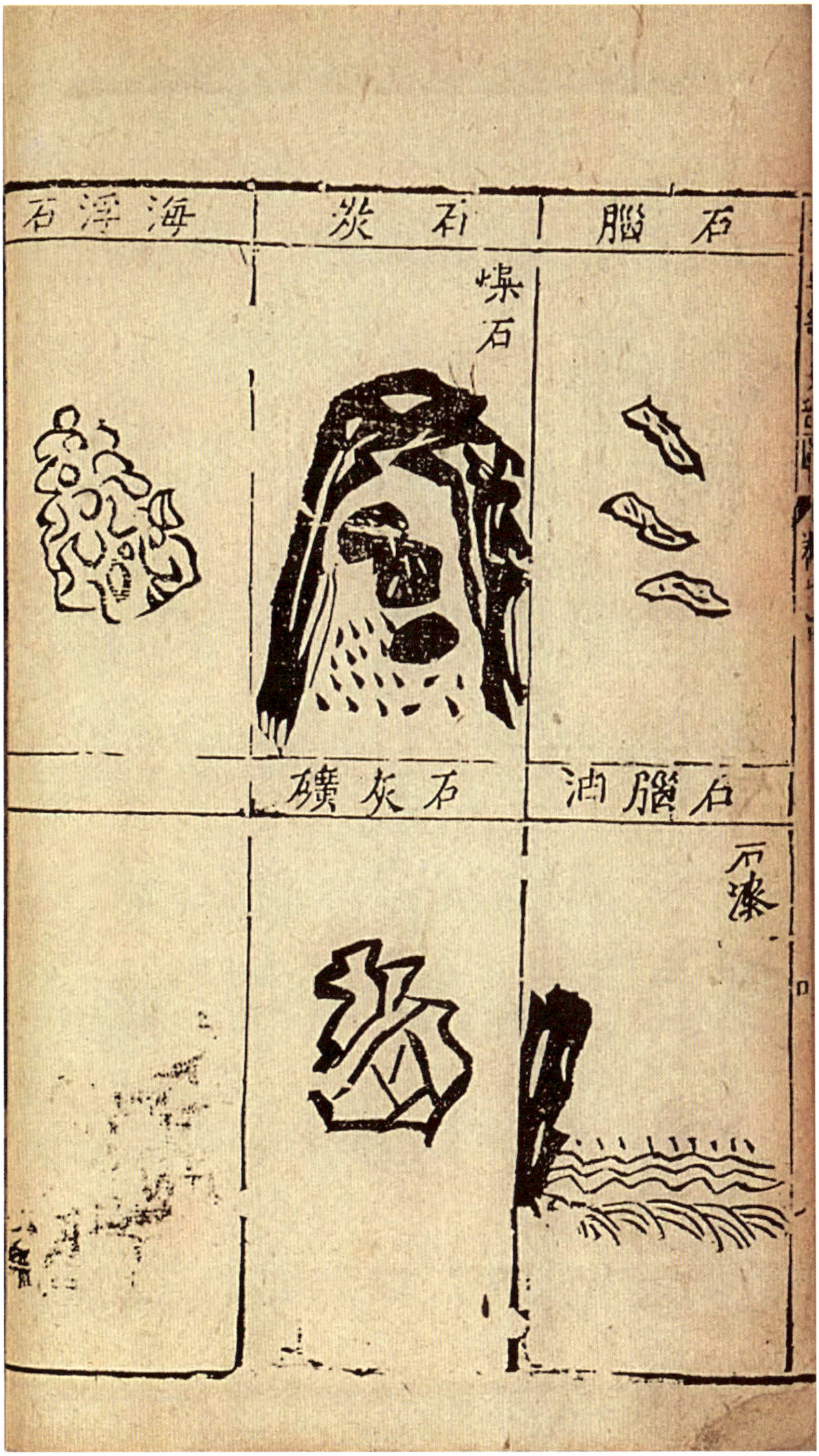
石腦
石炭
煤石
海浮石
石腦油
石漆
石灰礦

陽起石

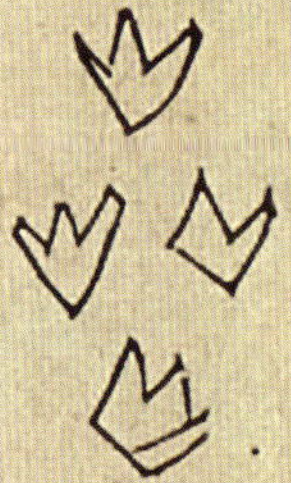

代赭石

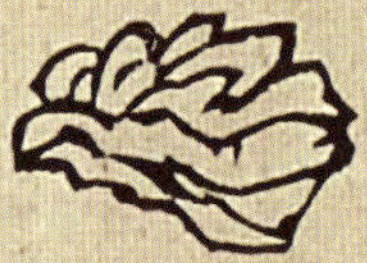

空青

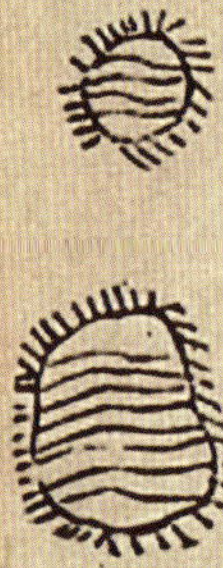

慈石

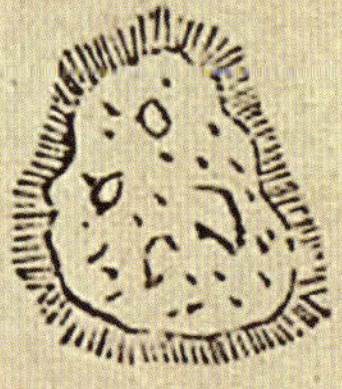

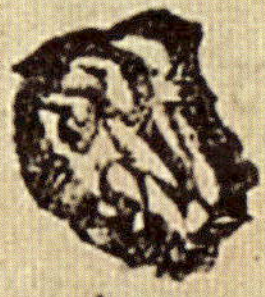

禹餘粮

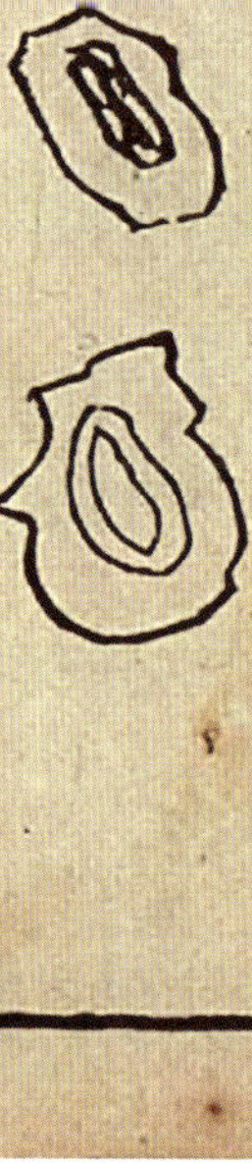

曾青

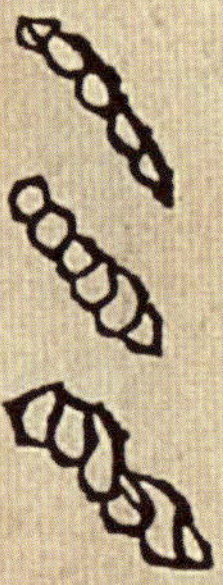

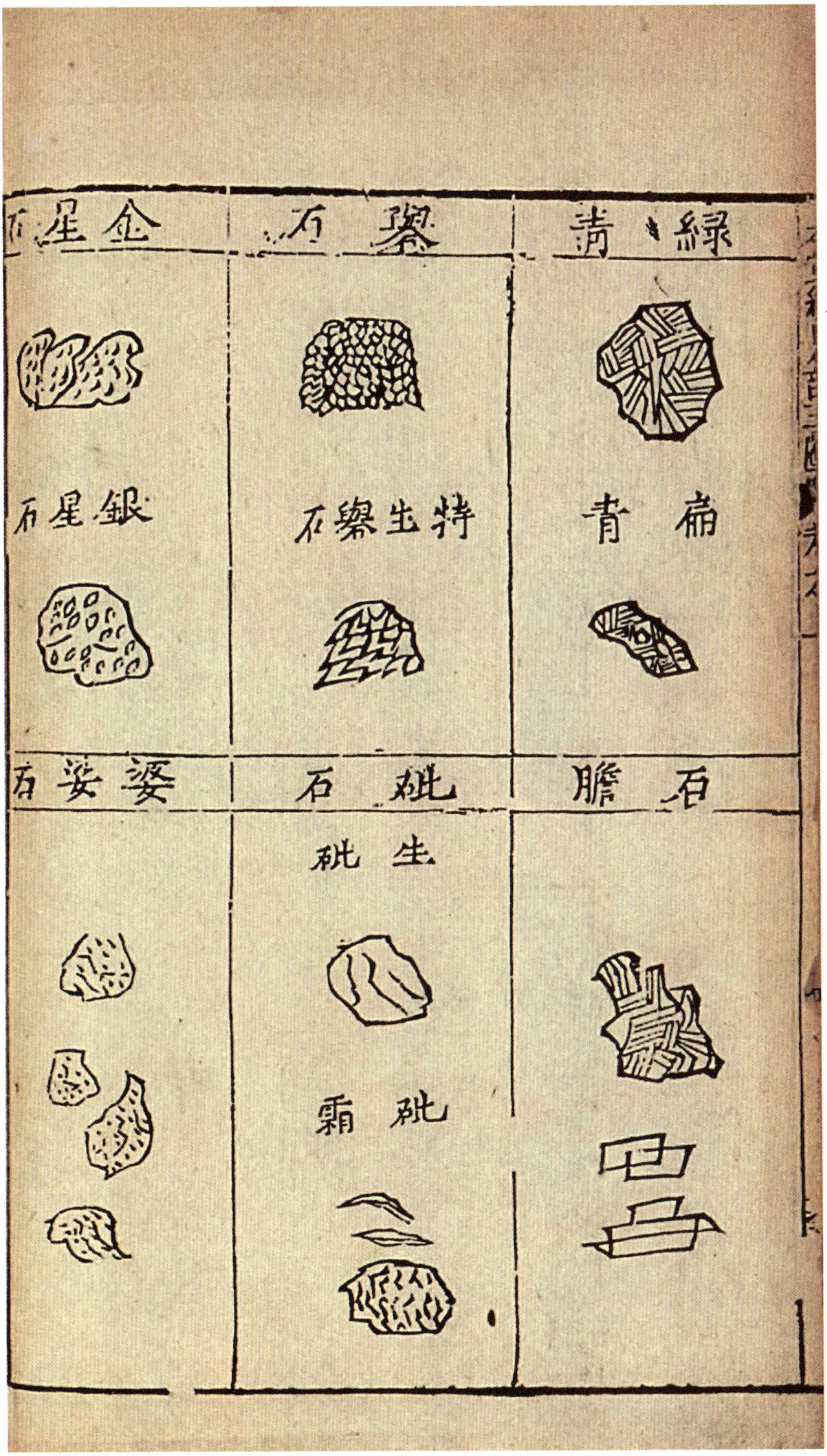
綠青
扁青
礜石
特生礜石
金星石
銀星石
石膽
砒石
生砒
砒霜
婆娑石

金剛石

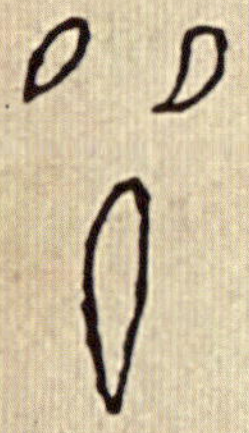

白羊石

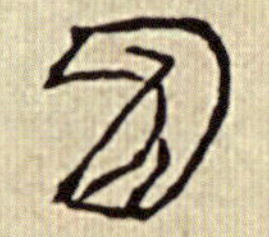

黑羊石

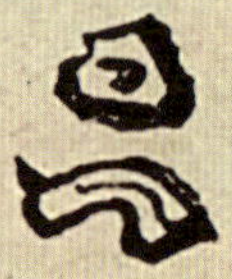

青礞石

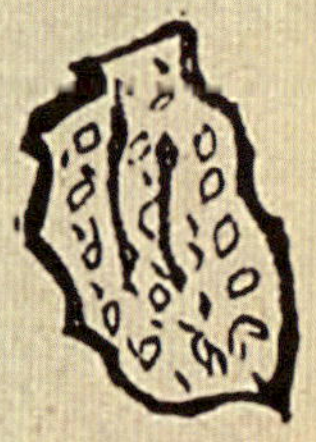

越砥

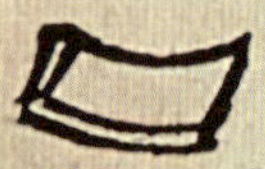

礪石

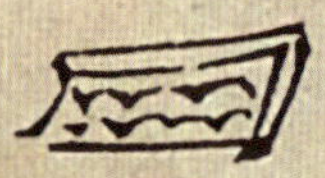

金牙石

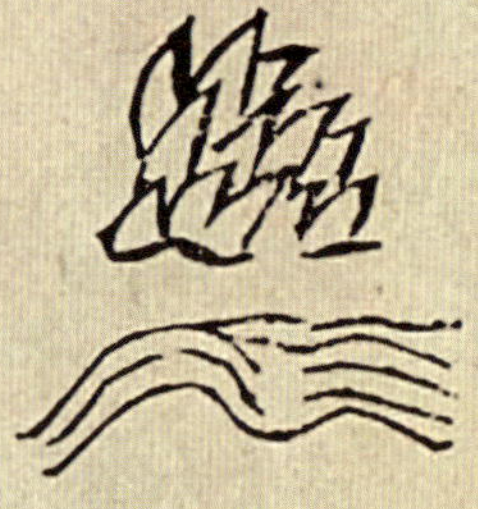

花乳石

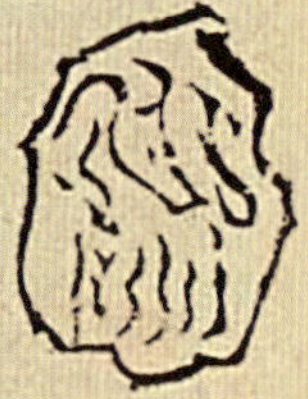

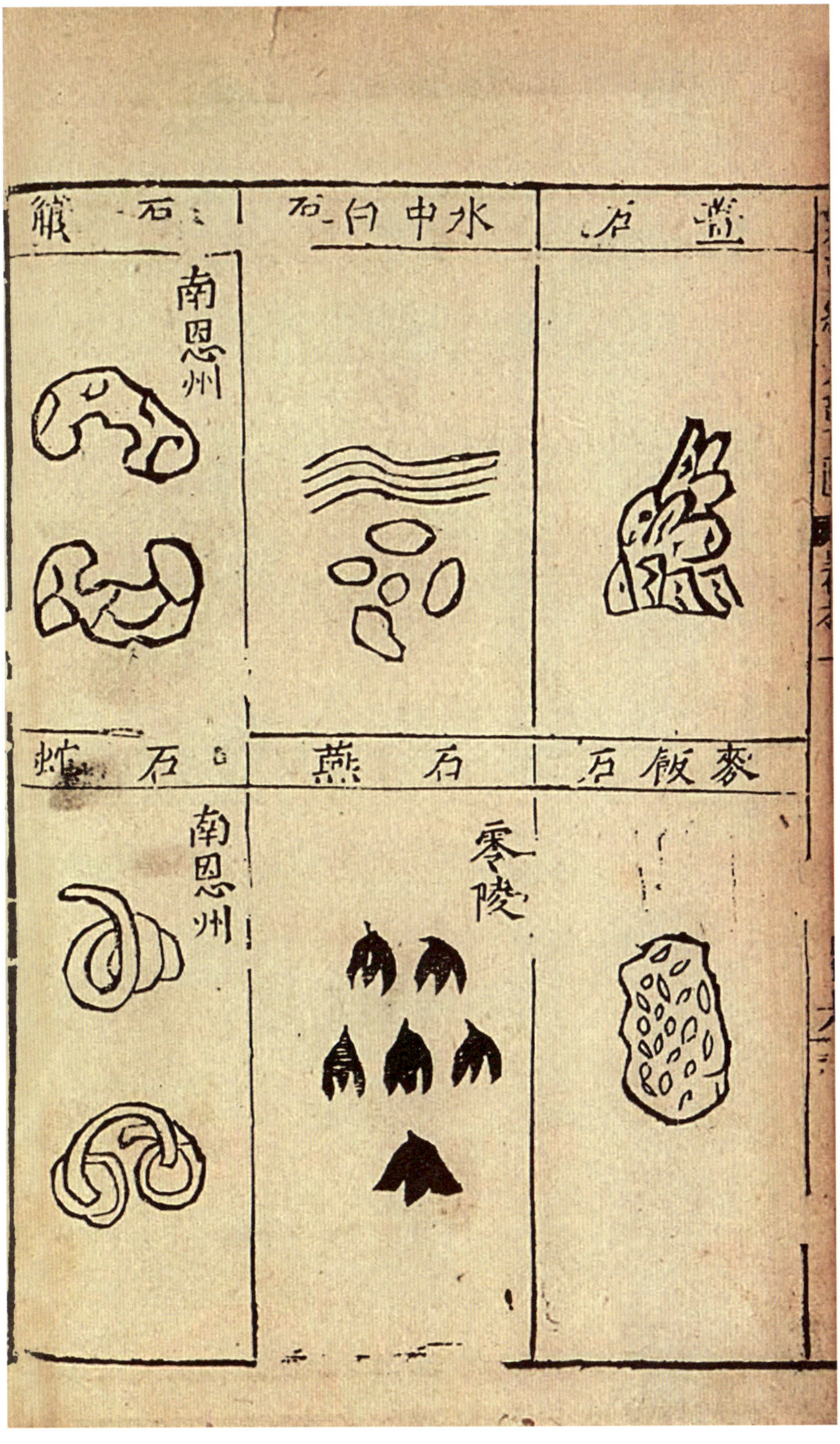
石蟹
南恩州
水中白石
醬石
石蛇
南恩州
石燕
零陵
麥飯石

石蠶

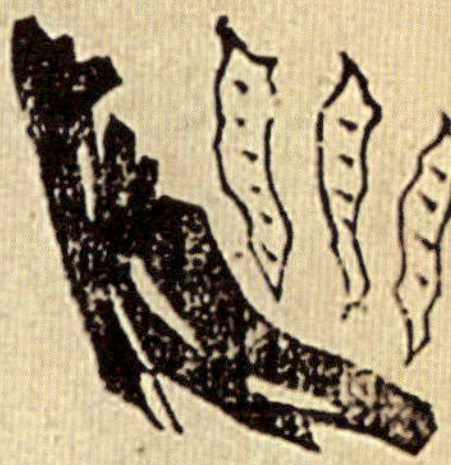

石鼈

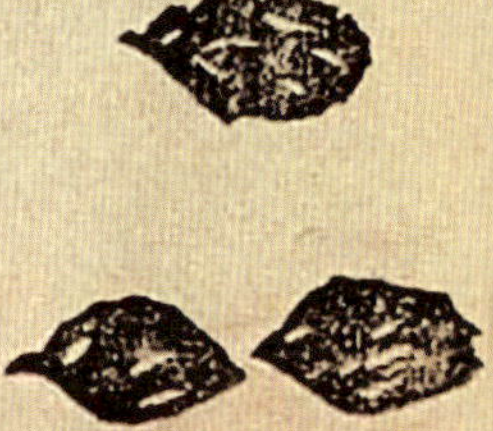

蛇黃

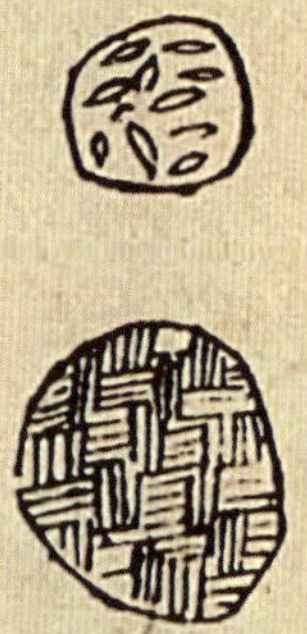

霹靂石

鑽 斧 楔

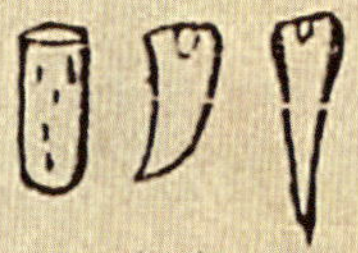

碪 丸 墨

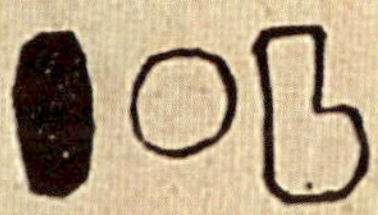

土

石部鹵石類附圖

海鹽

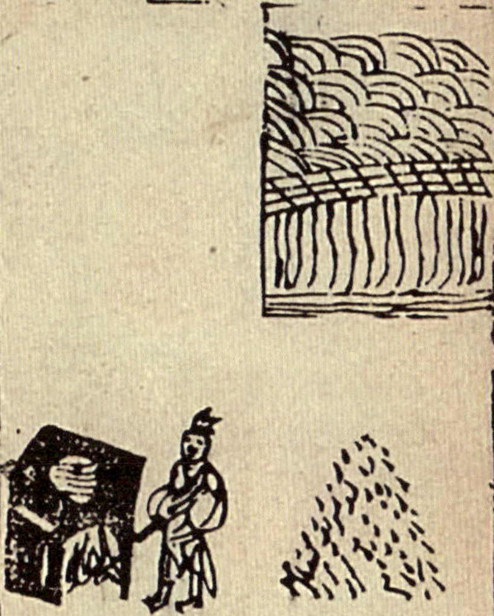

井

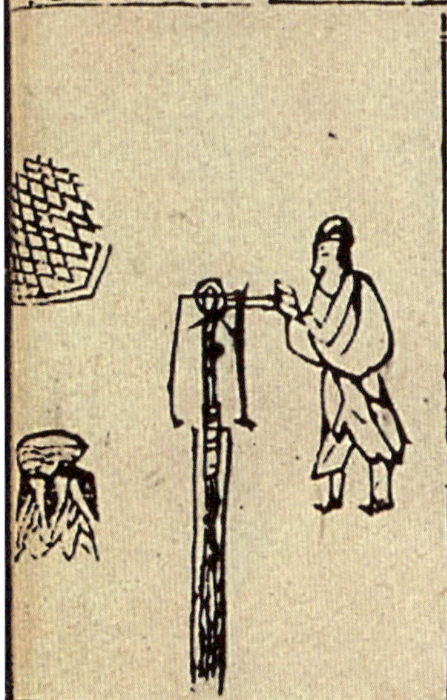

池鹽

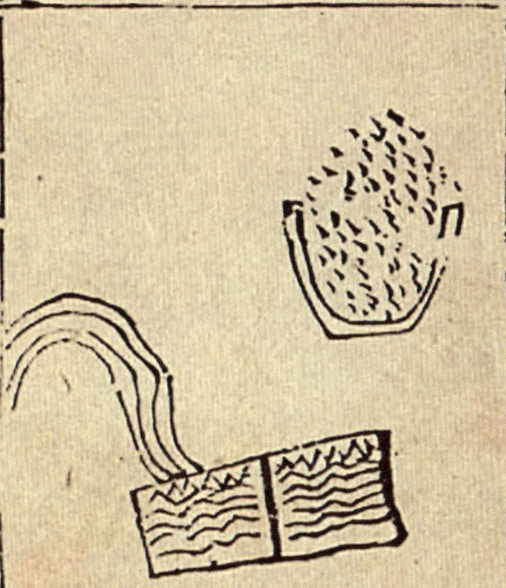

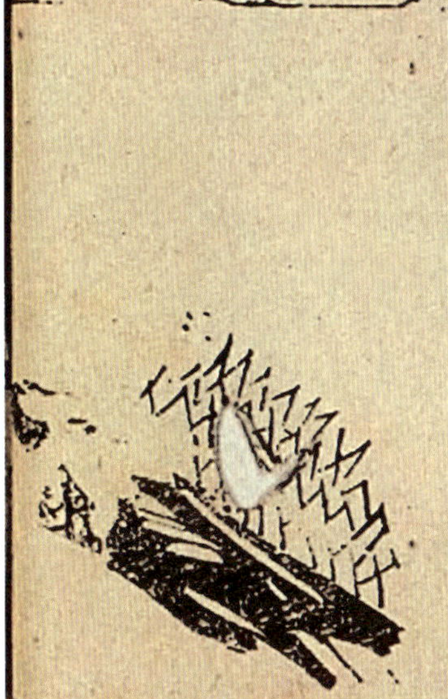

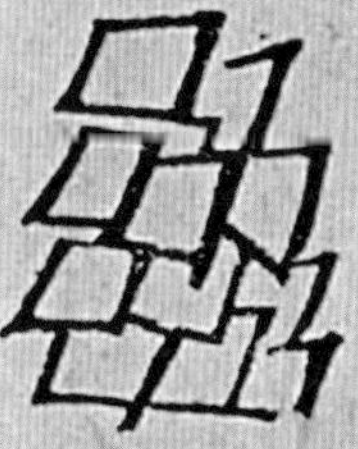
戎鹽

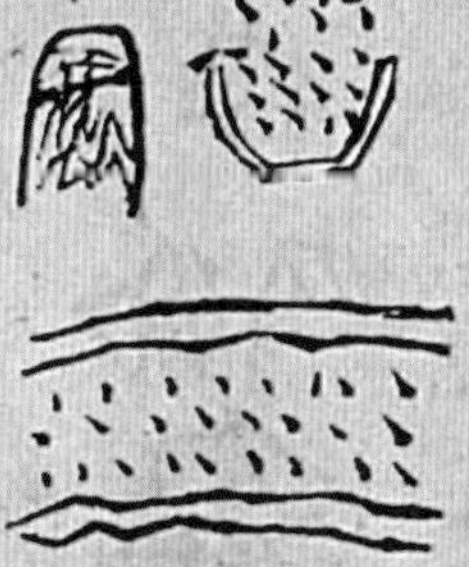
鹵鹹

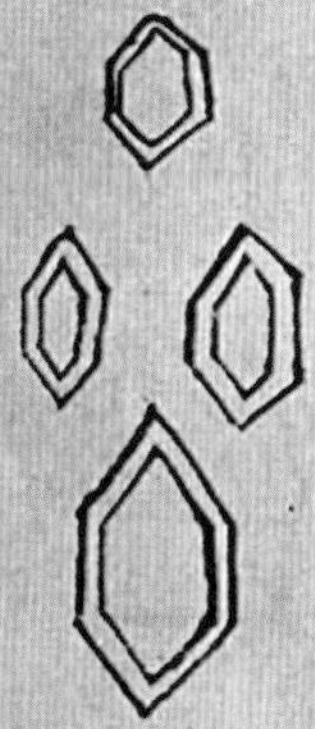
玄精石

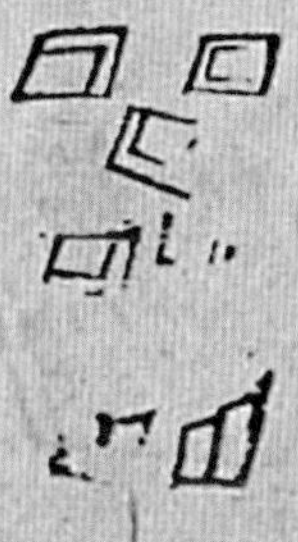
光明鹽

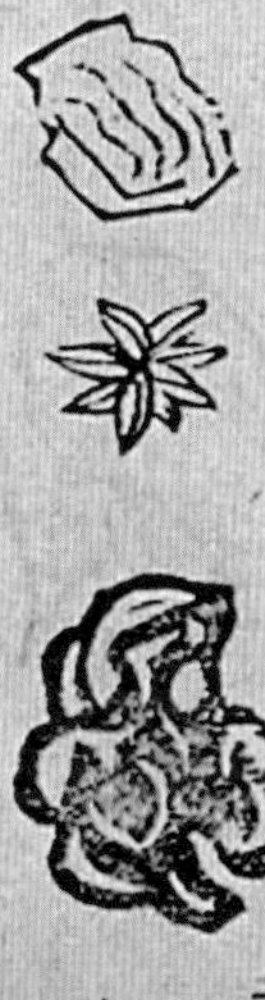
凝水石

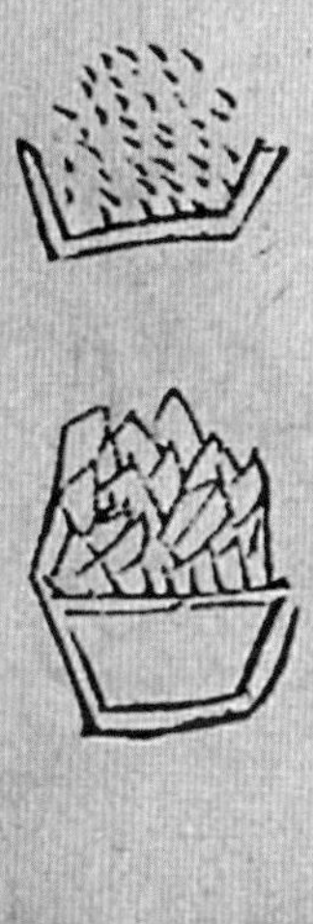
朴消 芒消

消石

焰消

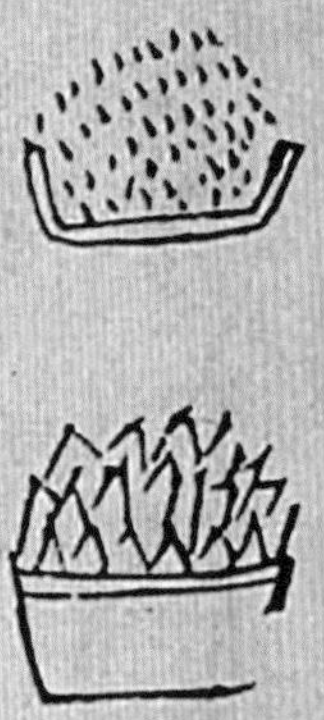

蓬砂

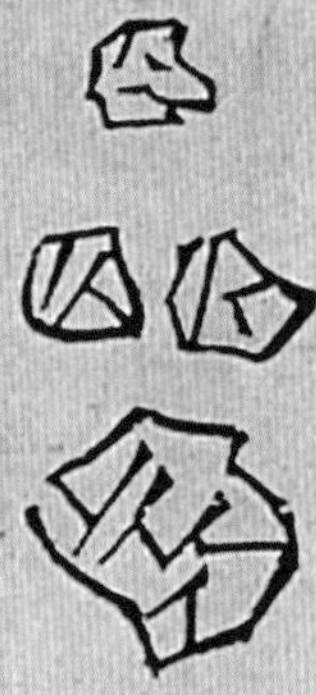

礬石

白礬

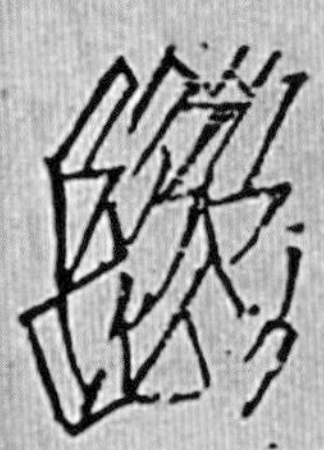

硇砂

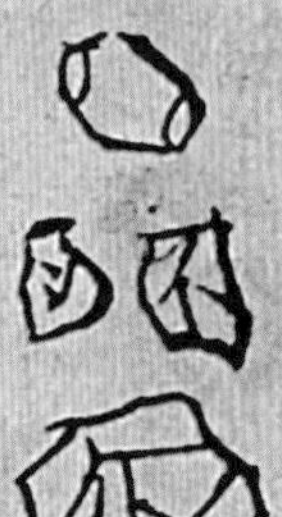

石流黄

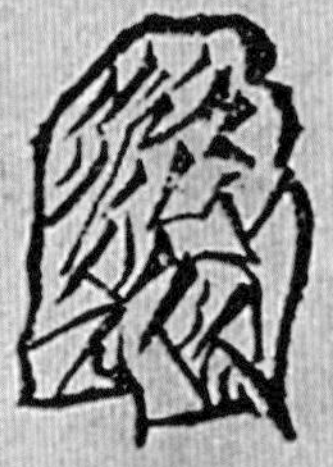

緑礬

皂礬

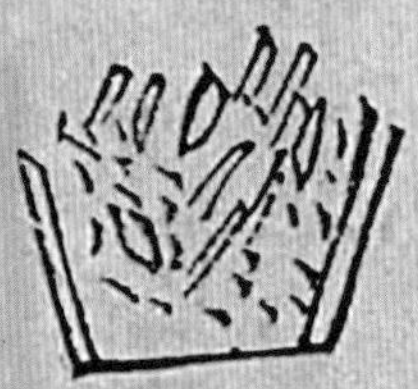

二

草部山草類上附圖

甘草

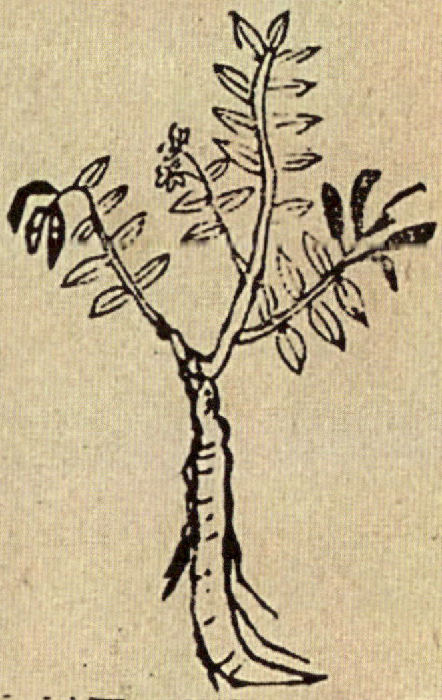

人参

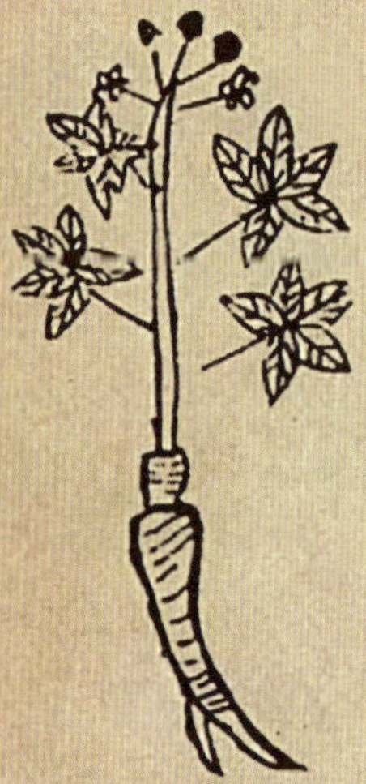

黄耆

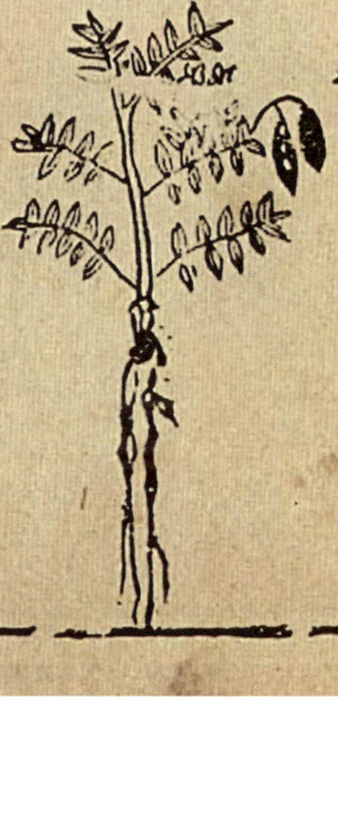

沙参

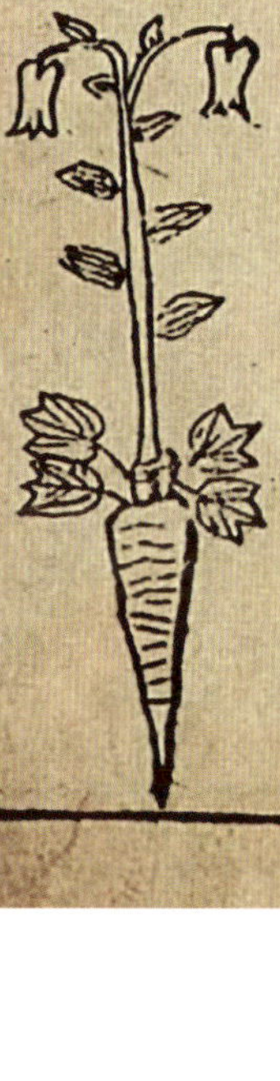

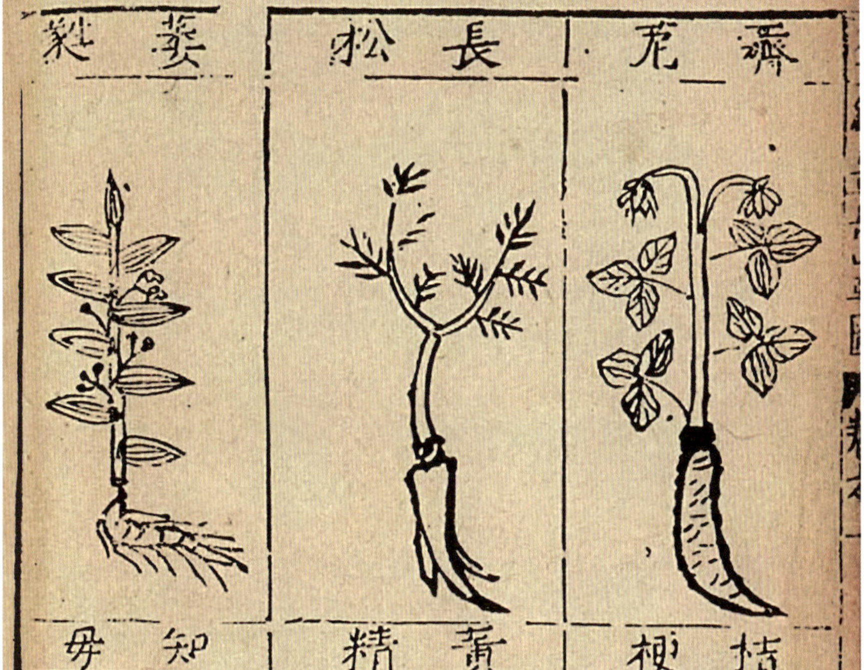
薺苨
長松
萎蕤
桔梗
黃精
知母

肉從容

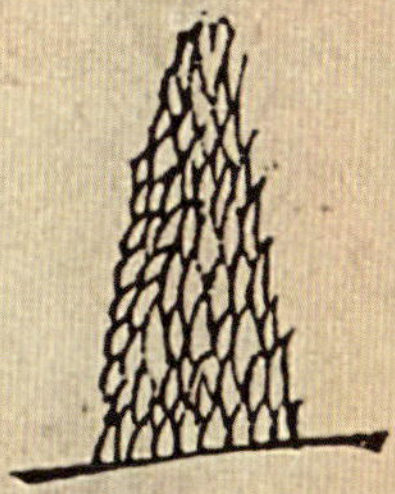

瑣陽

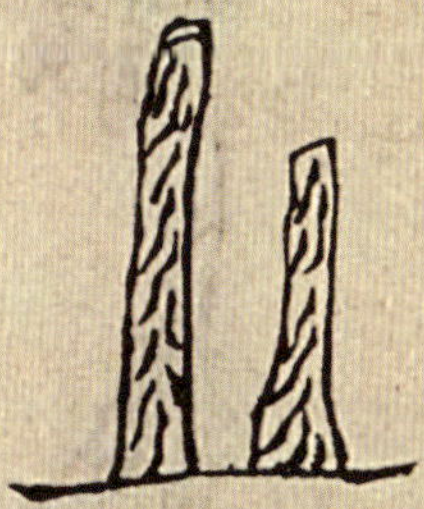

蒼术

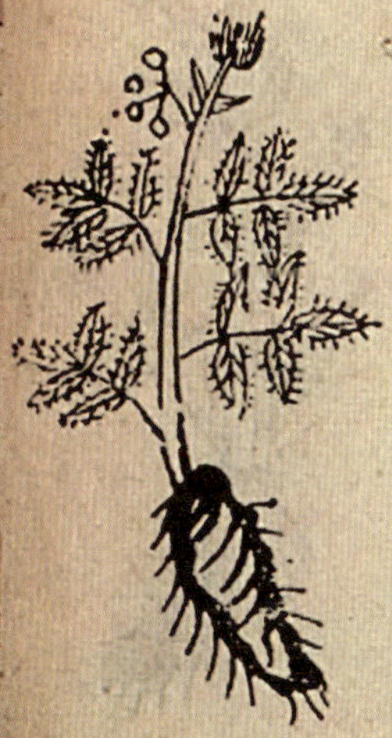

列當

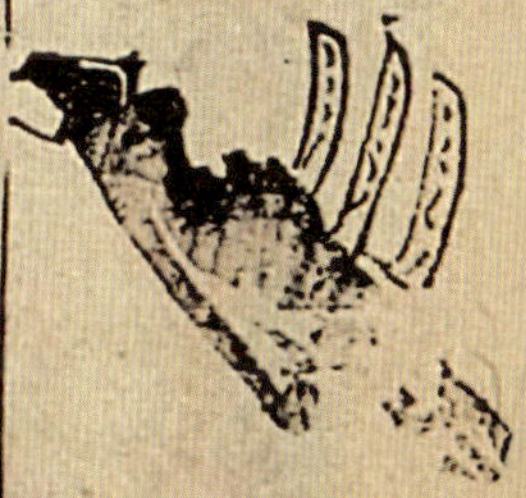

赤箭天麻

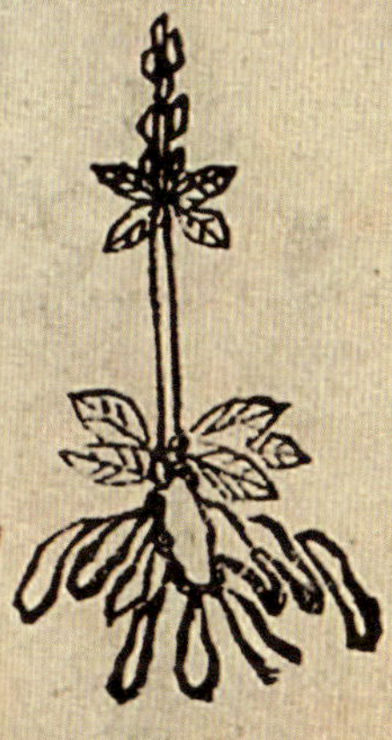

白术

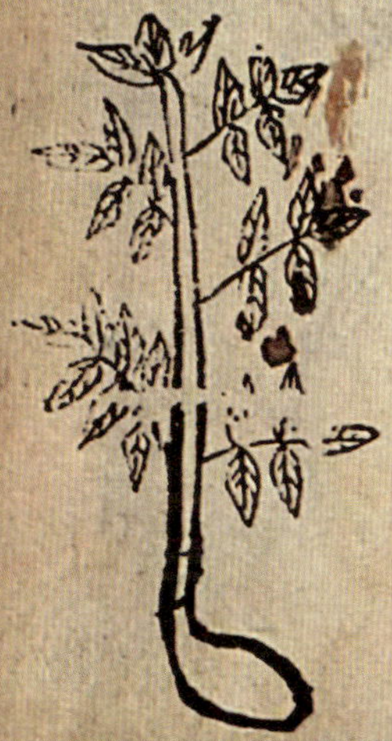

狗脊

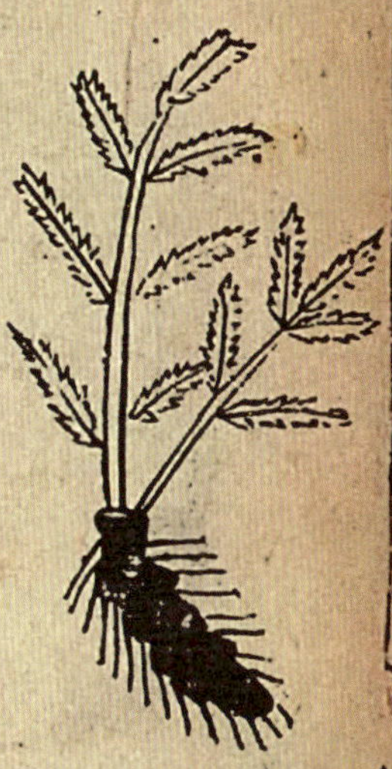

巴戟天

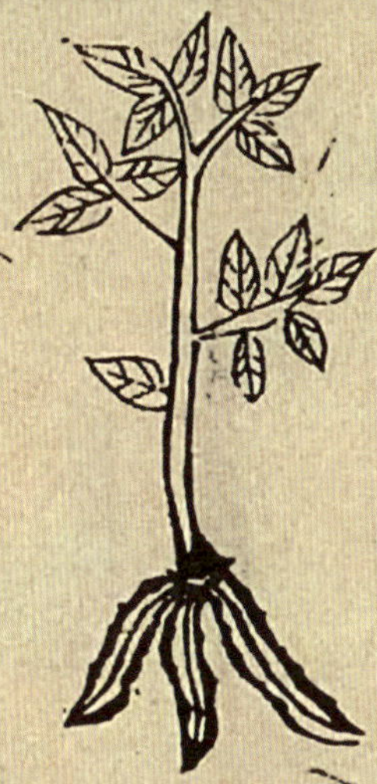

淫羊藿

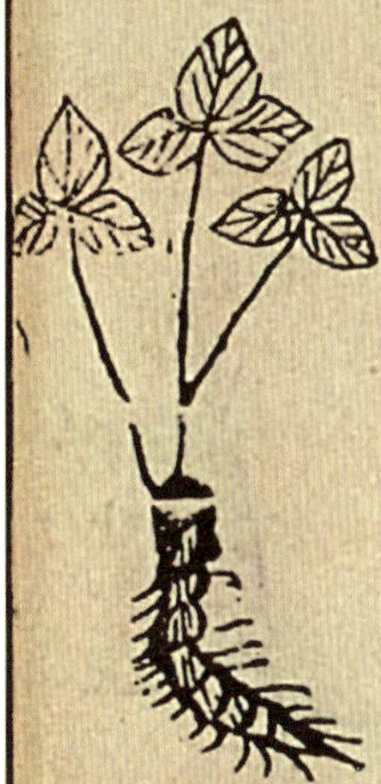

貫衆

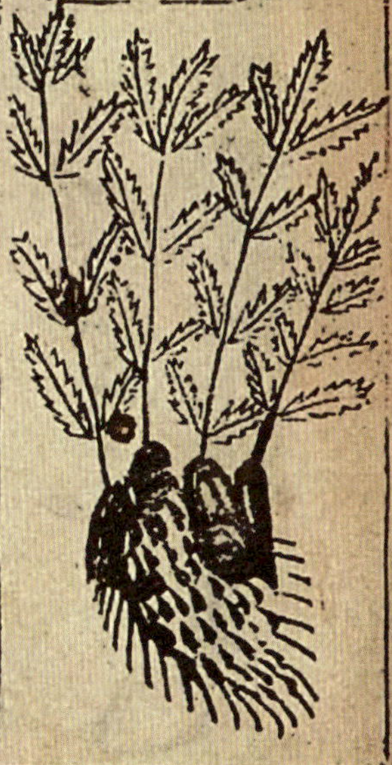

遠志

小草

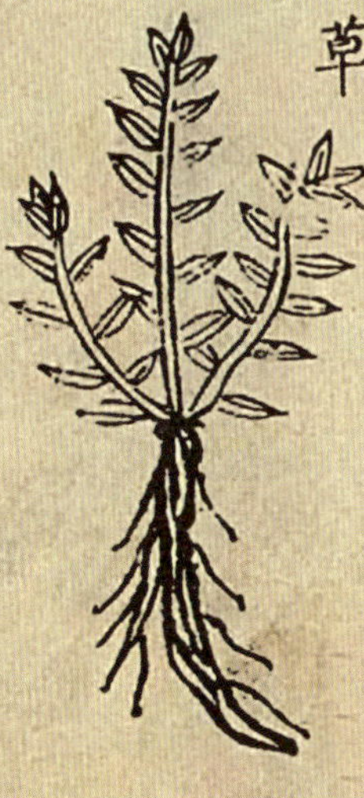

仙茅

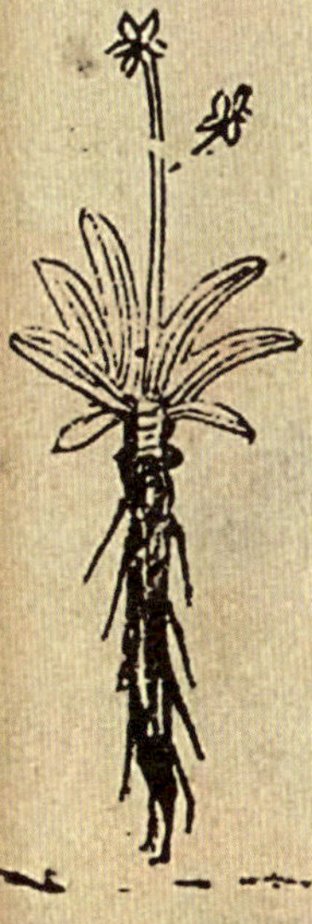

玄參

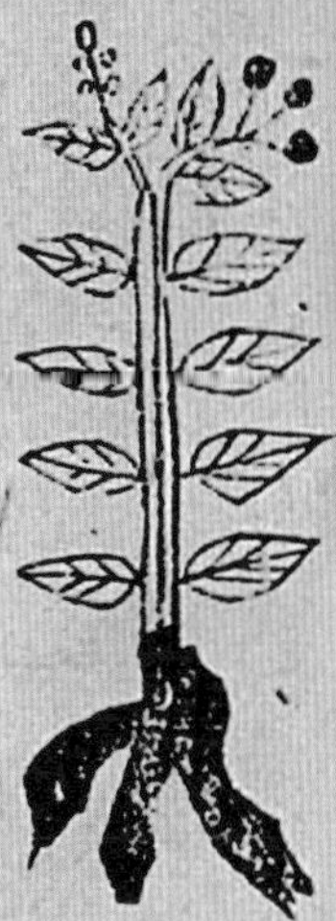

丹參

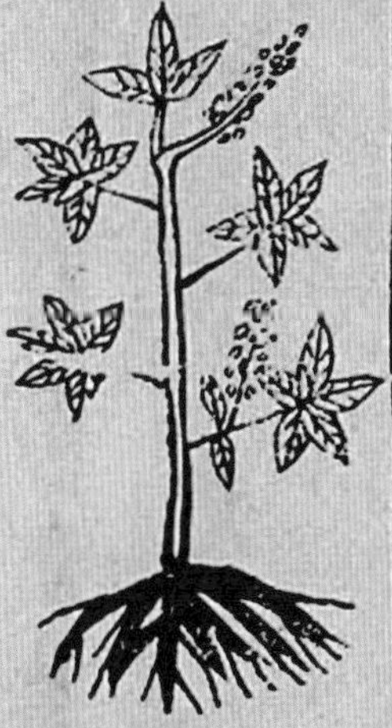

王孫

牡蒙

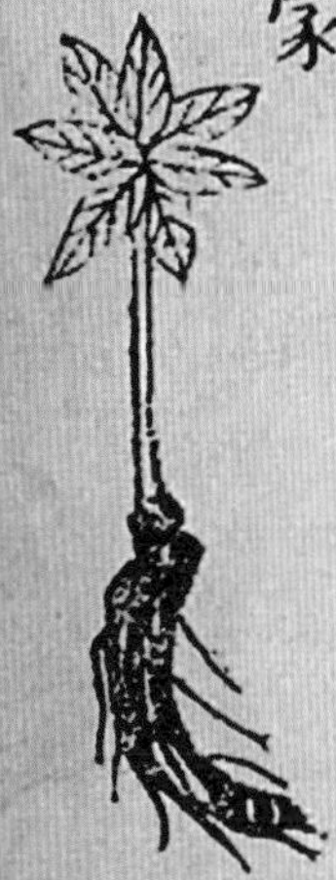

地榆

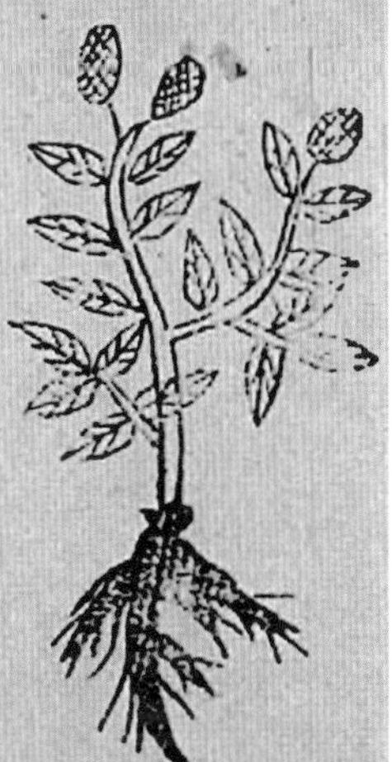

紫參

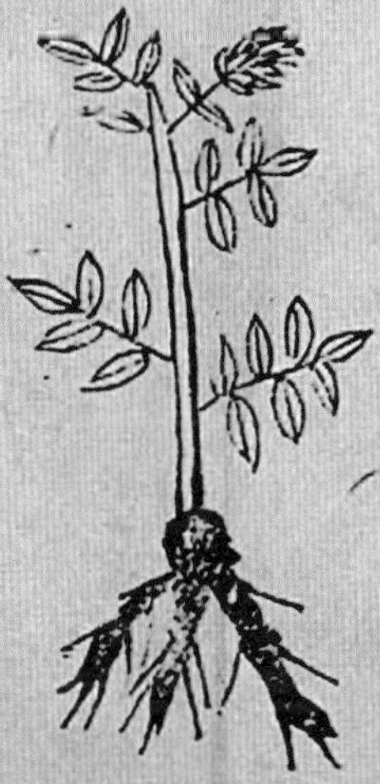

紫草

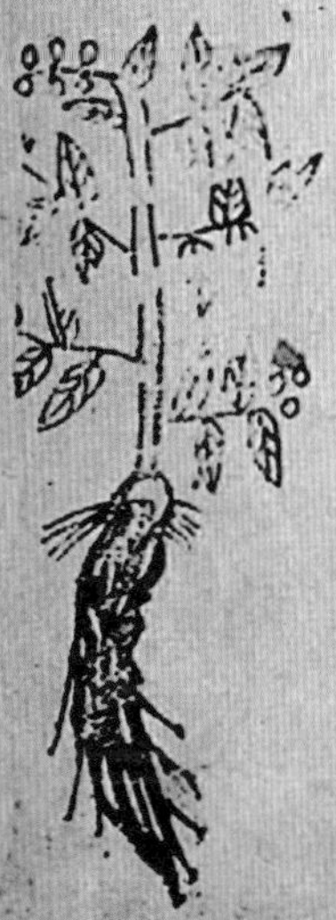

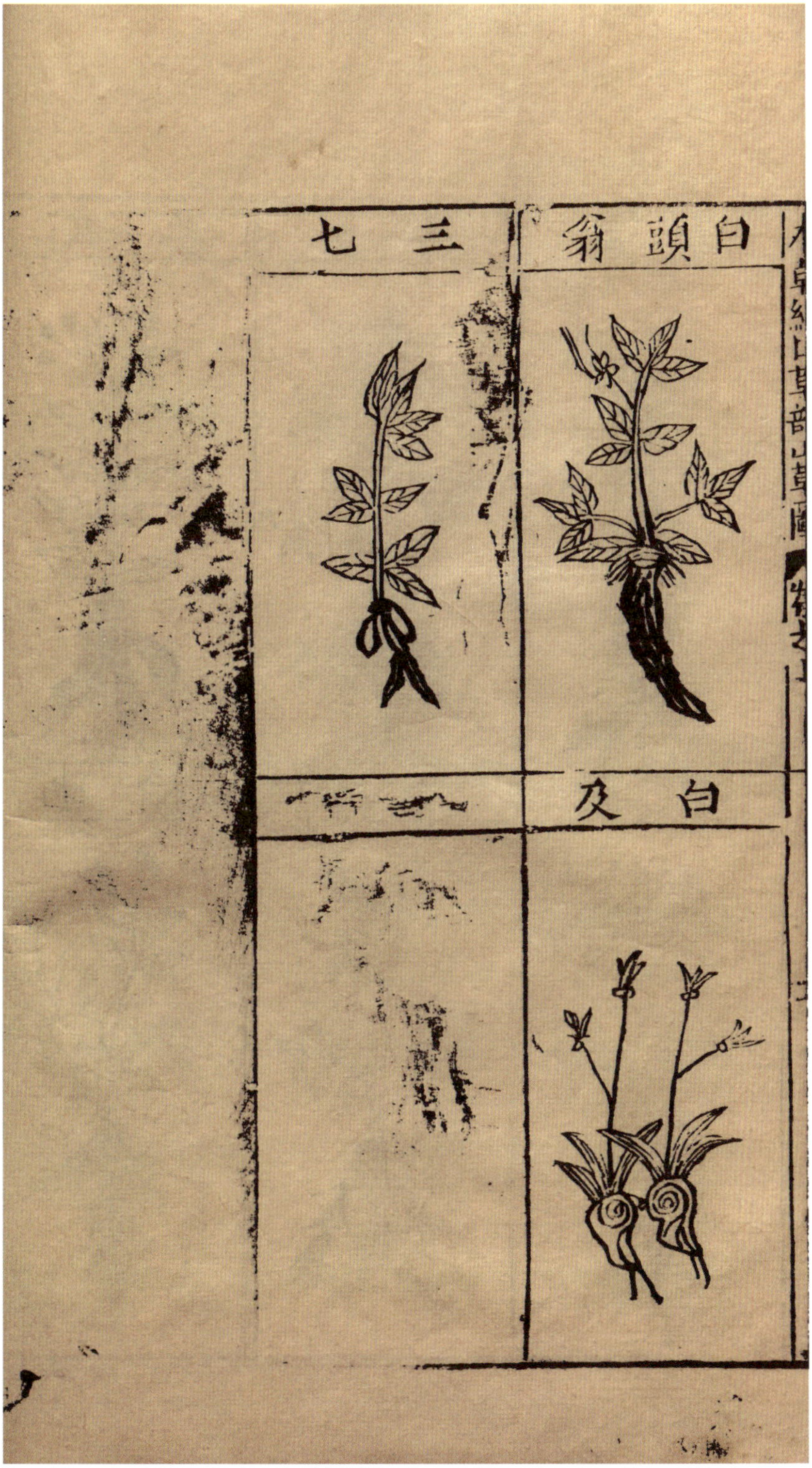
白頭翁
三七
白及

草部山草類下附圖

黄連

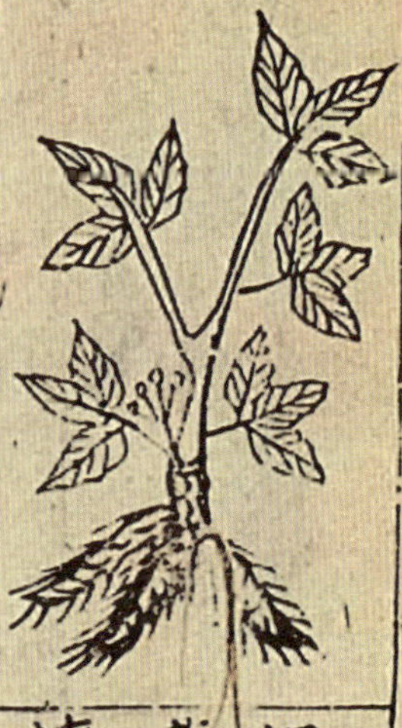

黄芩

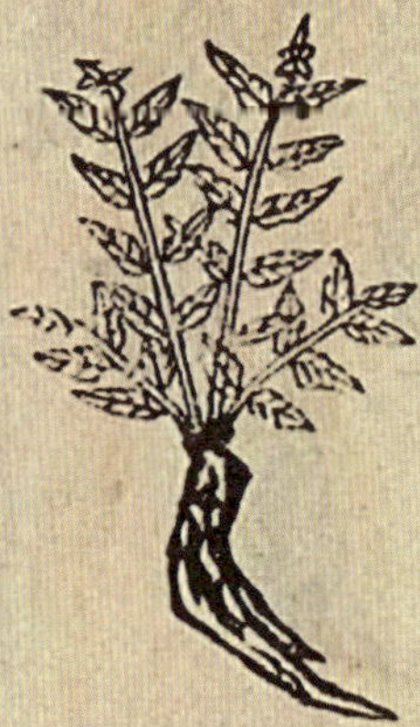

韭葉柴胡

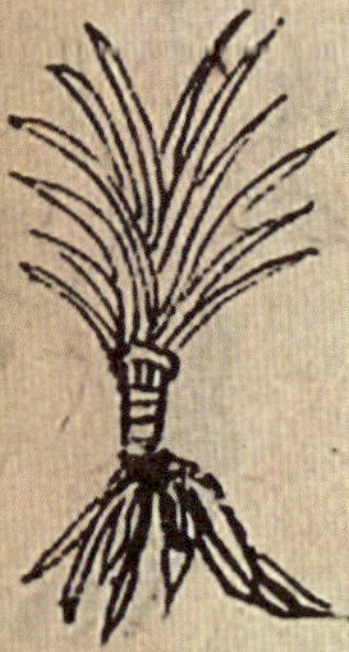

胡黄連

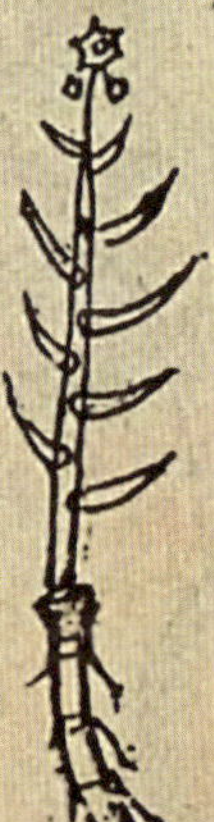

秦艽

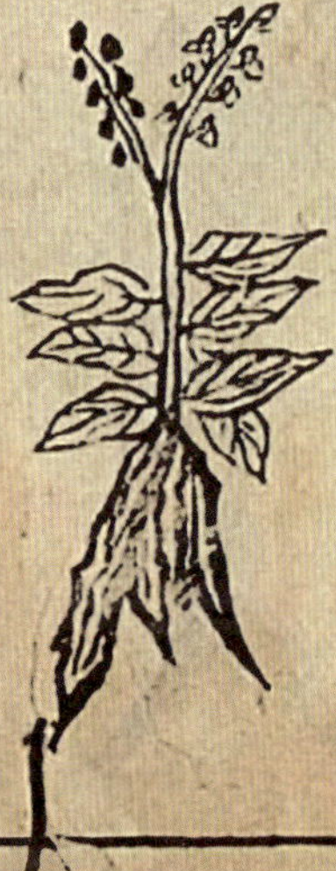

竹葉柴胡

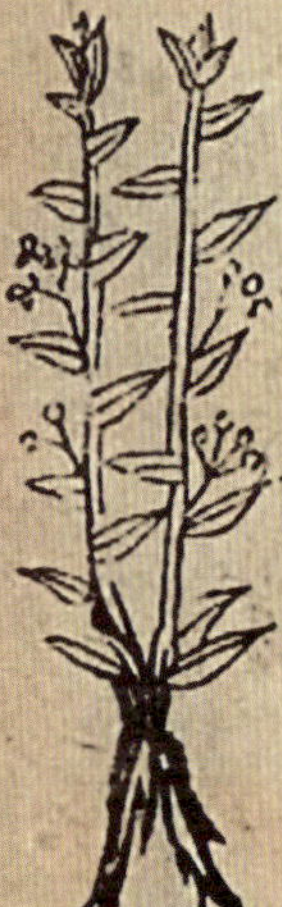

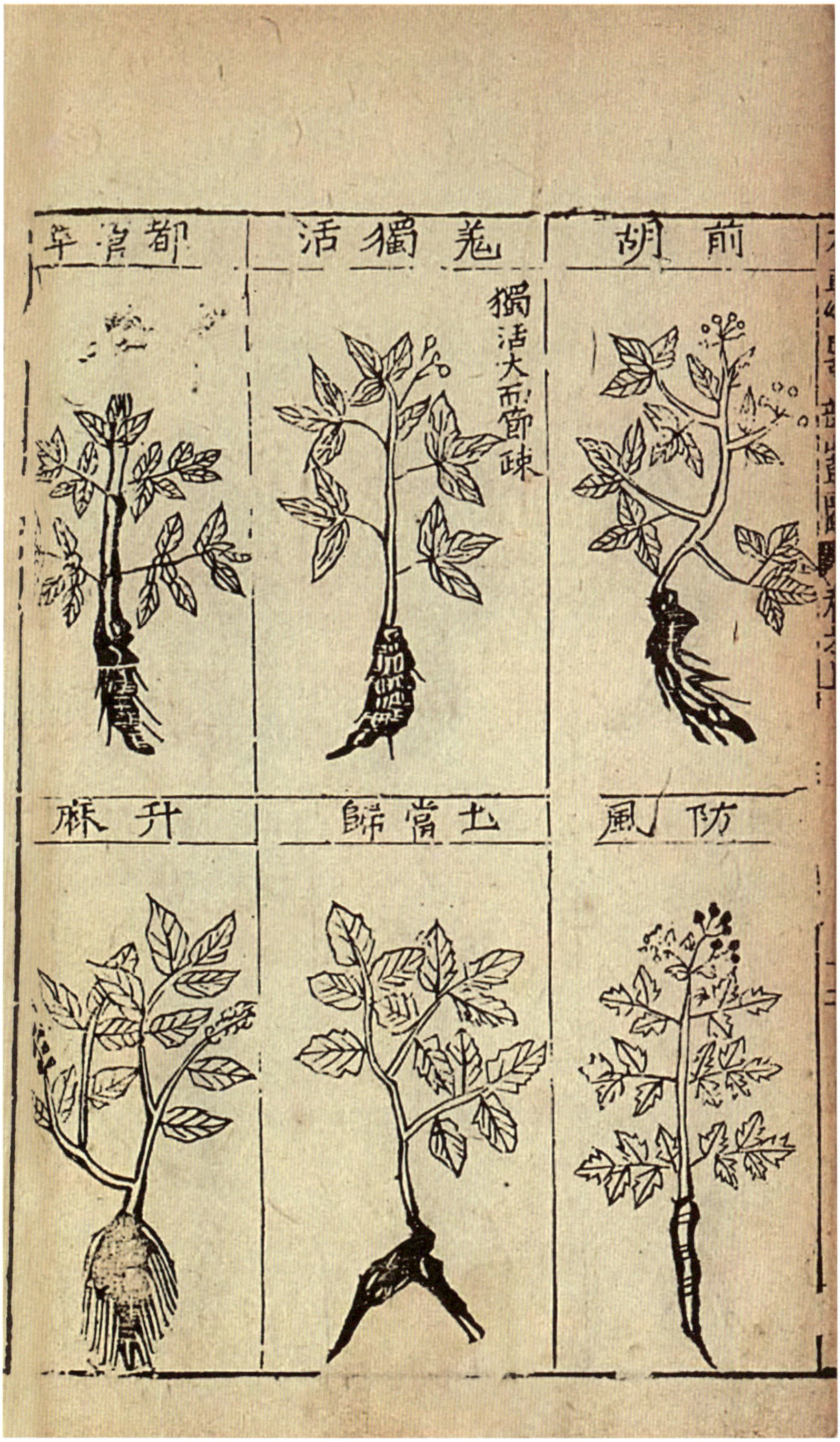
前胡
羌獨活
獨活大而節疎
都管草
防風
土當歸
升麻

苦参

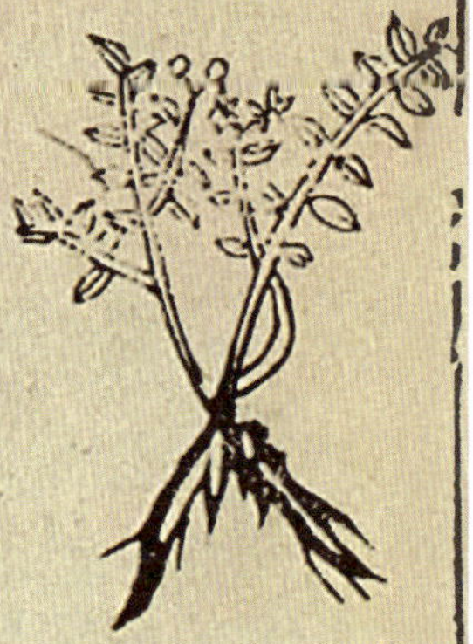

延胡索

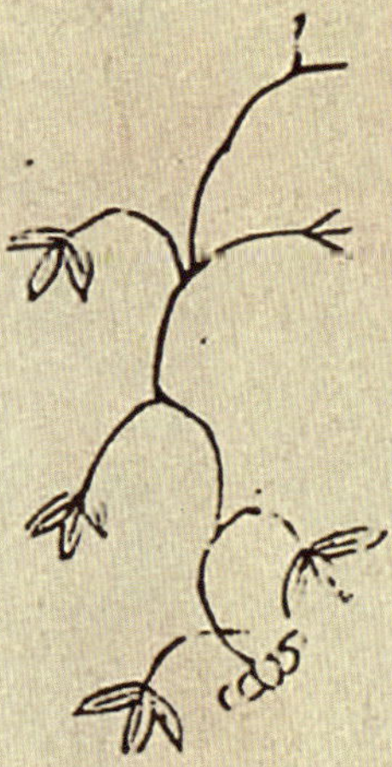

山慈姑

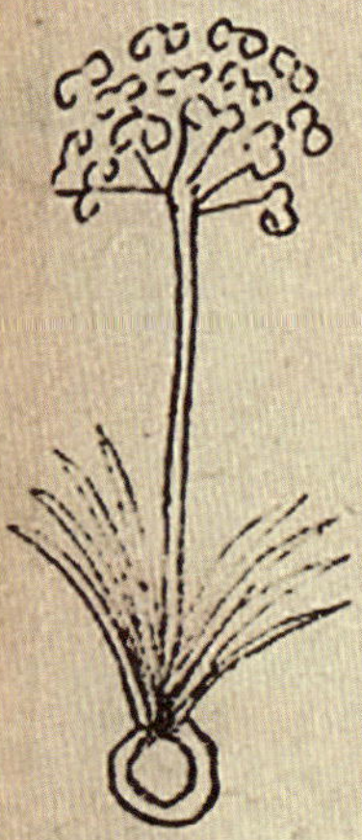

白鮮皮

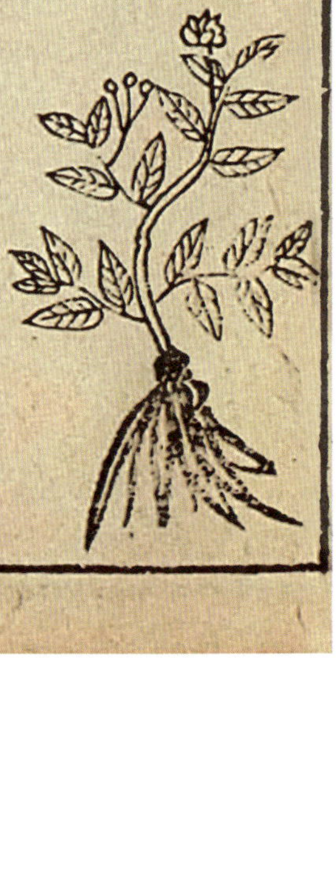

貝母

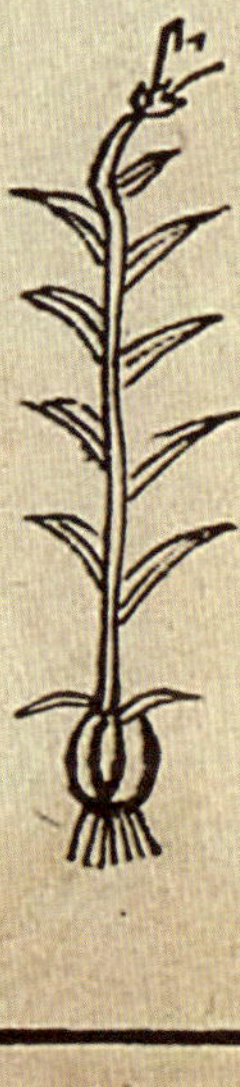

石蒜

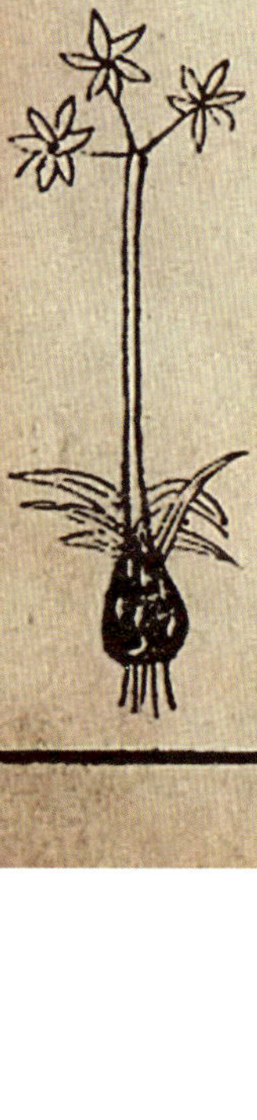

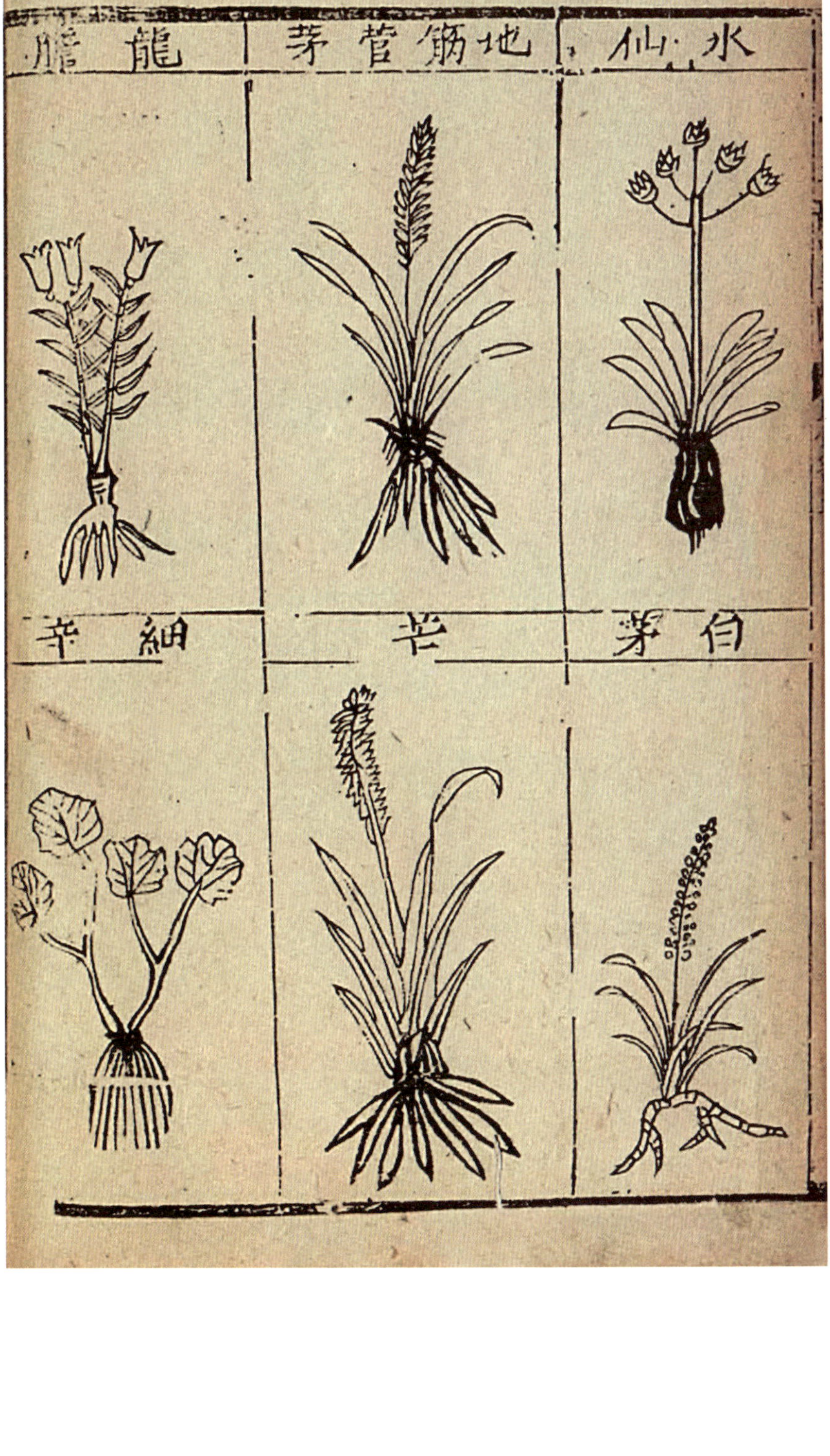
水仙
地筋菅茅
龍膽
白茅
芒
細辛

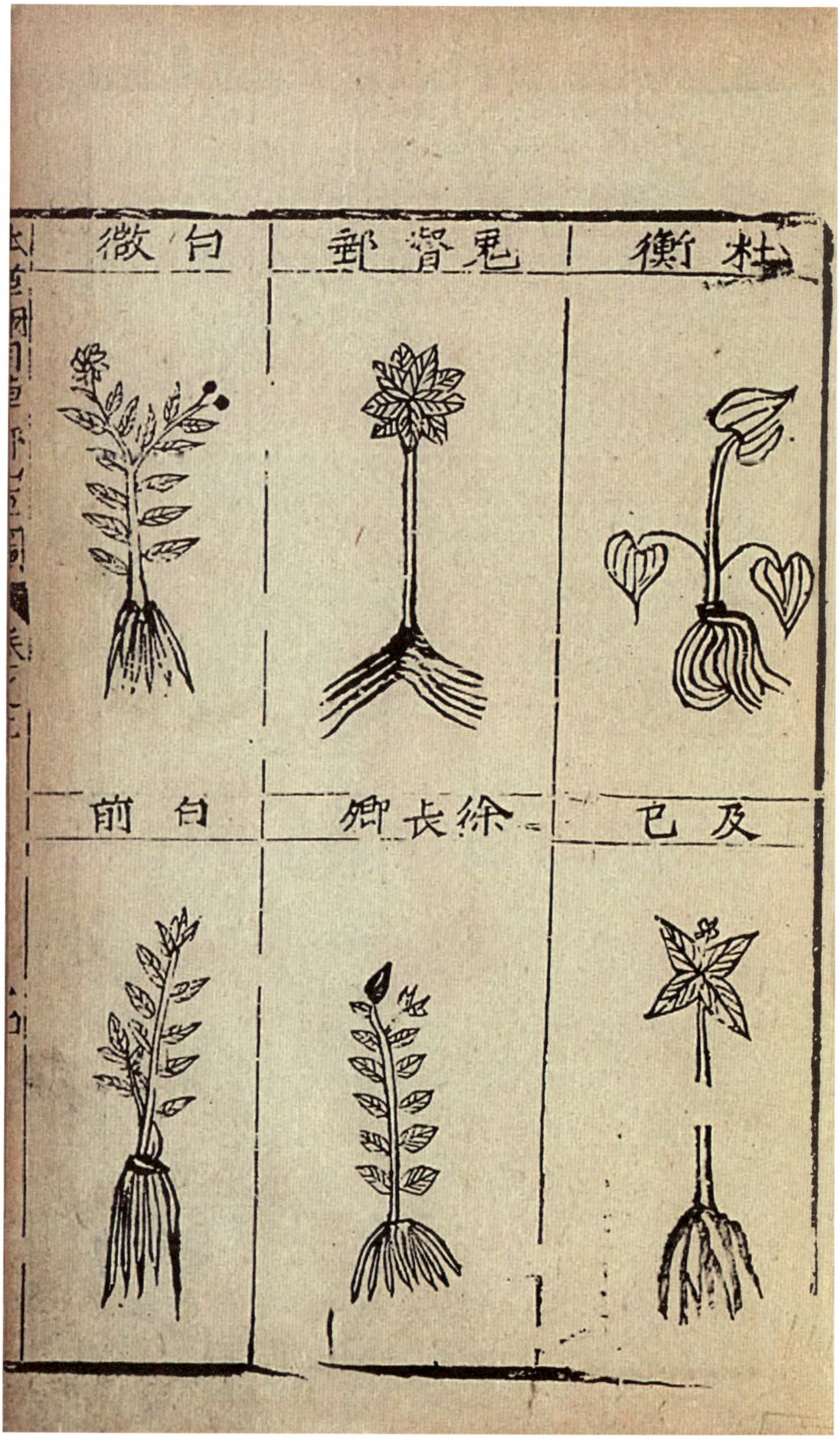
杜衡
鬼督郵
白微
及已
徐長卿
白前

朱沙根

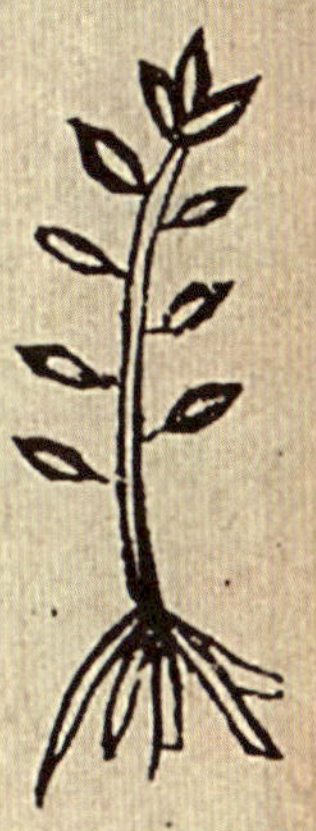

錦地羅

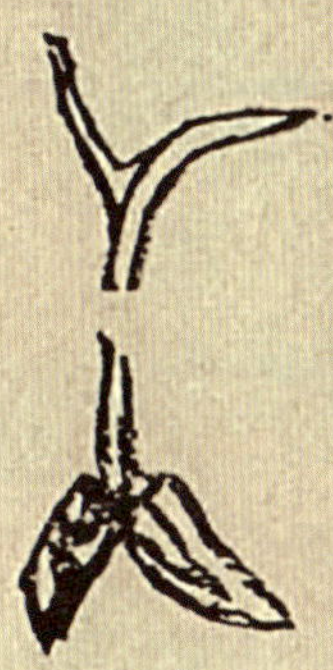

拳參

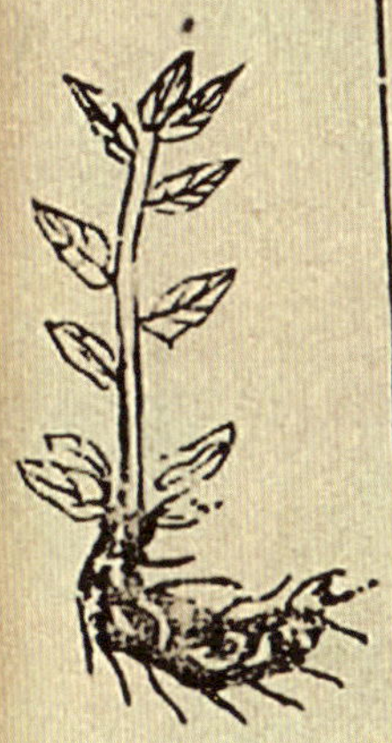

辟蛇雷

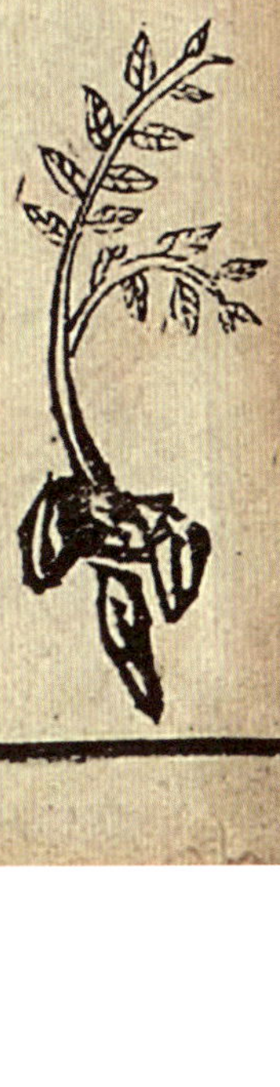

紫金牛

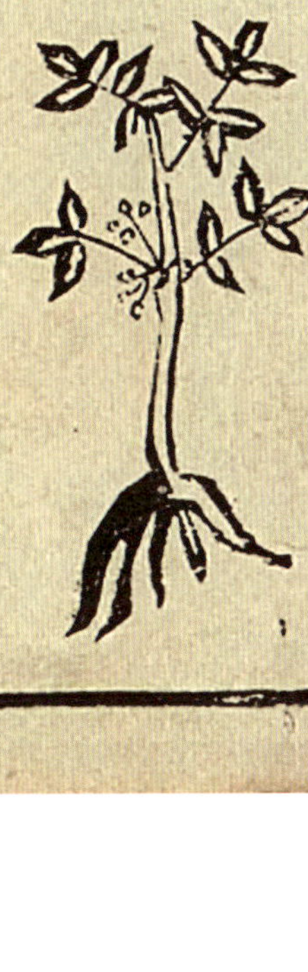

鐵線草

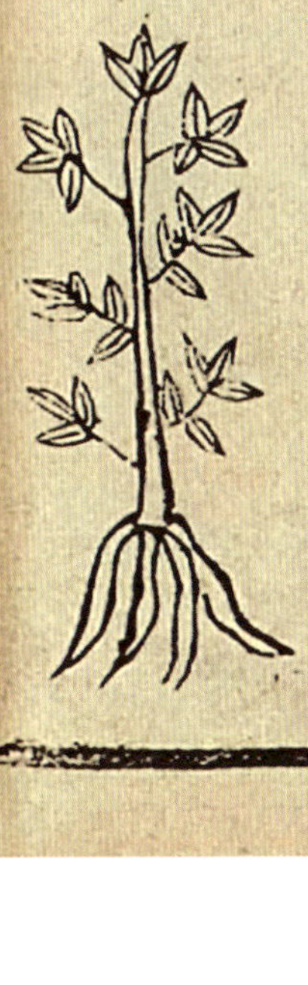

草部芳草類附圖

芎藭

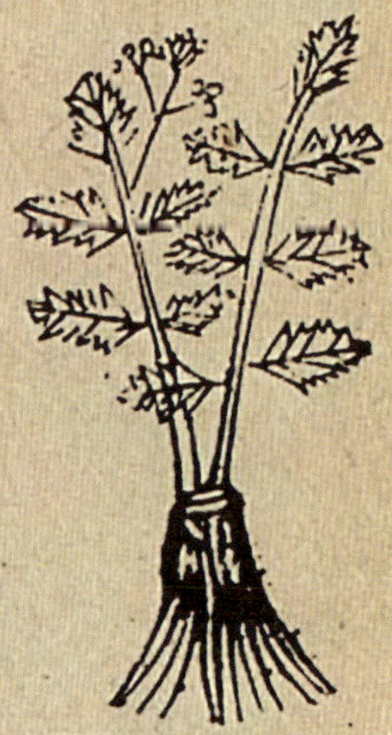

蛇牀

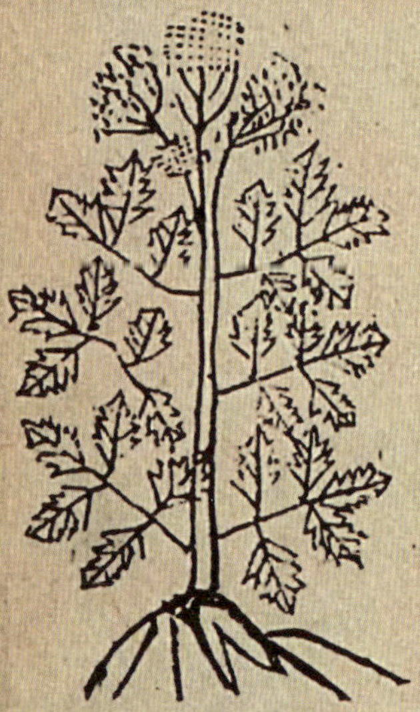

芎藭蘼蕪

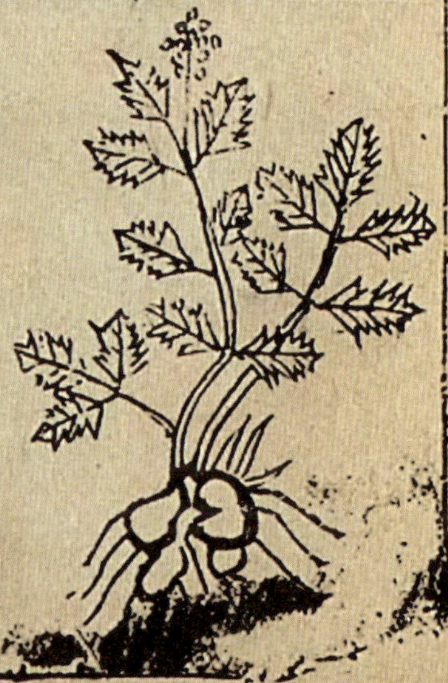

藁本

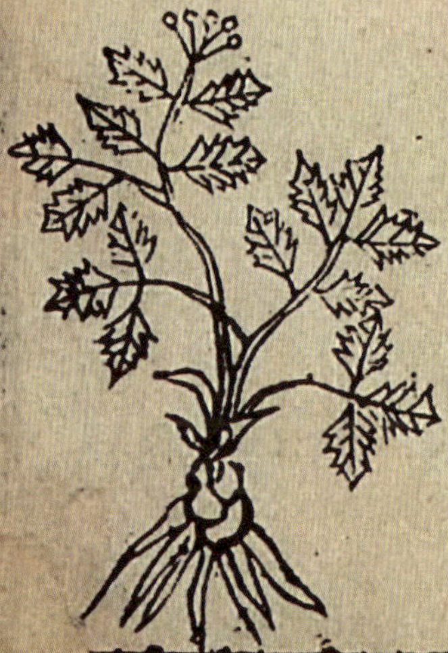

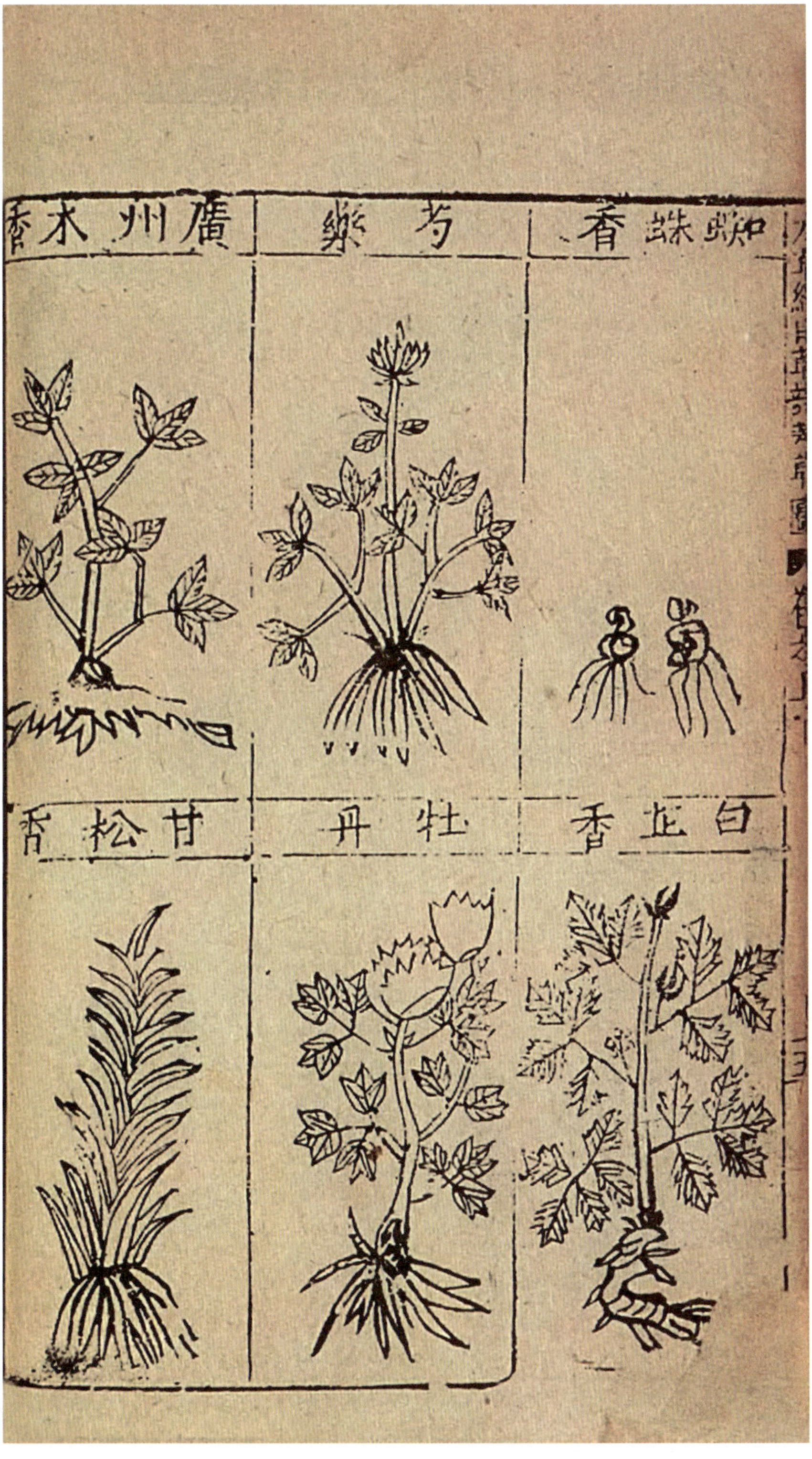
廣州木香
芎藭
蜘蛛香
甘松香
牡丹
白芷香

山柰

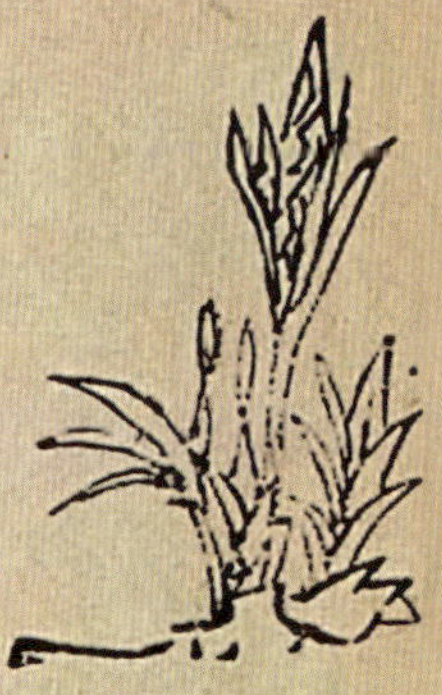

杜若

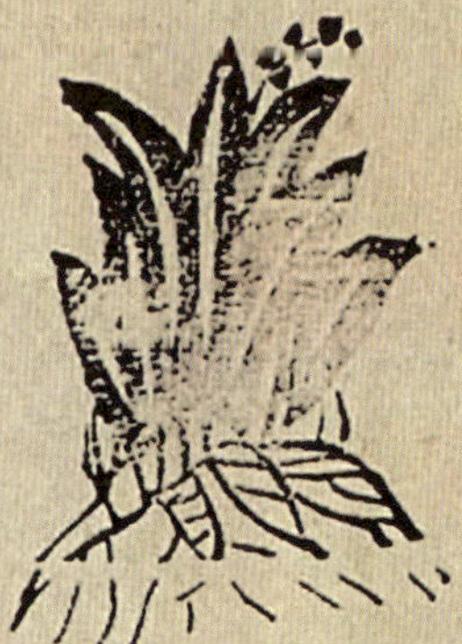

高良薑

紅豆蔻

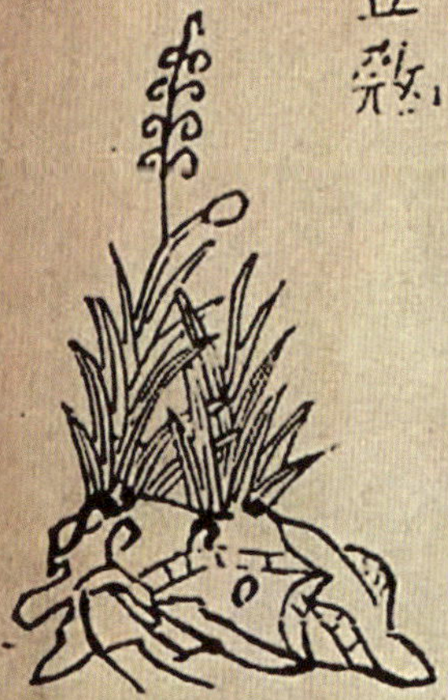

廉薑

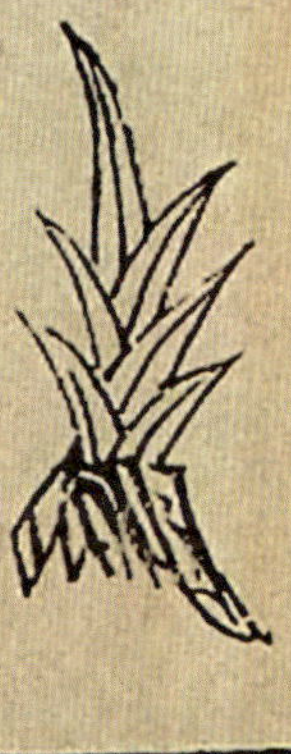

山薑

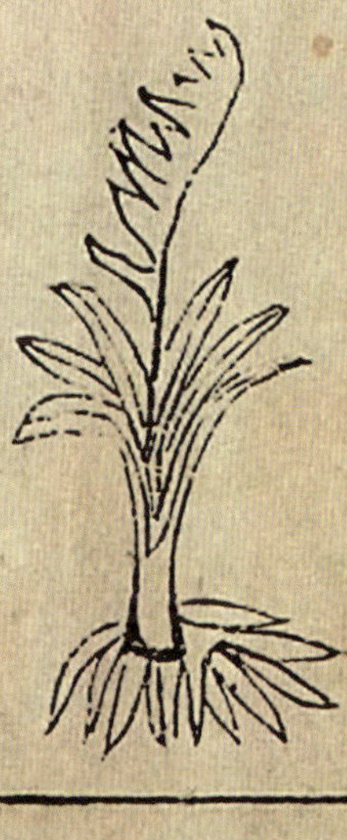

草豆蔻

山薑花

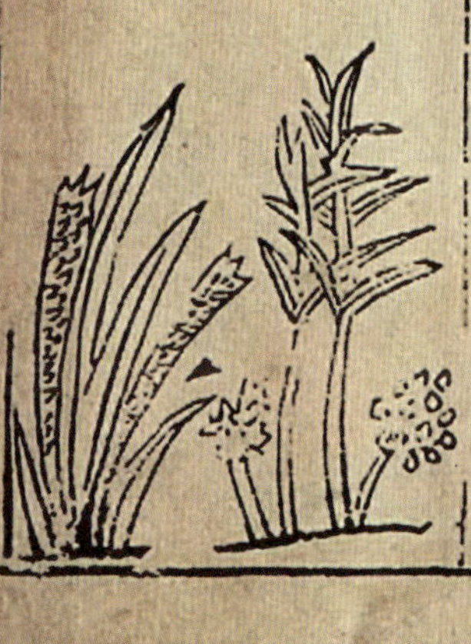

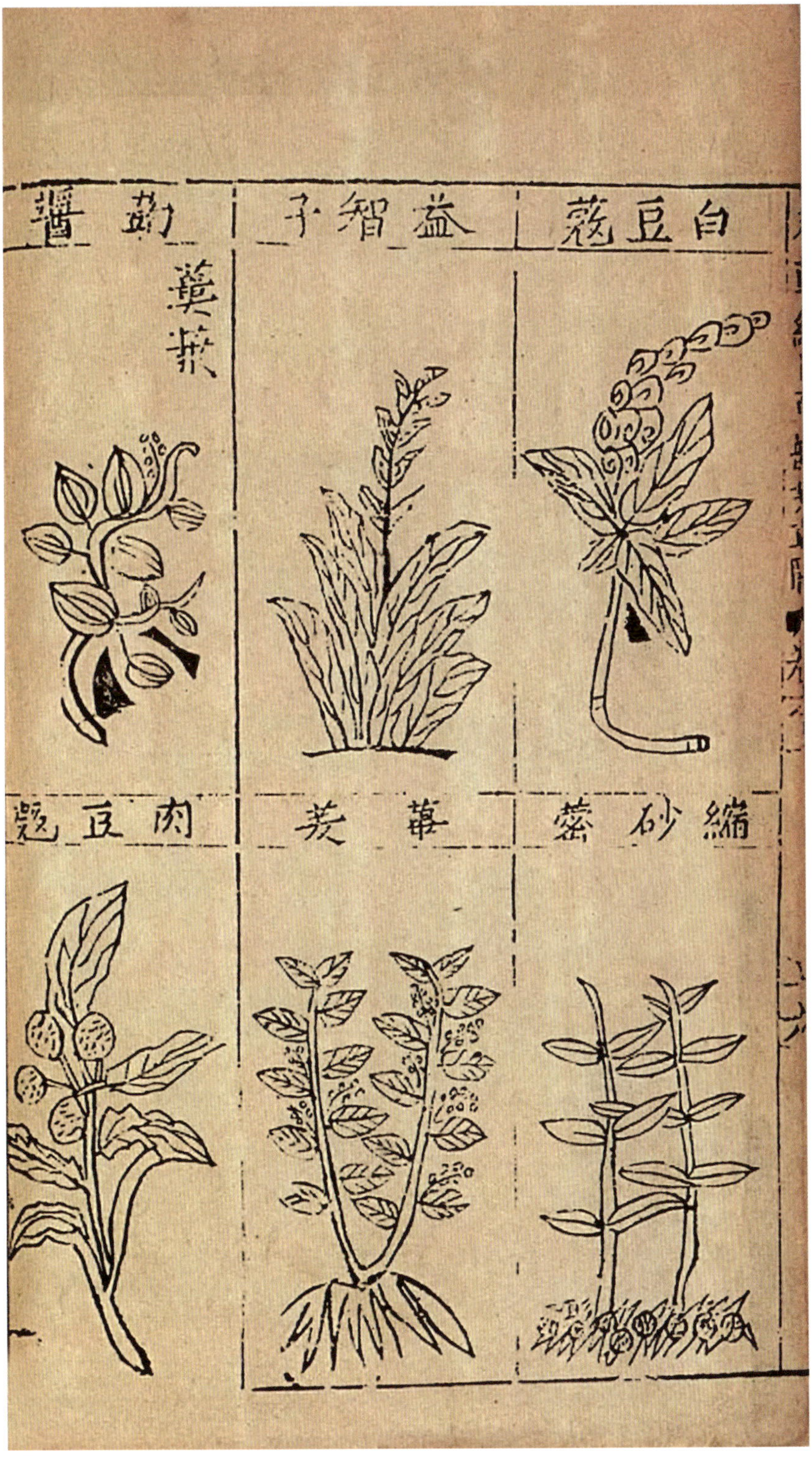
白豆蔻
益智子
蒟醬
蔞葉
縮砂蔤
蓽茇
肉豆蔻

補骨脂

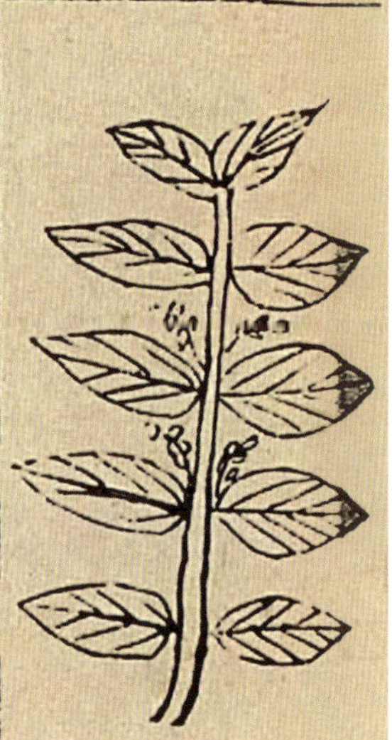

鬱金

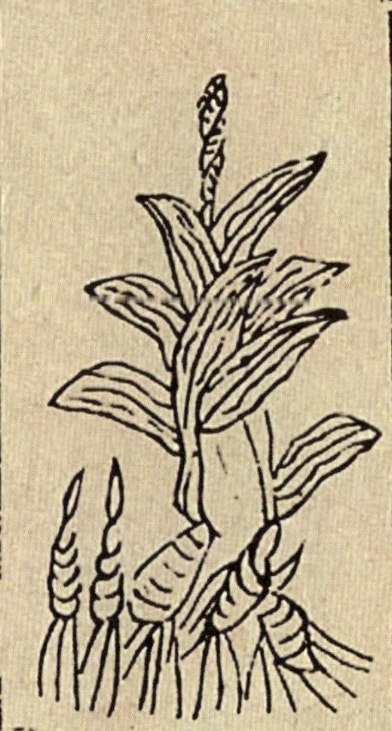

京三稜

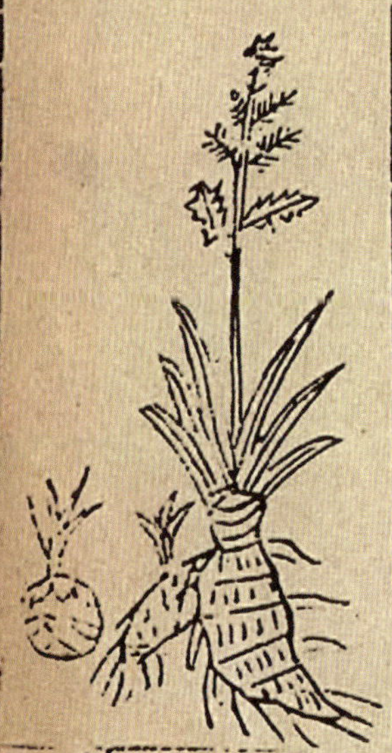

薑黃

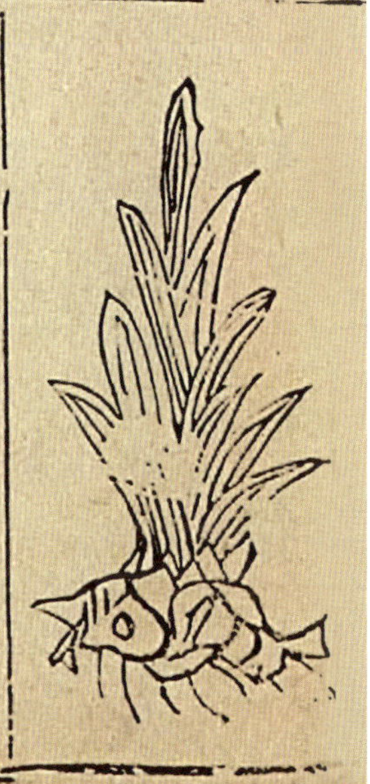

蓬莪茂

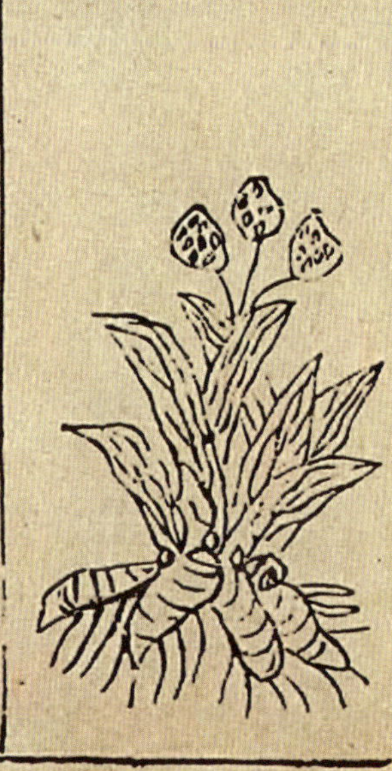

石三稜

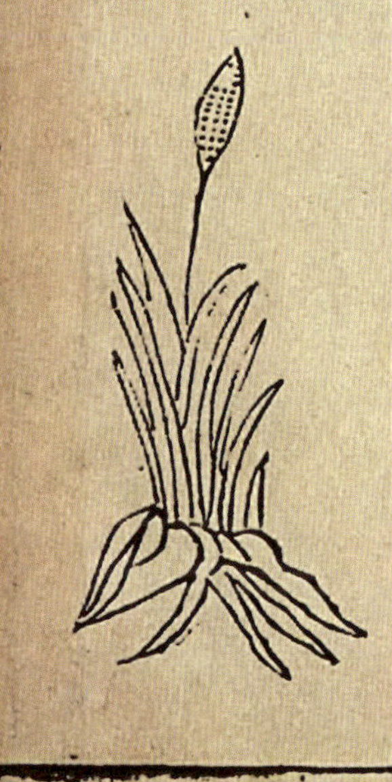

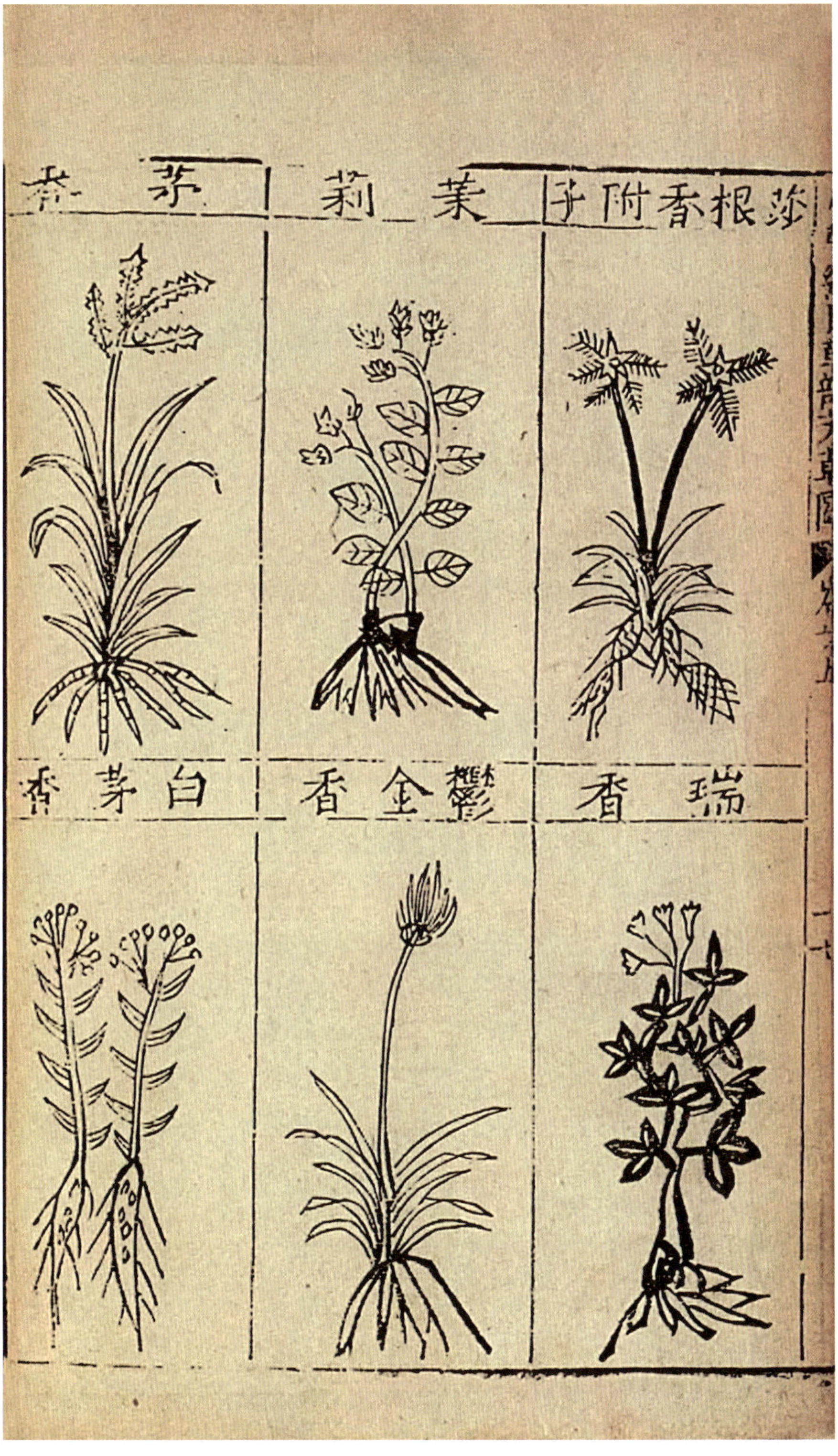
莎根香附子
茉莉
茅香
瑞香
鬱金香
白茅香

排草香

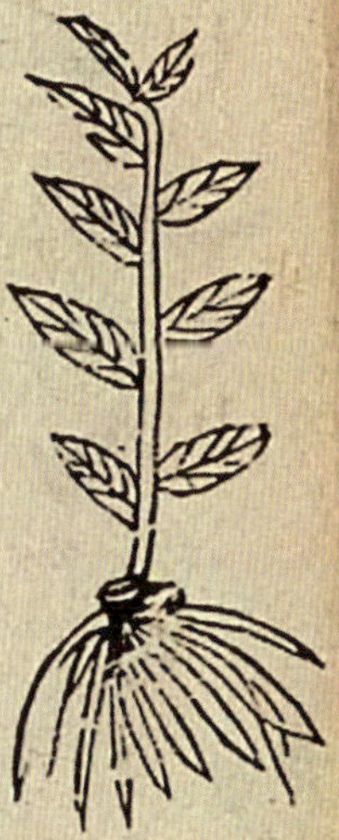

藿香

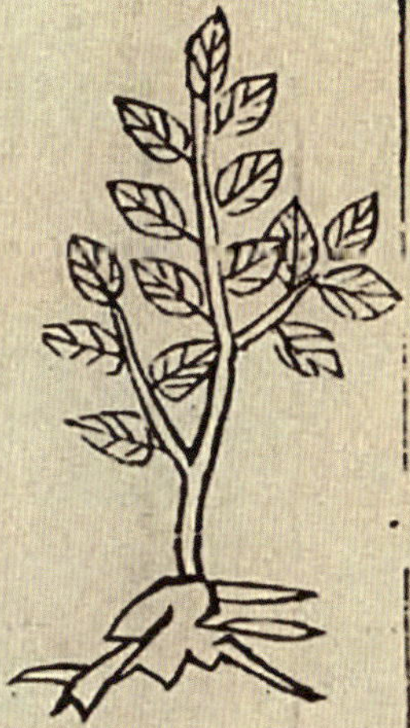

蘭草

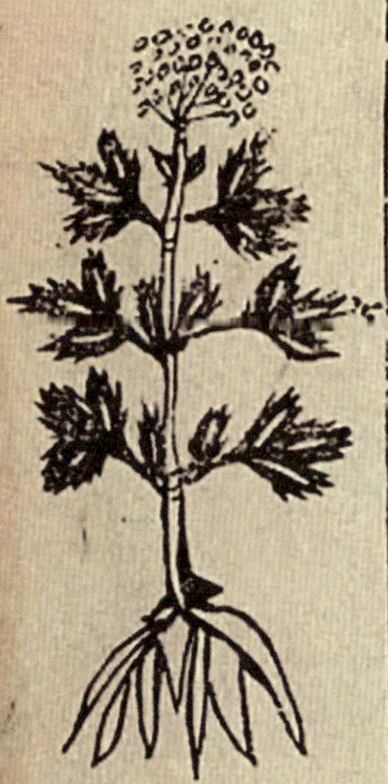

迷迭香

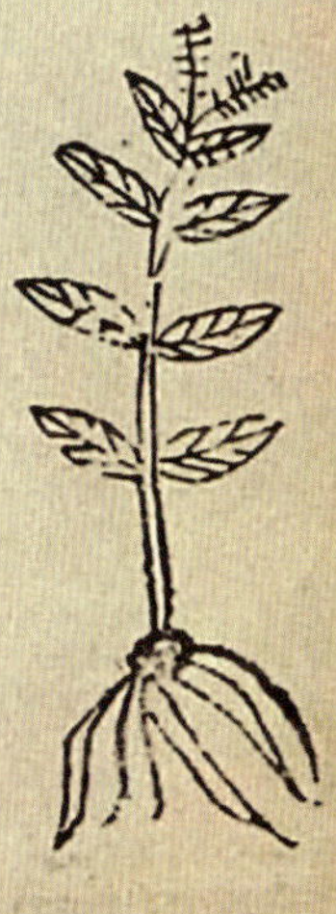

蕙草零陵香

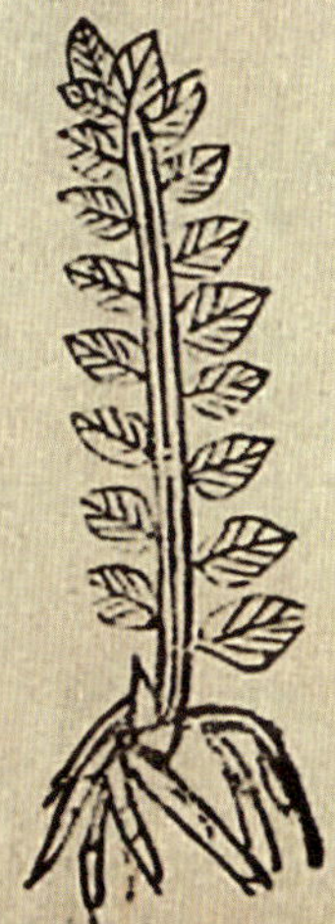

澤蘭

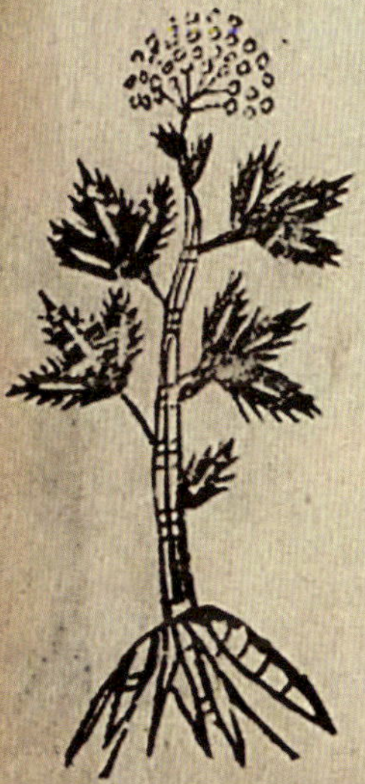

蘭花

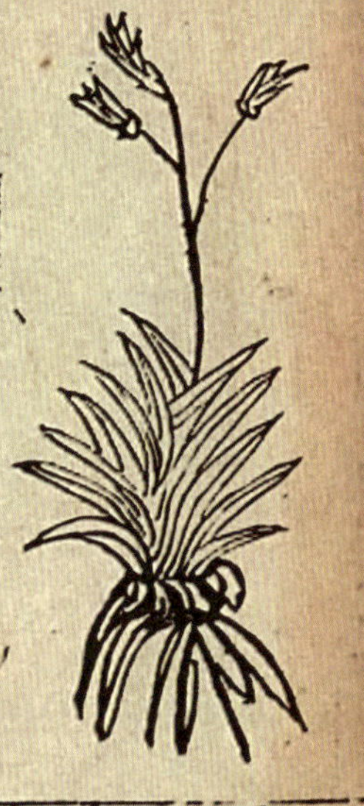

香薷

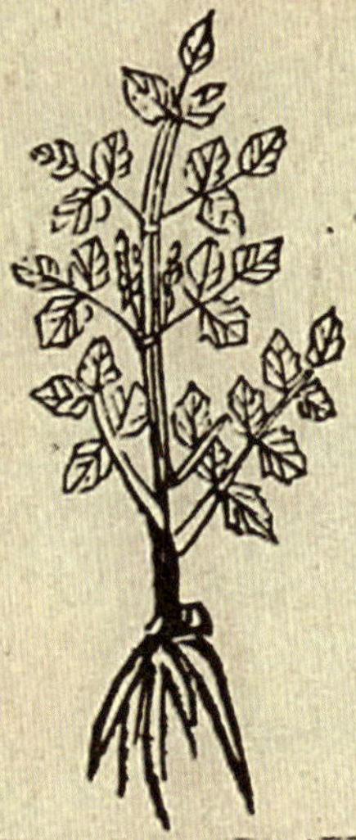

爵牀

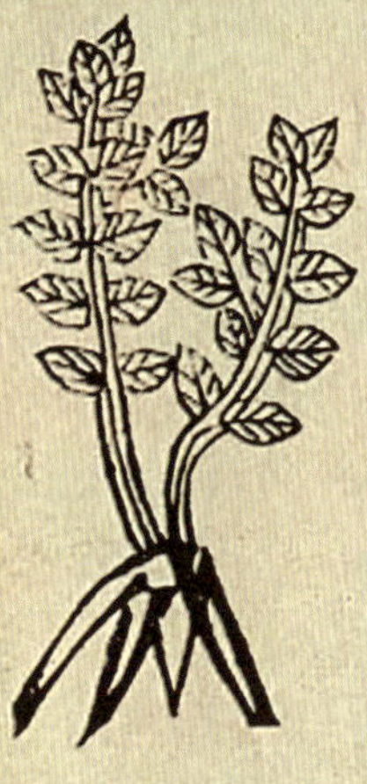

馬蘭

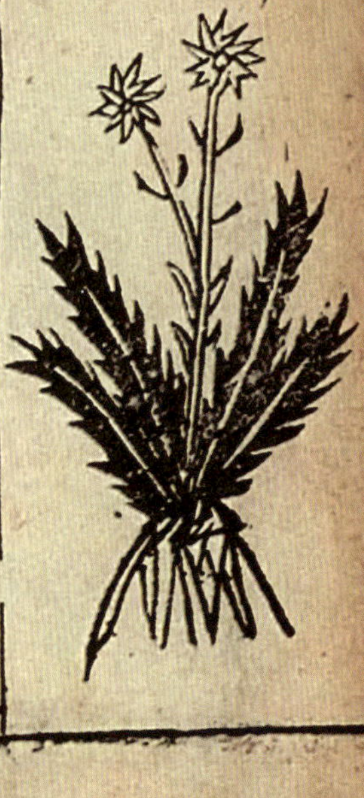

石香菜

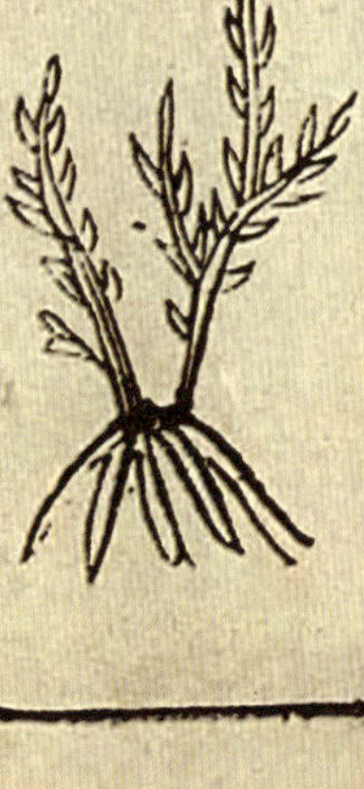

赤車使者

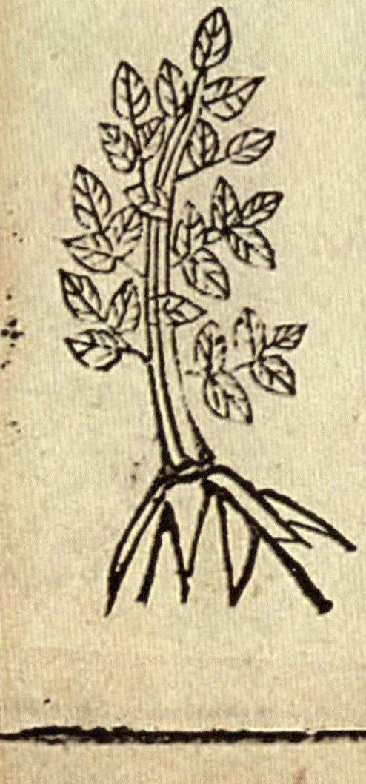

荊芥 假蘇

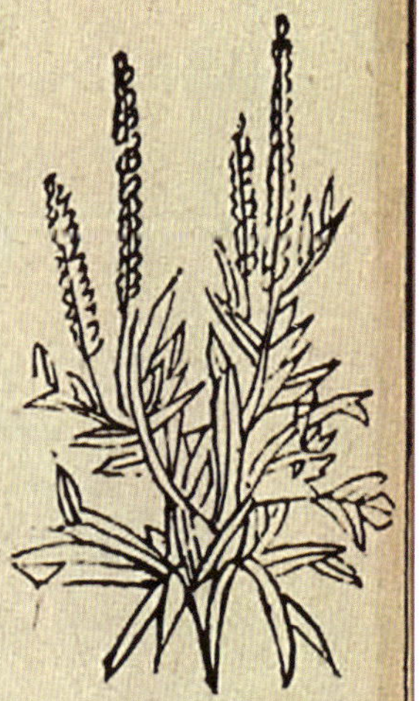

積雪草

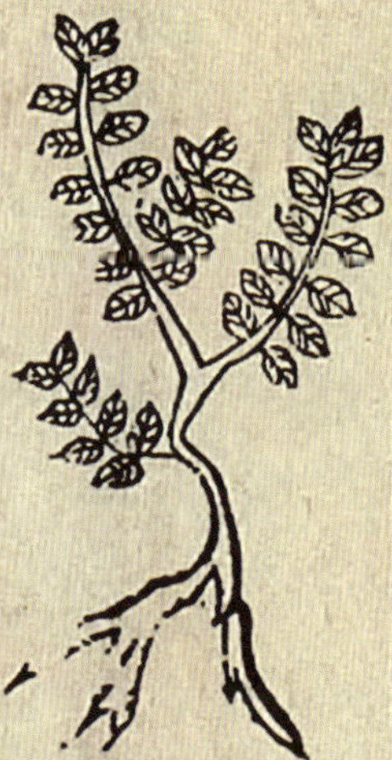

荏 白蘇

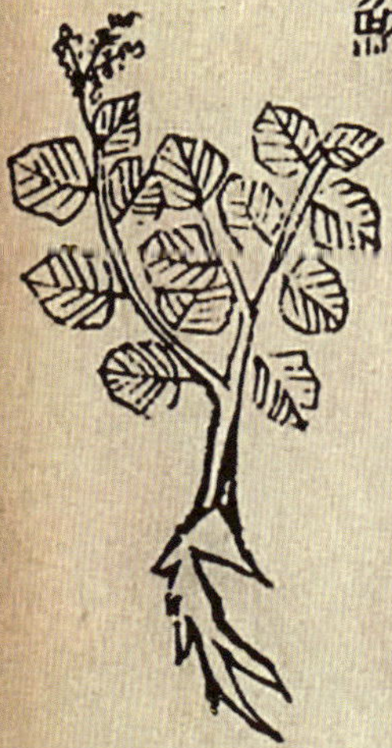

薄荷

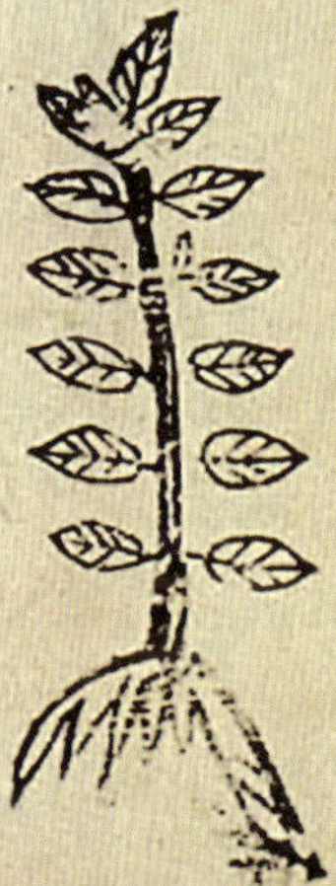

紫蘇

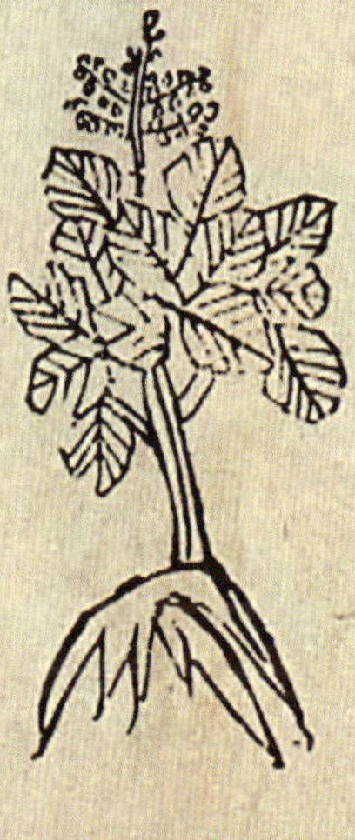

水蘇 雞蘇

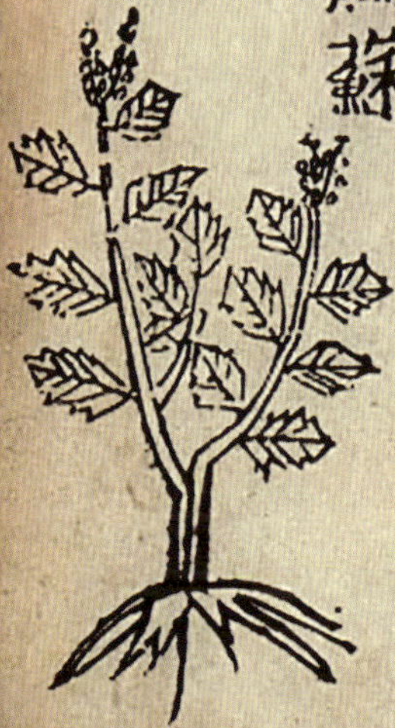

薺苧

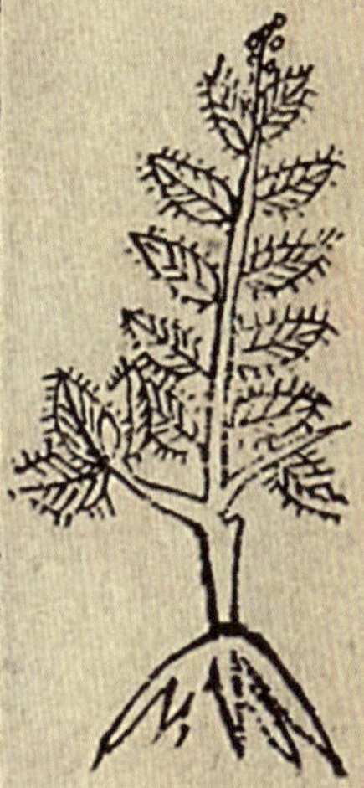

草部隰草類上附圖

菊

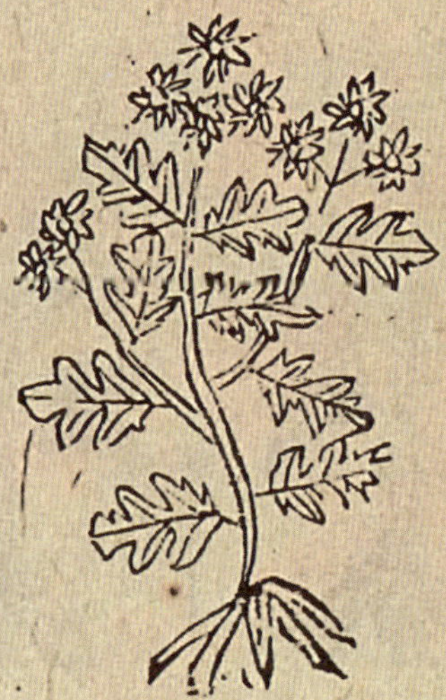

菴蕳

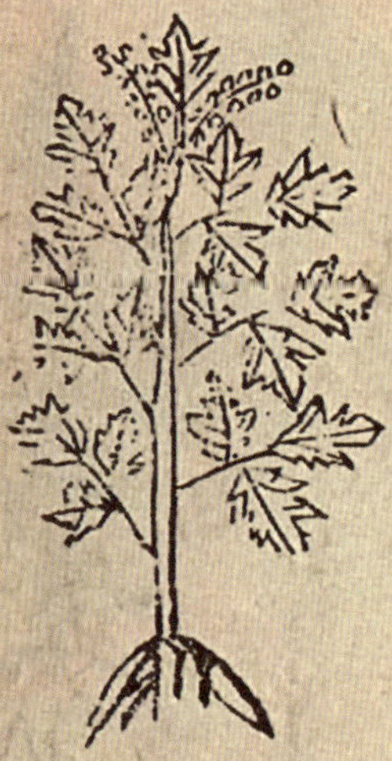

野菊

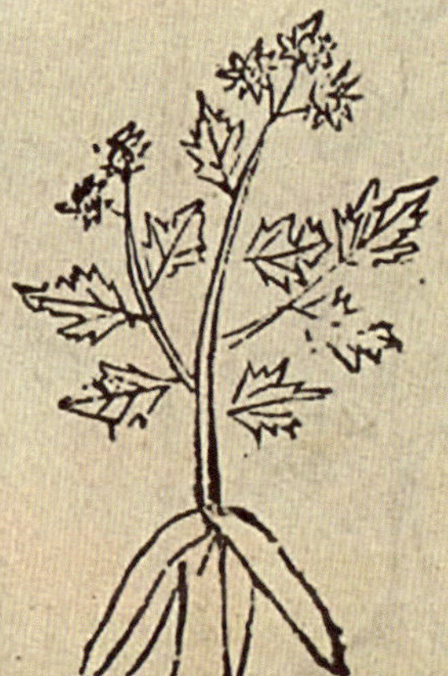

蓍草

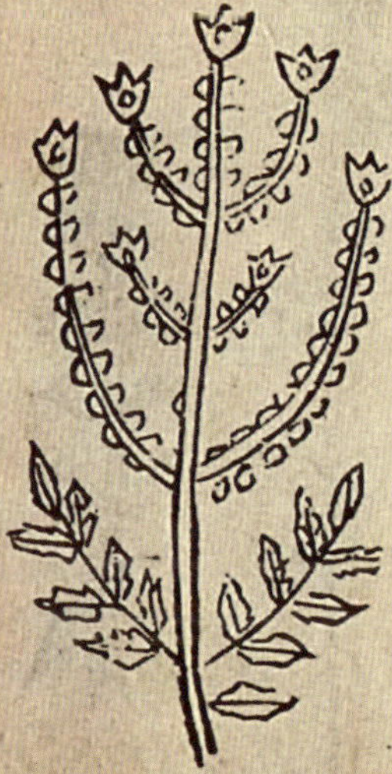

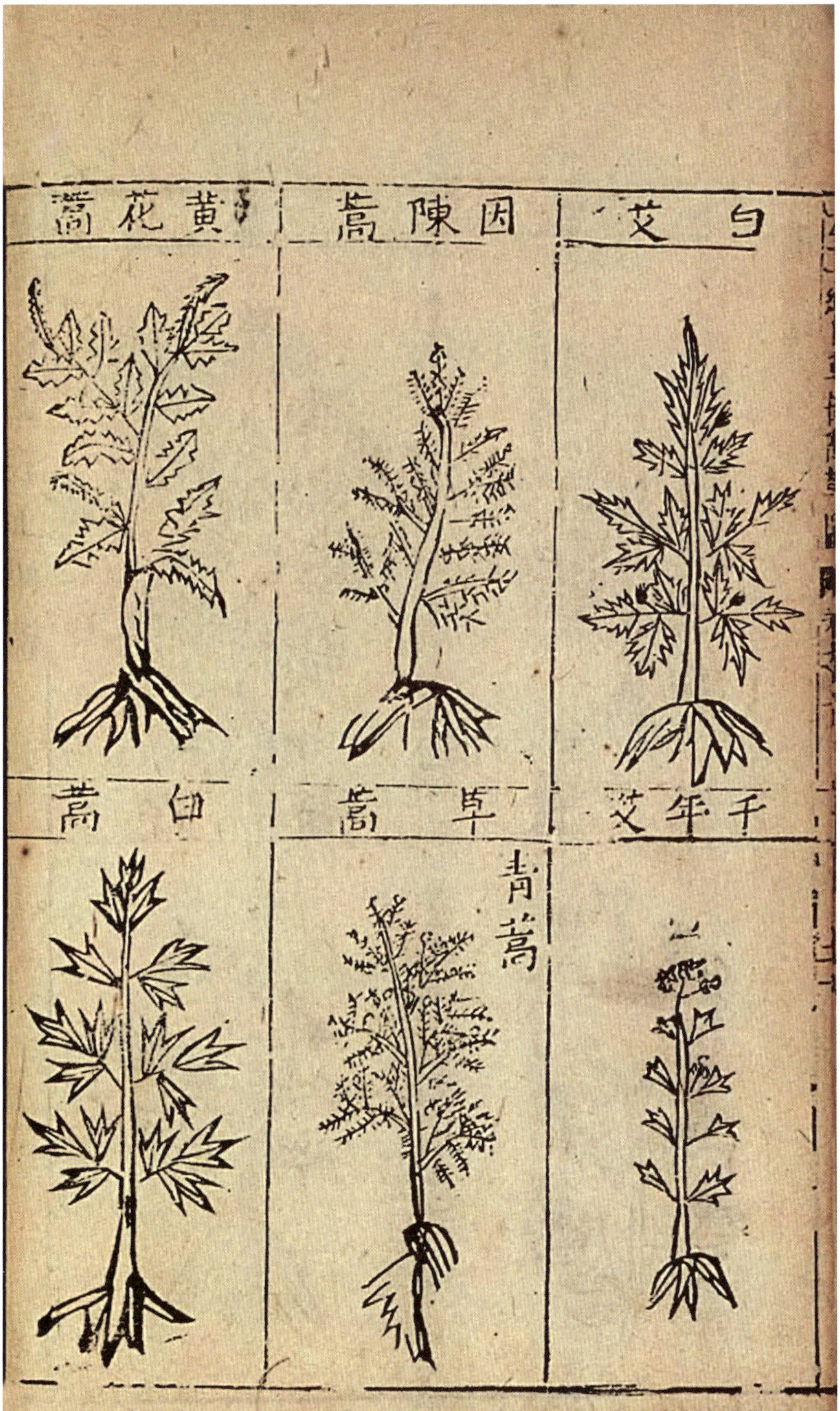
黃花蒿
因陳蒿
白艾
白蒿
草蒿
千年艾
青蒿

角蒿

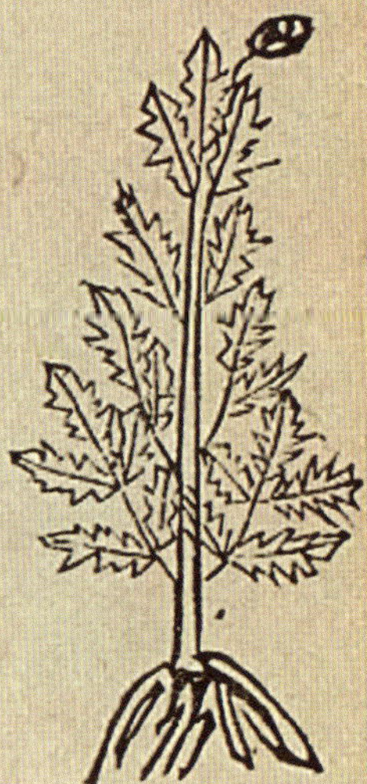

馬先蒿

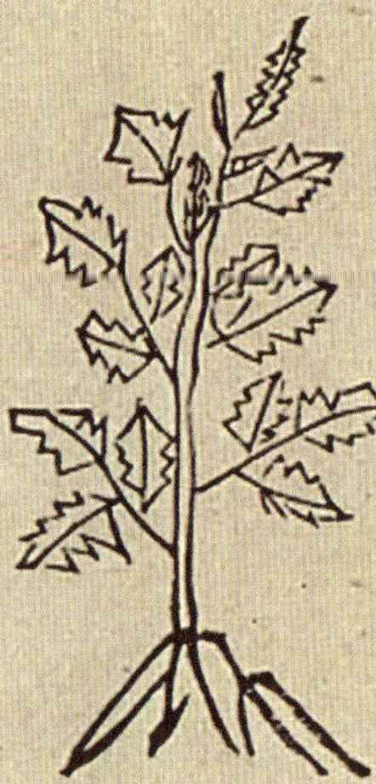

牡蒿

齊頭蒿

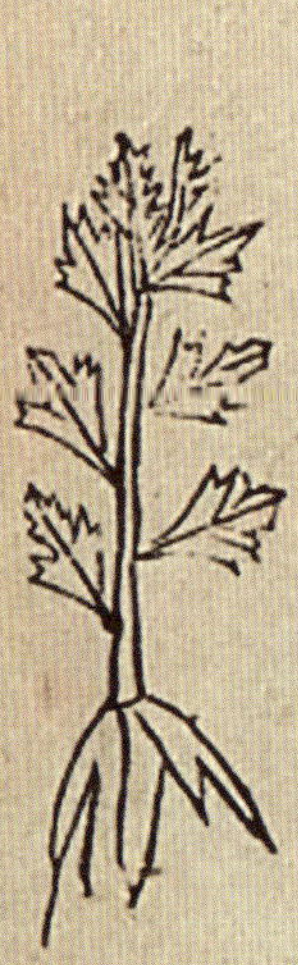

稟蒿

抱孃蒿

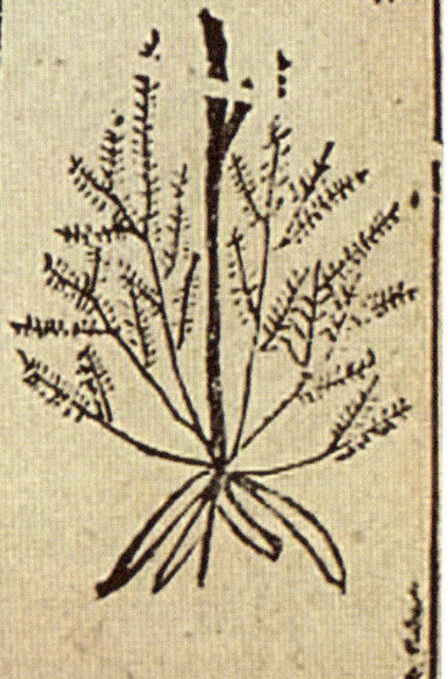

陰地厥

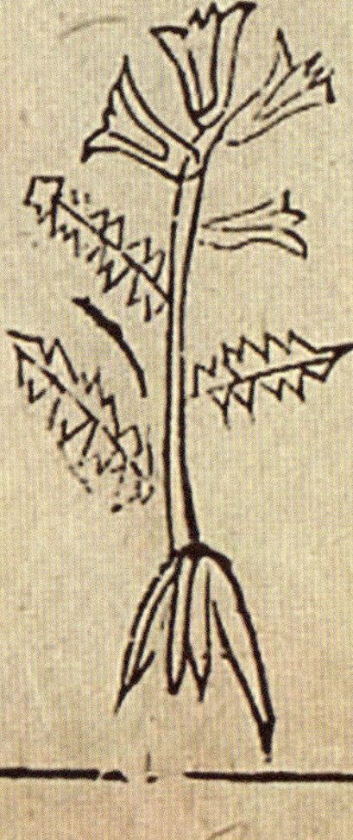

九牛草

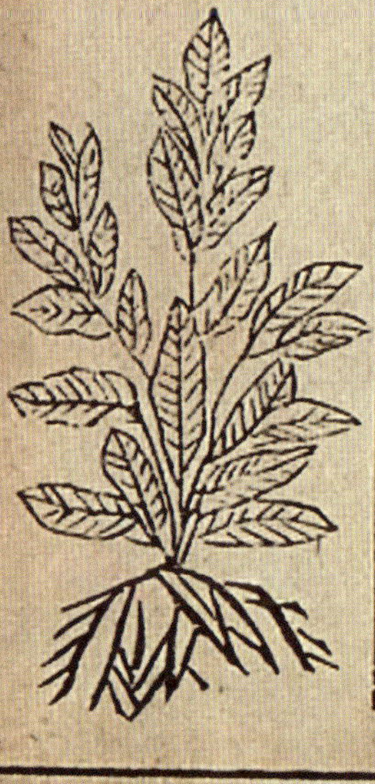

茺蔚益母

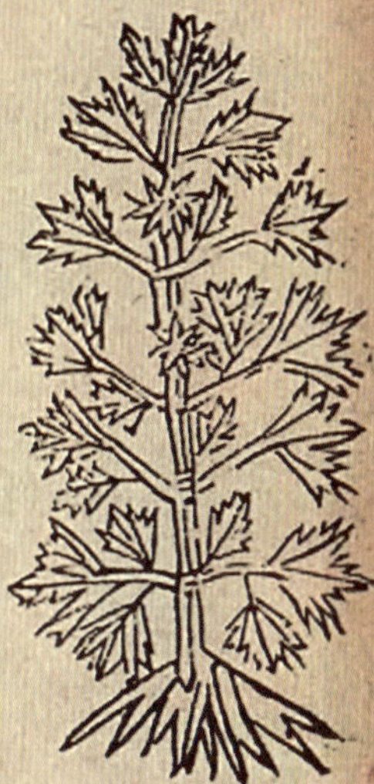

薇銜

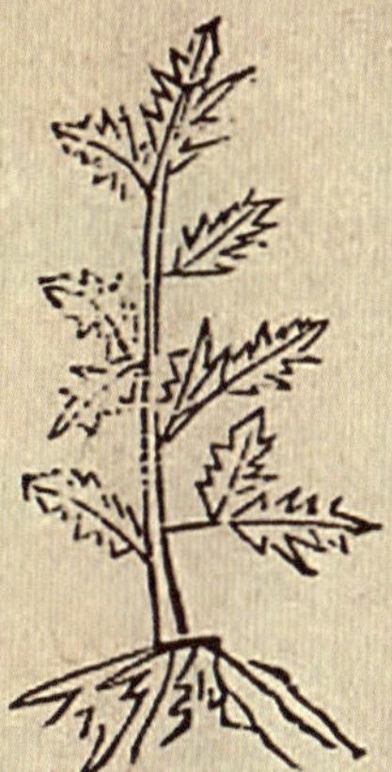

劉寄奴

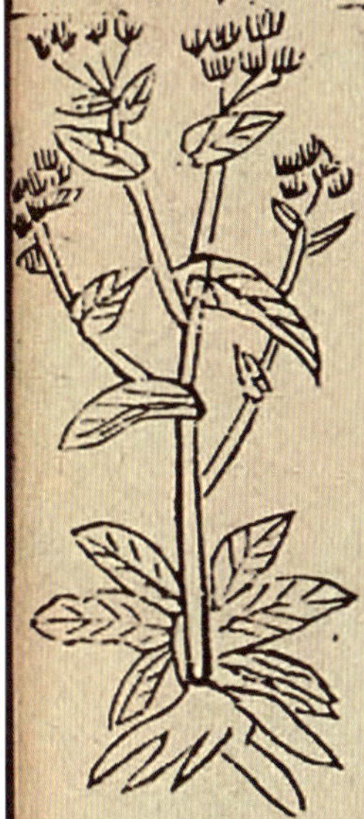

鏨草

白花茺蔚

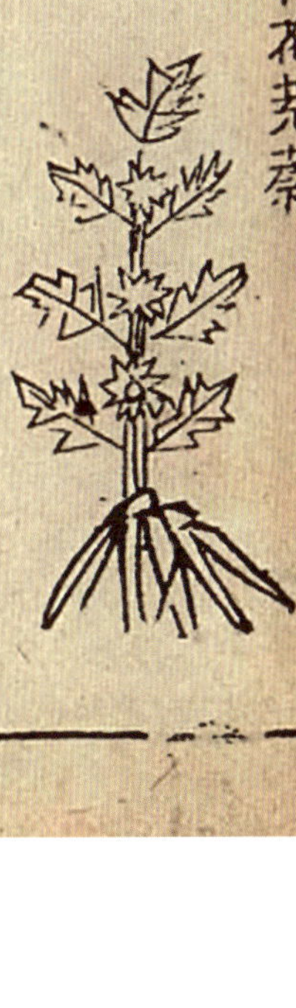

夏枯草

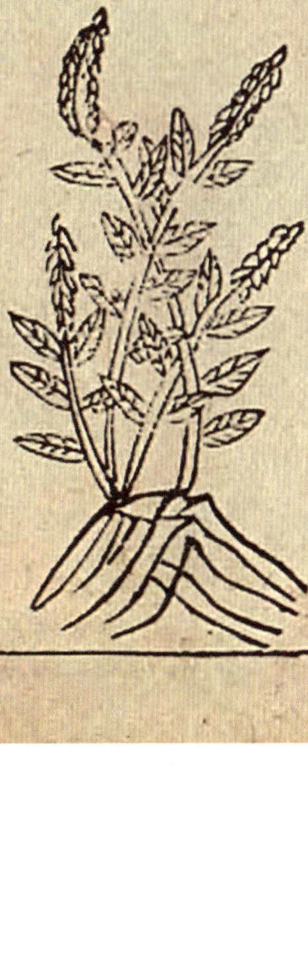

曲節草

六月霜

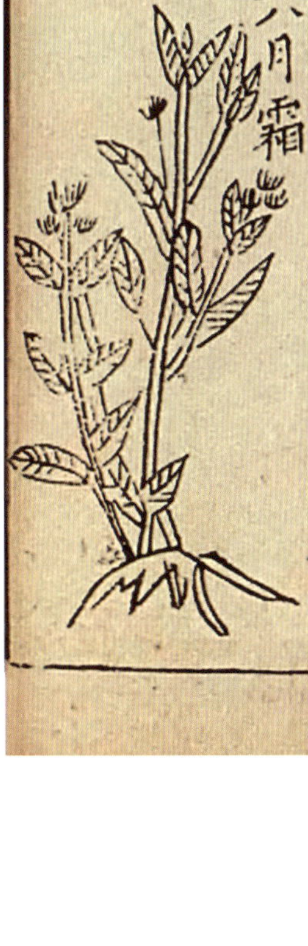

麗春草

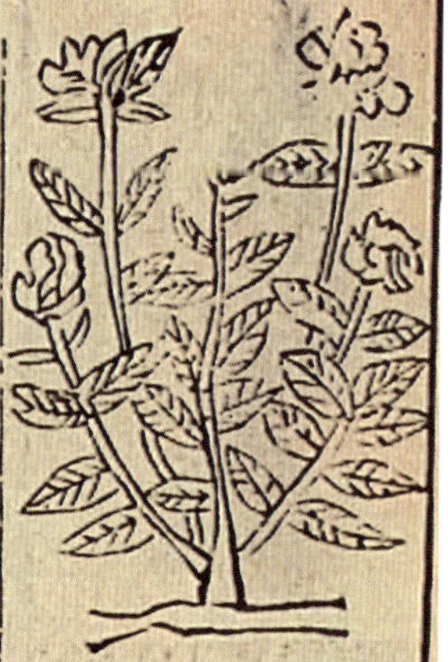

青葙子

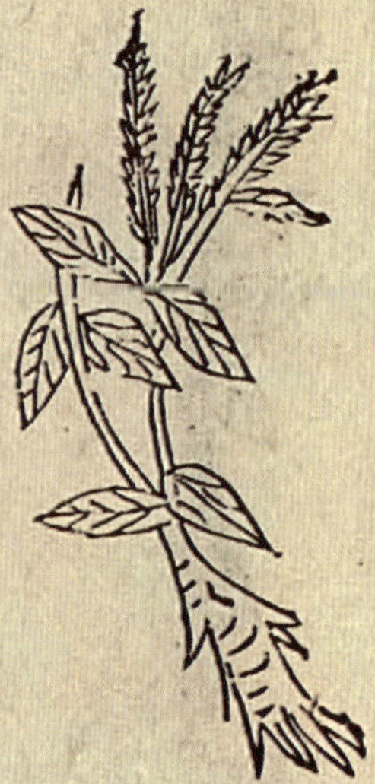

紅藍花

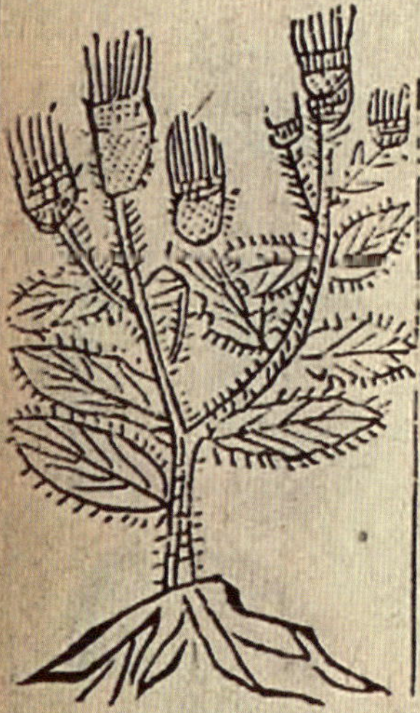

旋覆花

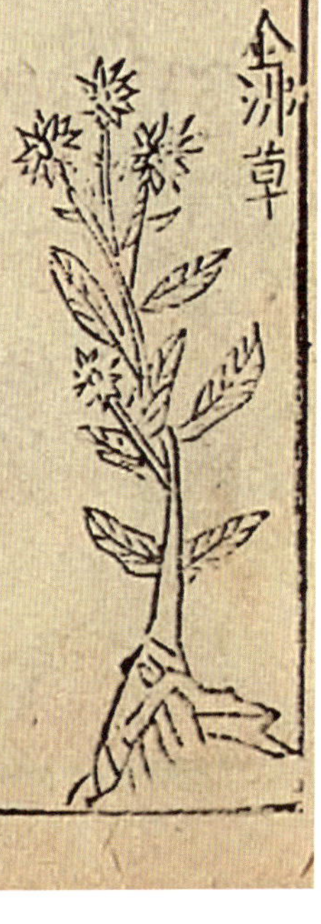

雞冠花

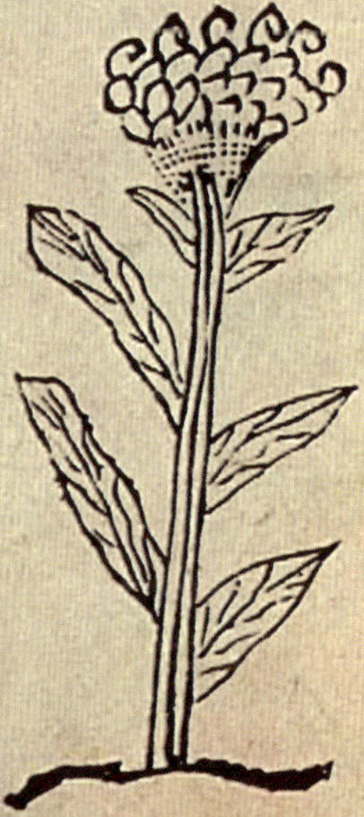

番紅花

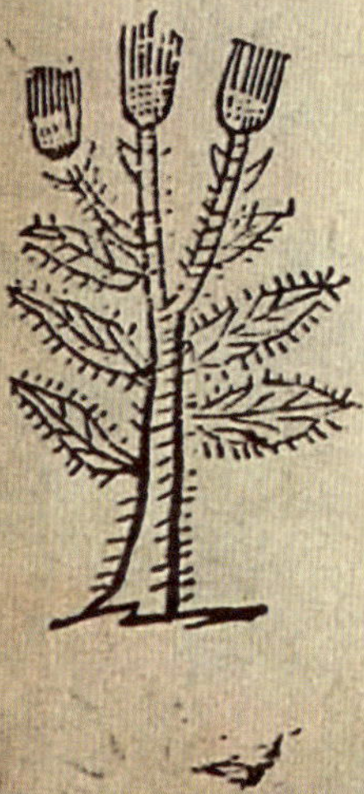

大薊

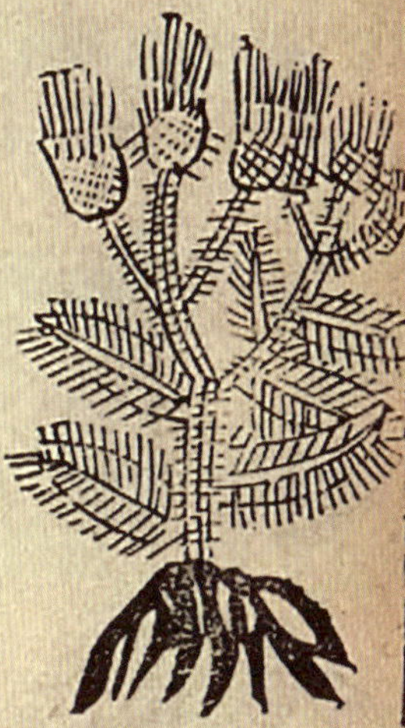

續斷

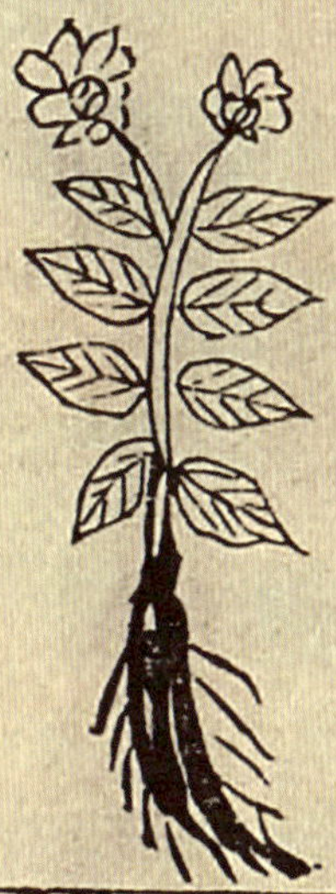

單州漏蘆

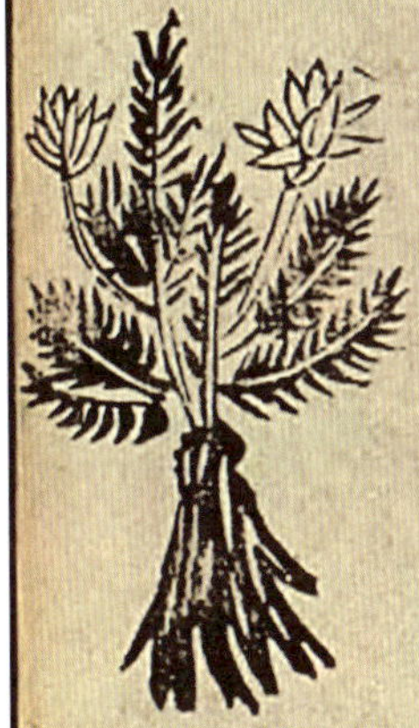

小薊

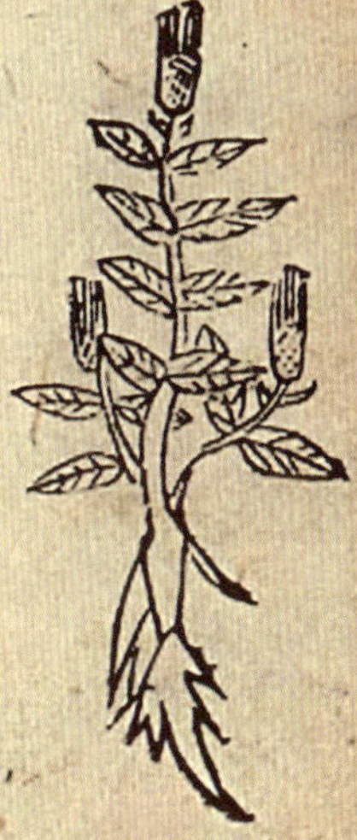

苦芙

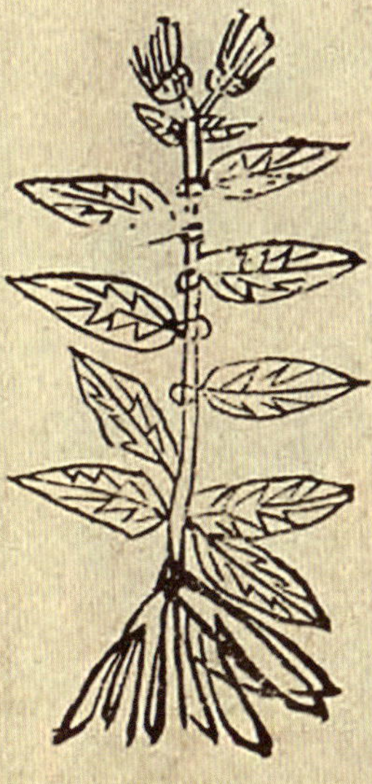

沂州漏蘆

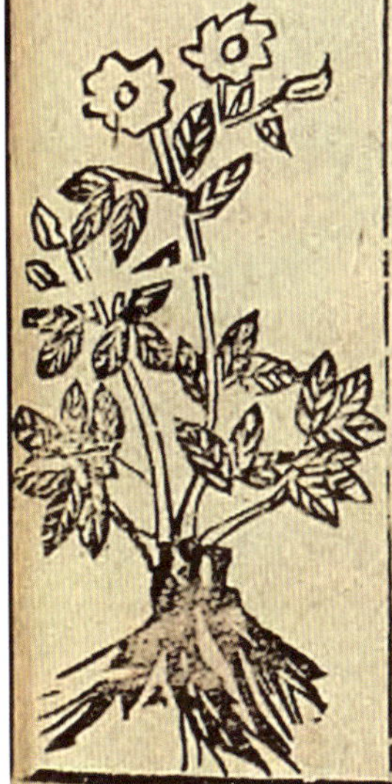

泰州漏盧

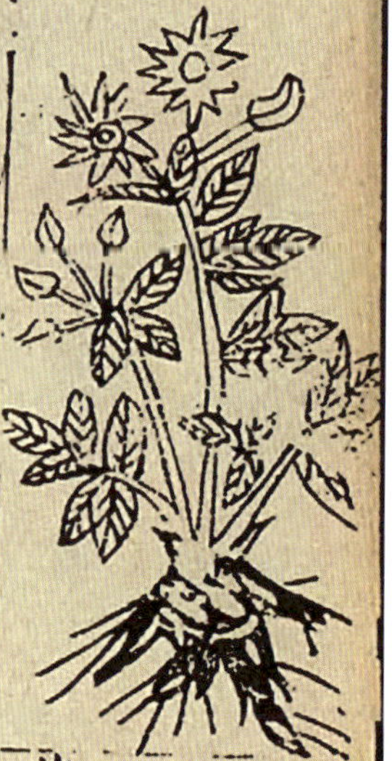

飛廉

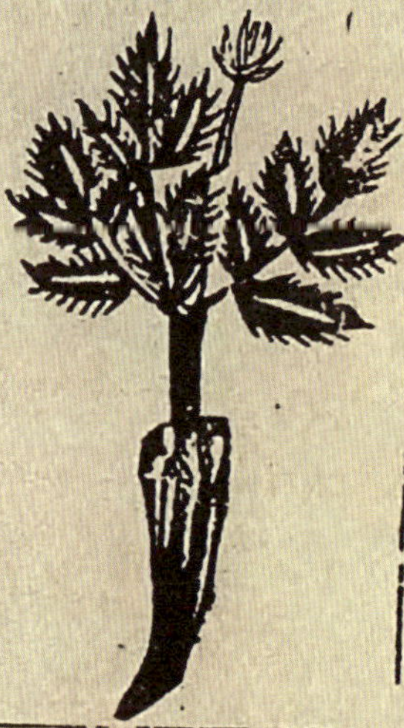

蕁麻

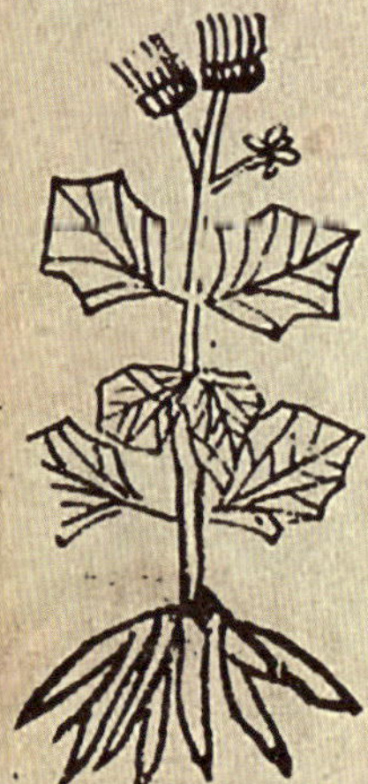

海州漏盧

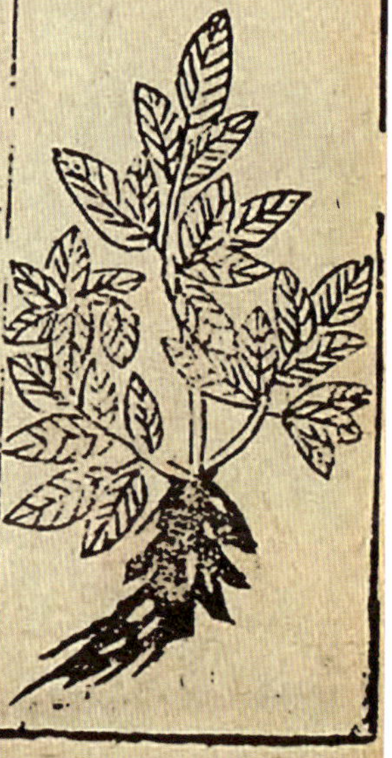

苧麻

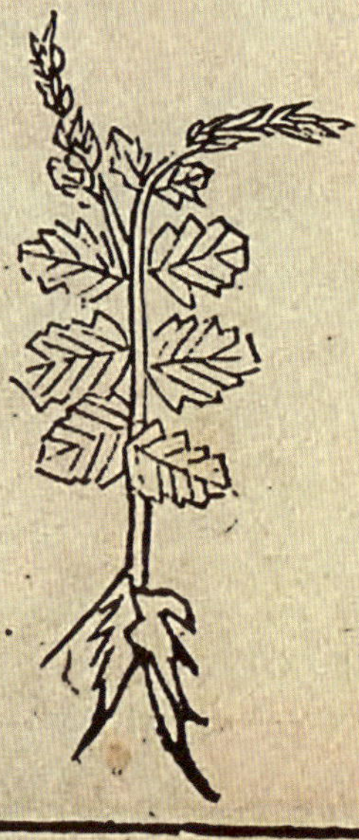

大青

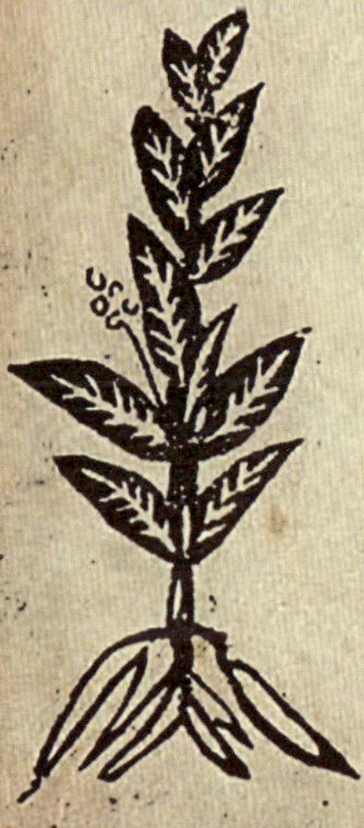

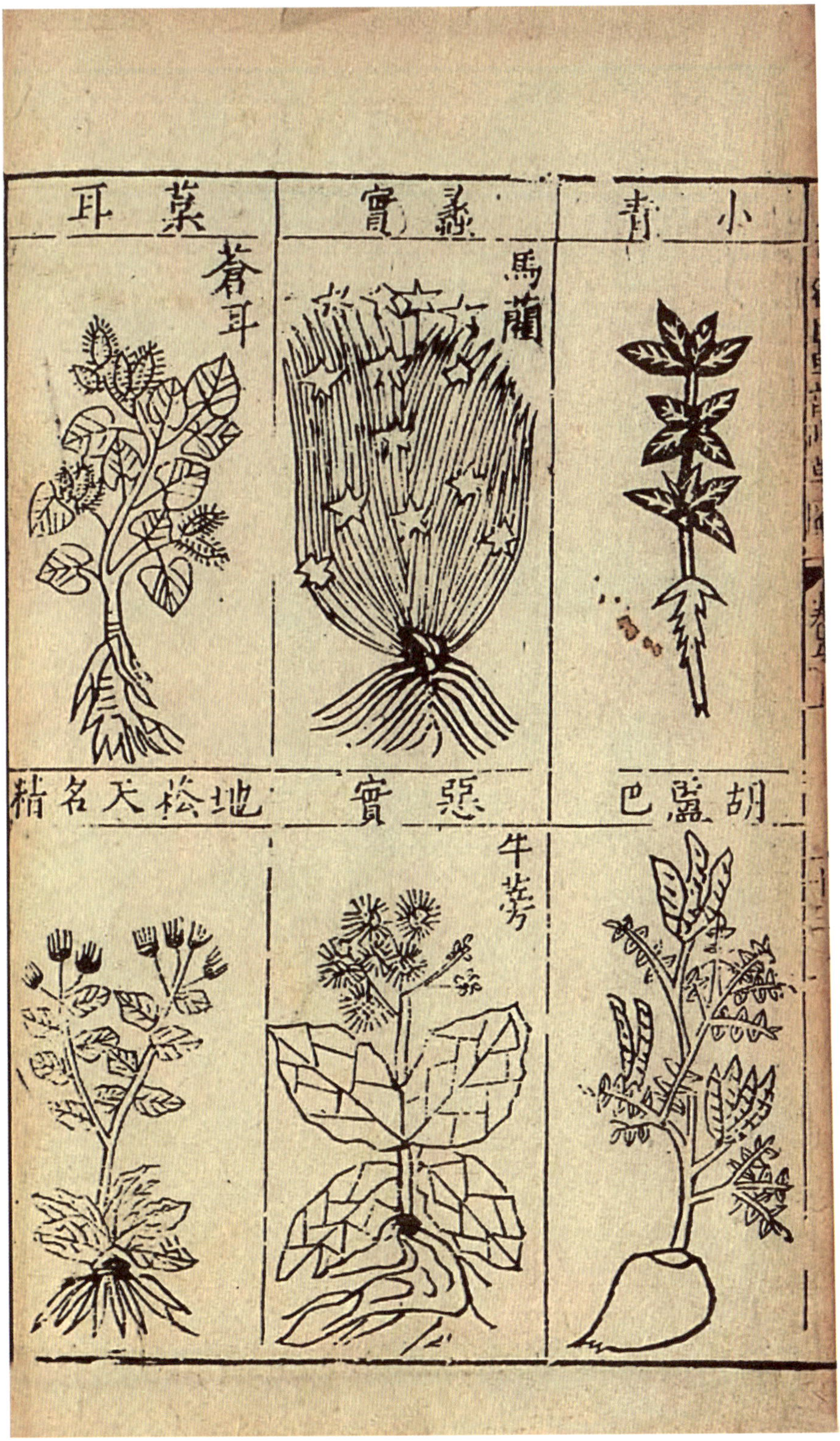
小青
蠡實
馬藺
葈耳
蒼耳
胡蘆巴
惡實
牛蒡
地菘天名精

豨薟

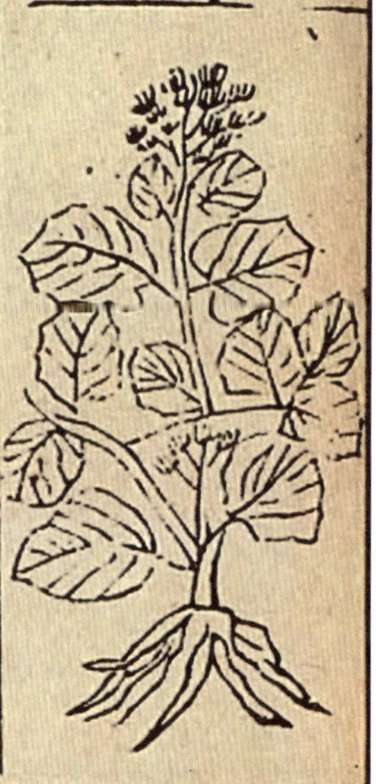

蘆荻

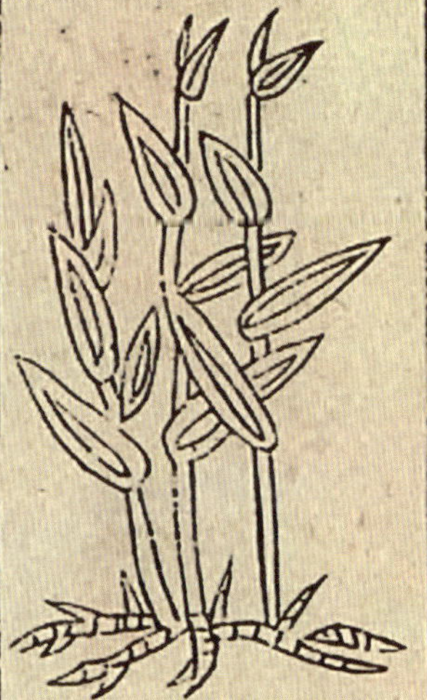

蘘荷

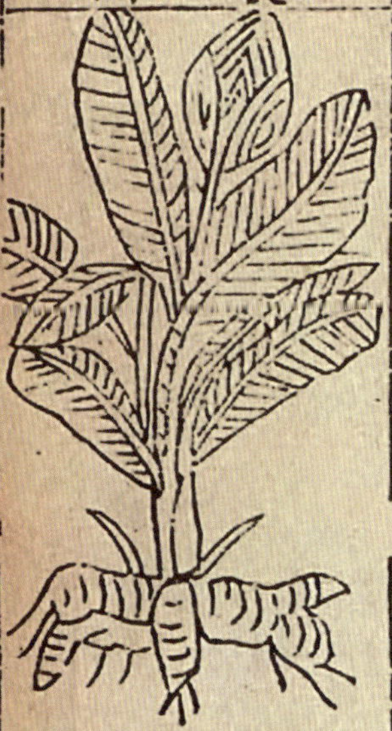

箬葉

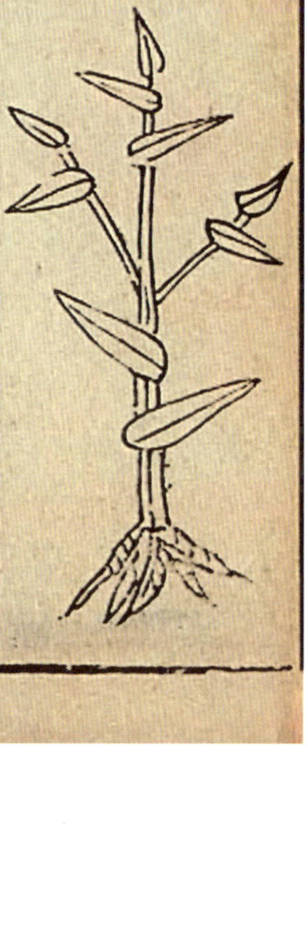

甘蕉

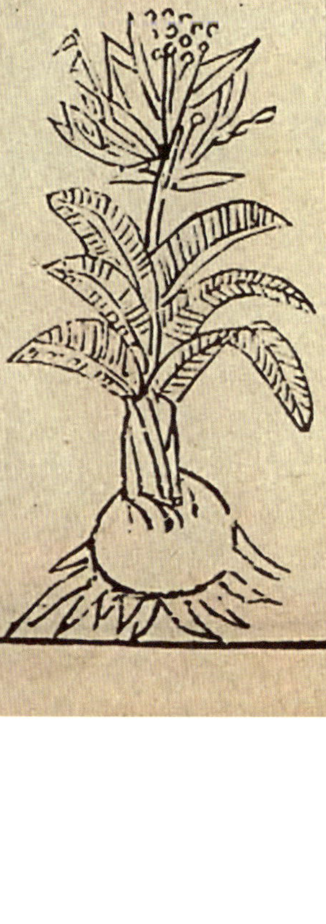

麻黄

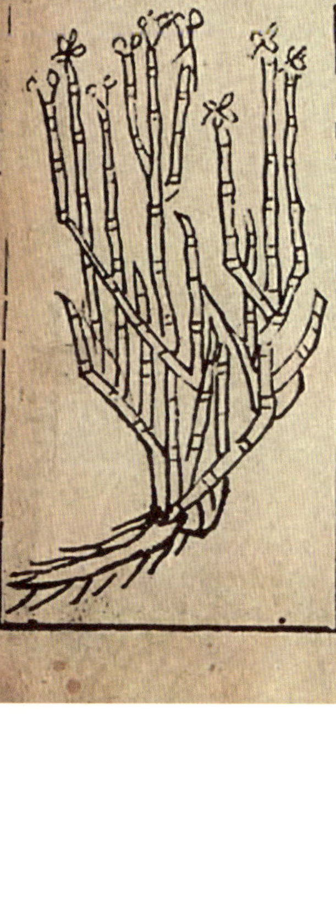

木賊

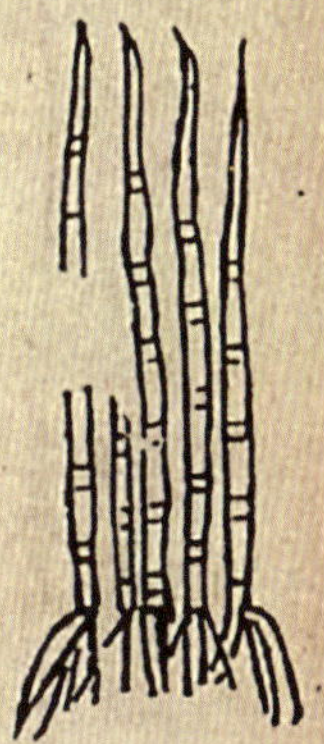

龍鬚草

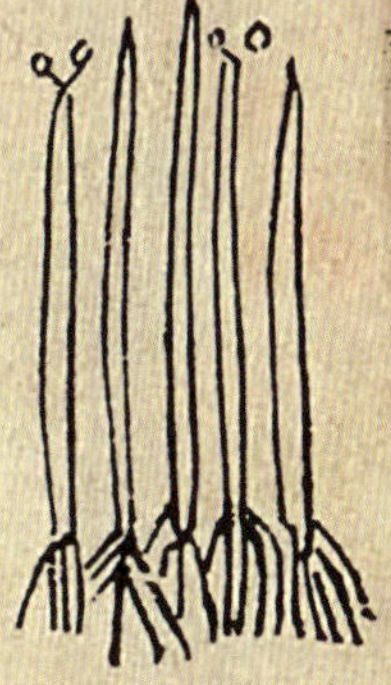

龍常草

糭心

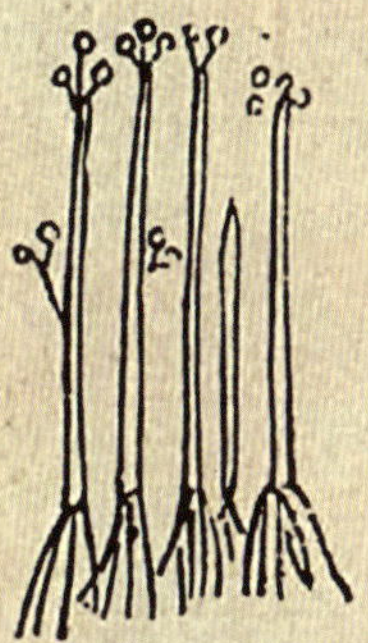

燈心草

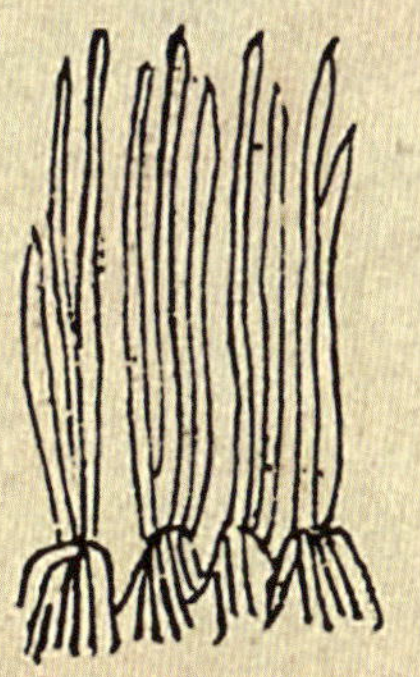

草部隰草類下附圖

地黃

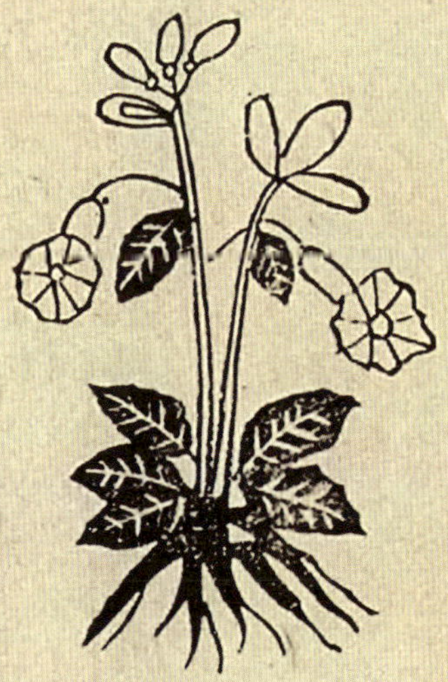

紫菀

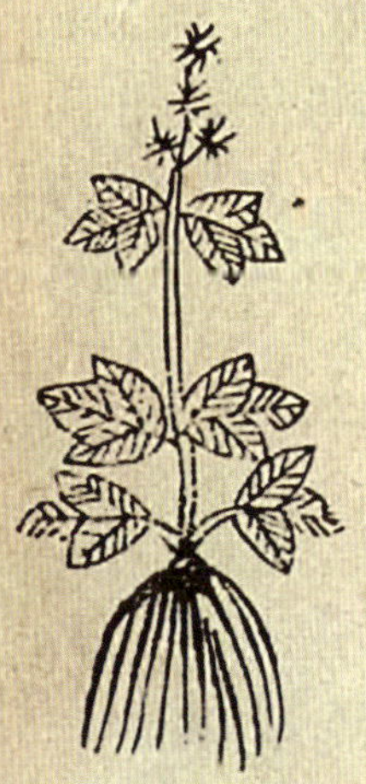

牛膝

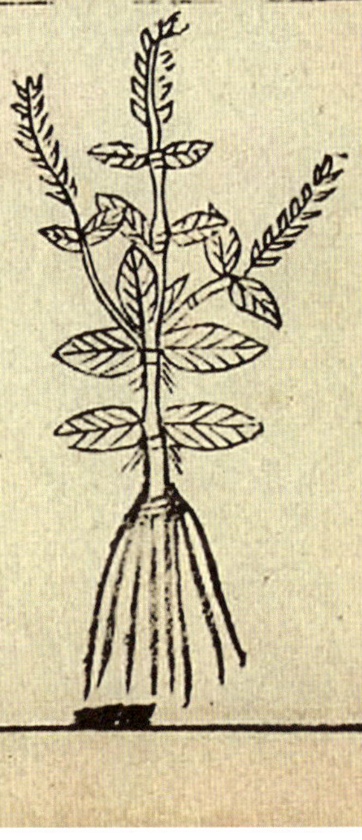

女菀 即白菀

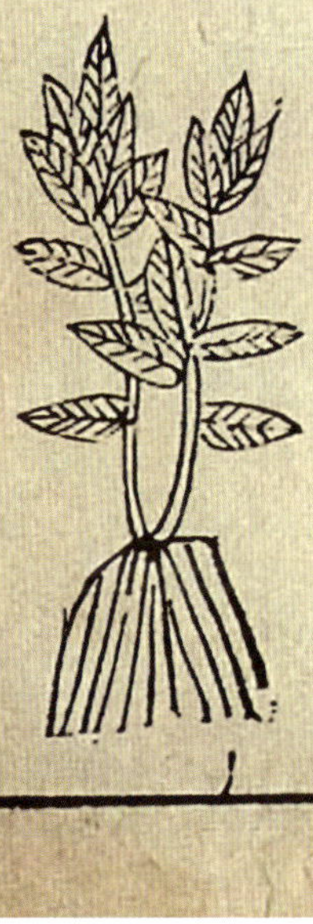

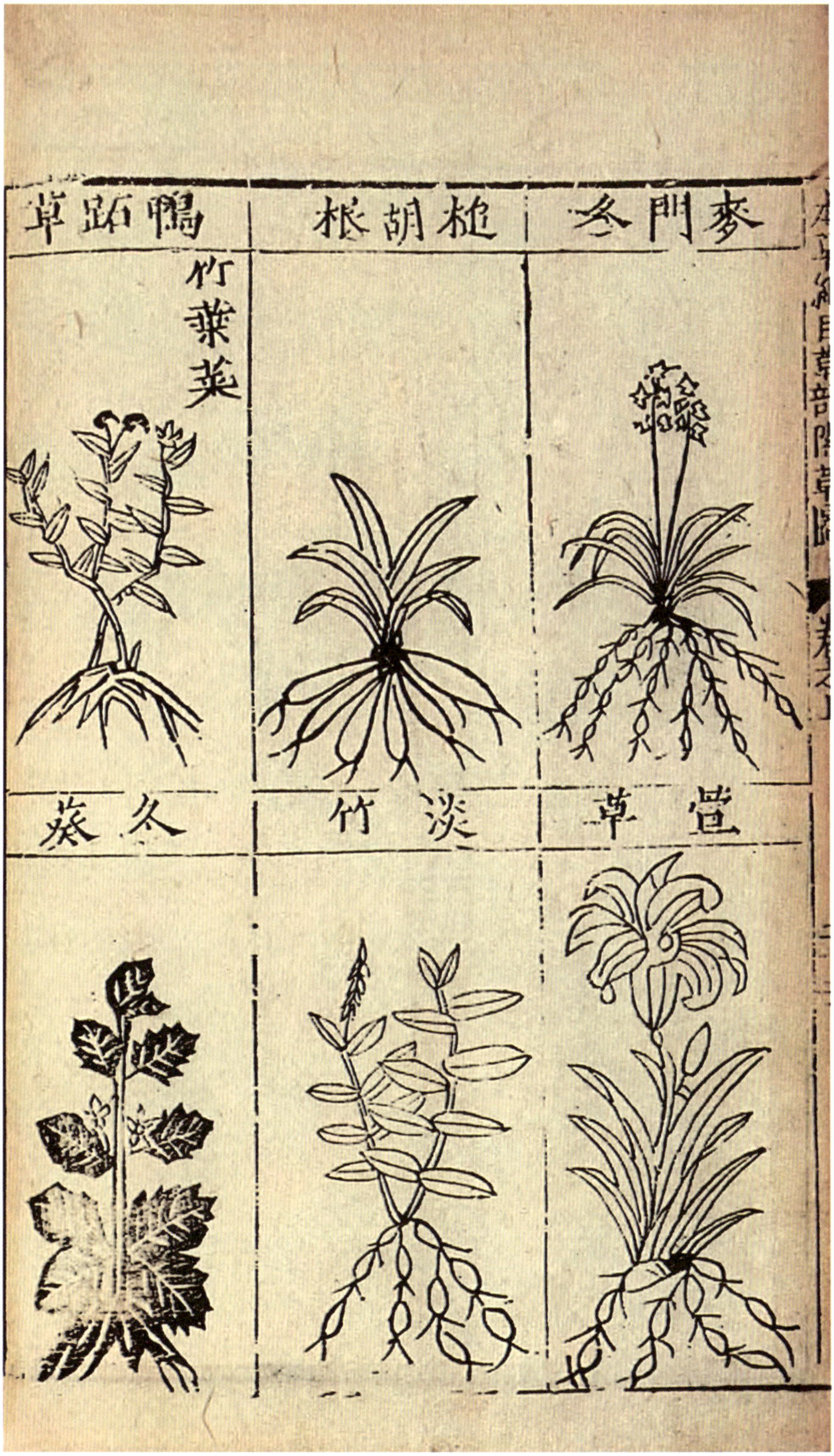
麥門冬
槌胡根
鴨跖草
竹葉菜
萱草
淡竹
冬葵

蜀葵

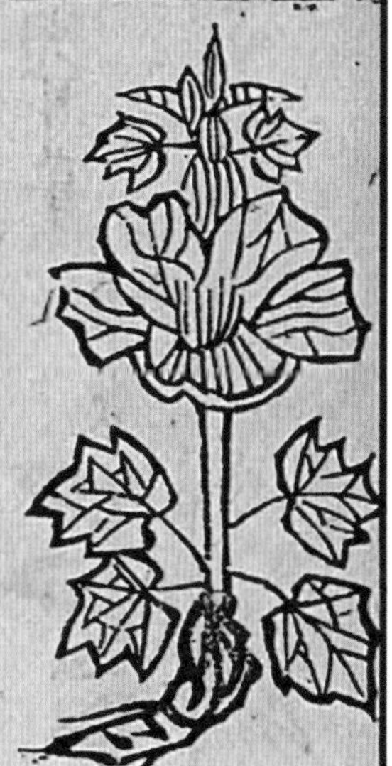

莵葵

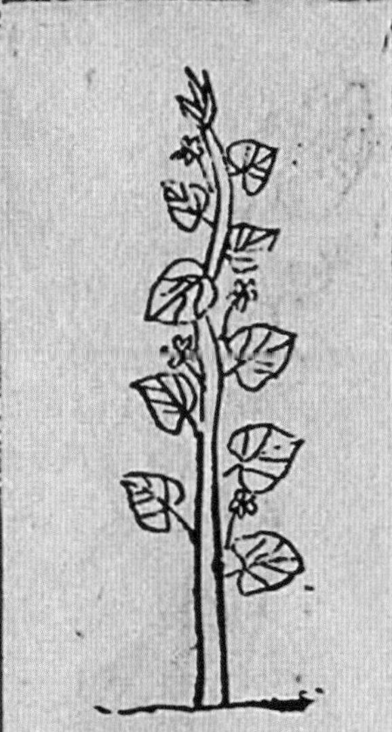

酸漿

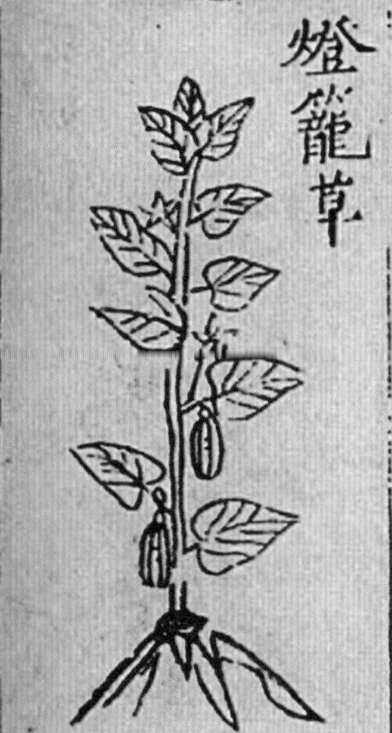

黄蜀葵

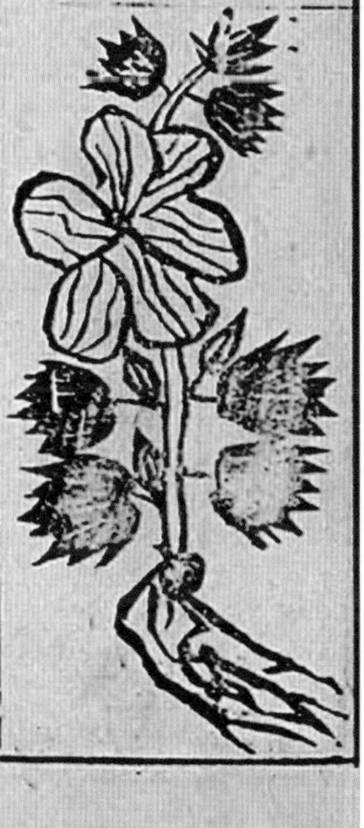

龍葵

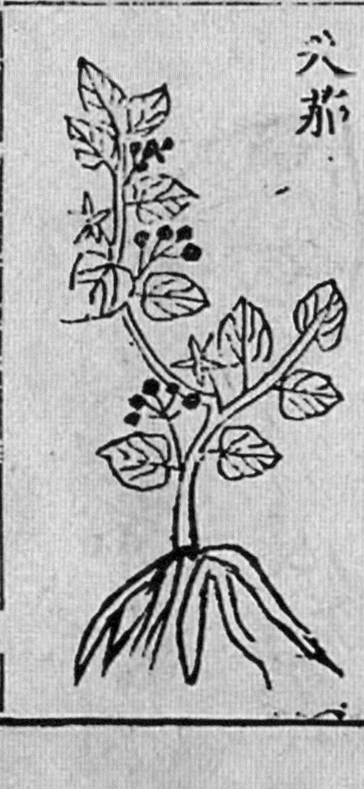

鹿蹄草

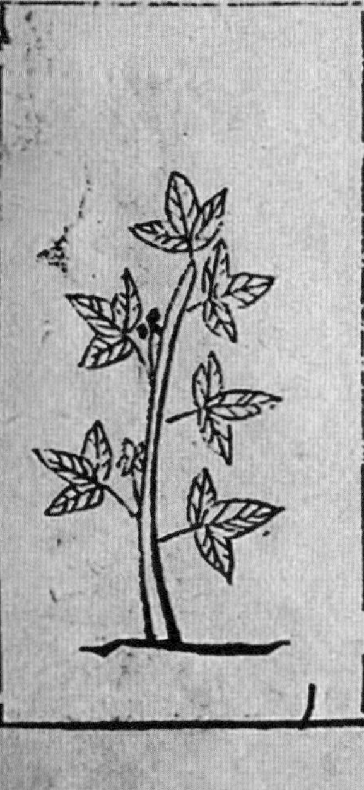

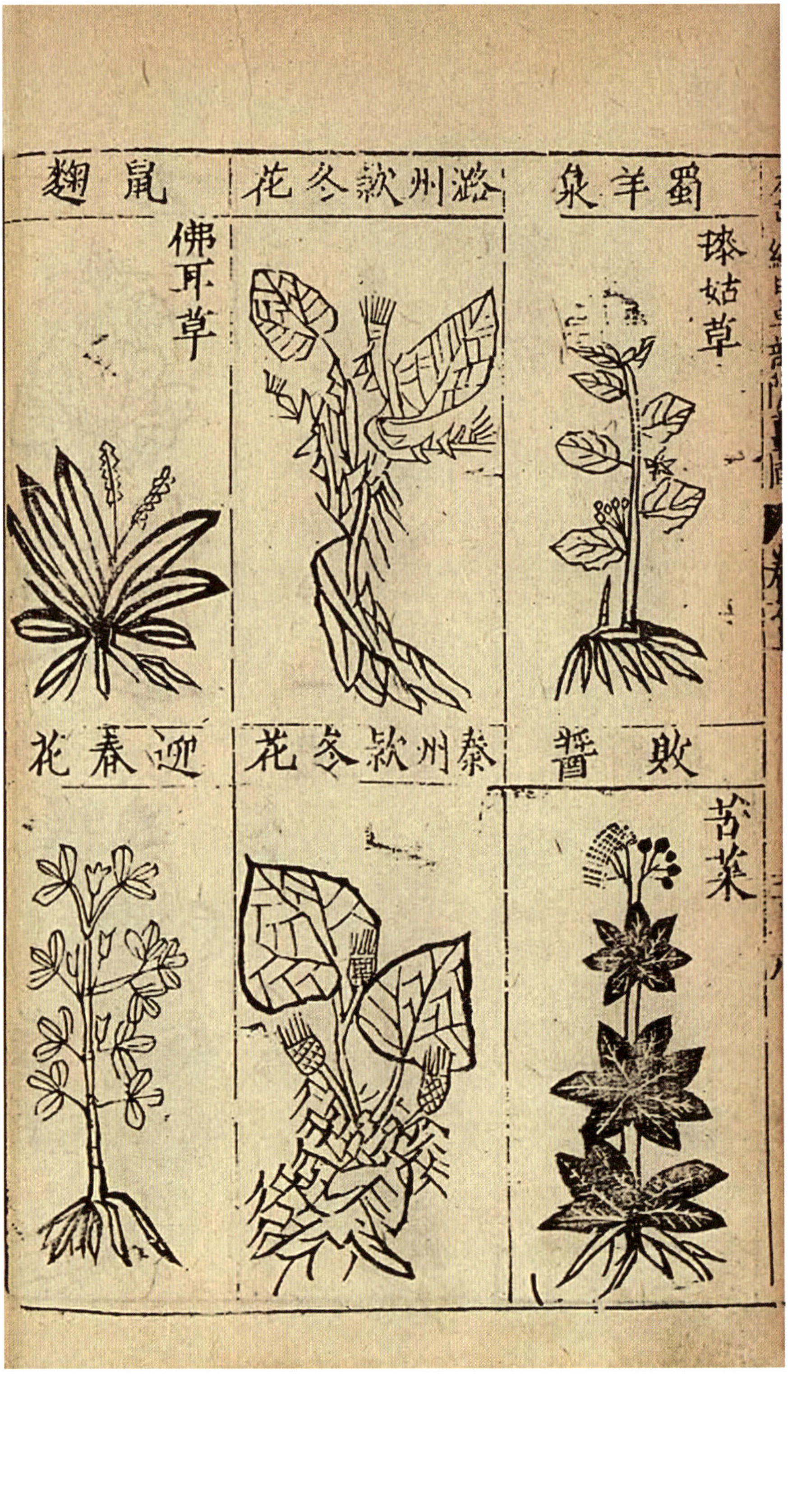
蜀羊泉
漆姑草
潞州款冬花
鼠麴
佛耳草
敗醬
苦菜
泰州款冬花
迎春花

馬蹄決明

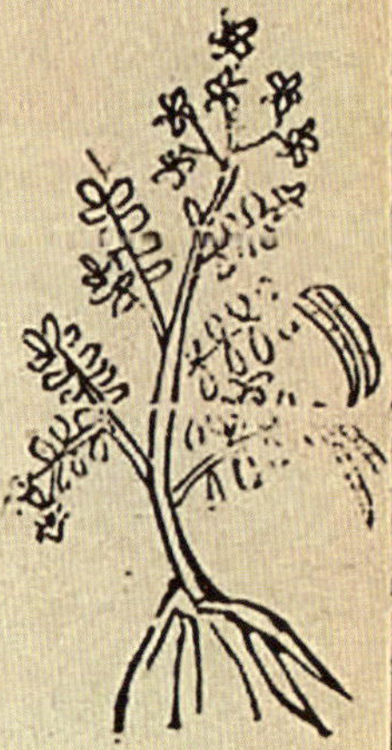

地膚

落帚

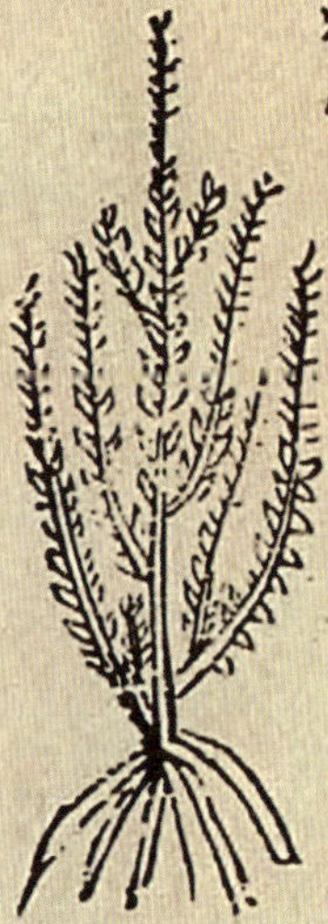

王不留行

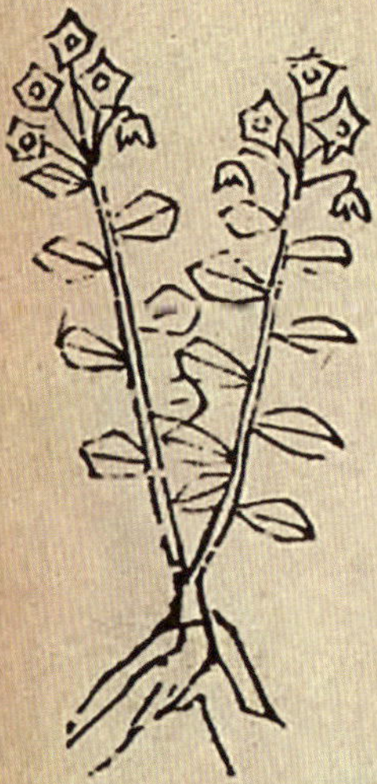

茳芒決明

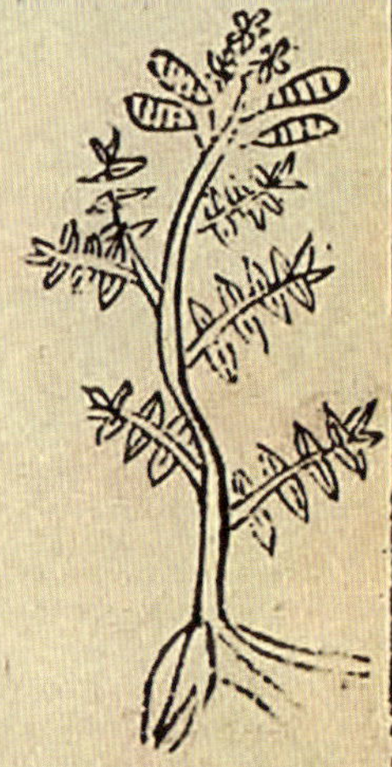

瞿麥

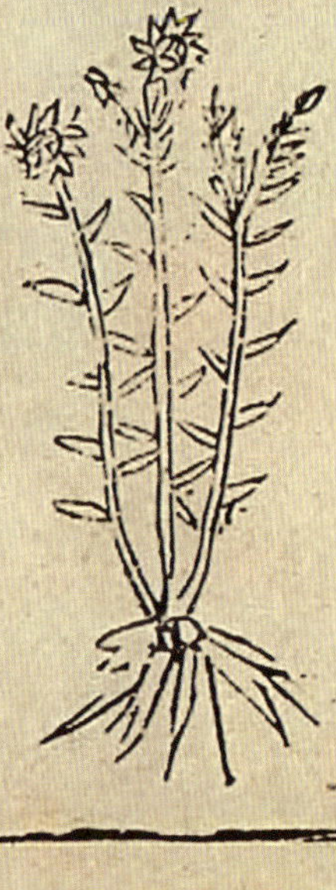

剪春羅

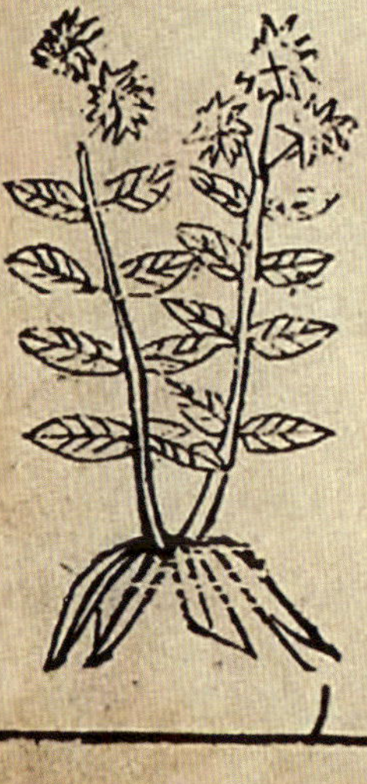

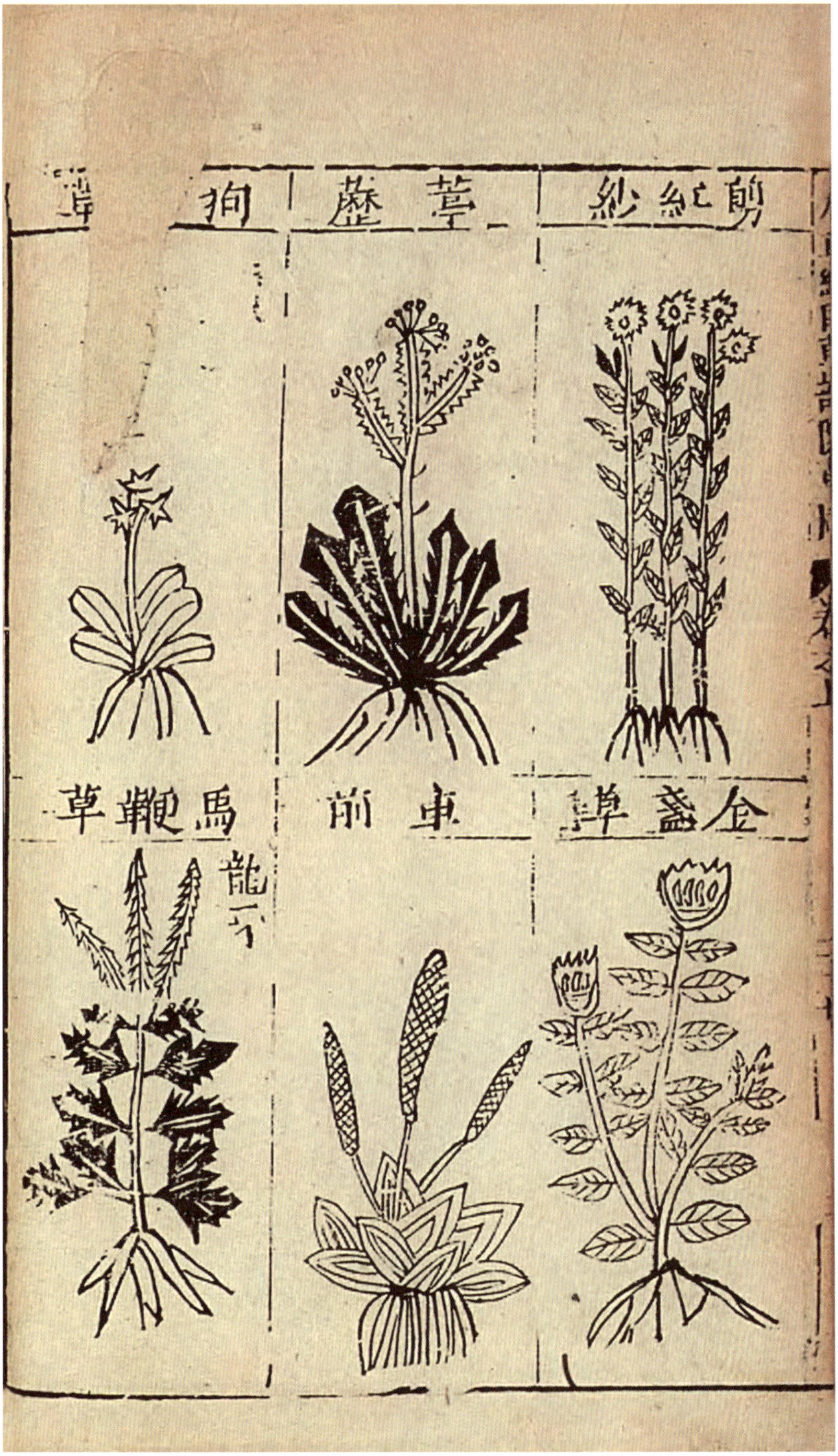
剪紅紗
葶藶
狗
金盞草
車前
馬鞭草
龍牙

虵含

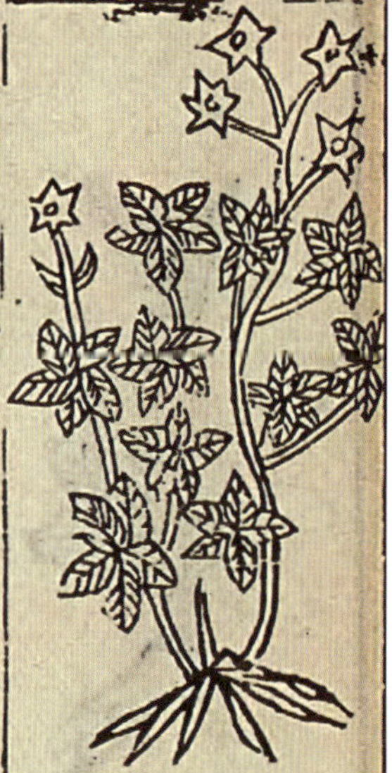

狼把草

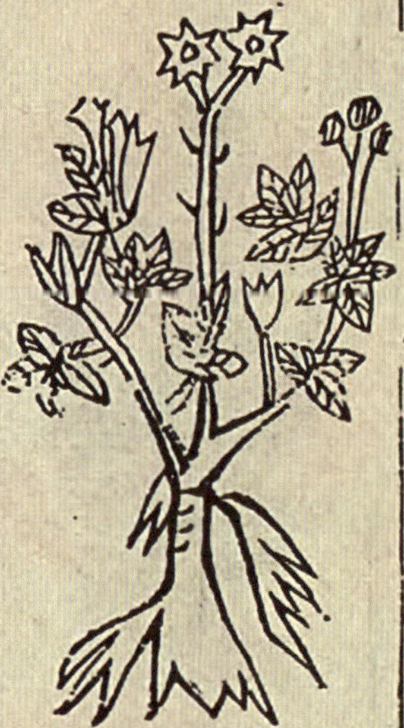

鱧腸

旱蓮

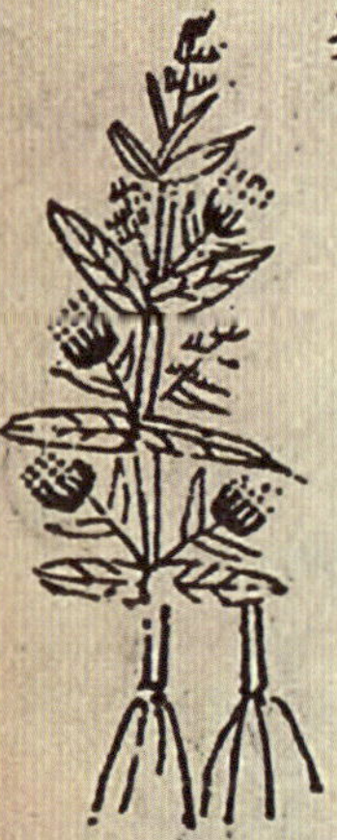

鼠尾草

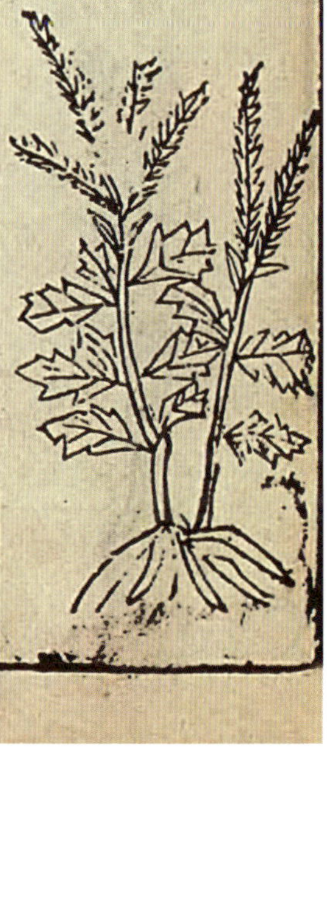

狗尾草

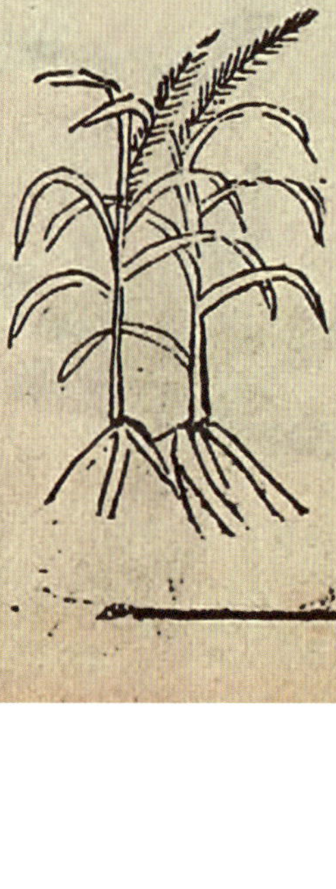

小連翹旱蓮

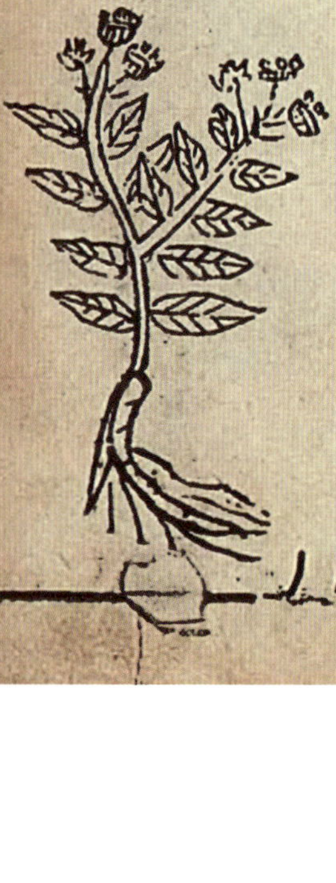

連翹

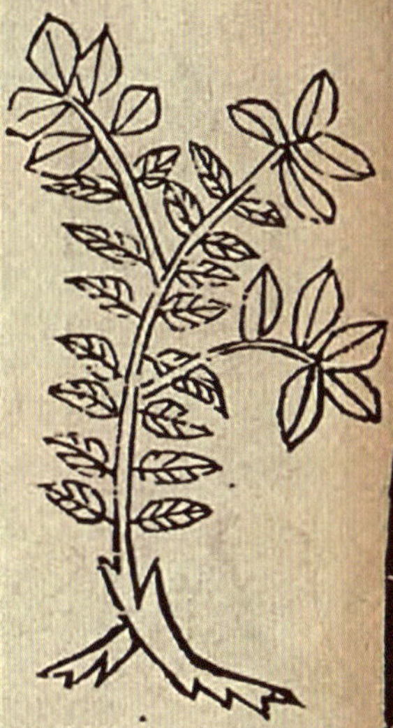

水英

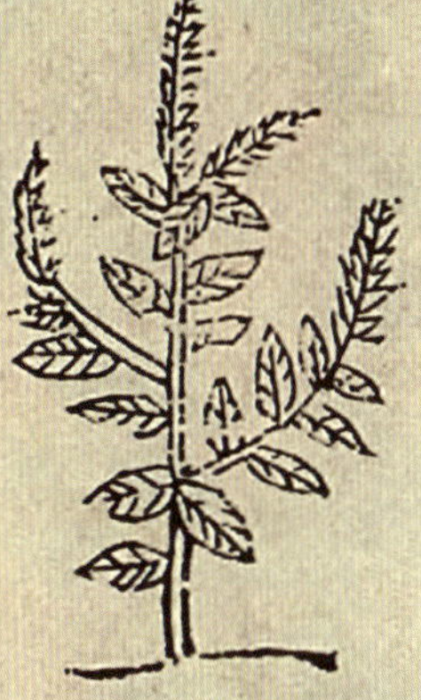

大葉馬藍

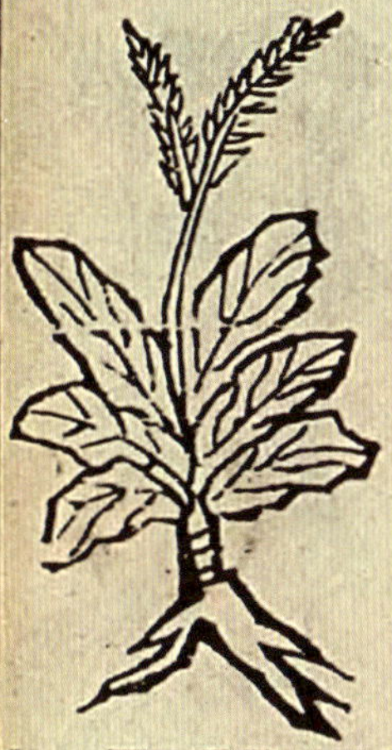

陸英蒴藋

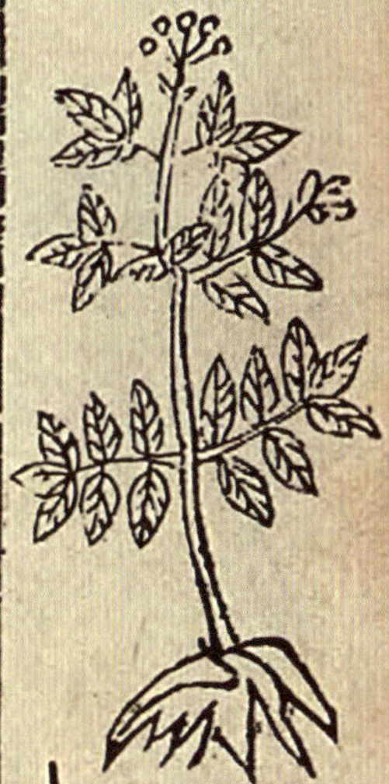

蓼藍

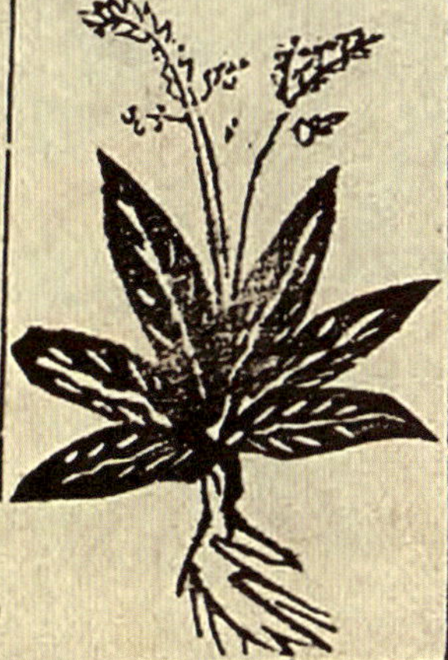

蒿葉吳藍

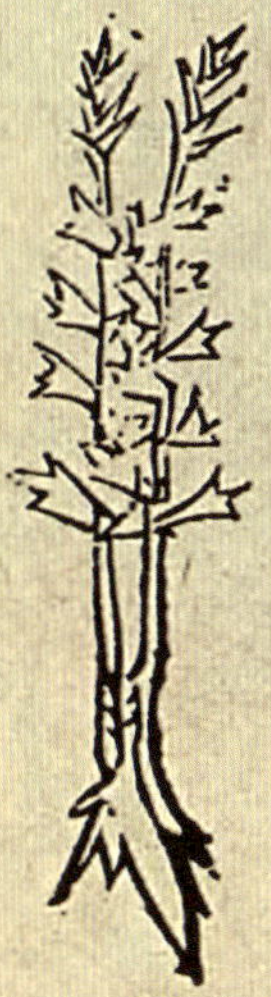

槐葉木藍

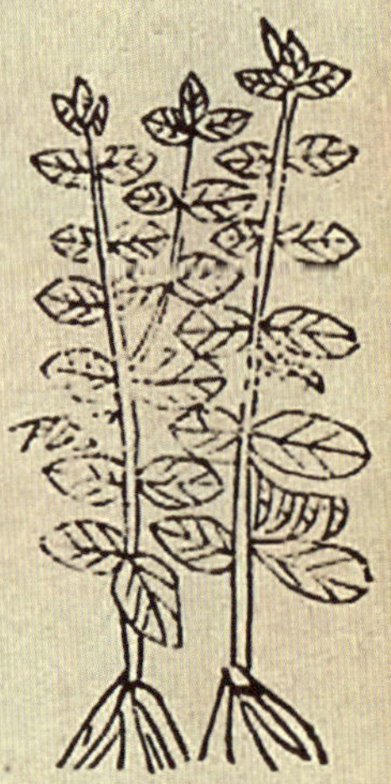

青蓼 赤蓼

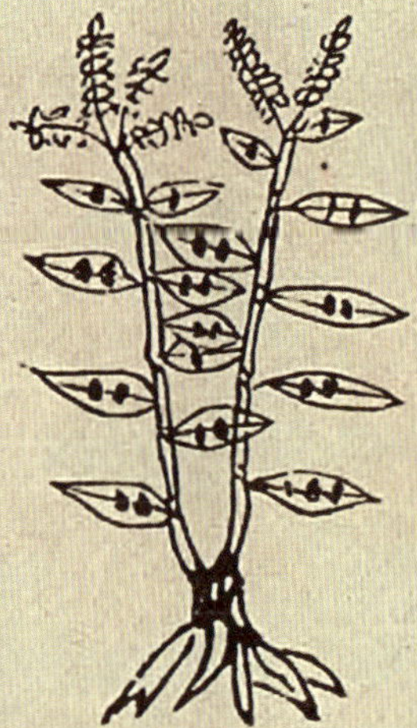

葒草

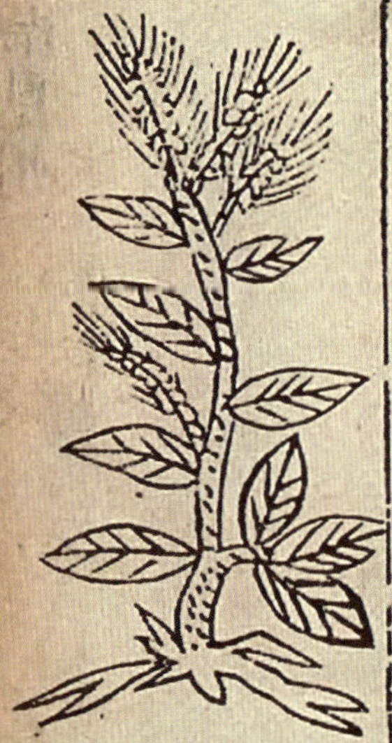

甘藍

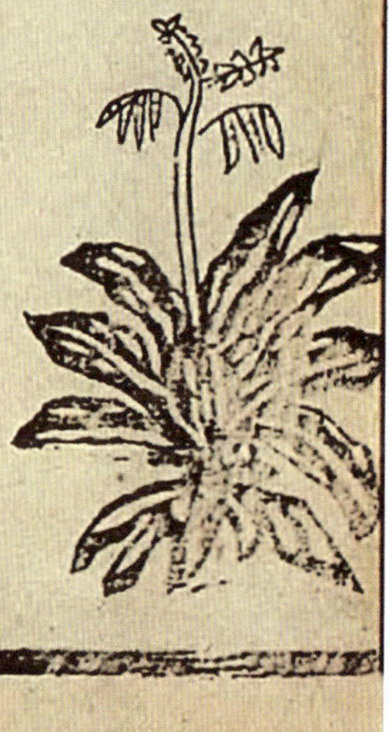

水蓼 馬蓼

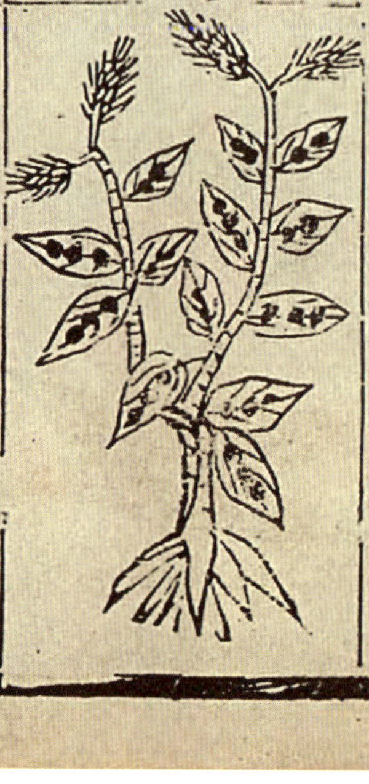

毛蓼

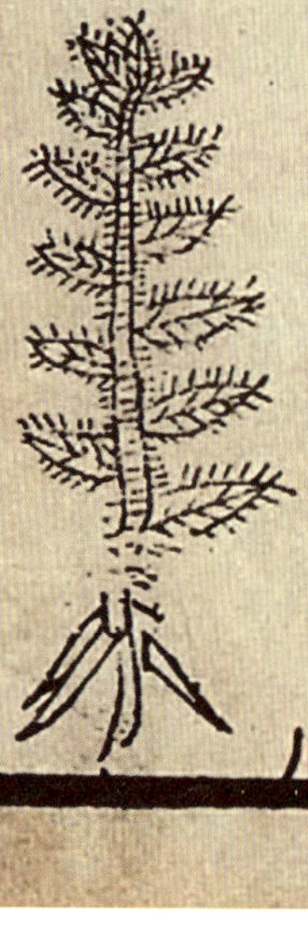

火炭母草

南恩州

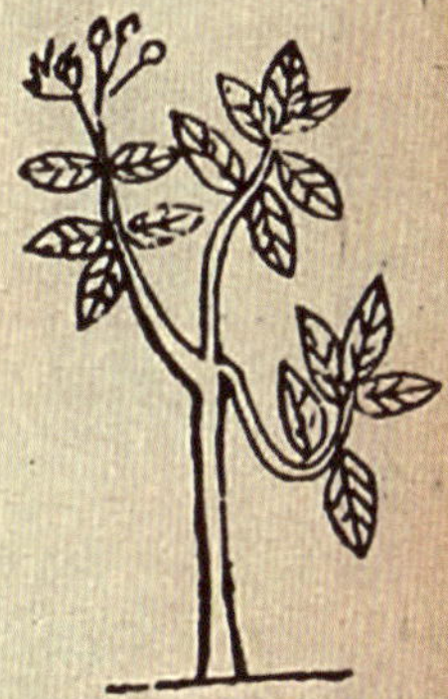

虎杖

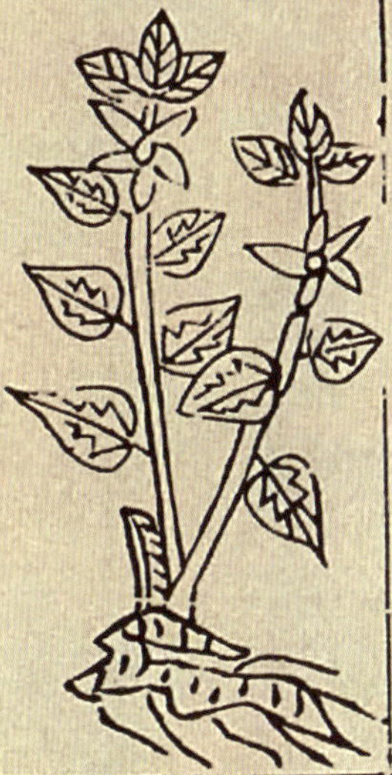

萹蓄

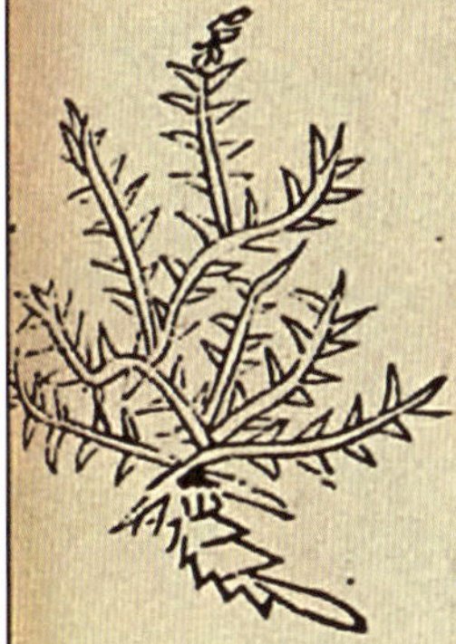

三白草

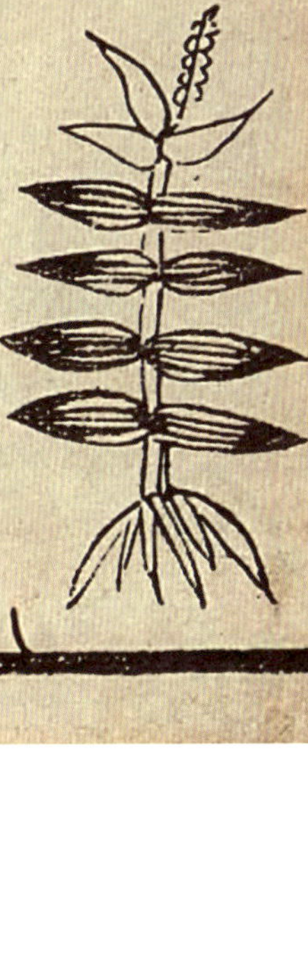

蕕草

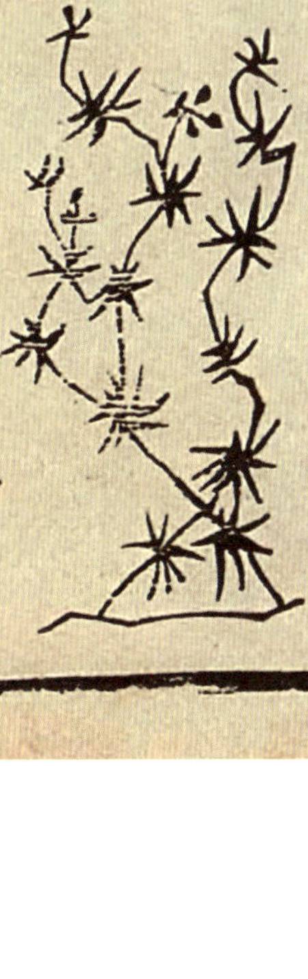

藎草

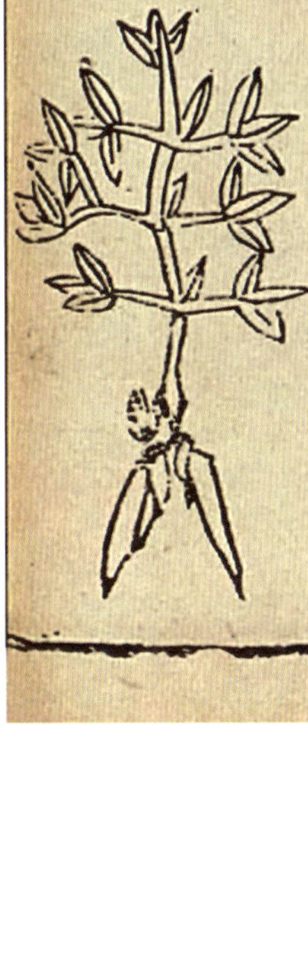

蒺蔾

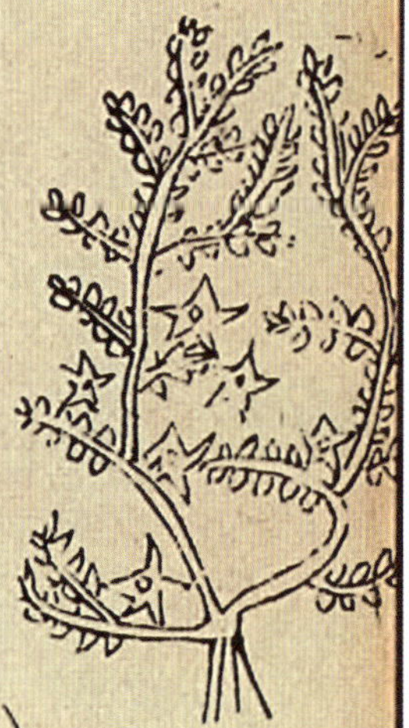

穀精草

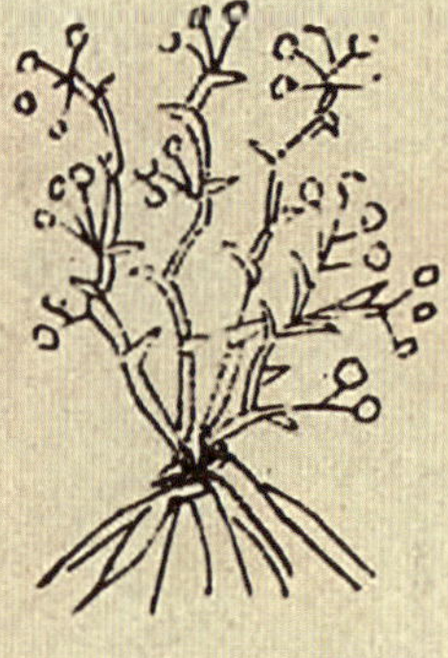

地楊梅

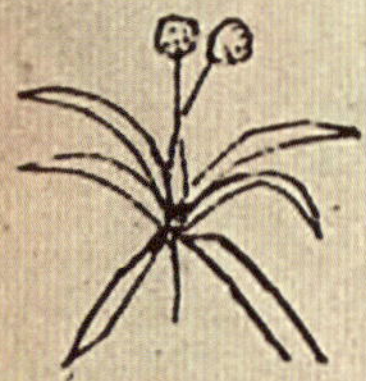

沙苑蒺蔾

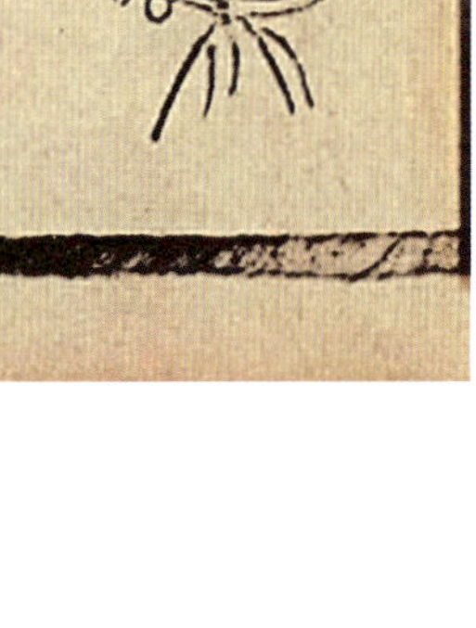

海金沙

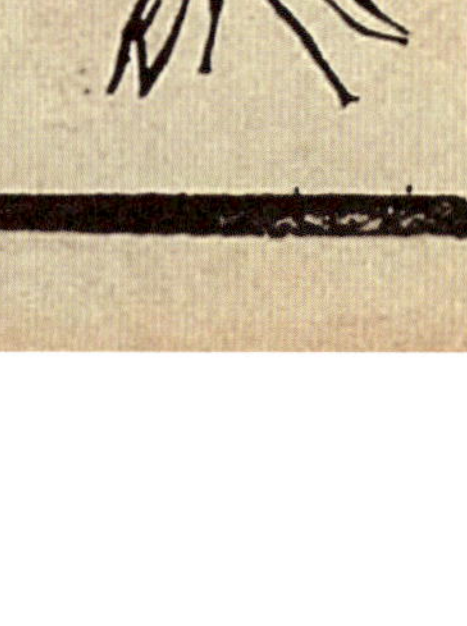

水楊梅

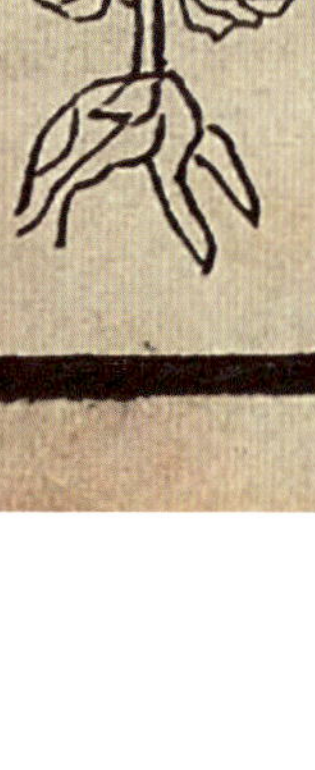

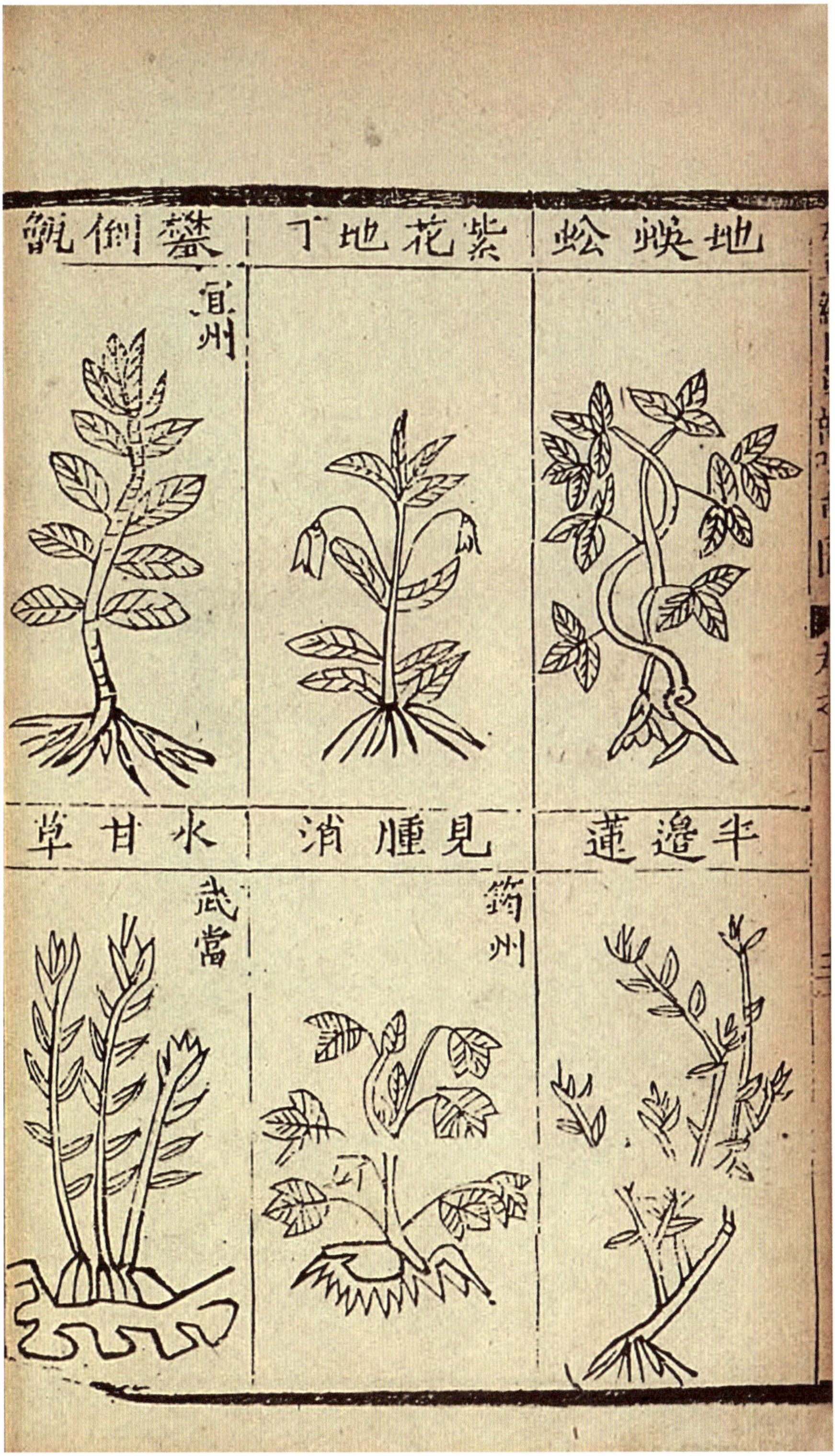
地蜈蚣
紫花地丁
攀倒甑
宜州
半邊蓮
見腫消
筠州
水甘草
武當

草部毒草類附圖

大黄

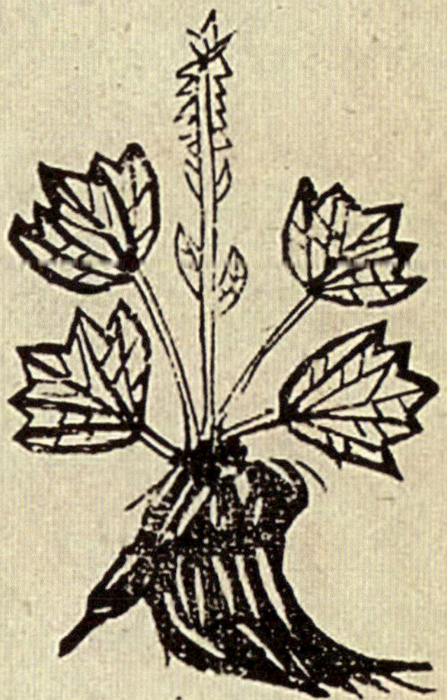

狼毒

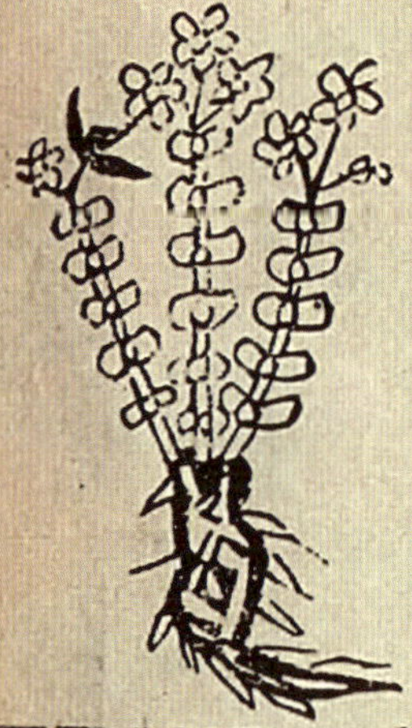

商陸

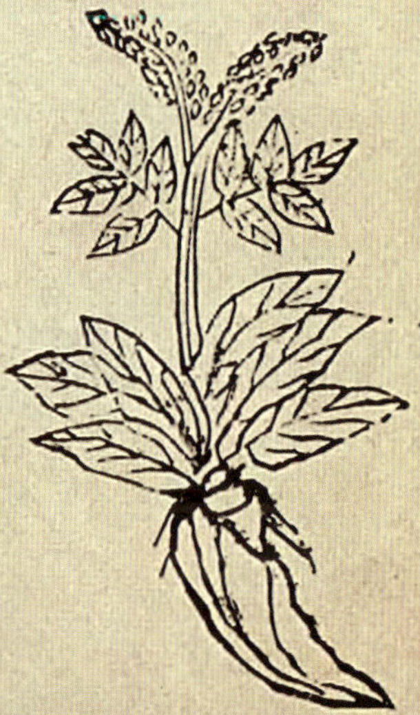

防葵

襄州

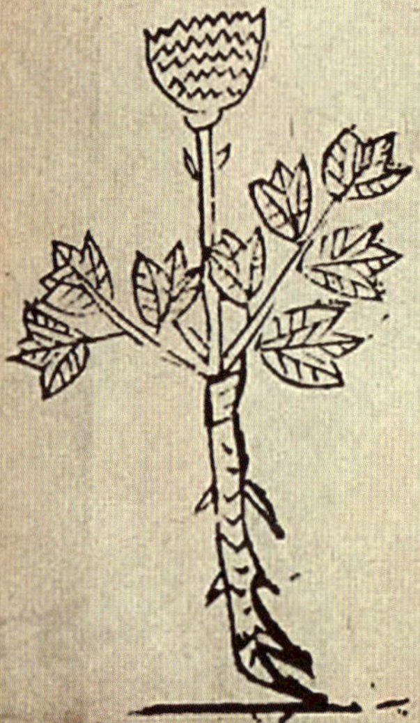

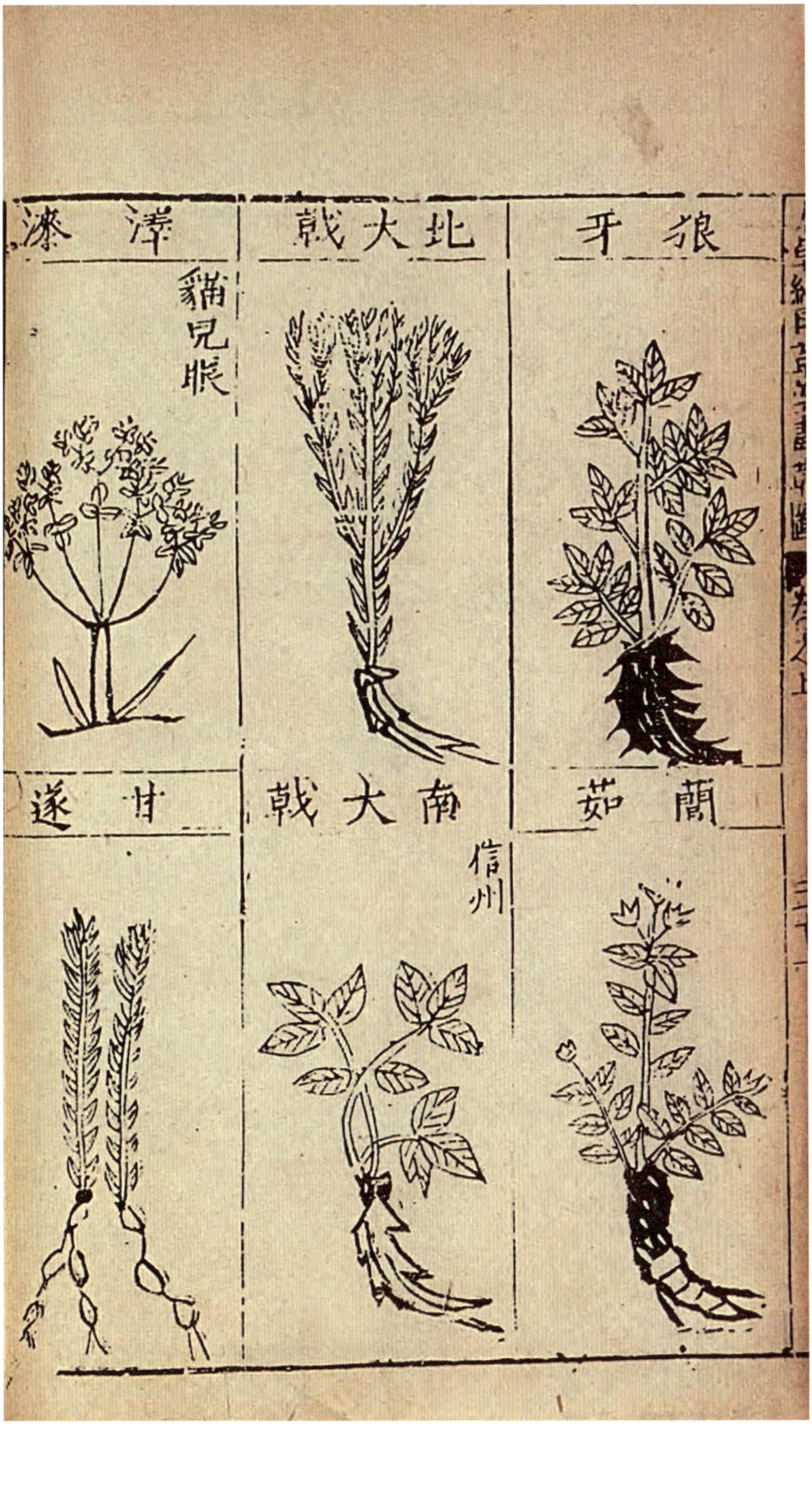
狼牙
北大戟
澤漆
貓兒眼
藺茹
南大戟
信州
甘遂

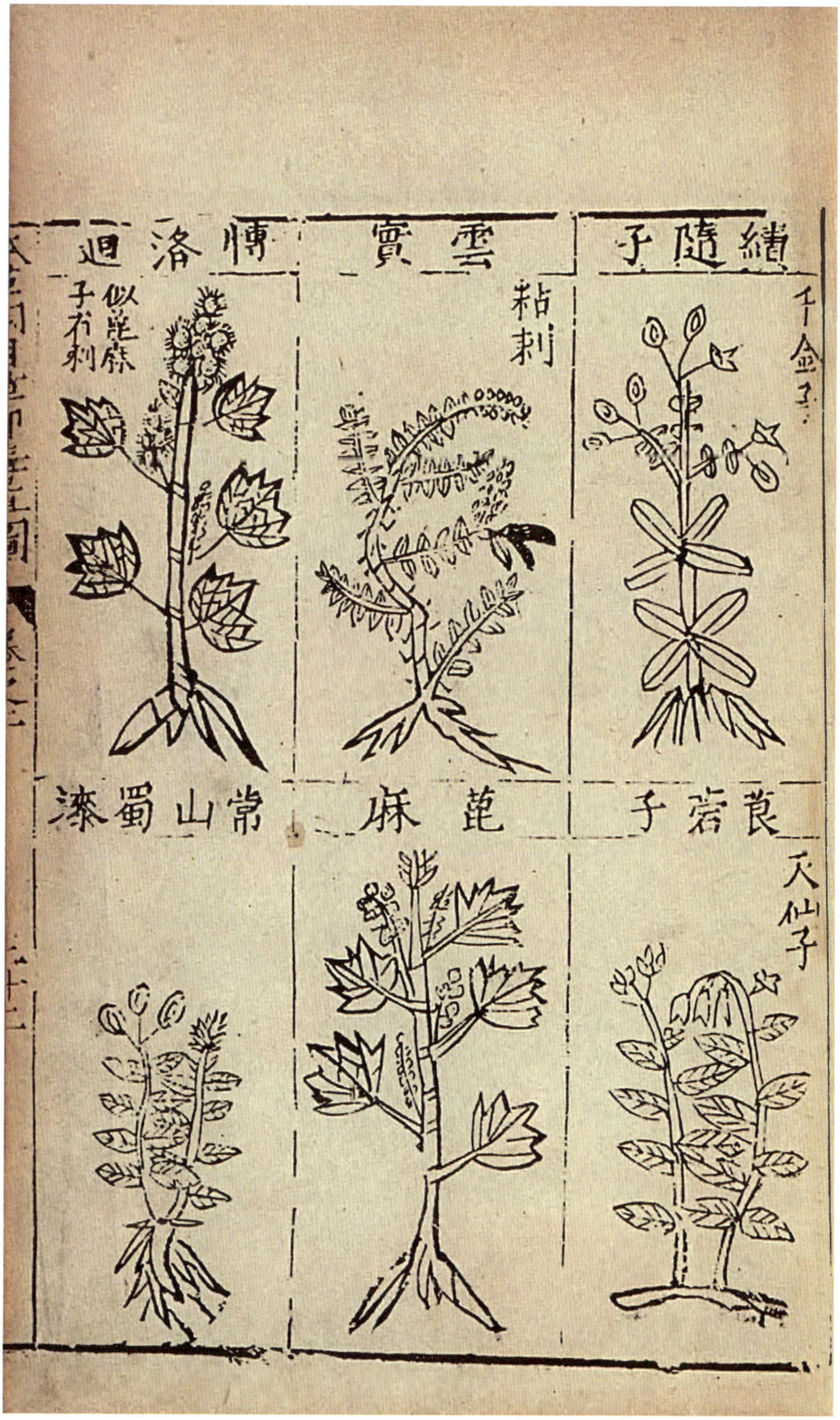
續隨子
千金子
雲實
粘刺
博落迴
似蓖麻子有刺
莨菪子
天仙子
蓖麻
常山蜀漆

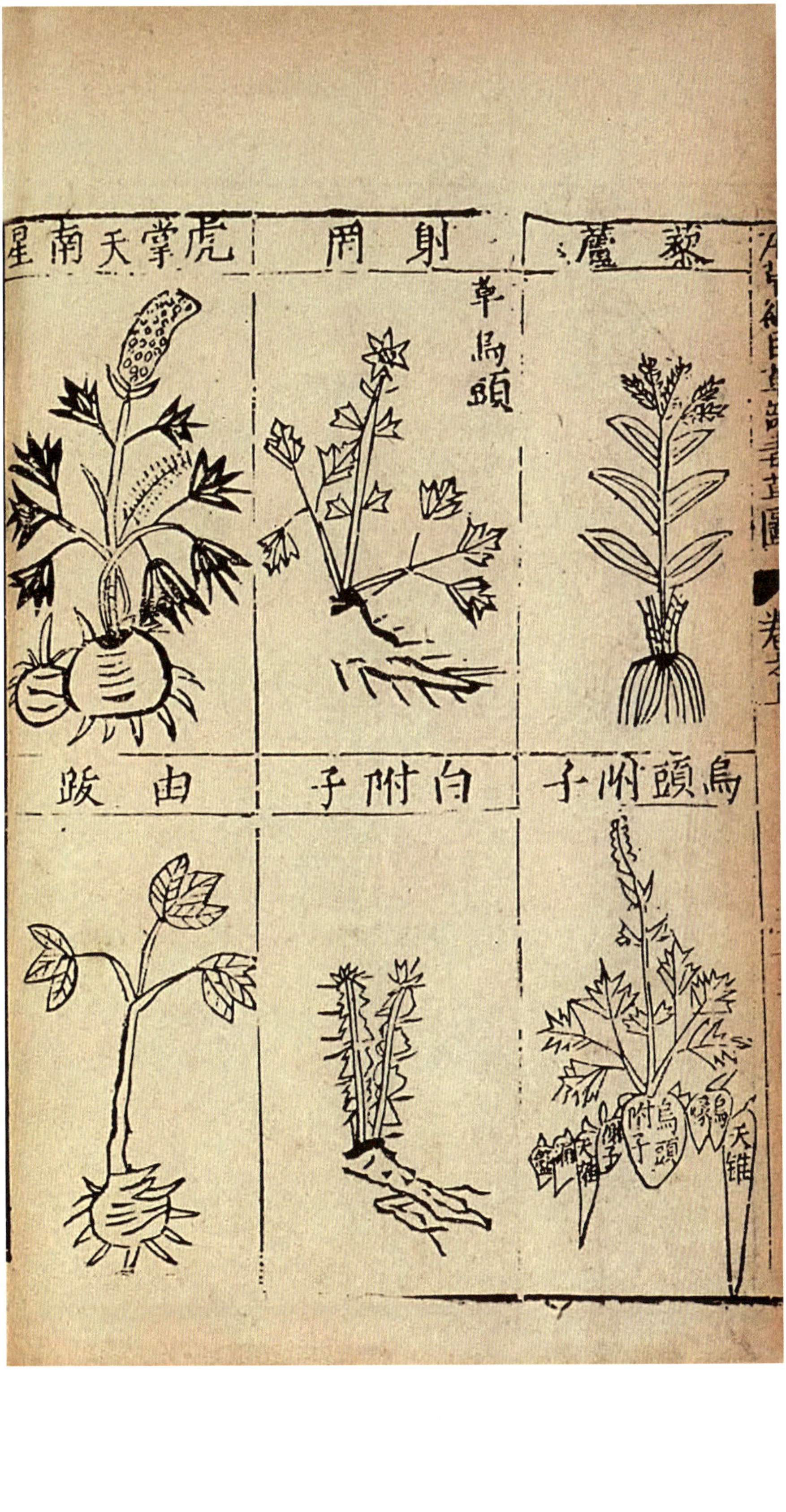
虎掌天南星
射罔
草烏頭
藜蘆
由跋
白附子
烏頭附子

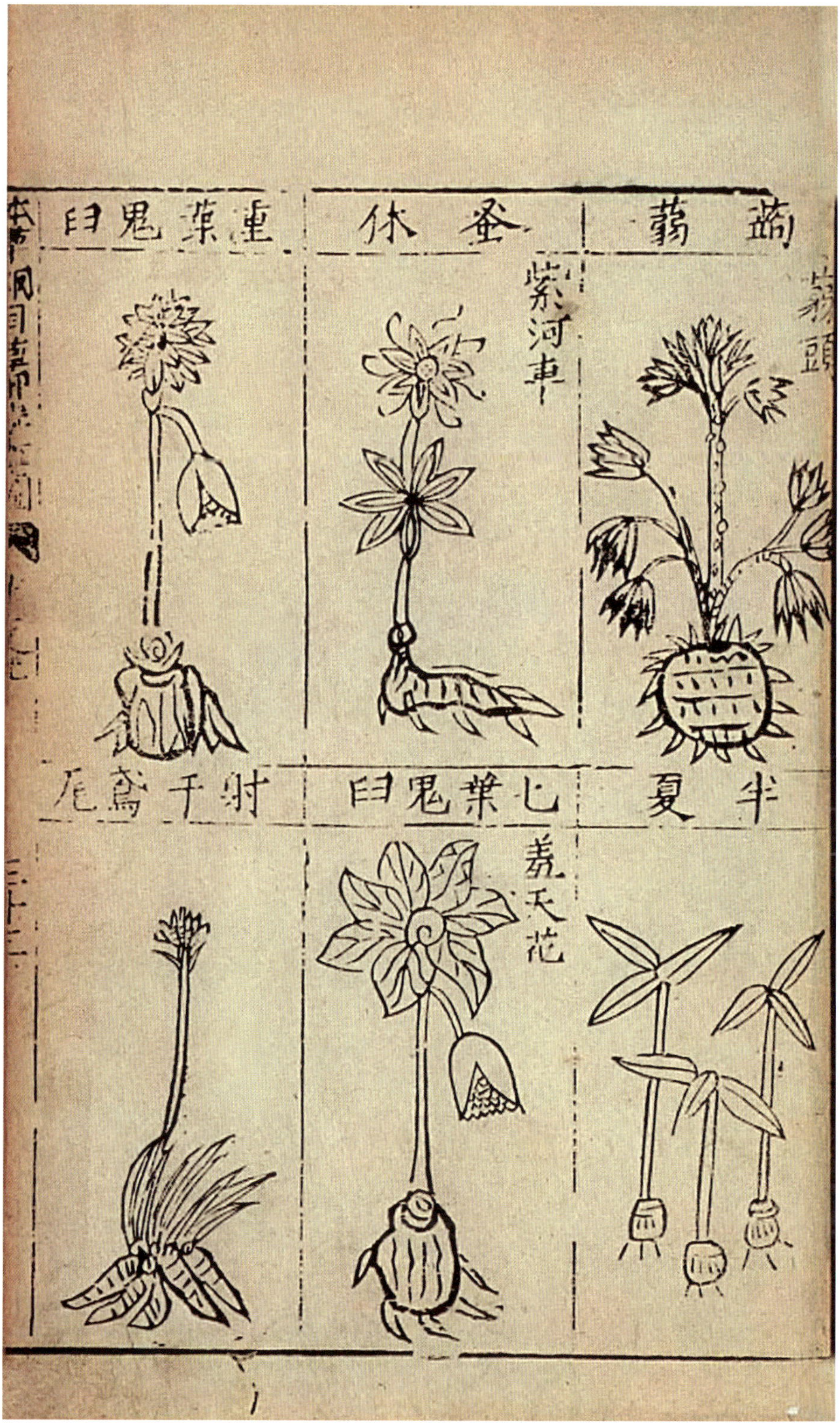
蒟蒻
蒻頭
蚤休
紫河車
蓮葉鬼臼
半夏
七葉鬼臼
羞天花
射干鳶尾

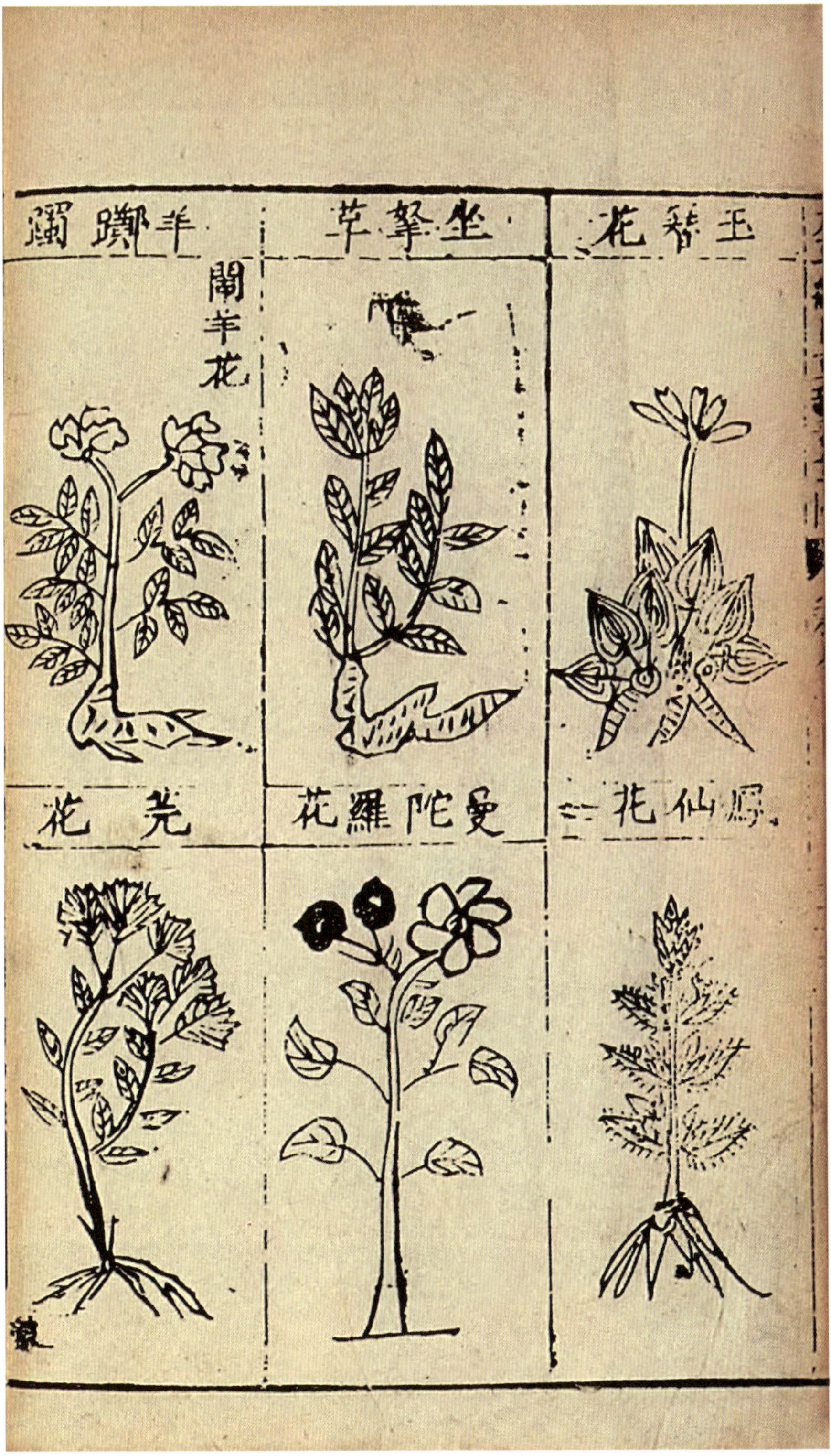
羊躑躅
鬧羊花
坐拏草
玉簪花
芫花
曼陀羅花
鳳仙花

芫花

黄芫花

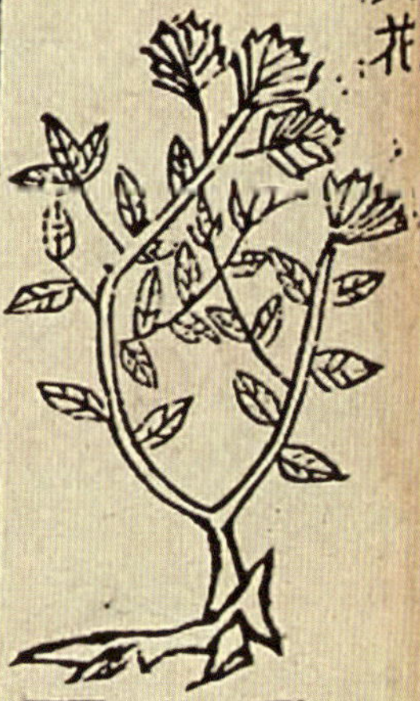

莾草

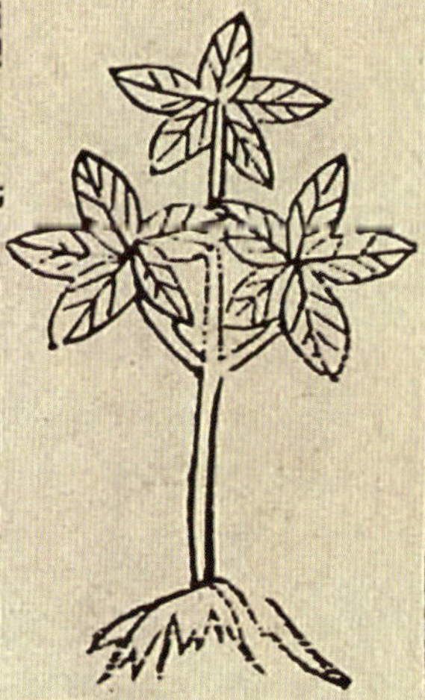

石龍芮

胡椒菜

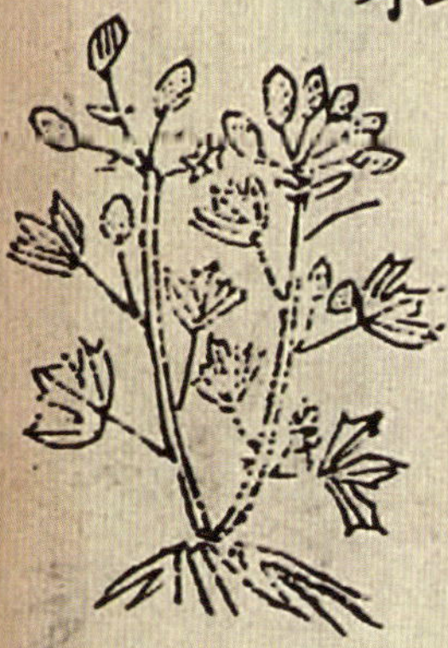

醉魚草

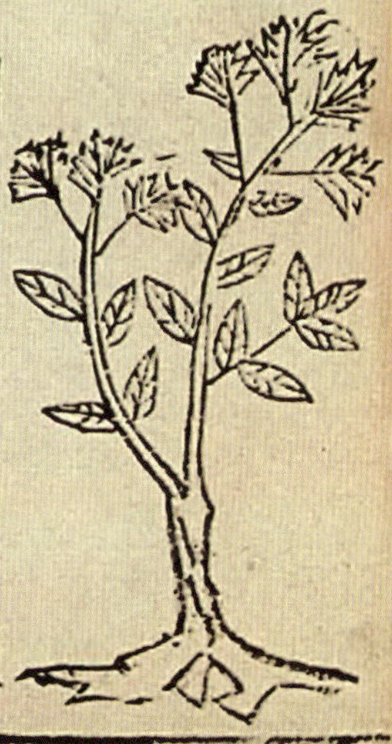

茵蕷

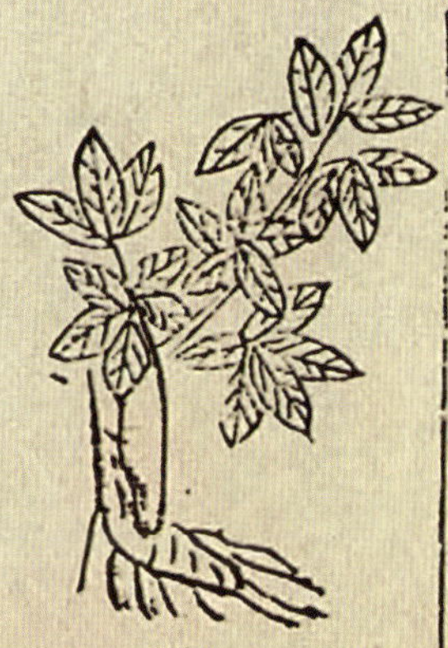

毛茛

有毛石龍芮

即毛芹

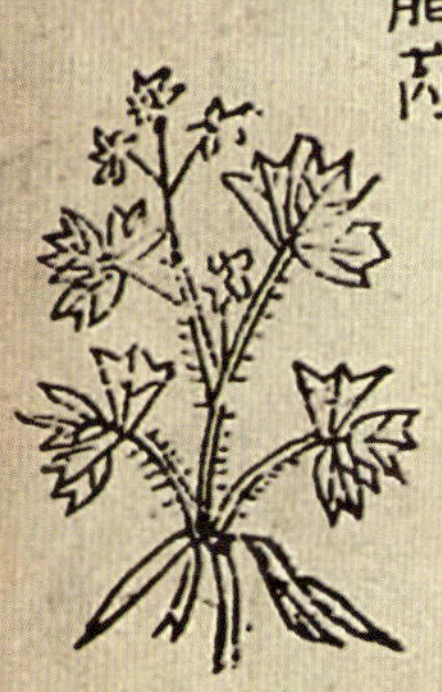

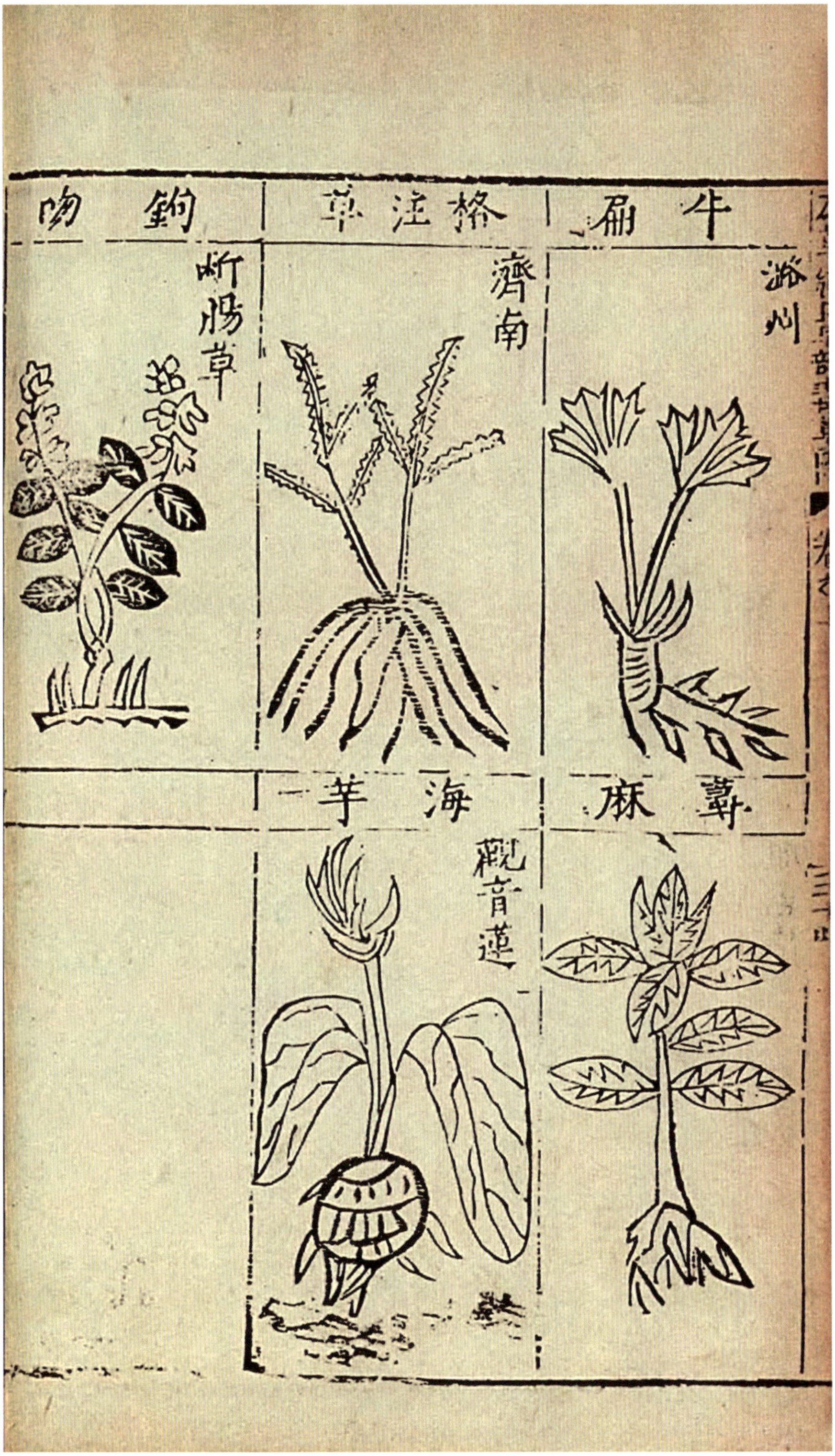
牛扁
潞州
格注草
濟南
鉤吻
斷腸草
蕁麻
海芋
觀音蓮

草部蔓草類附圖

兎絲子

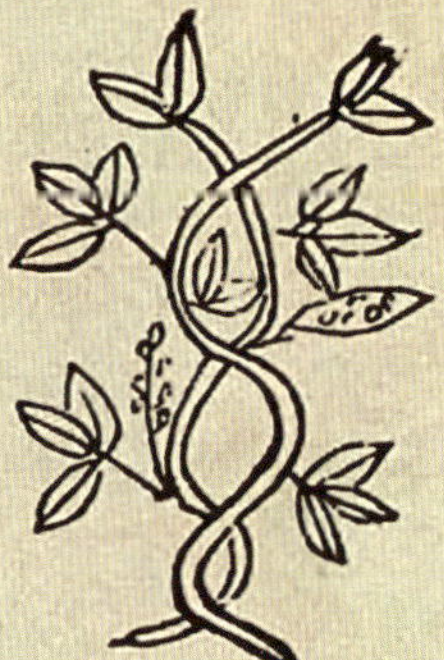

五味子

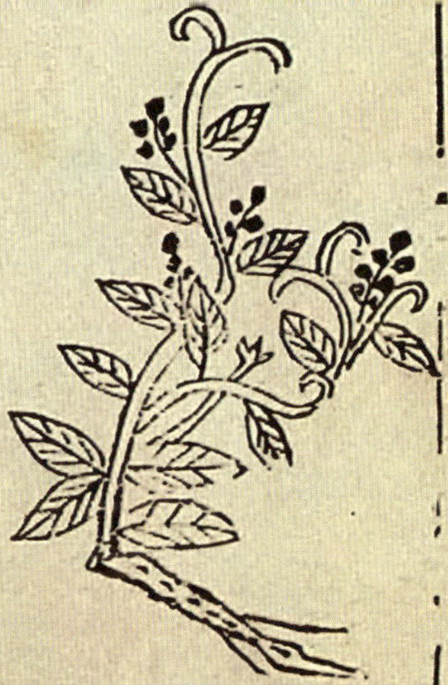

蓬虆

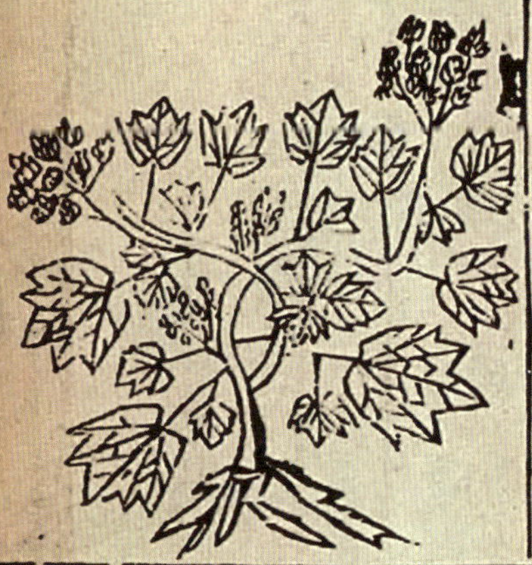

覆盆子

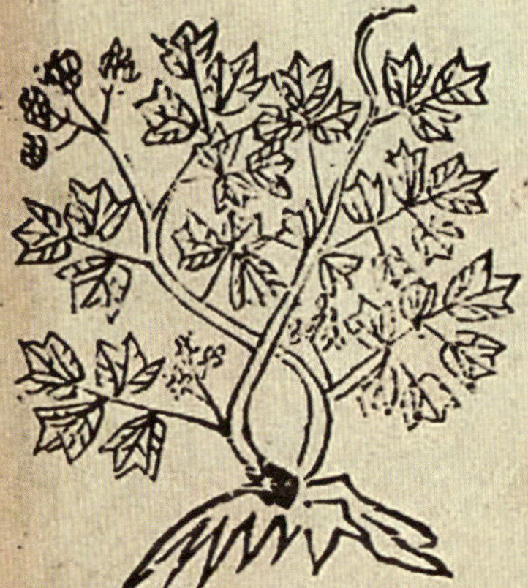

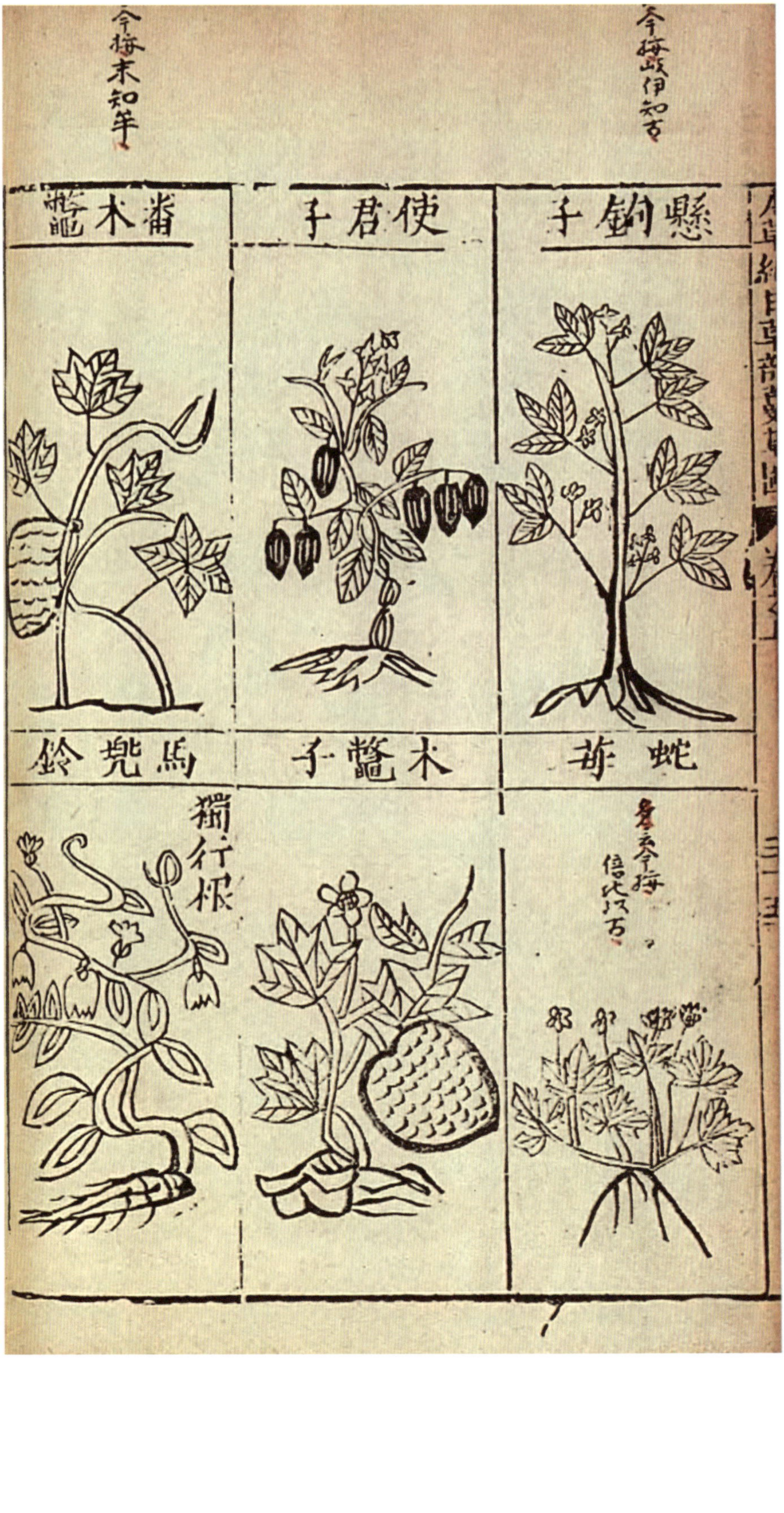
懸鉤子
使君子
番木鼈
蛇莓
木鼈子
馬兜鈴
獨行根

榼藤子

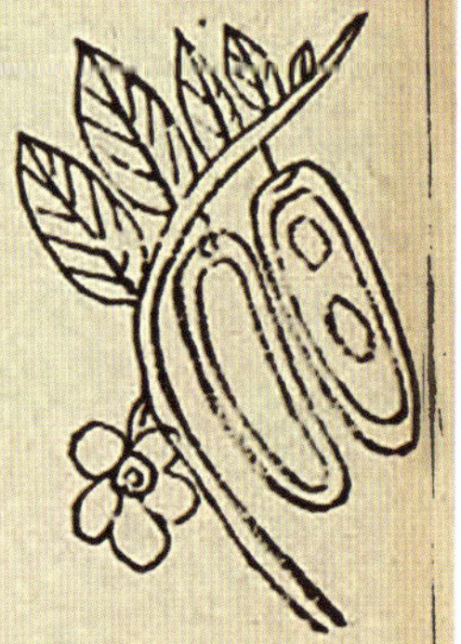

牽牛子

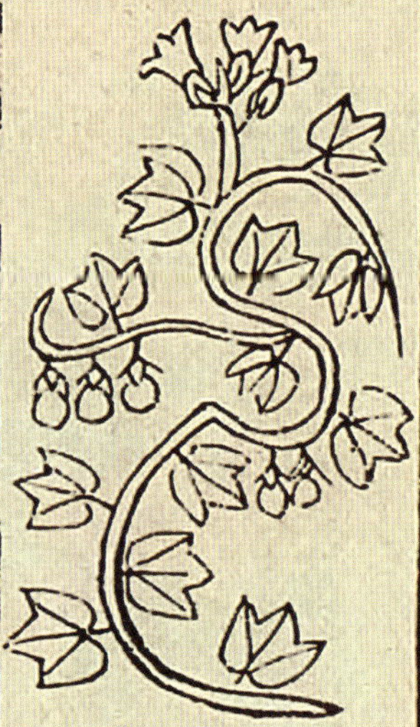

旋花

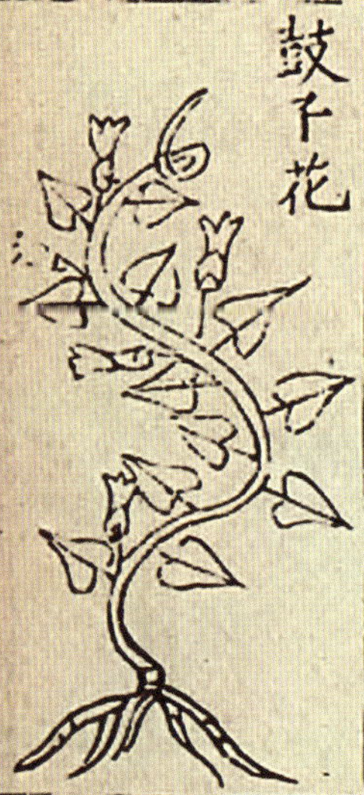

預知子

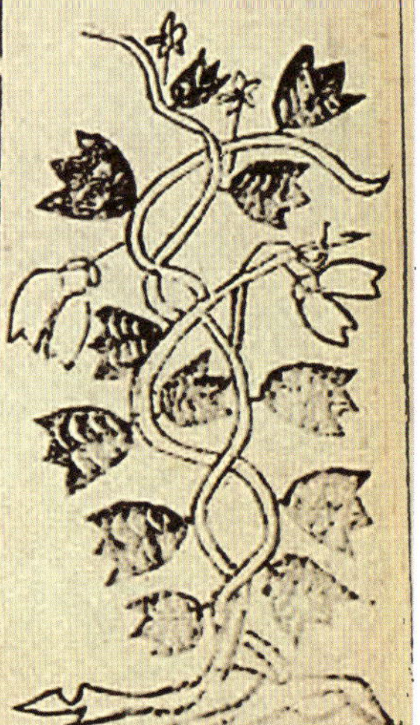

白牽牛

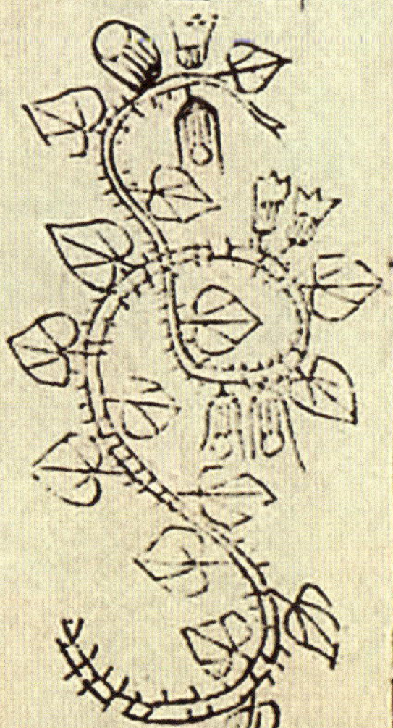

紫葳

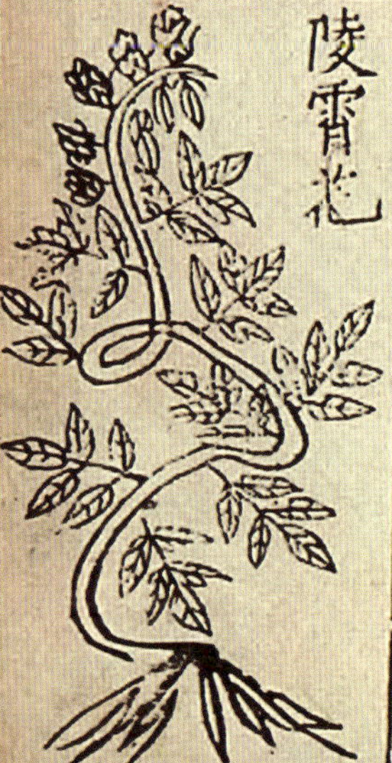

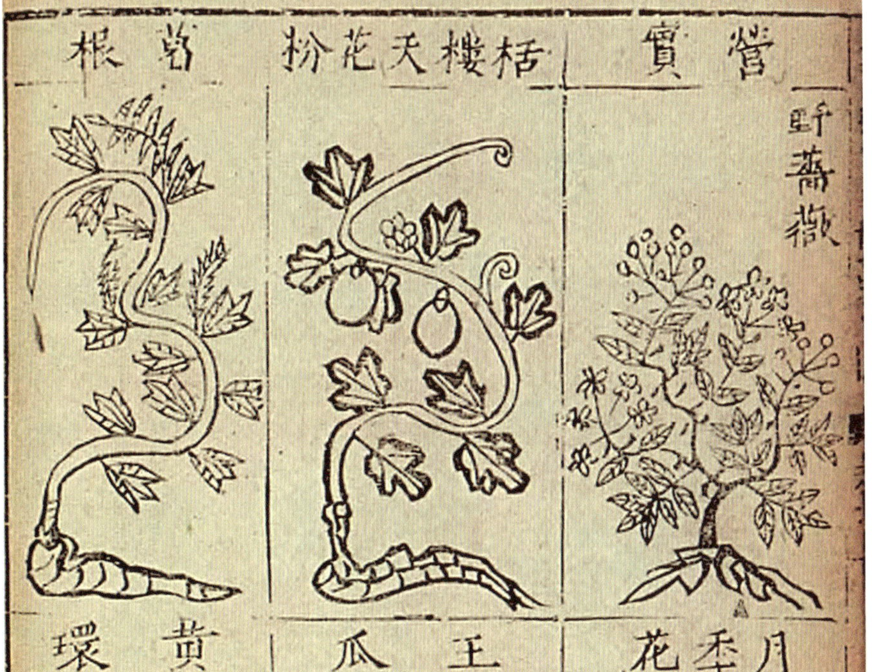
營實
野薔薇
栝樓天花粉
葛根
月季花
王瓜
土瓜
黄環
狼跋子

天門冬

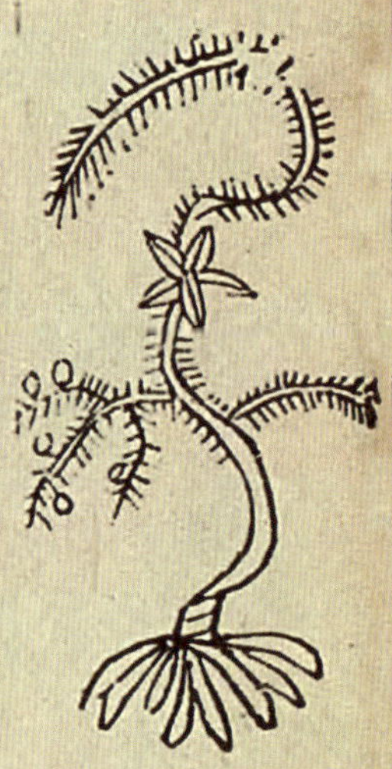

何首烏

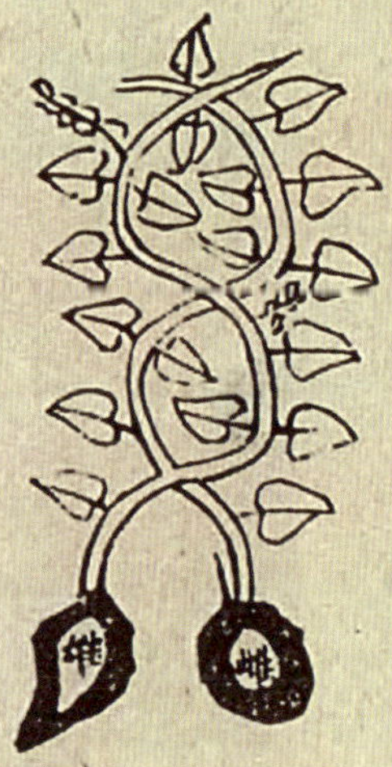

菝葜

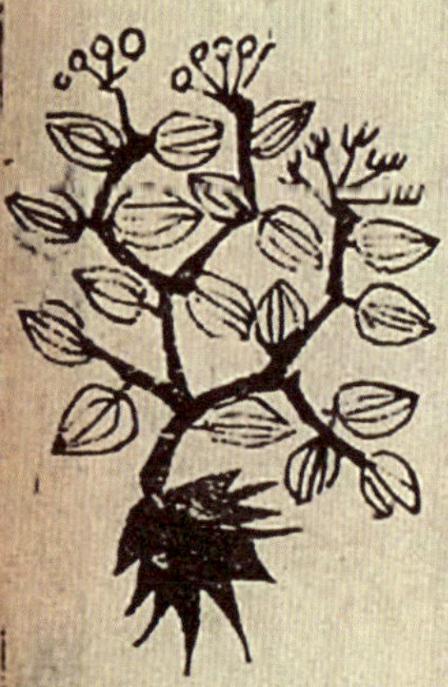

百部

小葉　大葉

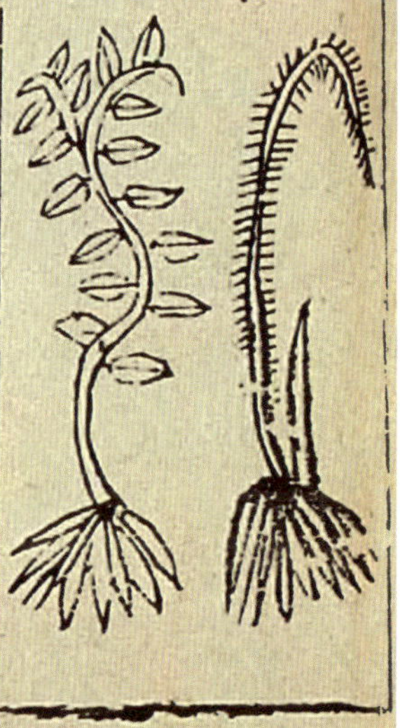

萆薢

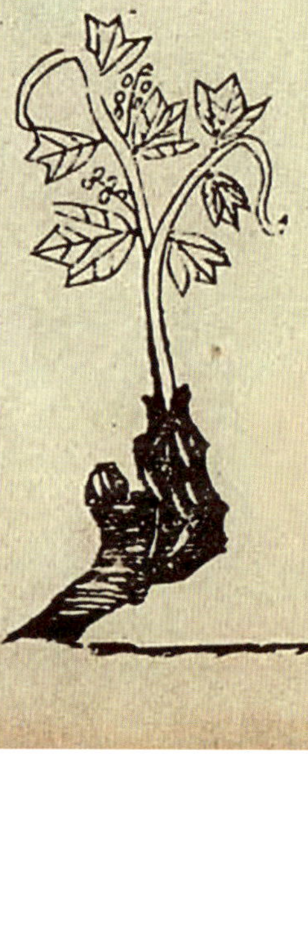

土茯苓

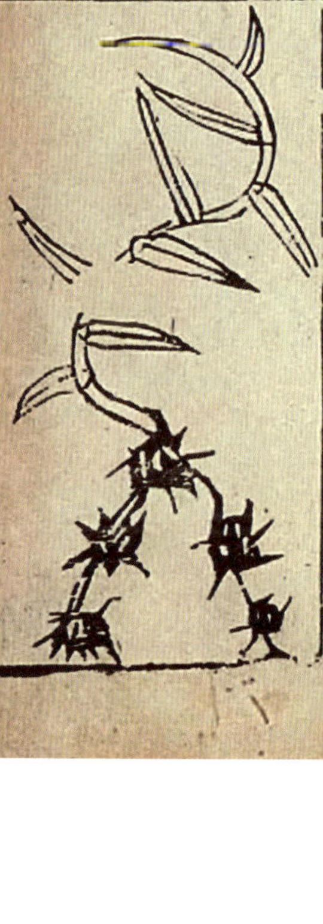

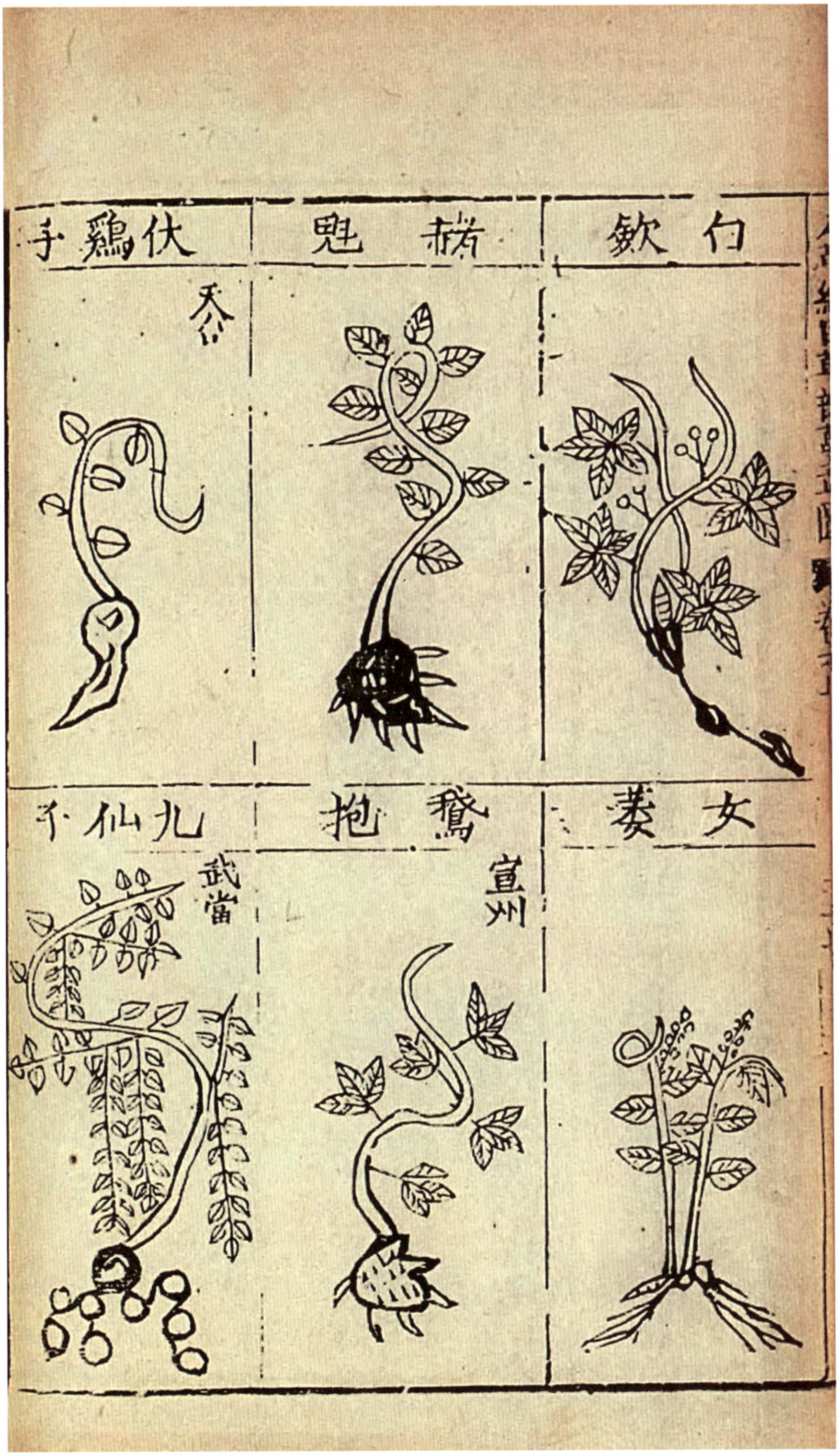
白歛
赭魁
伏鷄子
天台
女萎
鵞抱
宣州
九仙子
武當

山豆根

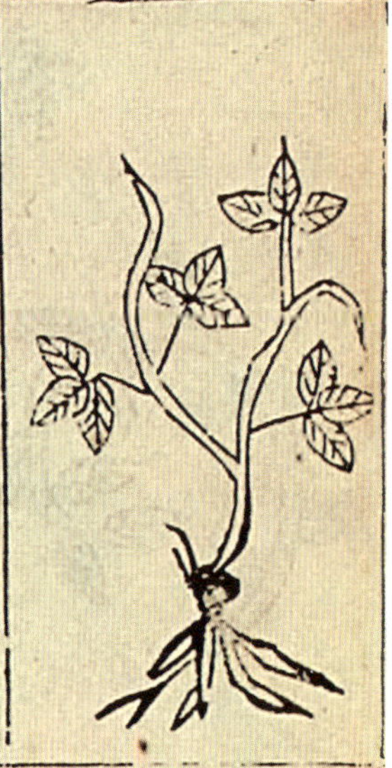

黃藥子

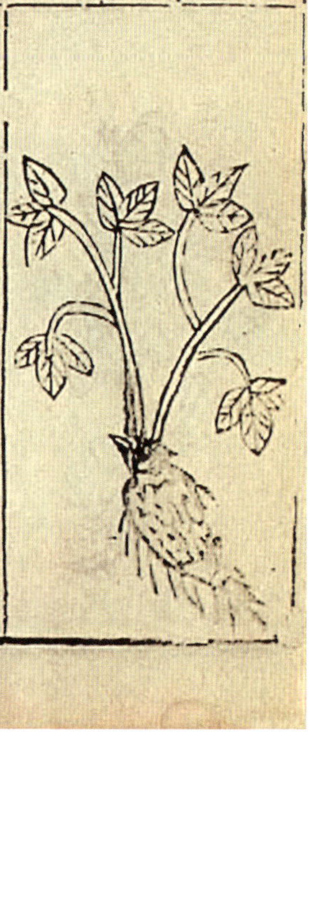

解毒子

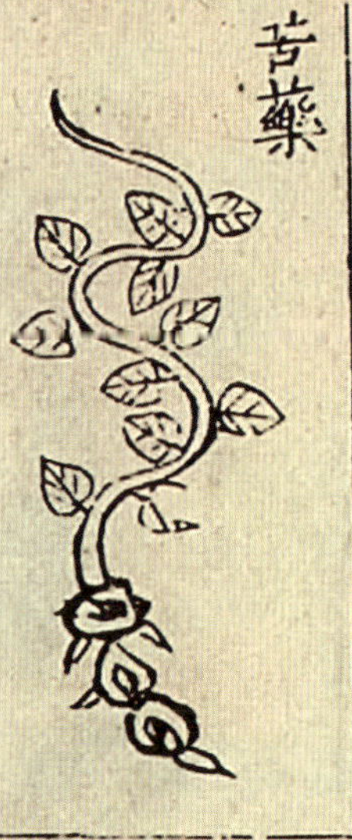

赤藥子

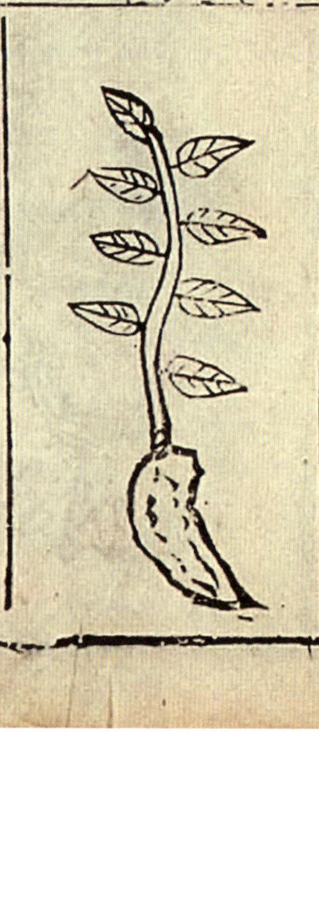

白藥子

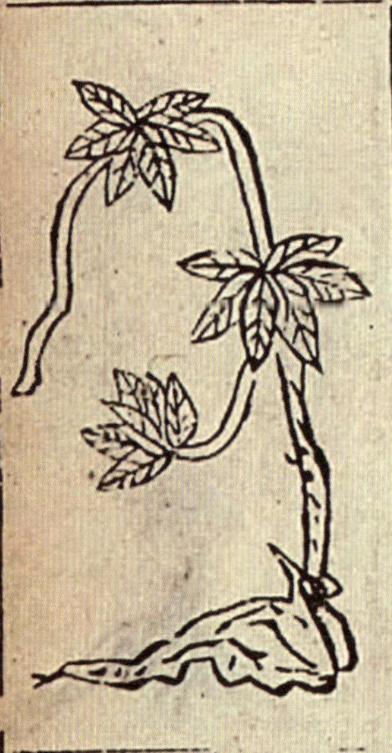

威靈仙

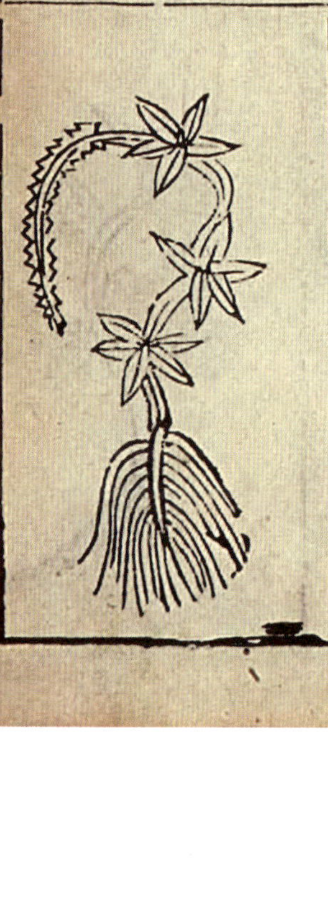

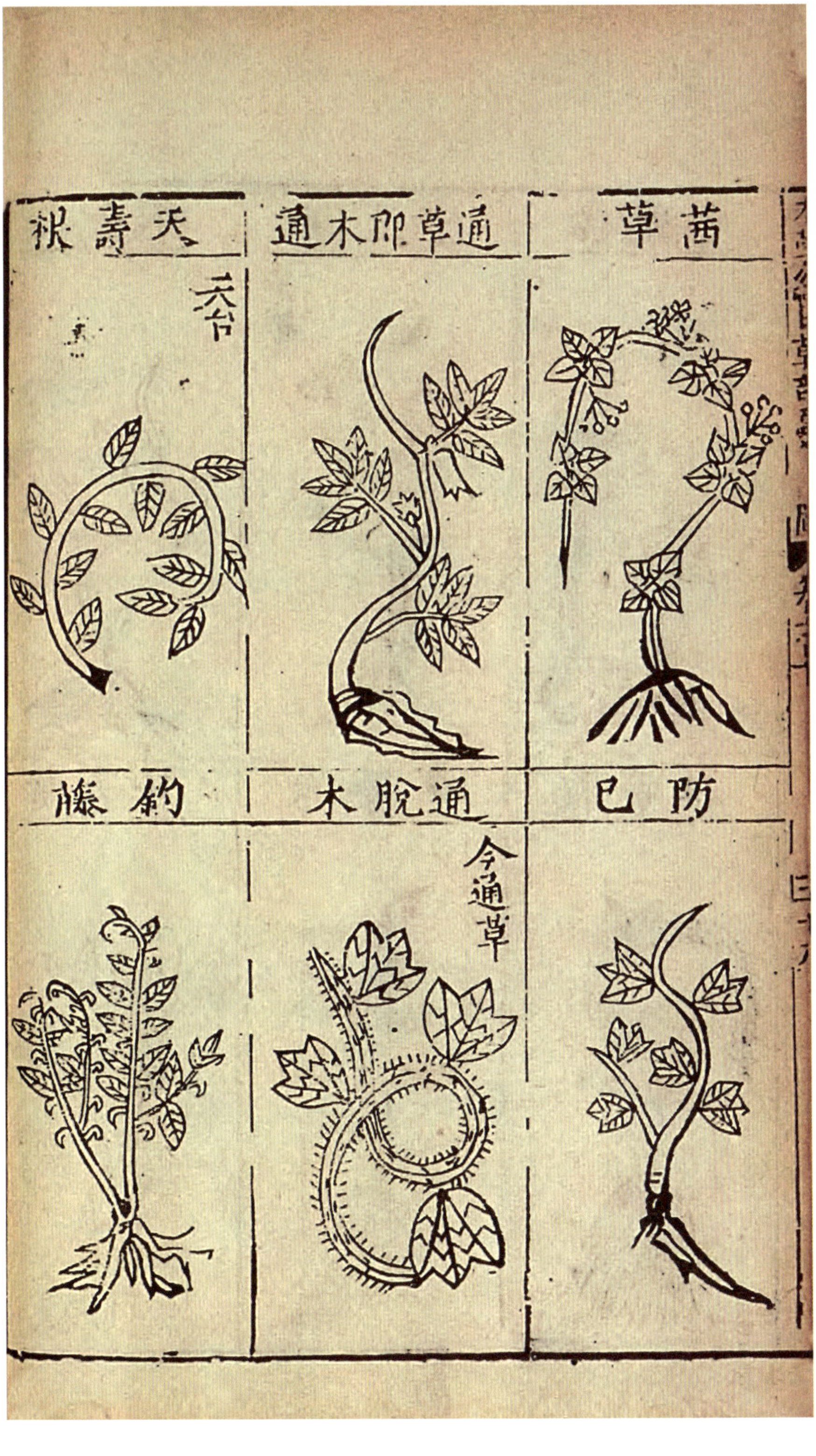
茜草
通草即木通
天壽根
天台
防已
通脫木
今通草
鈎藤

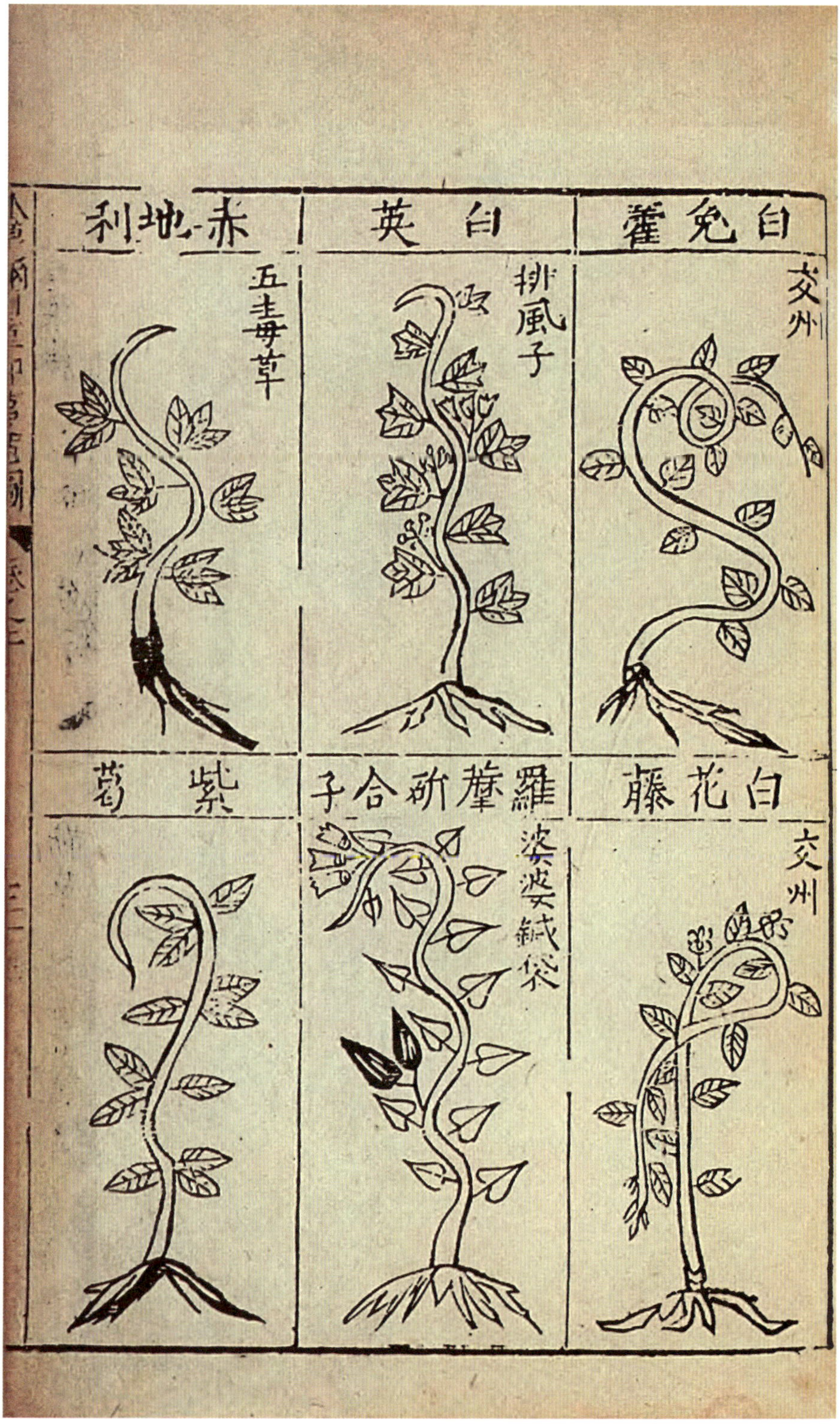
白兔藿
交州
白英
排風子
赤地利
五毒草
白花藤
交州
羅摩斫合子
婆婆鍼袋
紫葛

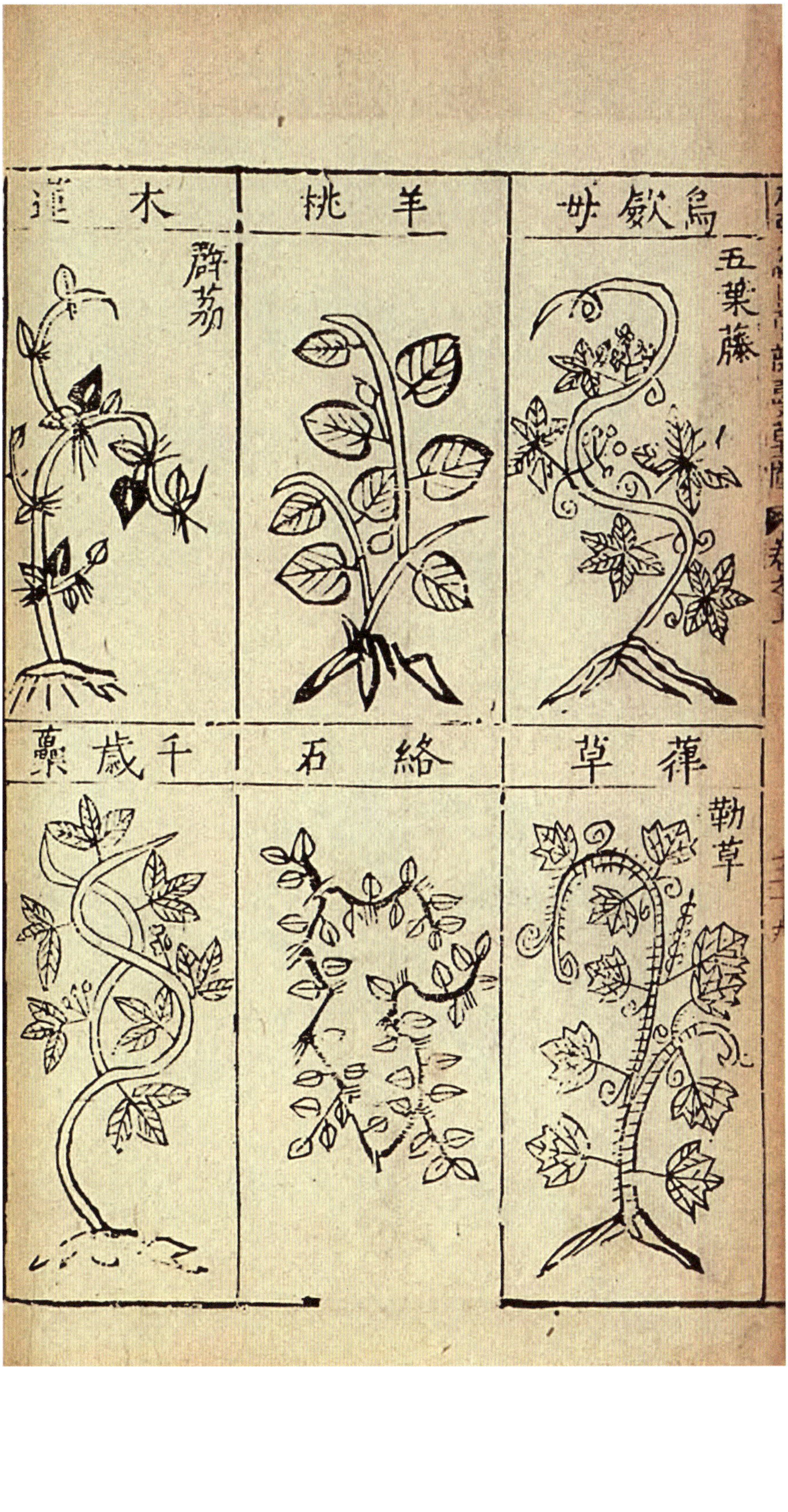
烏歛母
五葉藤
羊桃
木通
薜荔
葎草
勒草
絡石
千歲虆

忍冬金銀花

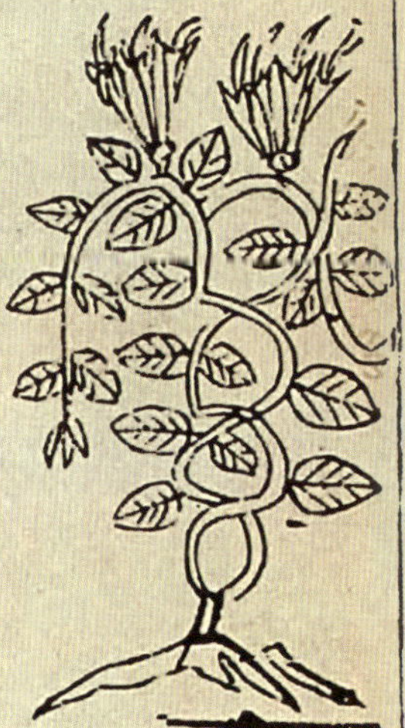

紫金藤

福州

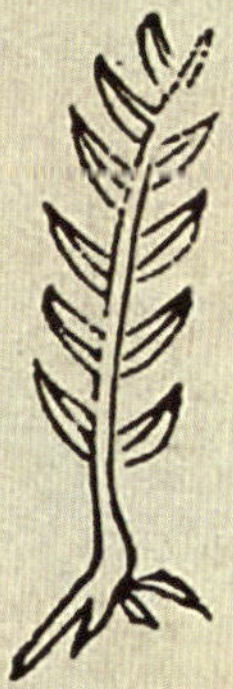

清風藤

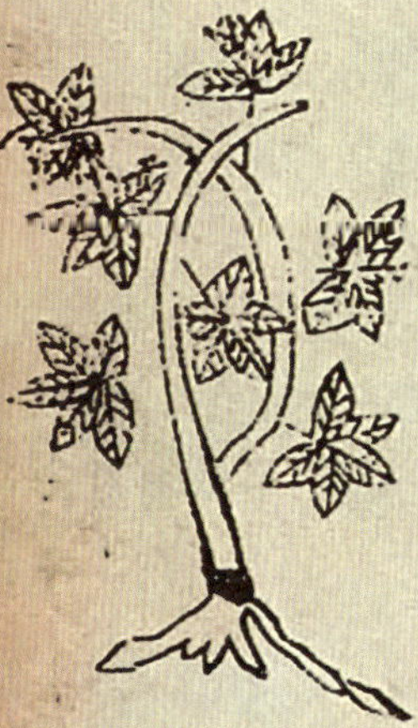

仙藤

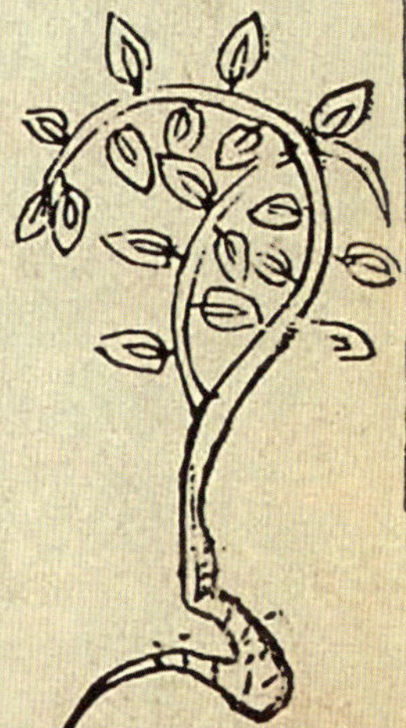

南藤

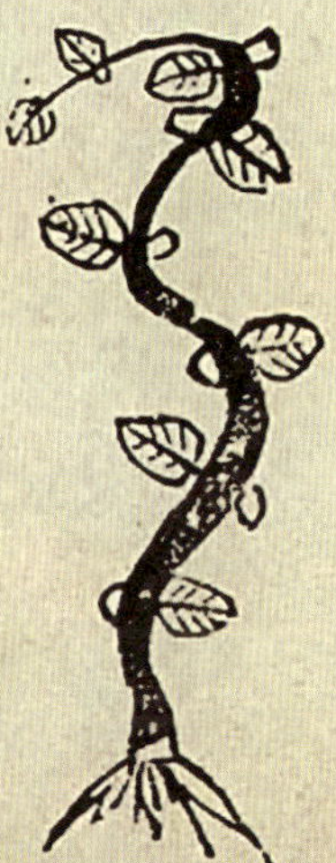

百稜藤

天台

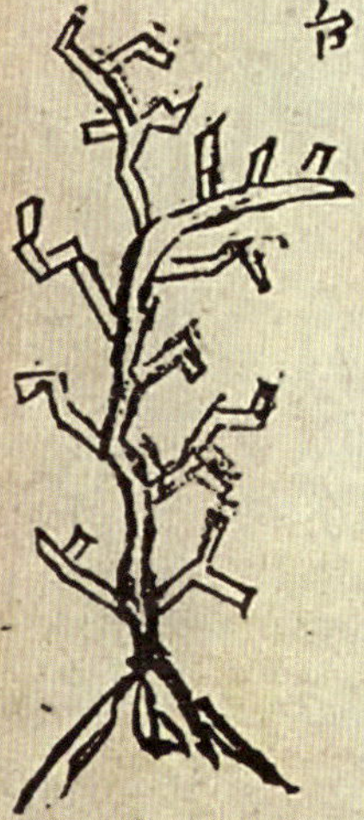

落鴈木

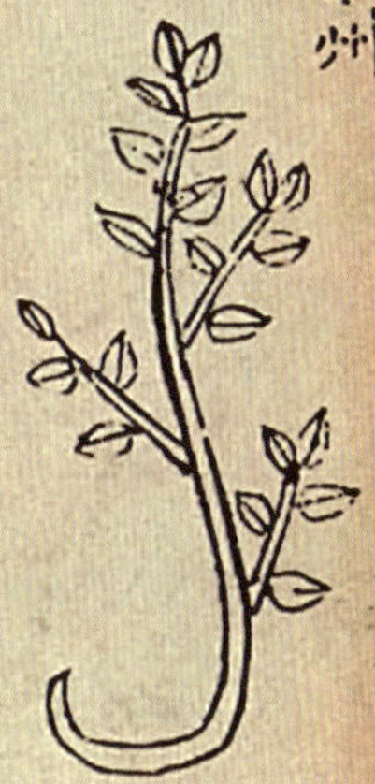

黄藤

金稜藤

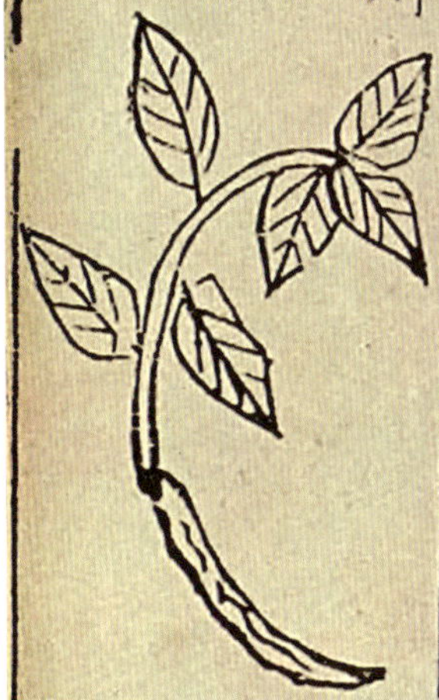

千里及

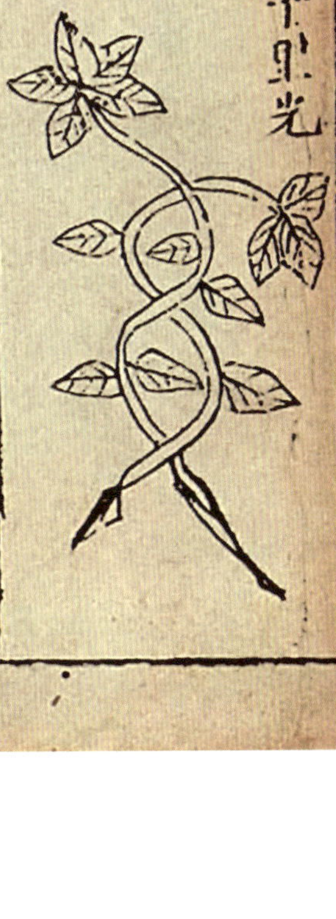

瓜藤

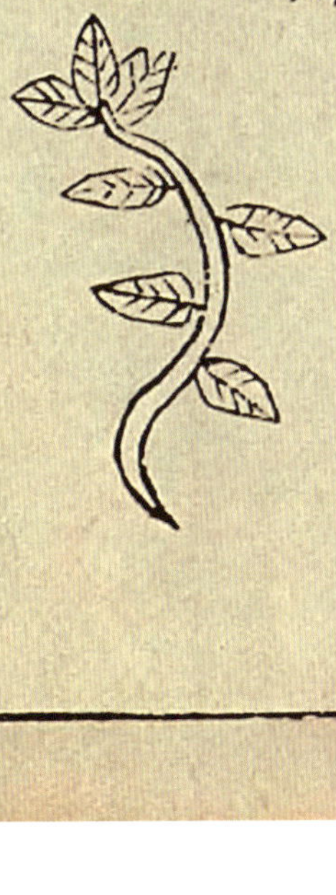

獨用藤

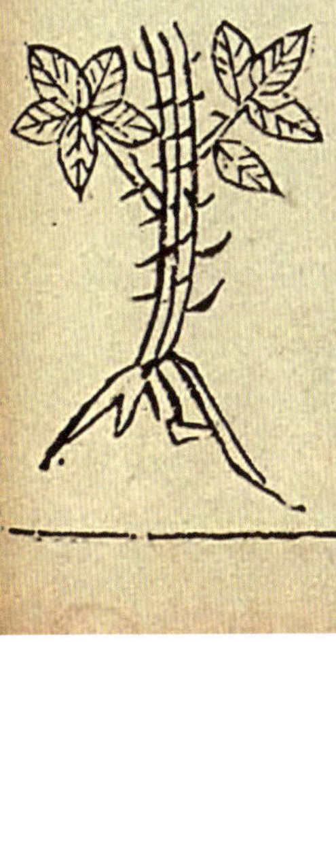

含春藤

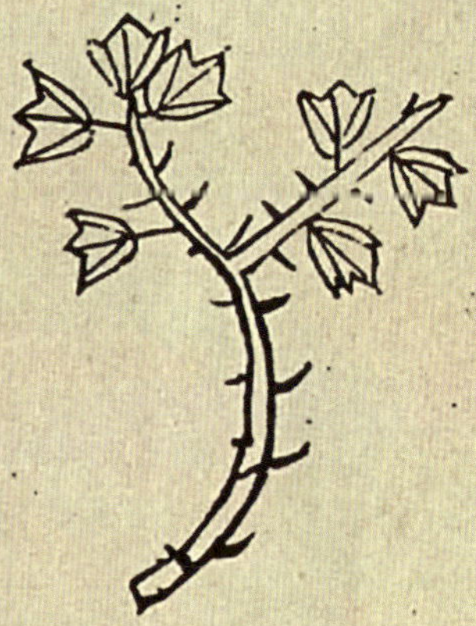

石合草

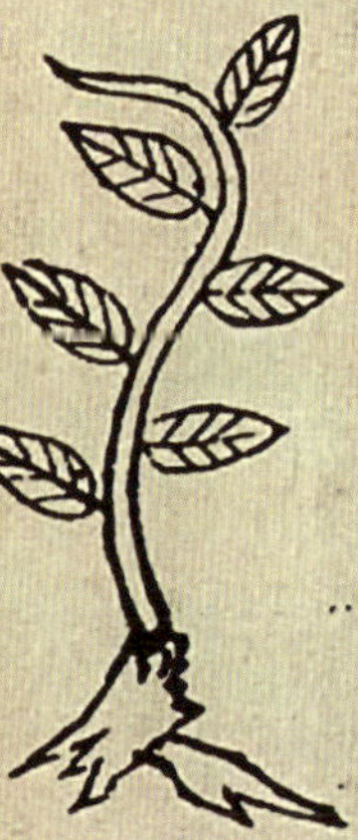

耆婆藤

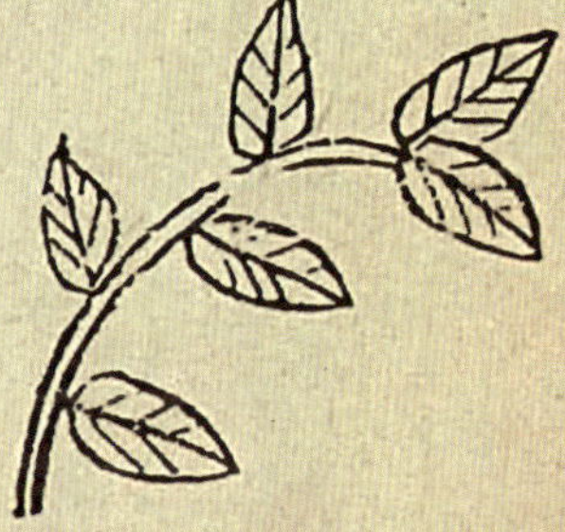

野猪尾

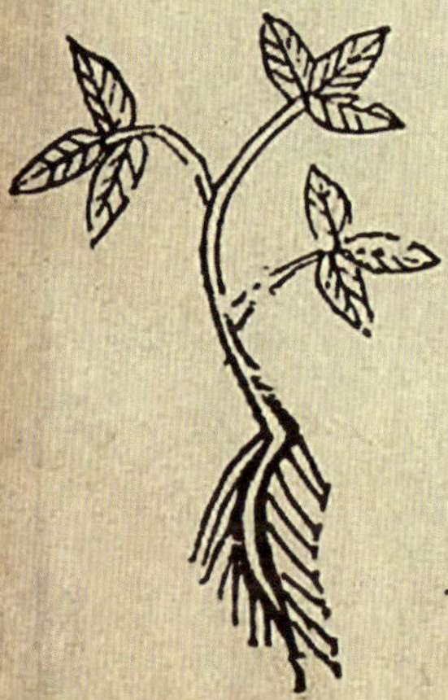

九

草部水草類附圖

澤瀉

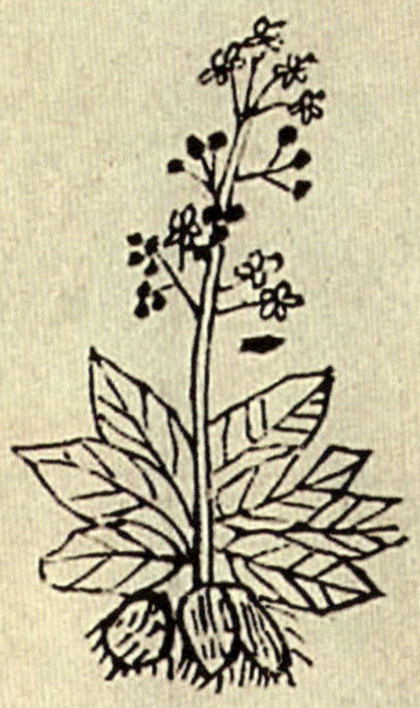

羊蹄

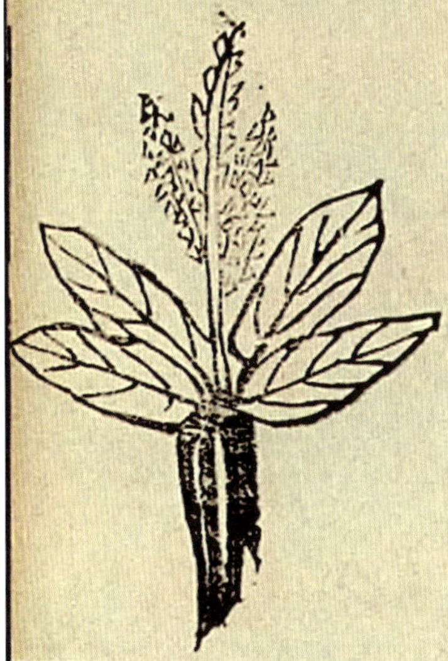

蔛草

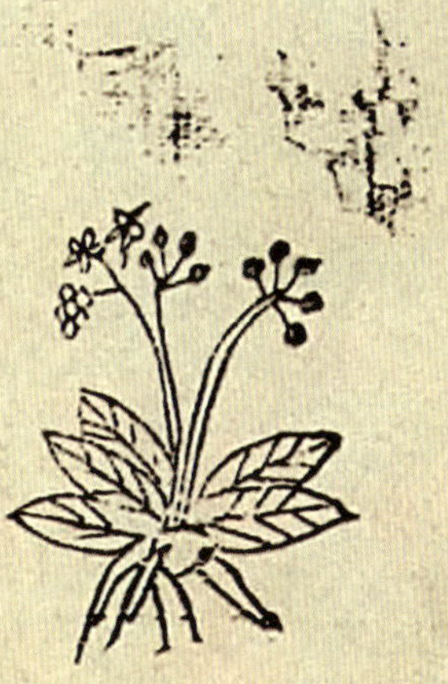

酸模

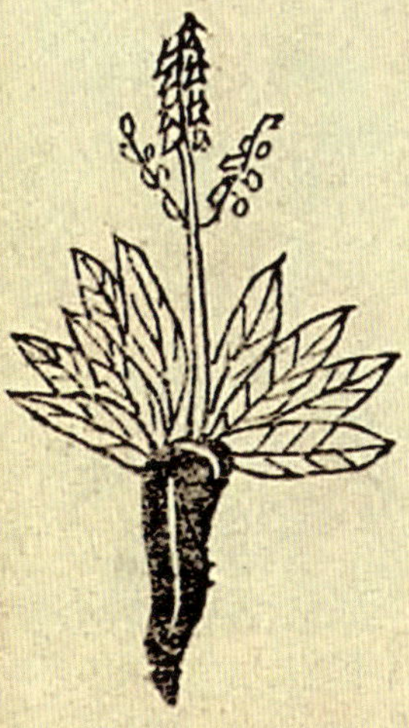

龍舌草

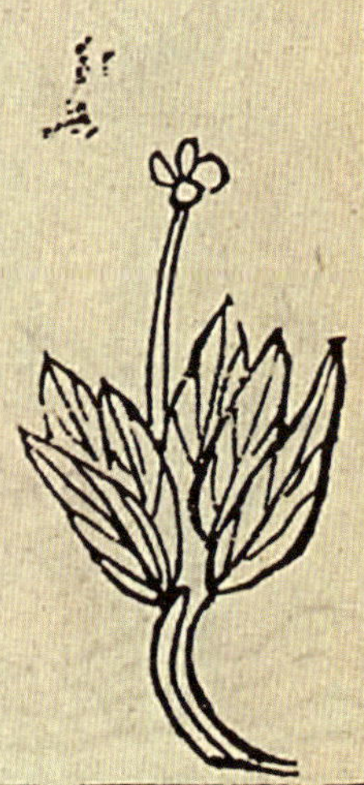

白昌

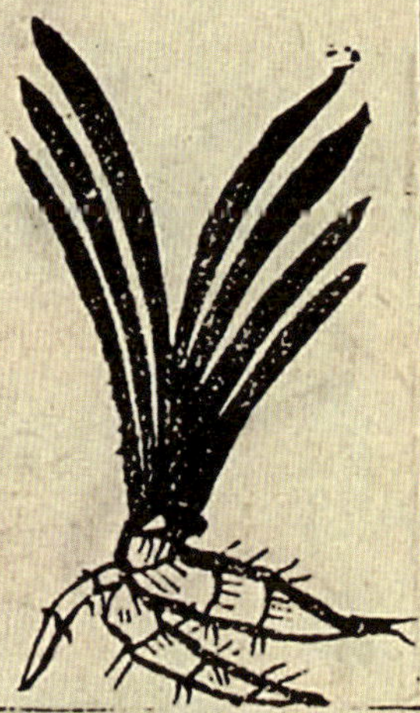

茭菰

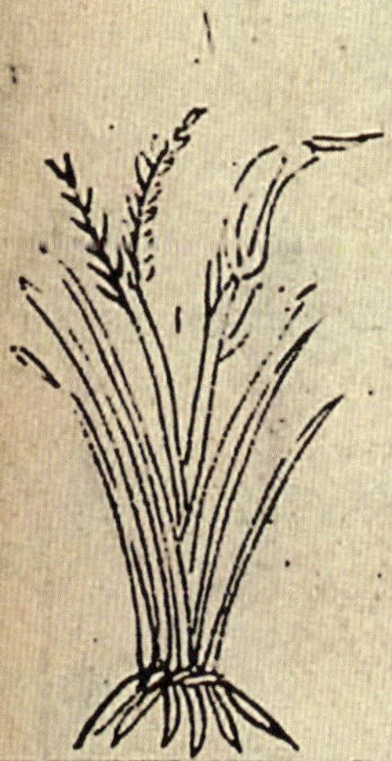

石昌蒲

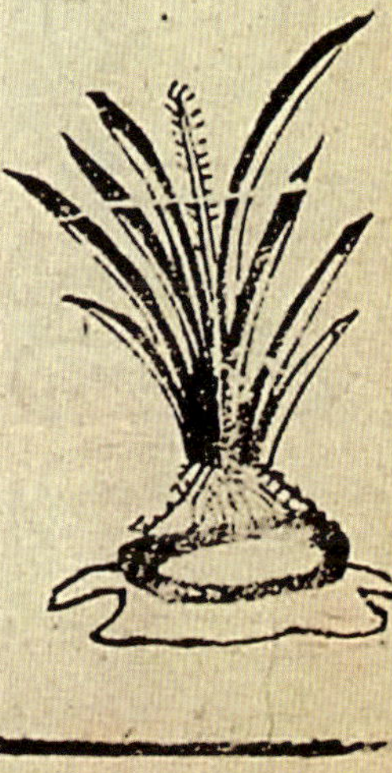

香蒲 蒲黃

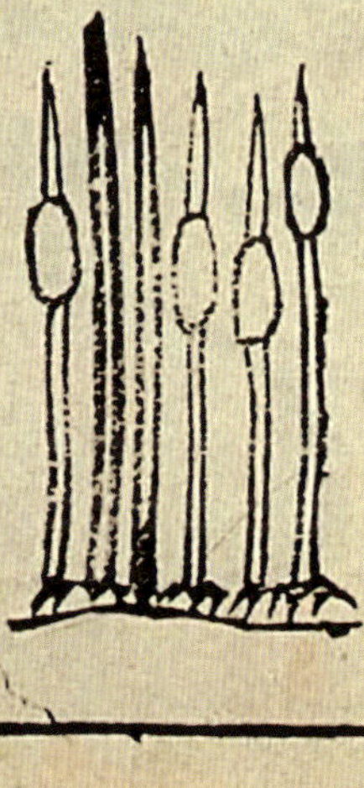

水萍

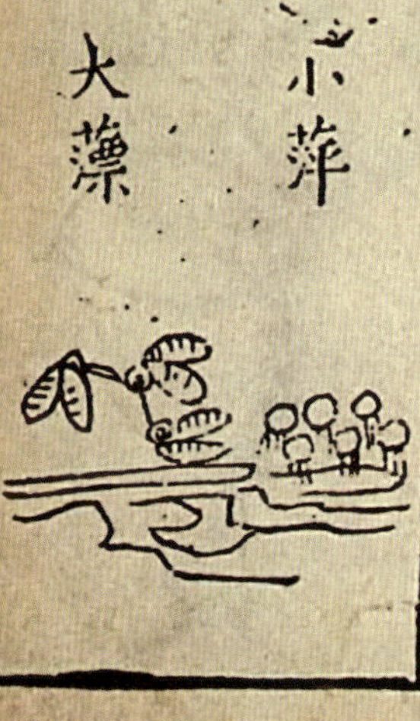

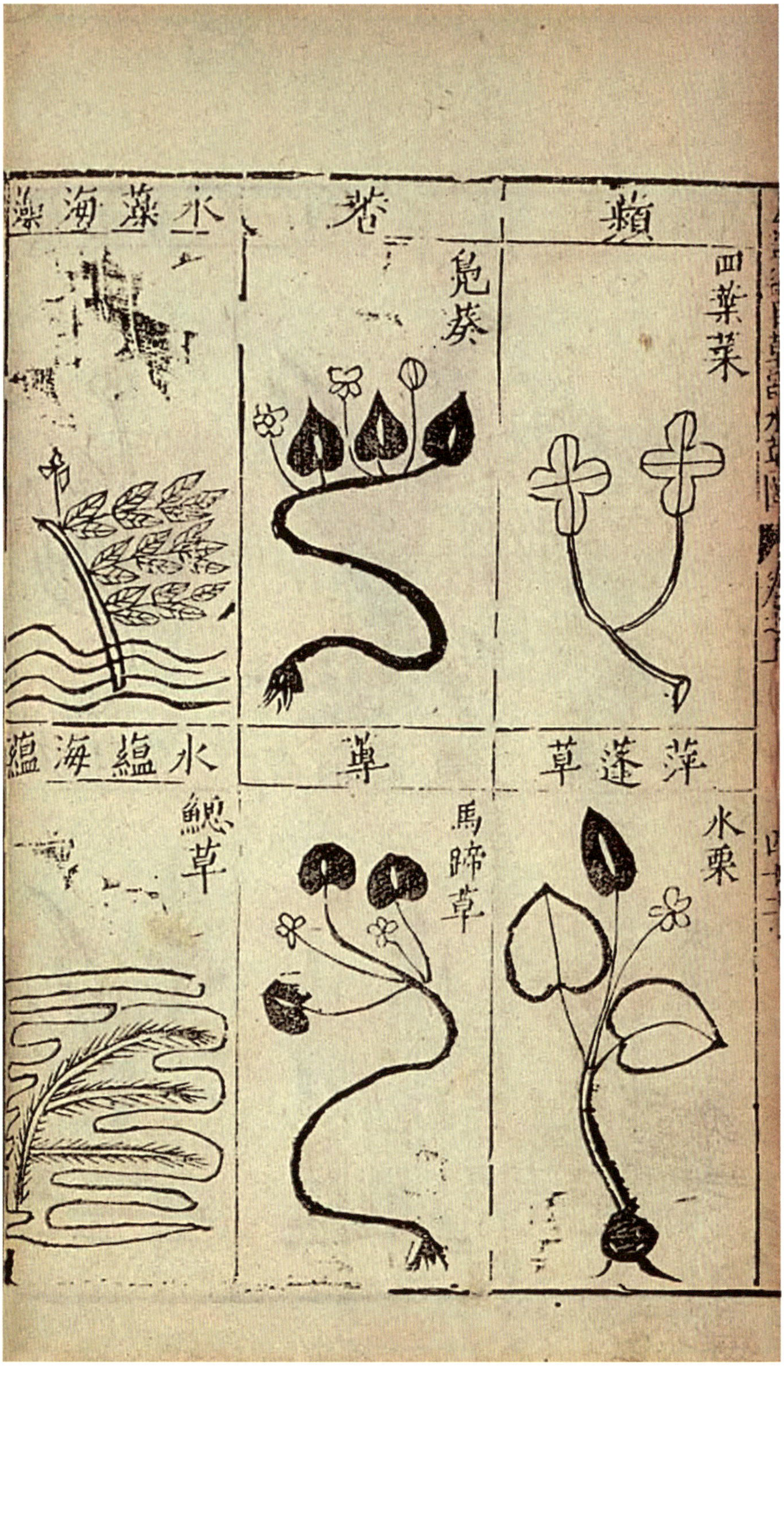
蘋
四葉菜
莕
鳧葵
水藻 海藻
萍蓬草
水栗
蓴
馬蹄草
水藴 海藴
鰓草

辛

草部石草類附圖

海帶

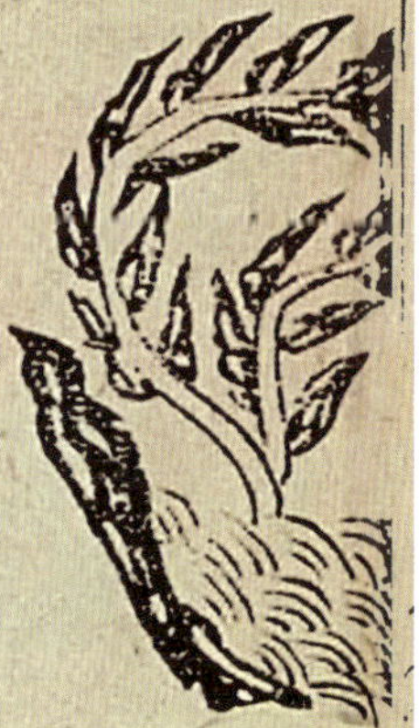

越王餘算

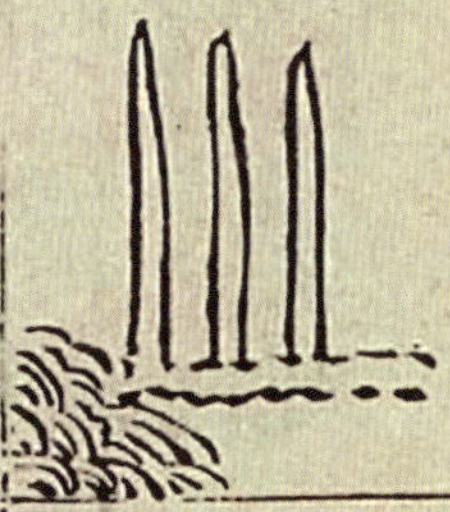

石斛

金釵花

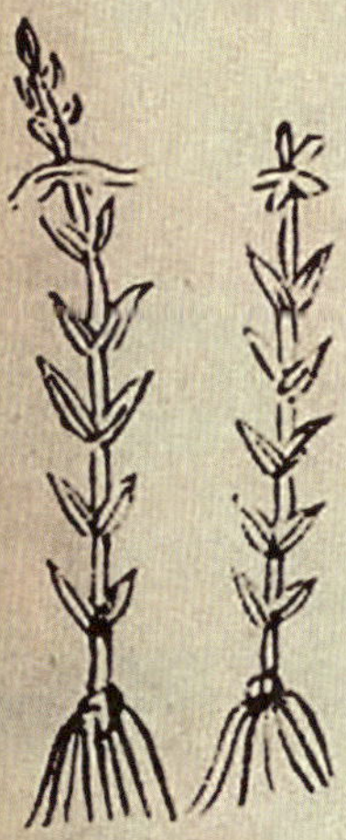

昆布

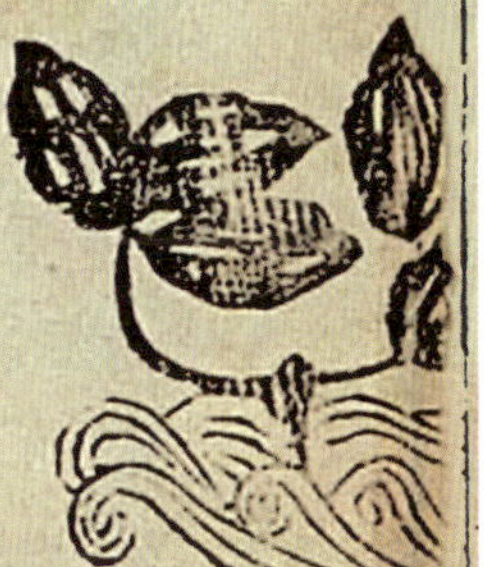

骨碎補

胡孫薑

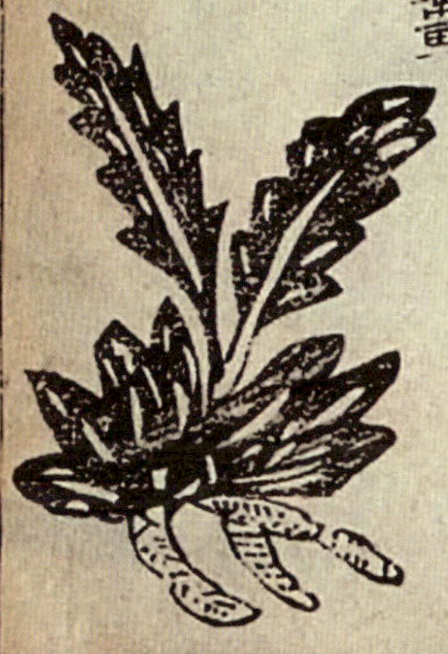

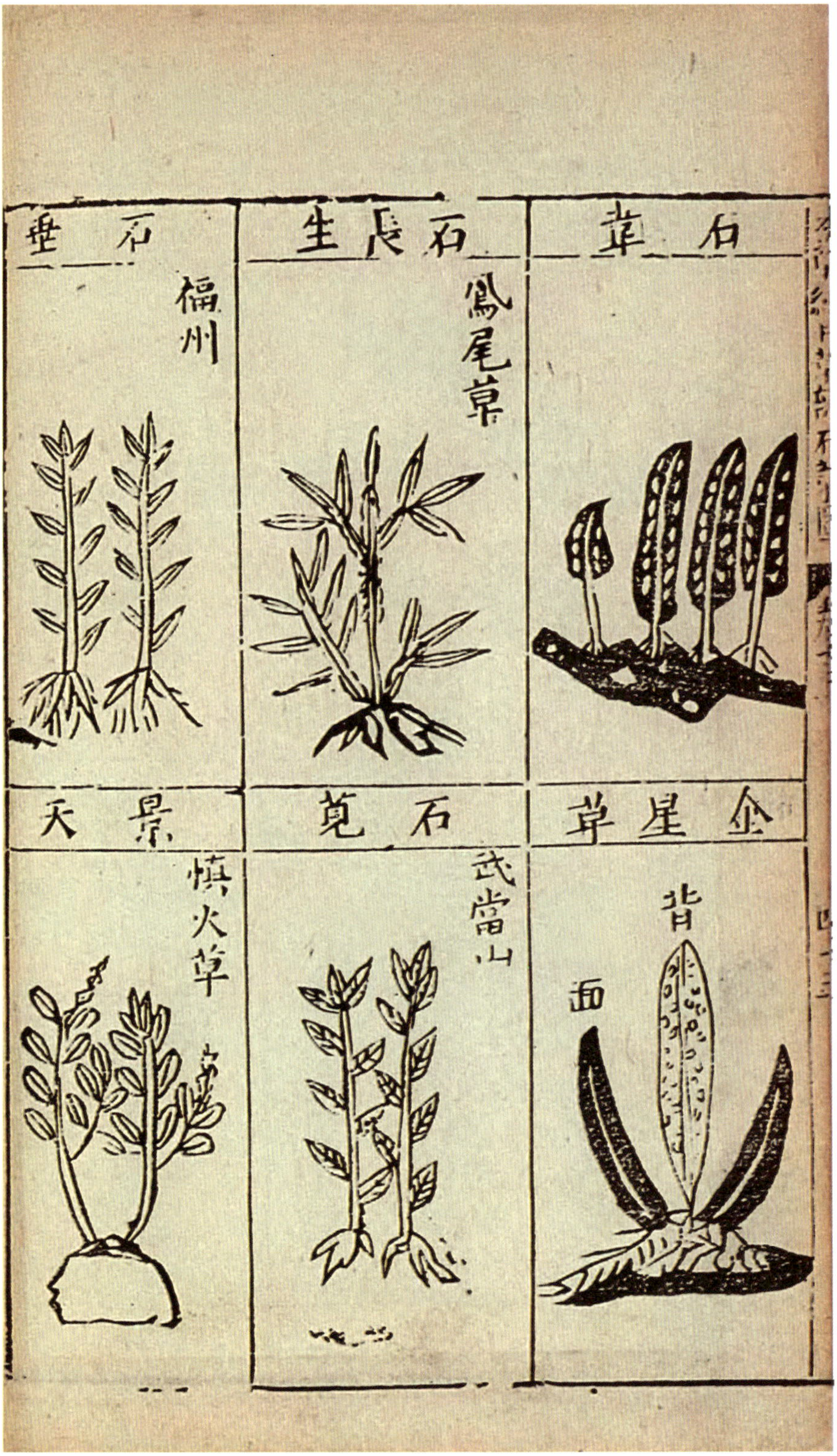
石韋
石長生
鳳尾草
石垂
福州
金星草
背
面
石莧
武當山
景天
慎火草

佛甲草

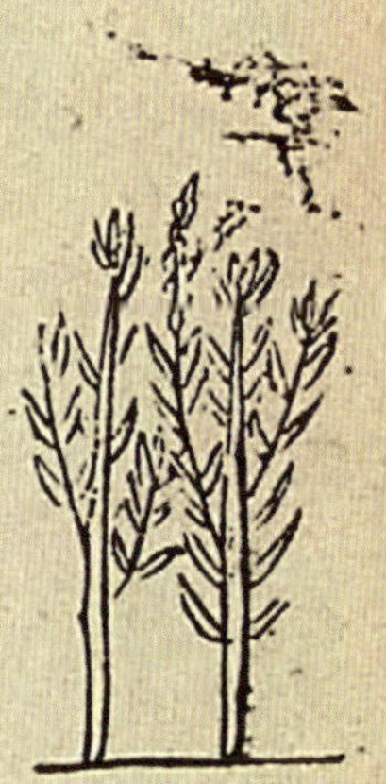

石胡荽

鵝不食草

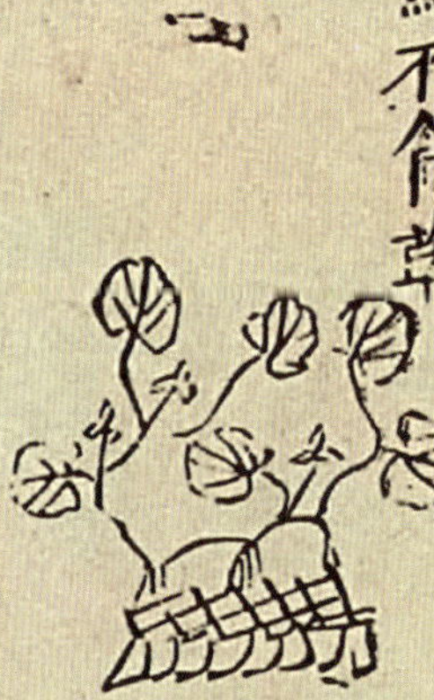

酢漿草

三葉酸

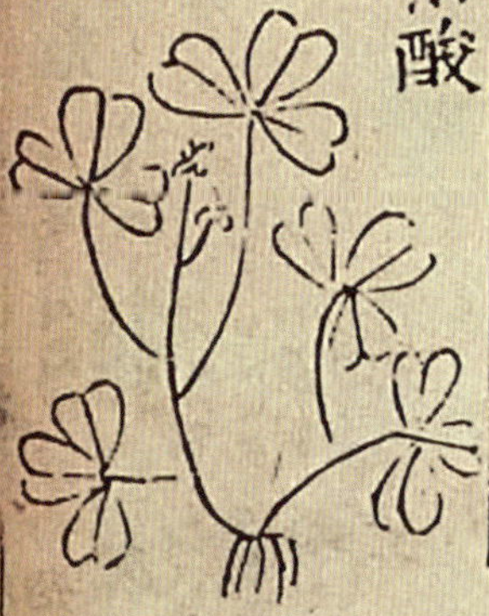

虎耳草

石荷

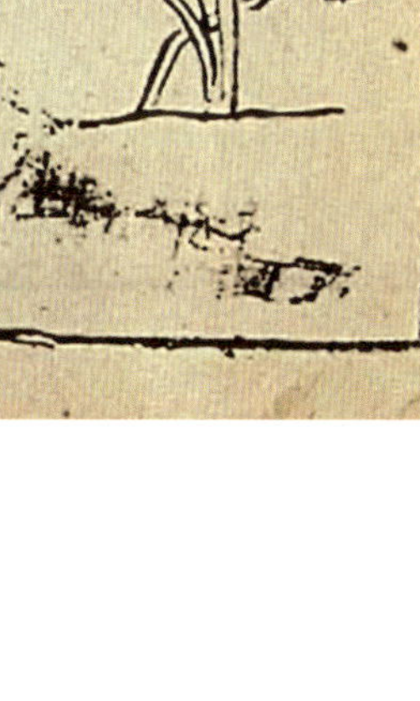

螺黶草

鏡面草

地錦

血見愁

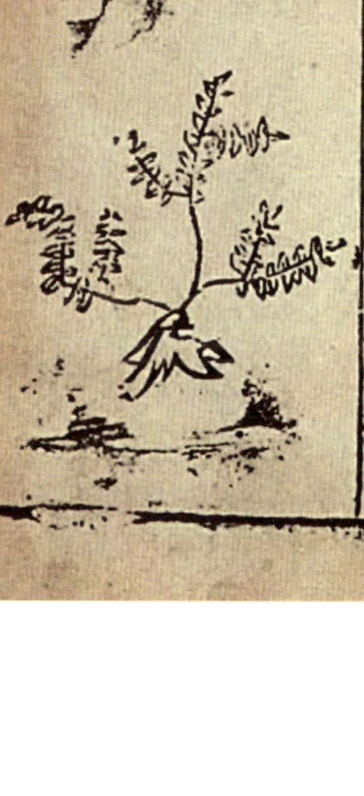

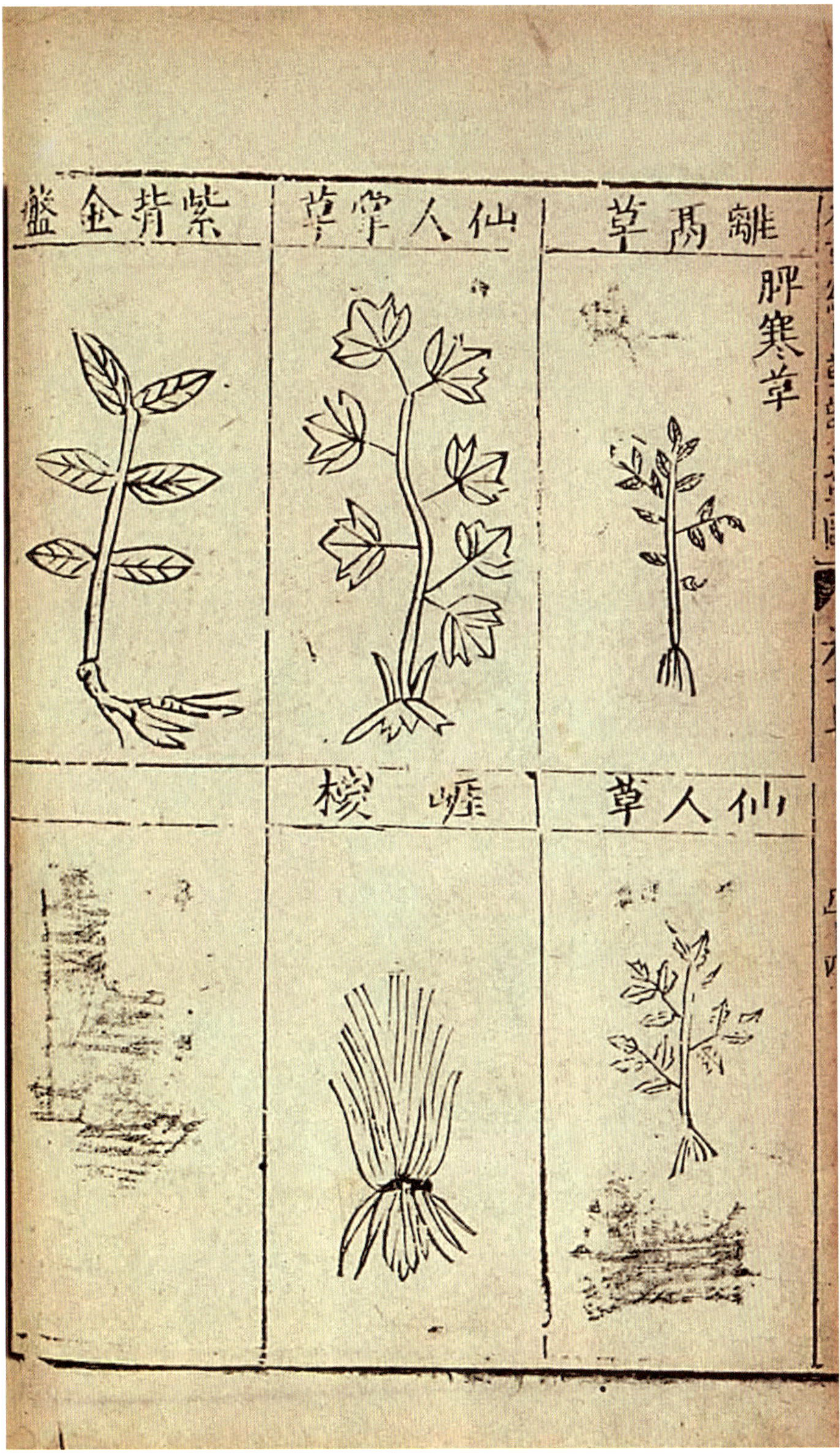
紫背金盤
仙人掌草
離鬲草
胛寒草
崖椶
仙人草

草部苔類附圖

陟釐

水綿 石髮

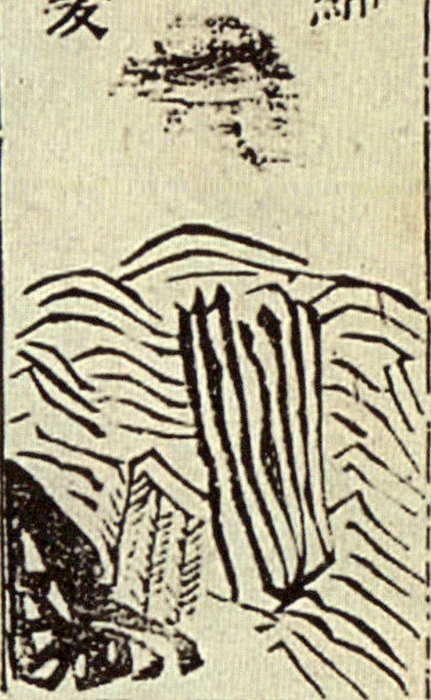

地衣

仰天皮

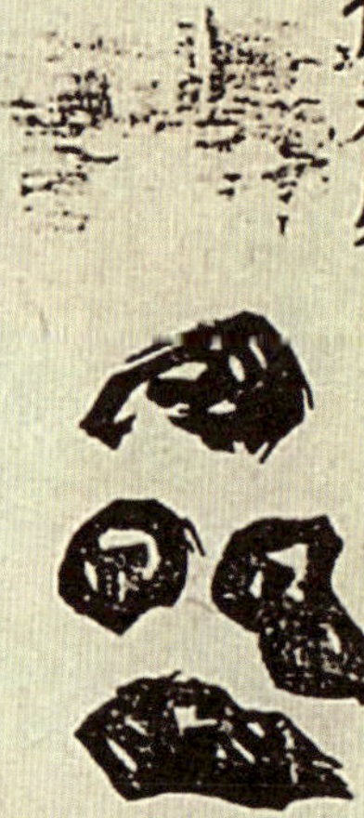

昨葉何草

瓦松

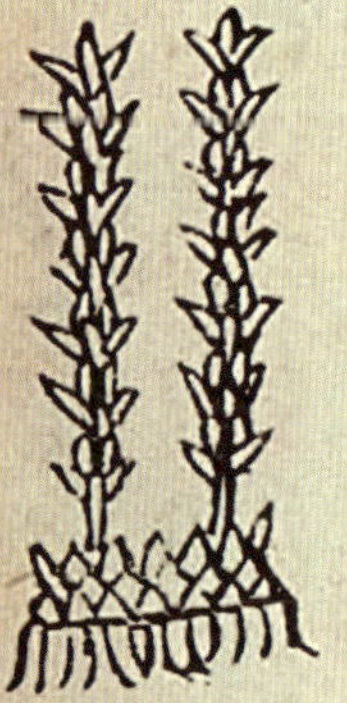

石蕊

雲茶

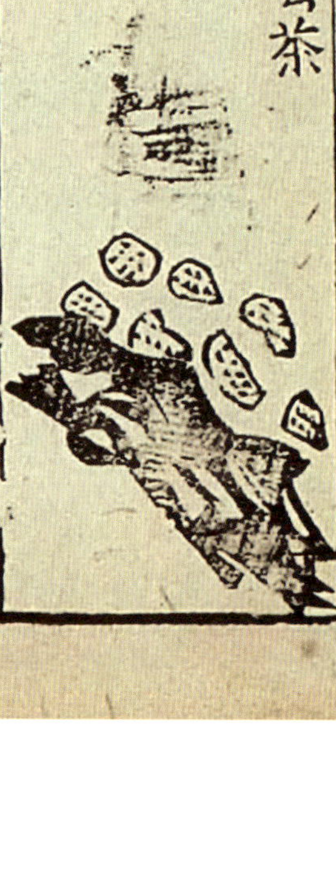

垣衣

在屋曰屋遊

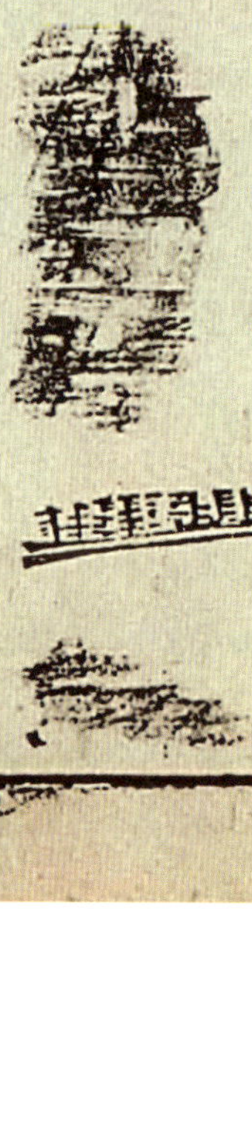

烏韭

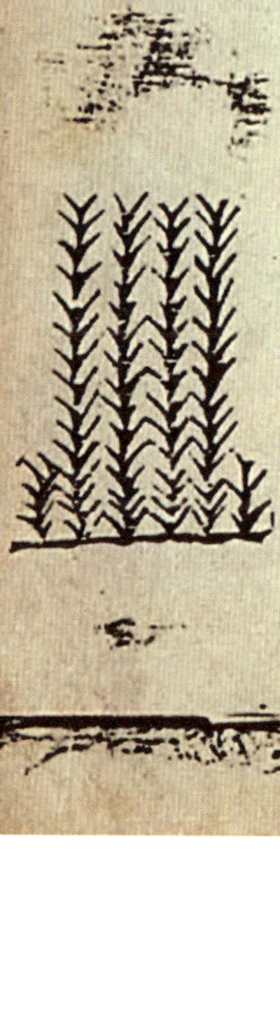

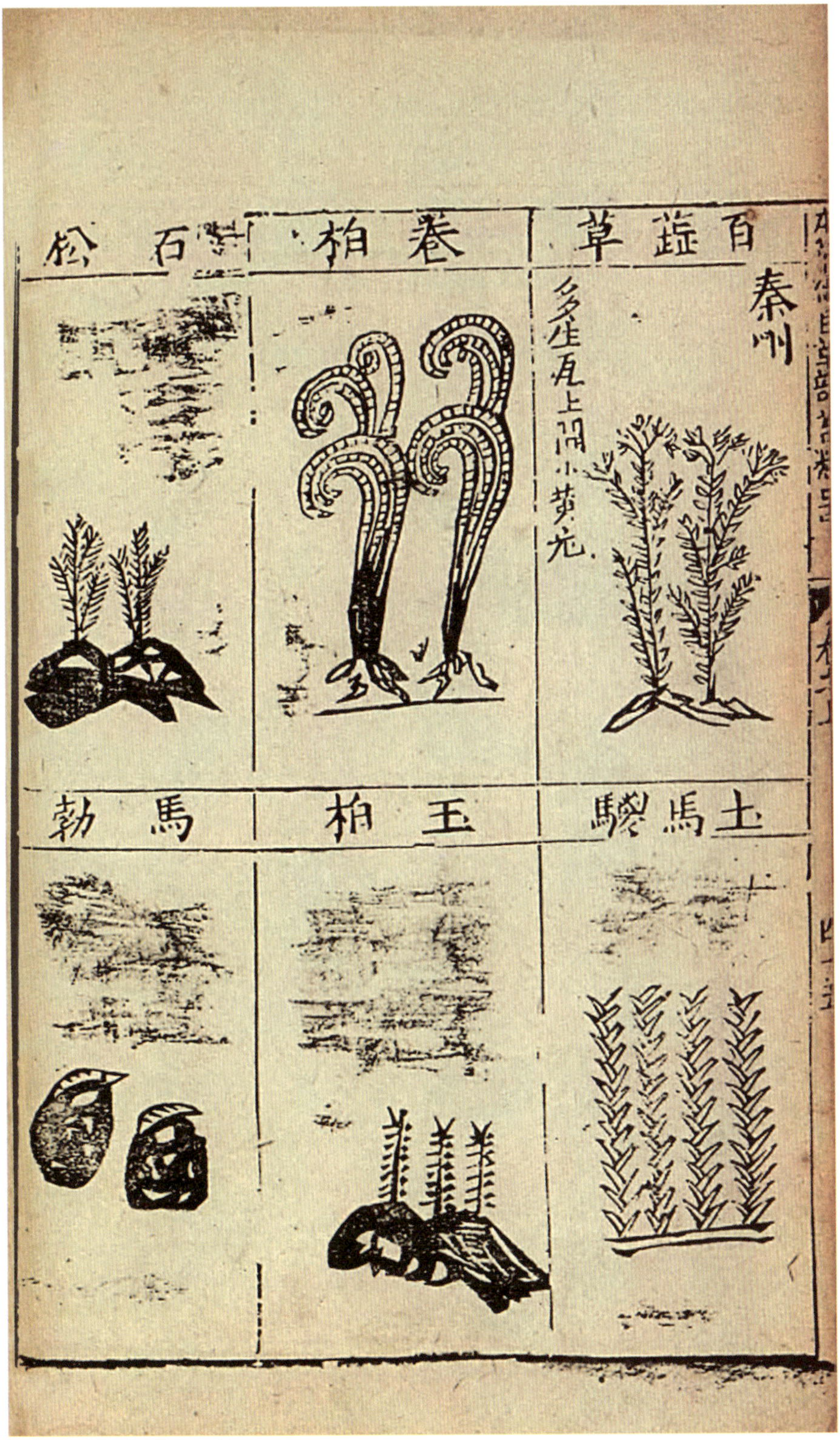
百蕋草
秦州
多生瓦上間小黄花
卷柏
石松
土馬騣
玉柏
馬勃

草部有名未用附圖

建水草

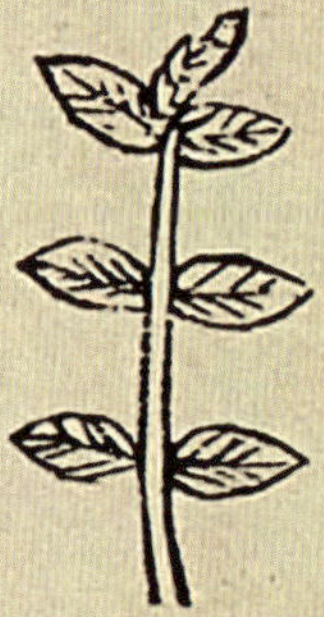

催風使

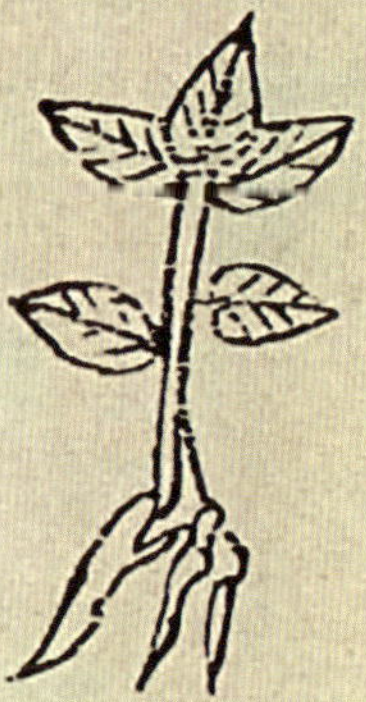

石逍遥草

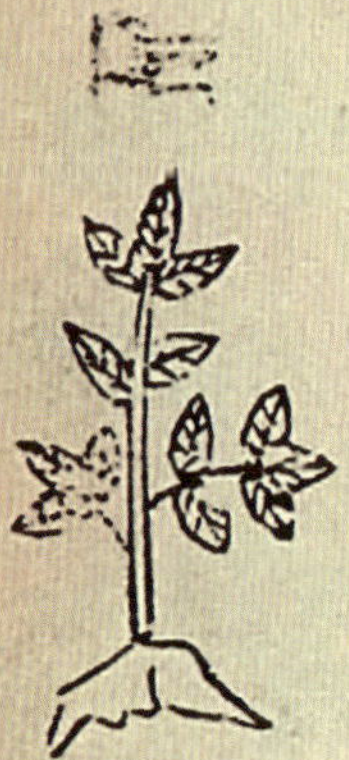

百藥祖

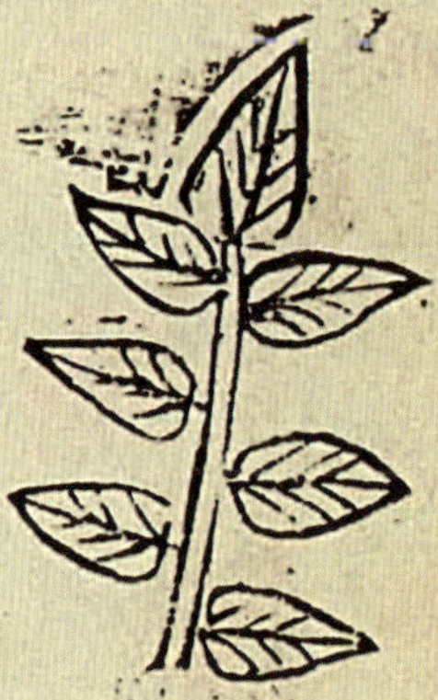

刺虎

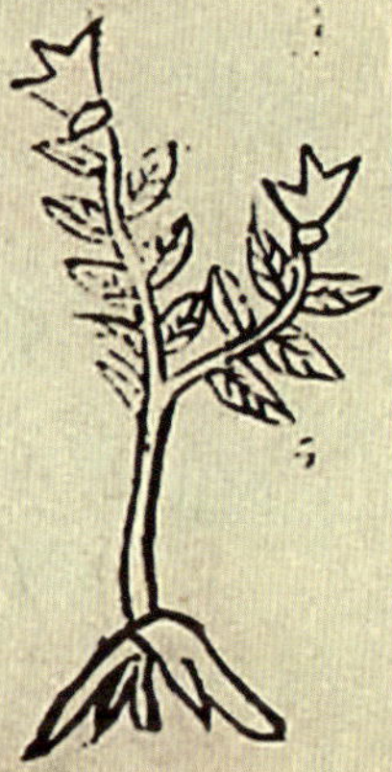

黄孫郎

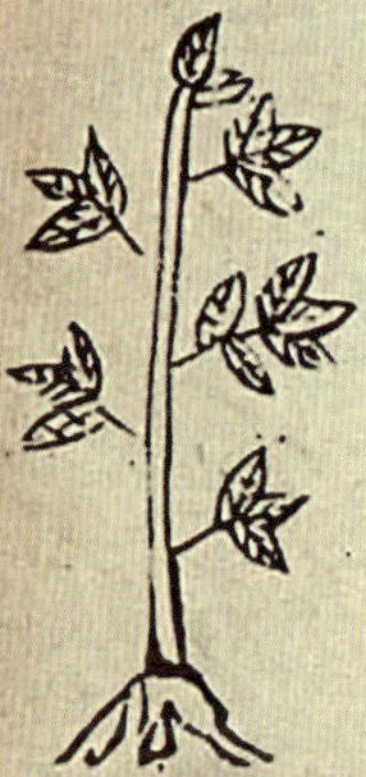

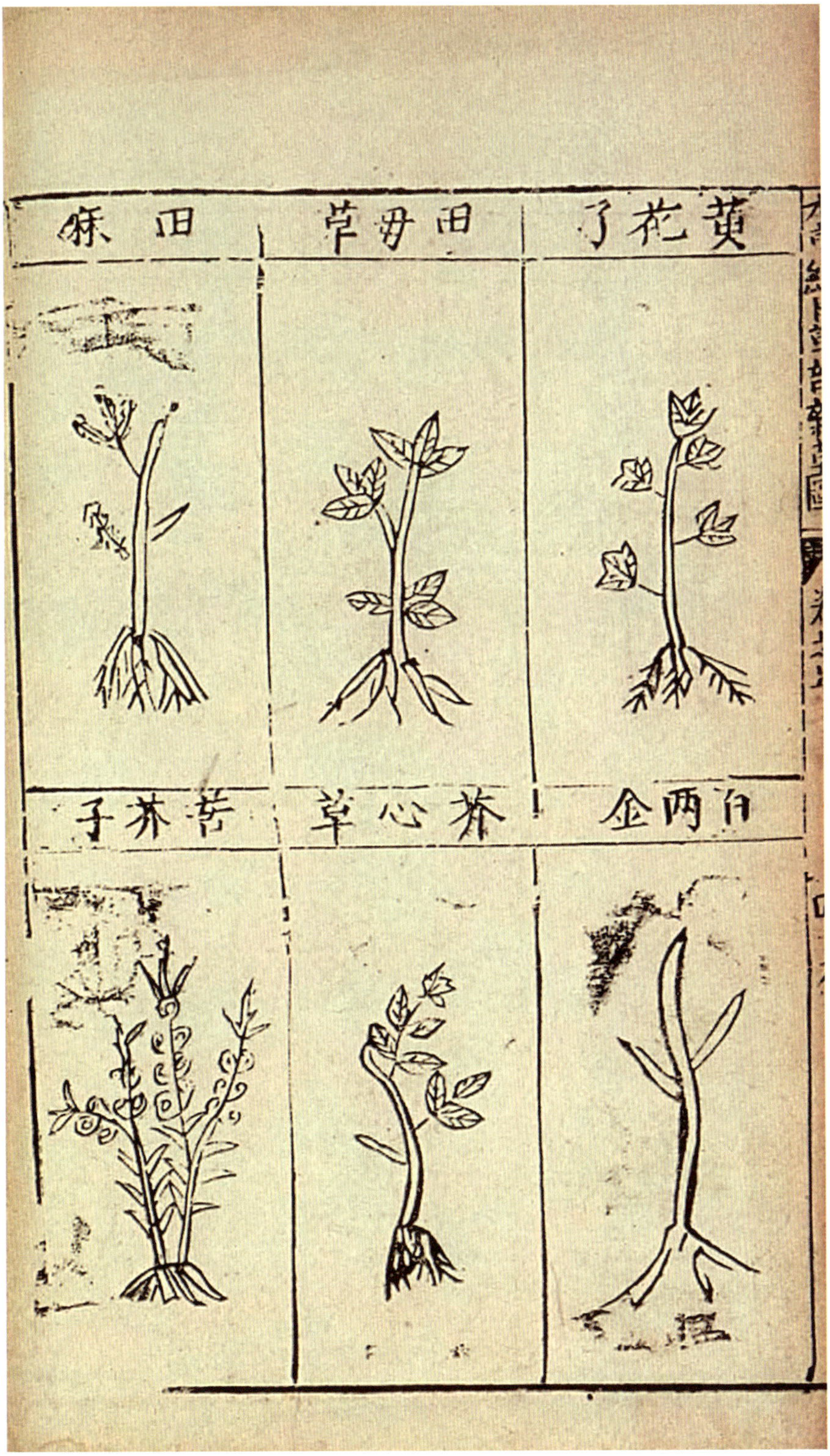
黄花了
田母草
田麻
白两金
荠心草
菩芥子

布里草

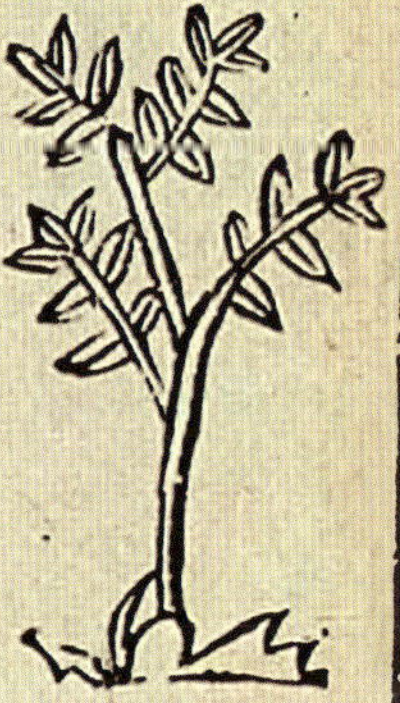

胡堇草

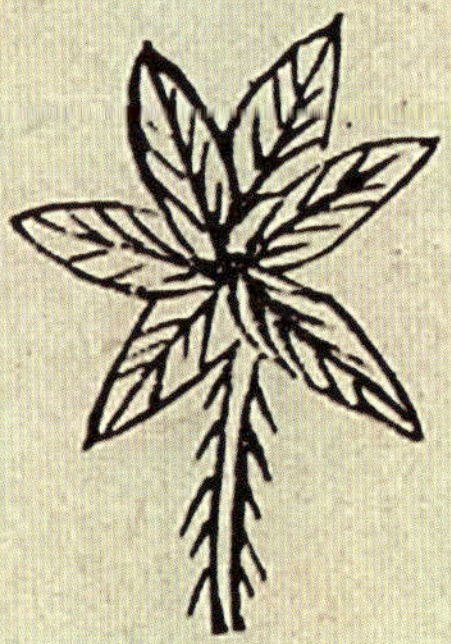

獨脚仙

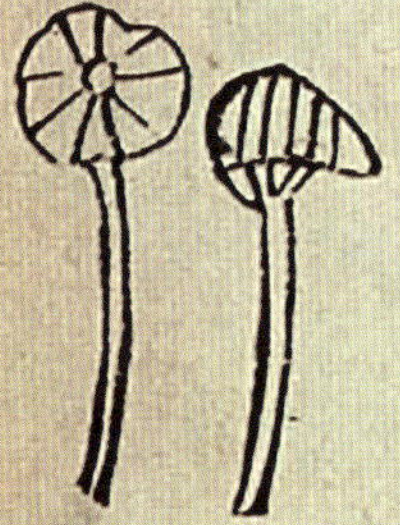

那質汗

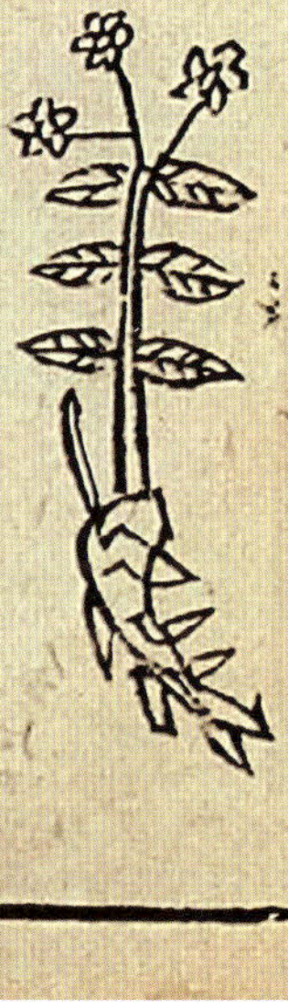

小兒群

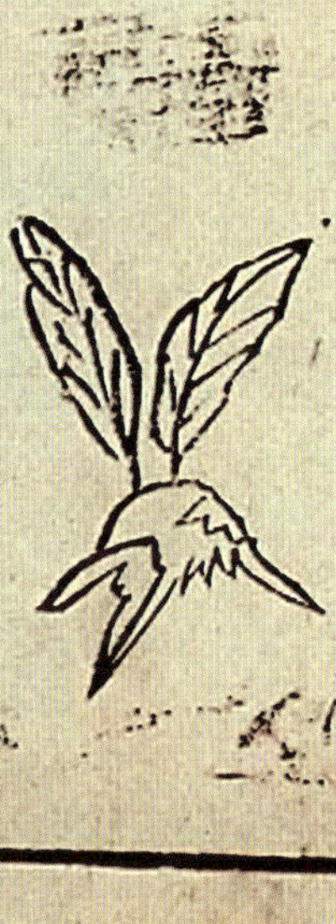

撮石合草

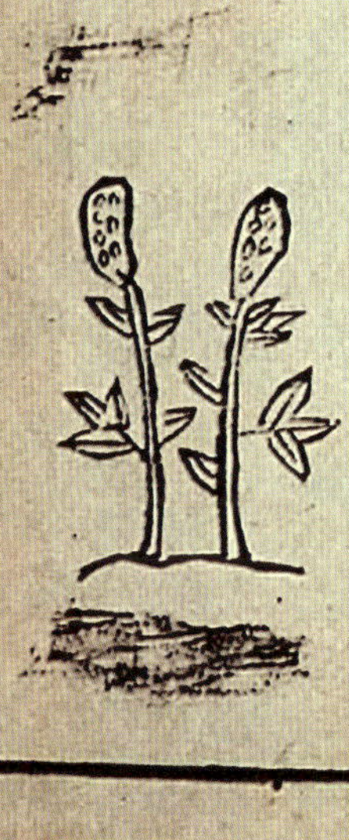

露筋草

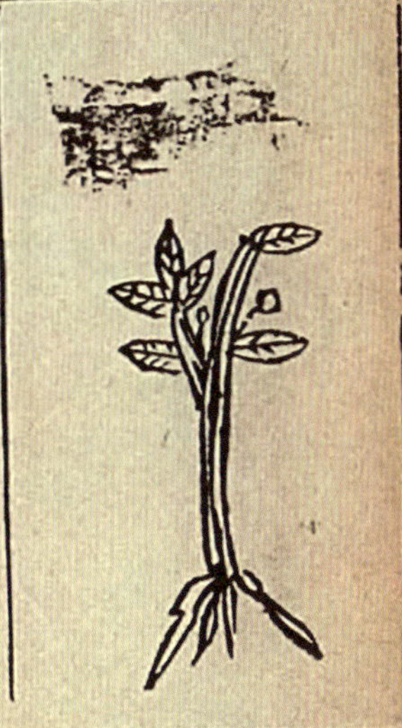

天芥菜

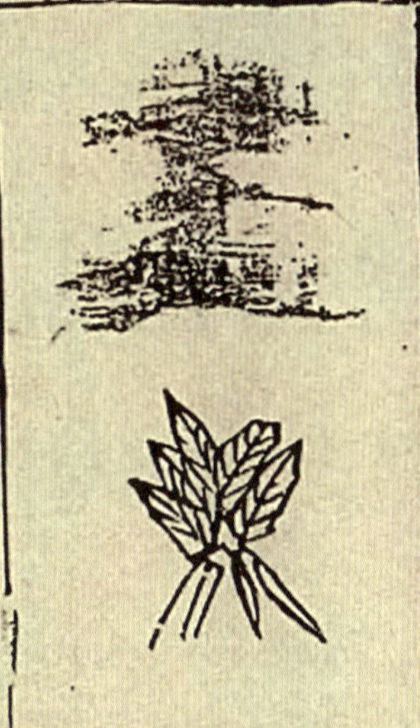

墓頭回

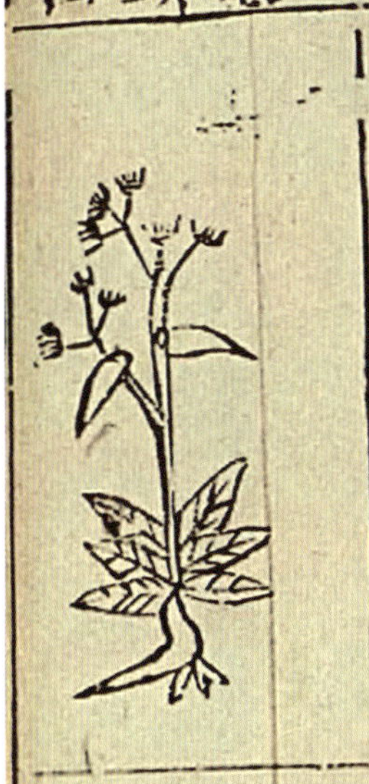

蛇眼草

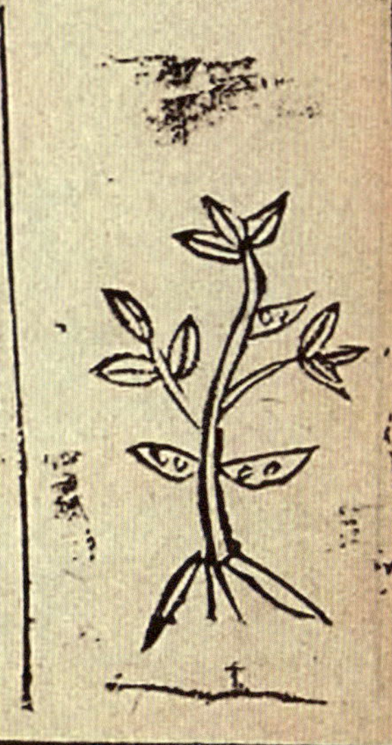

羊屎柴

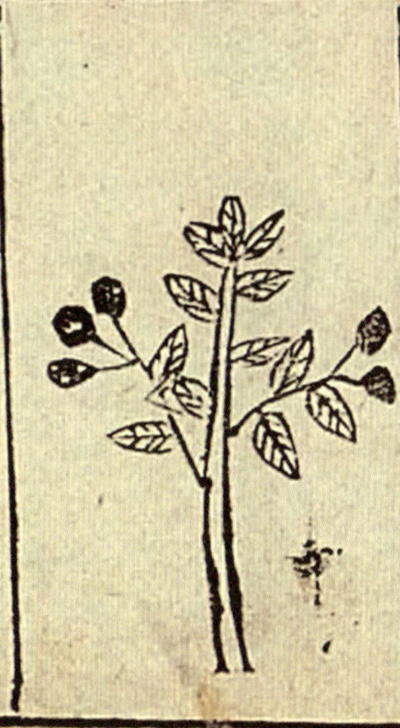

穀部麻麥稻類附圖

胡麻

脂麻

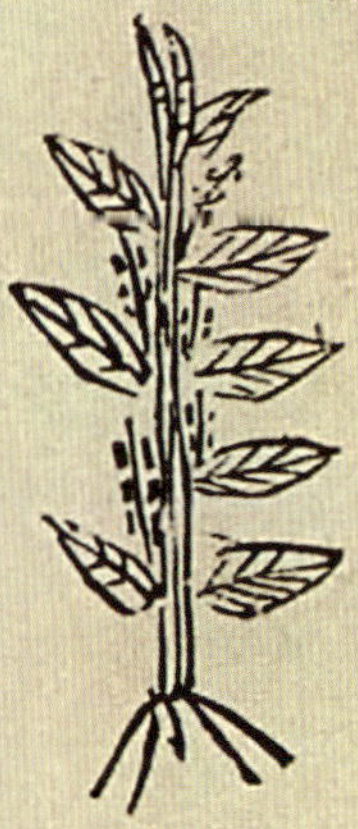

亞麻子

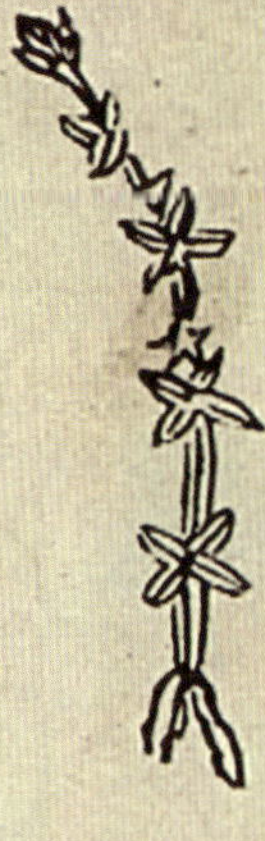

小麥

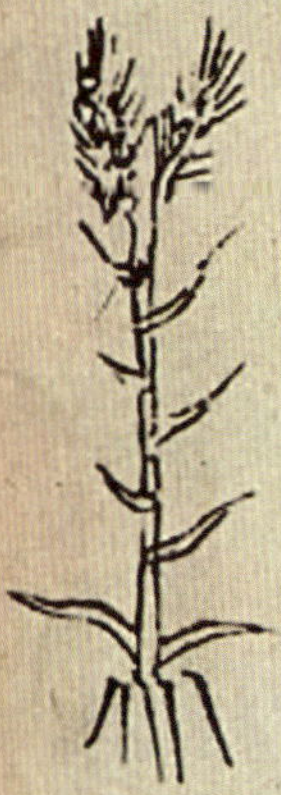

巨勝

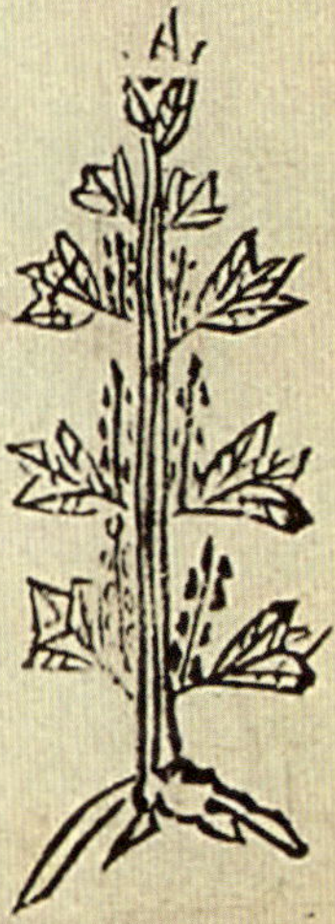

大麻

黄麻

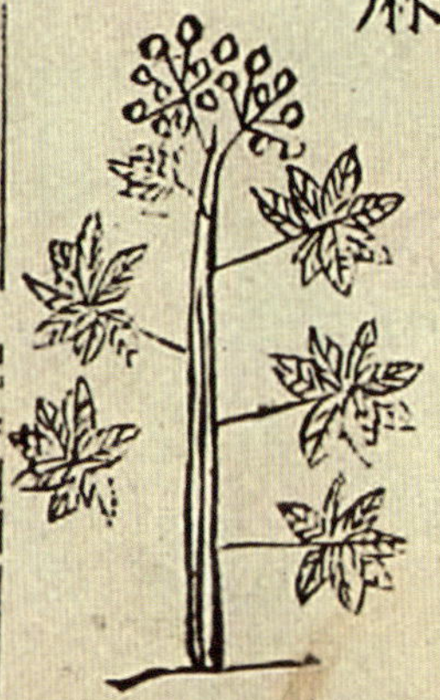

大麥

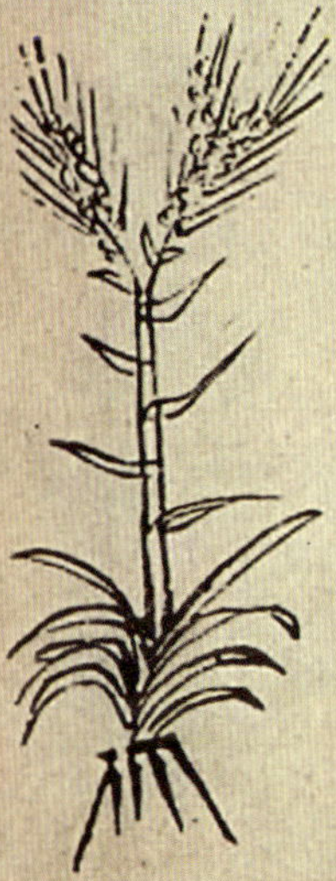

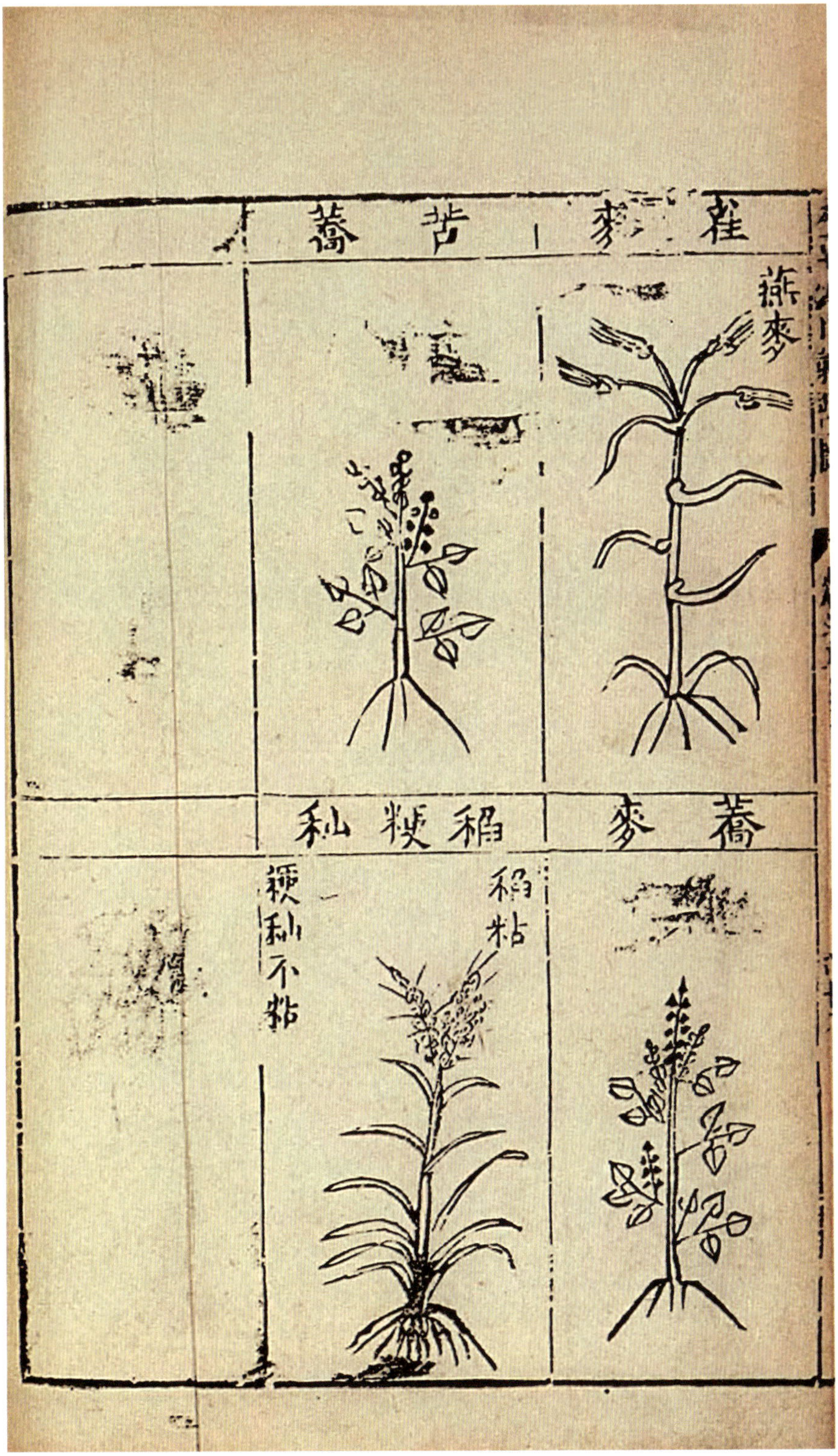
雀麥
燕麥
苦蕎
蕎麥
稻粳秈
稻粘
粳秈不粘

穀部稷粟類附圖

稷 黍

稷不粘

黍粘

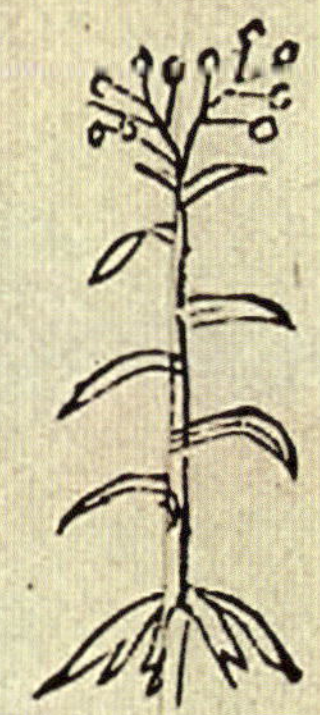

玉蜀黍

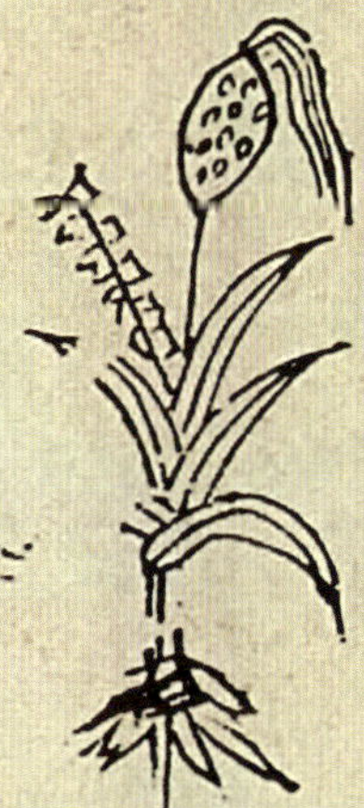

䅟子

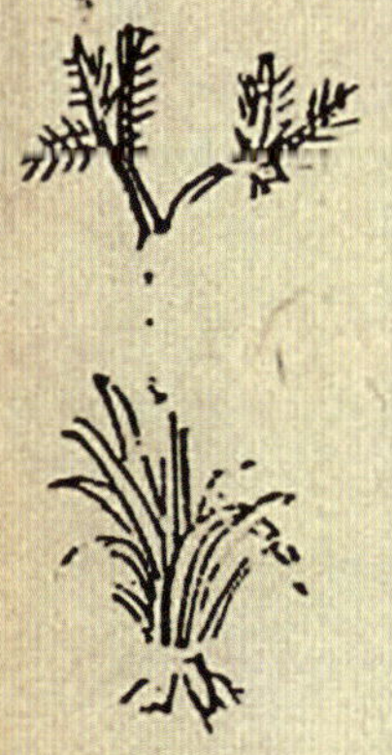

蜀黍

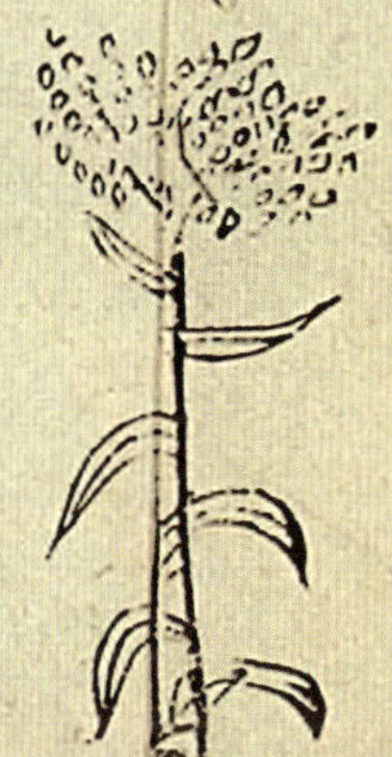

梁 粟 秫

梁粗粟細

秫粘

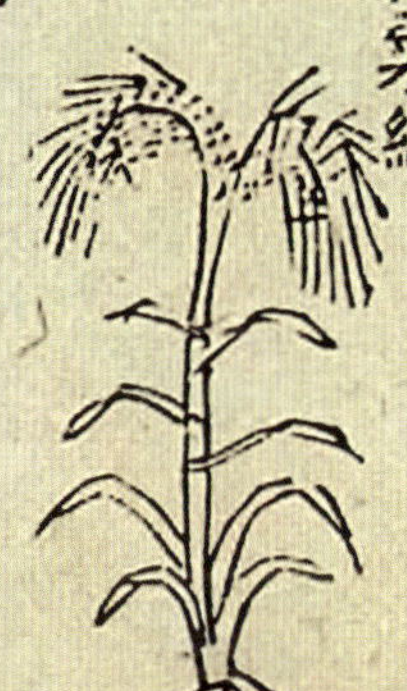

稗

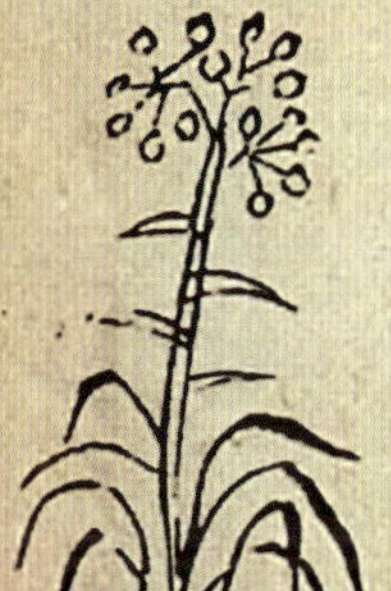

狼尾草

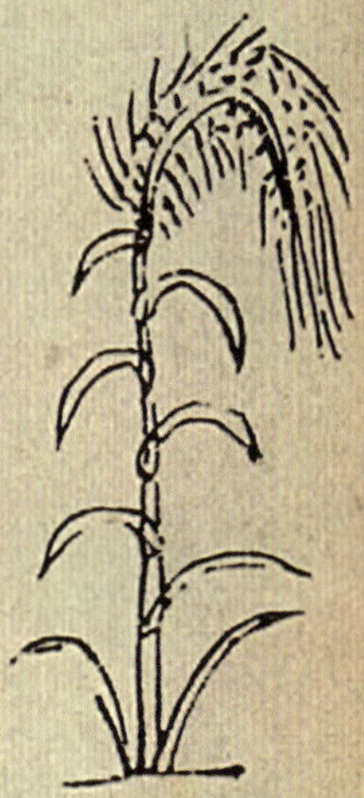

罌子粟

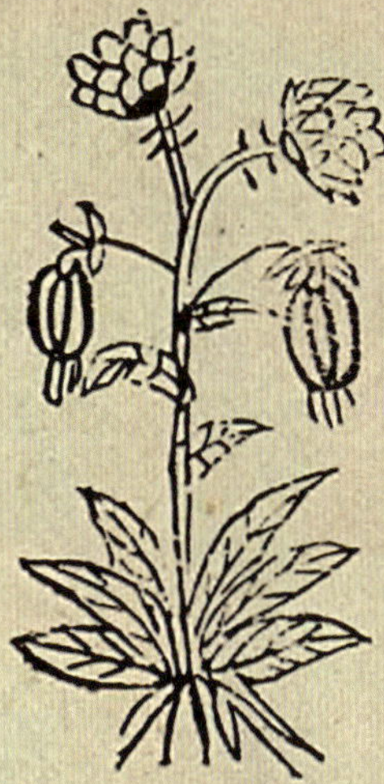

薏苡

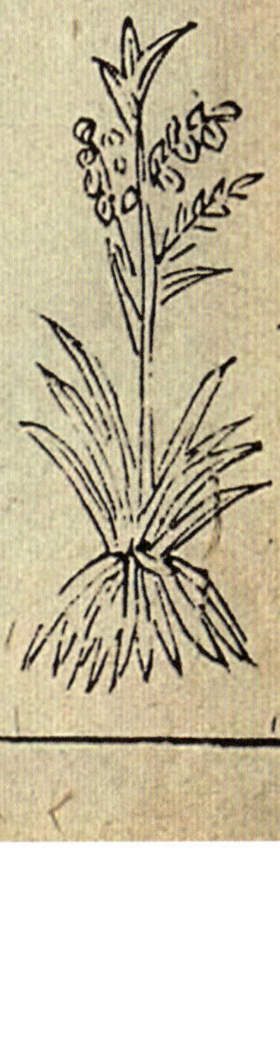

穀部 豆類附圖

諸大豆皆同但分豆色

諸小豆皆彷彿但分形

大豆

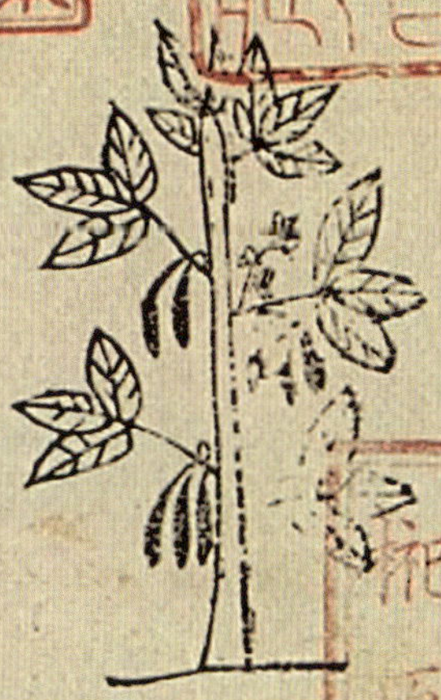

豌豆

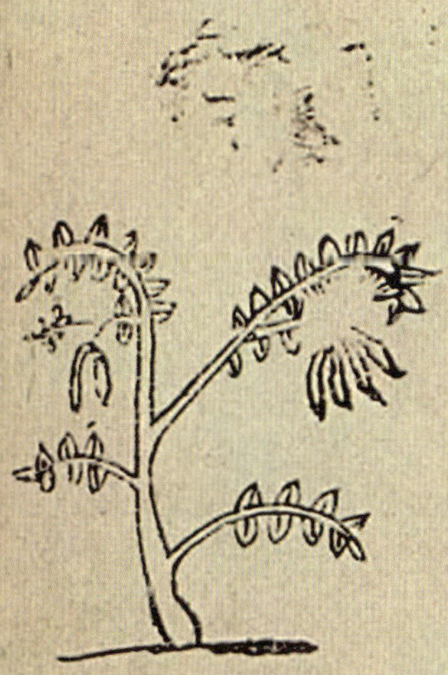

小豆

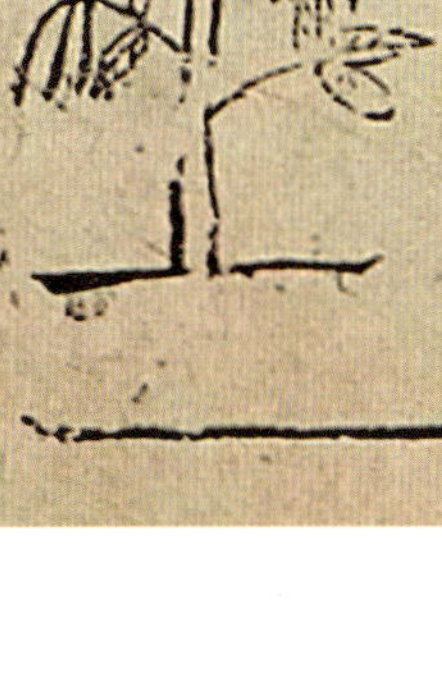

蠶豆

胡豆

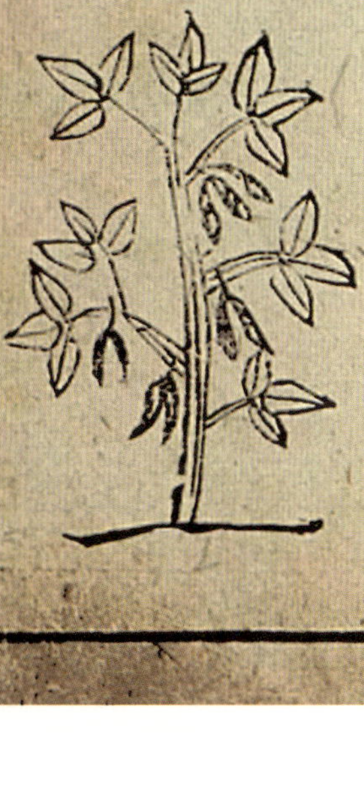

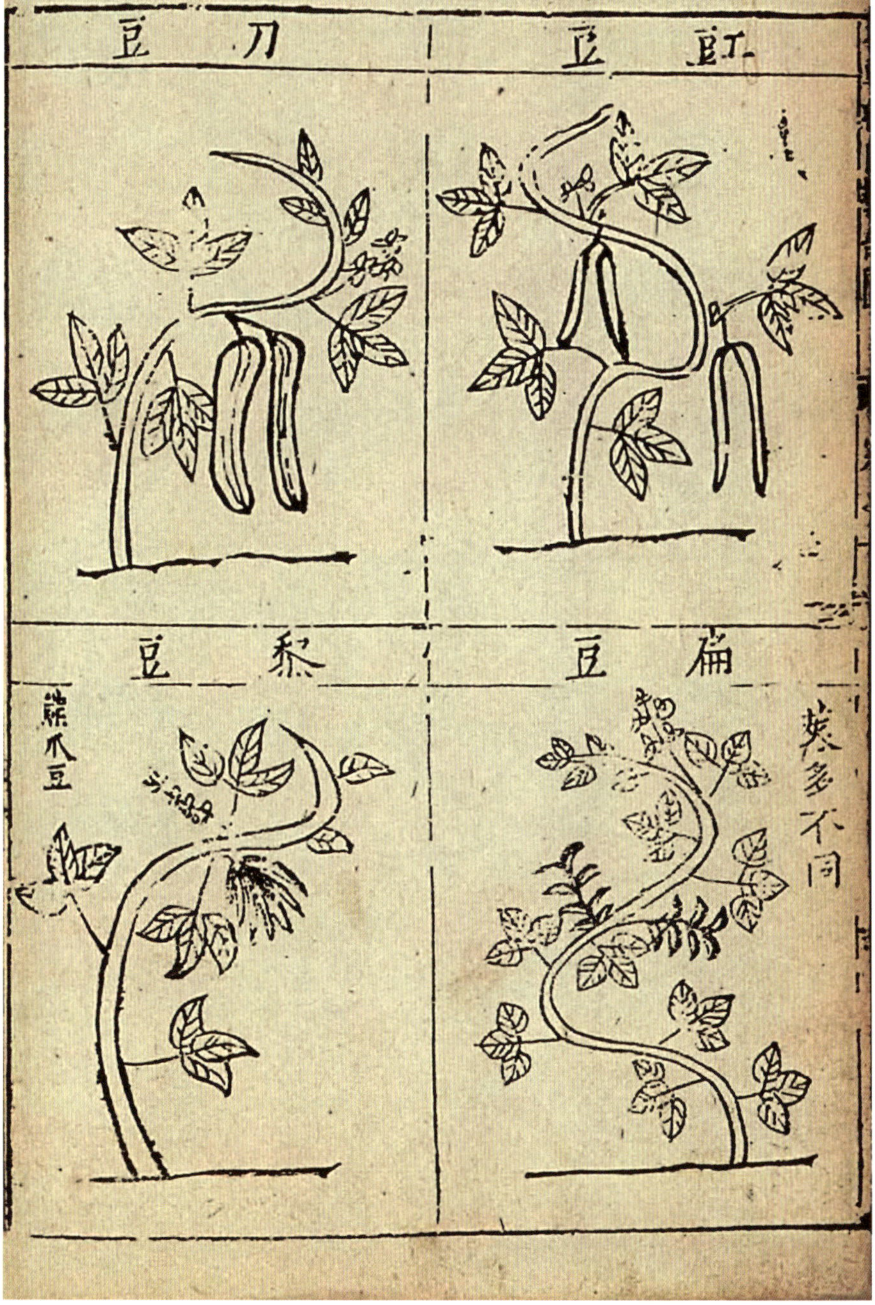
豇豆
刀豆
扁豆
莢多不同
黎豆
貍爪豆

菜部葷辛類附圖

韭

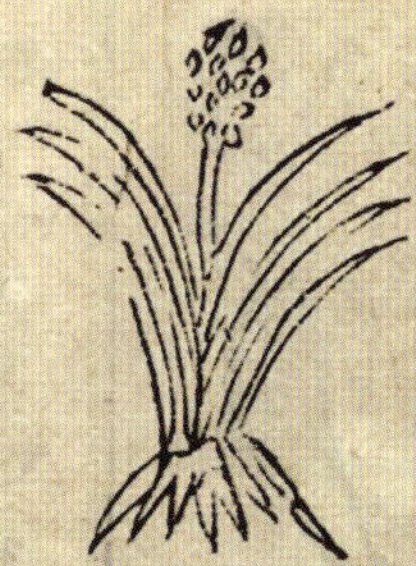

胡葱（回回葱）

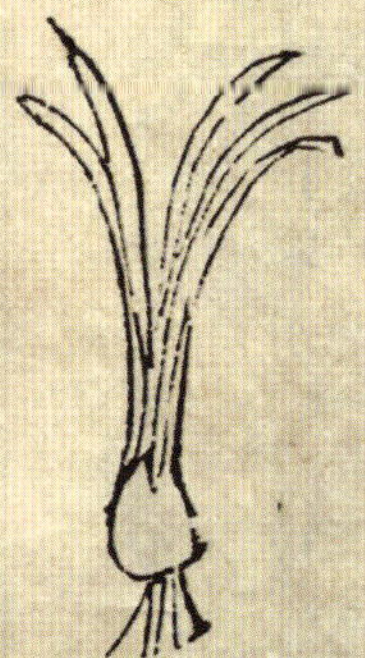

葫蒜（大蒜）

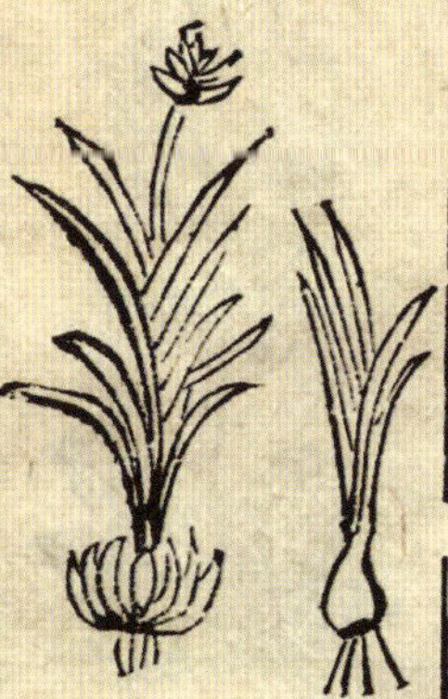

葱（樓葱）

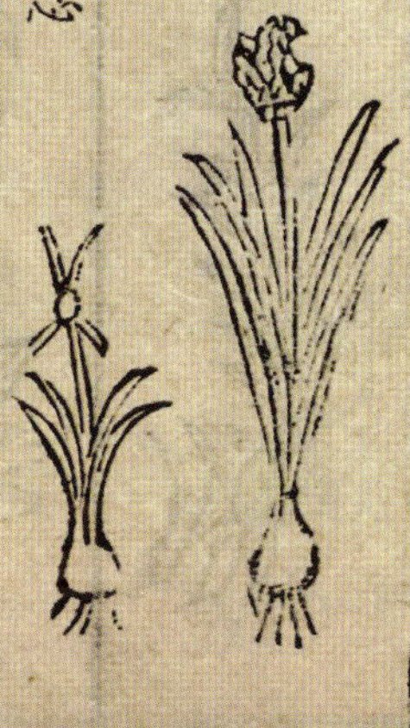

薤（藠）

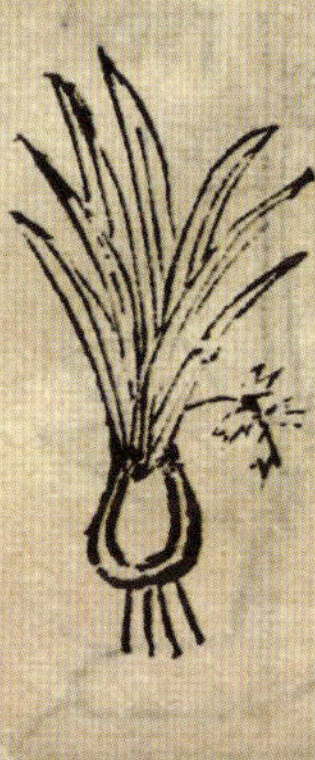

蕓薹

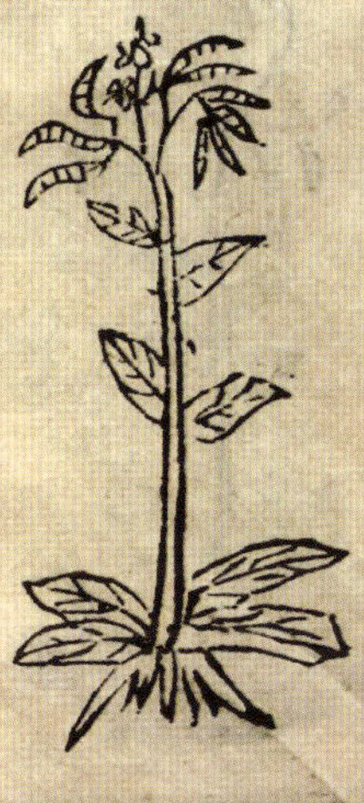

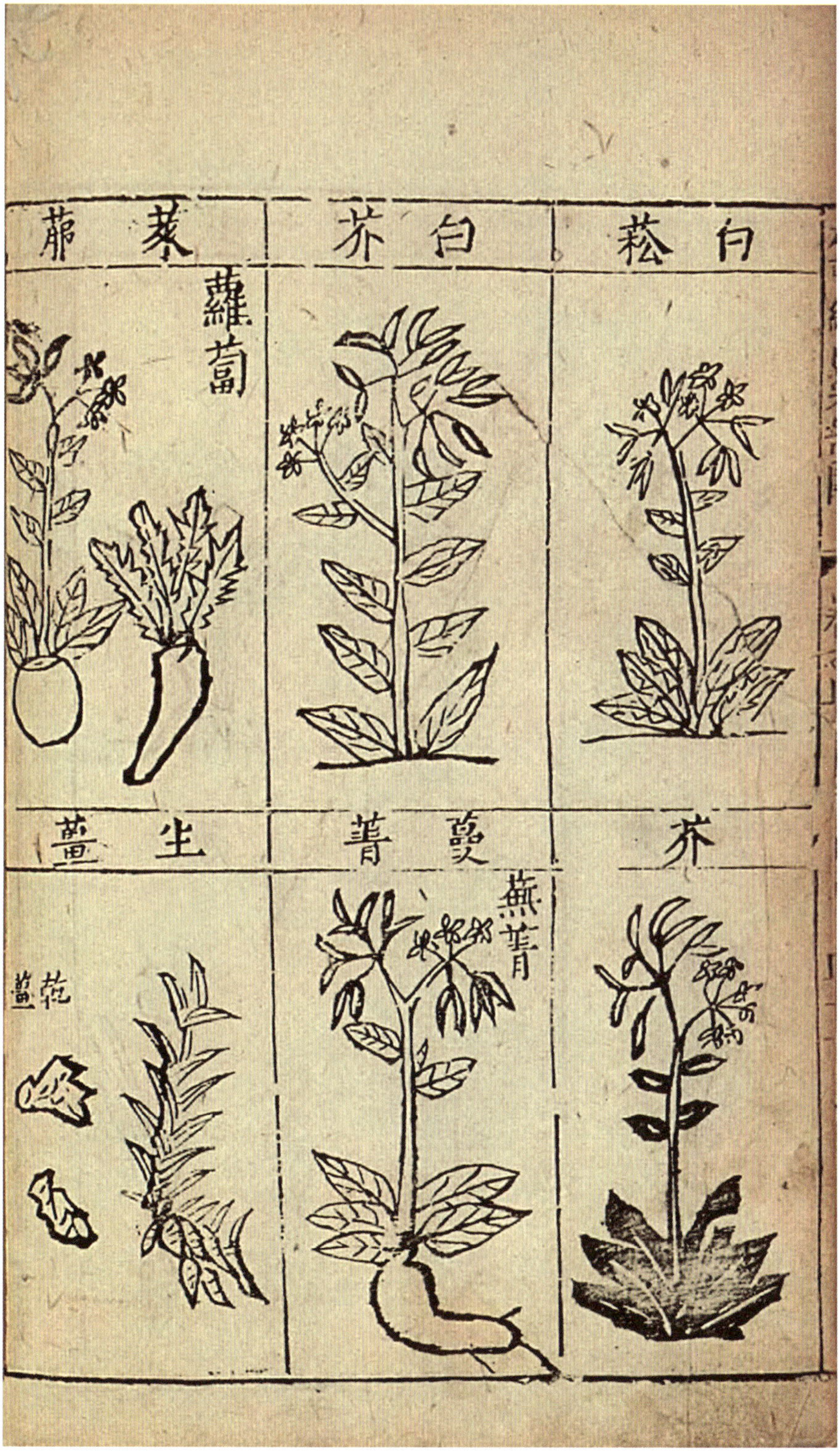
白菘
白芥
萊菔
蘿蔔
芥
蔓菁
蕪菁
生薑
乾薑

同蒿

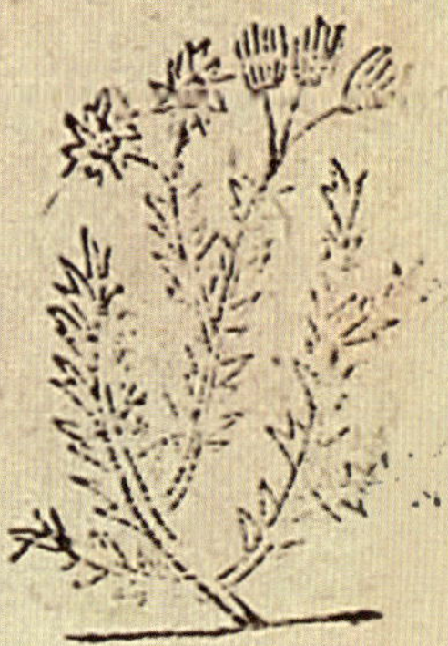

胡荽

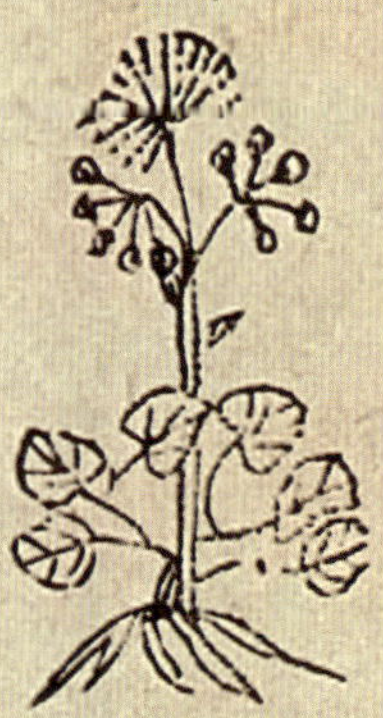

水斳

芹

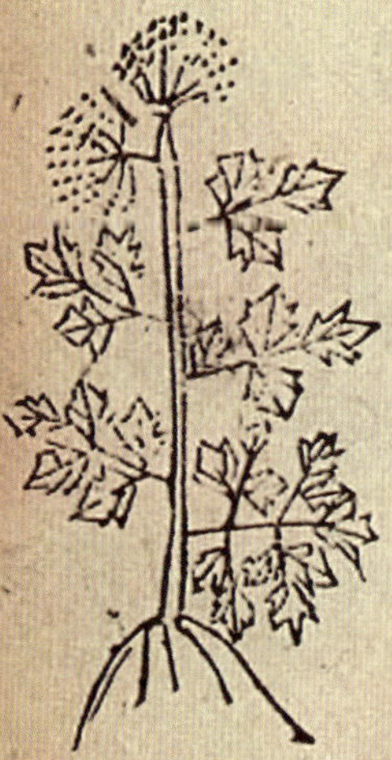

邪蒿

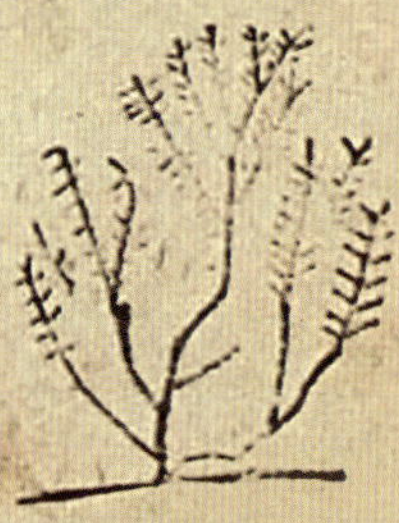

胡蘿蔔

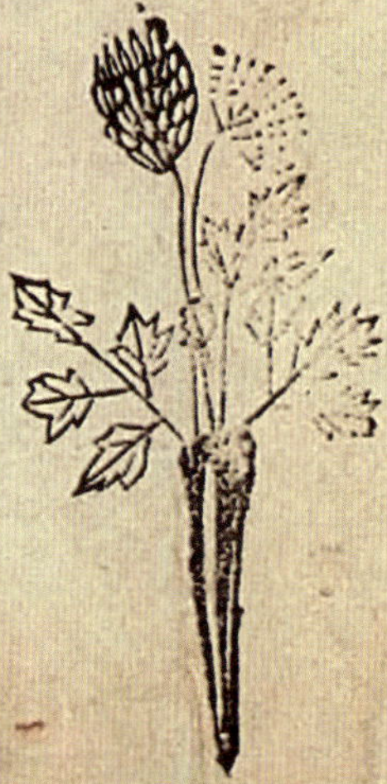

紫堇

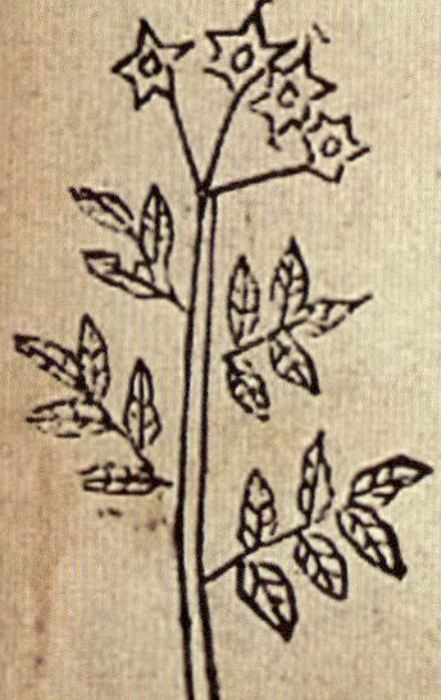

馬蘄

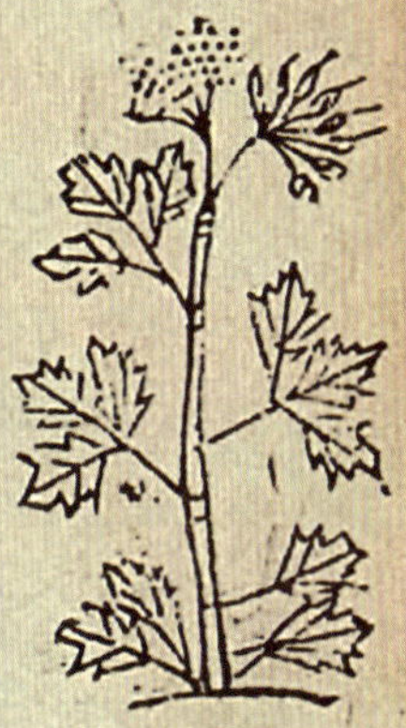

蒔蘿

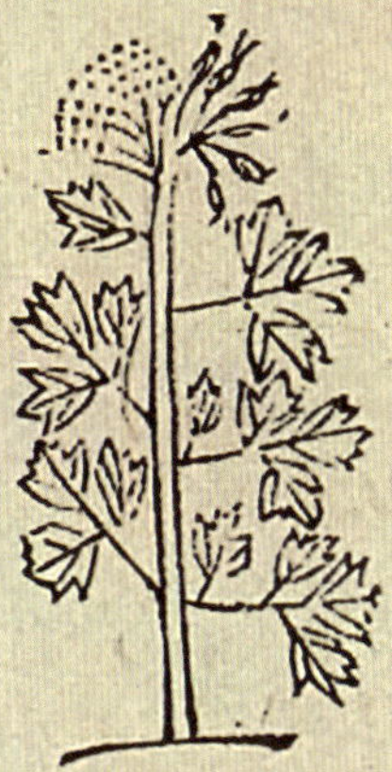

白花菜

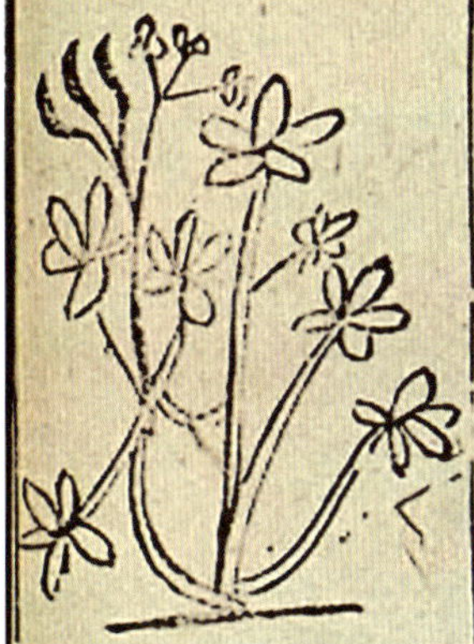

蘹香

茴香

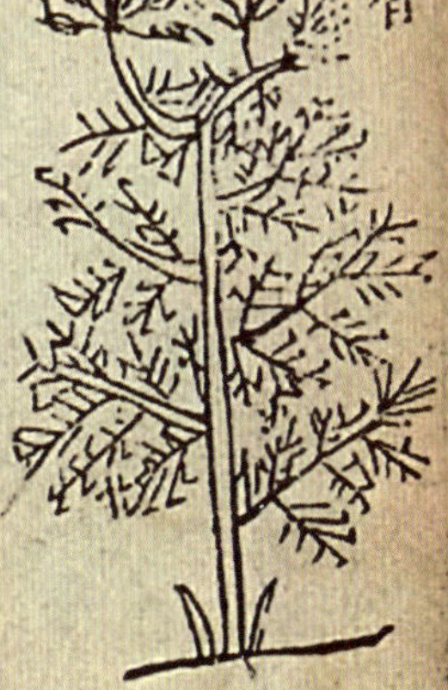

羅勒

蘭香

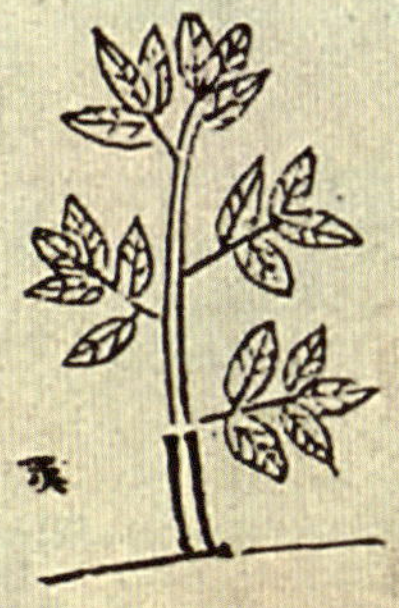

蔊菜

辣米菜

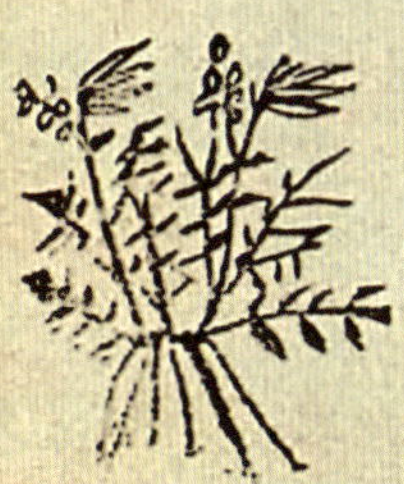

菜部柔滑類附圖

波稜

赤根菜

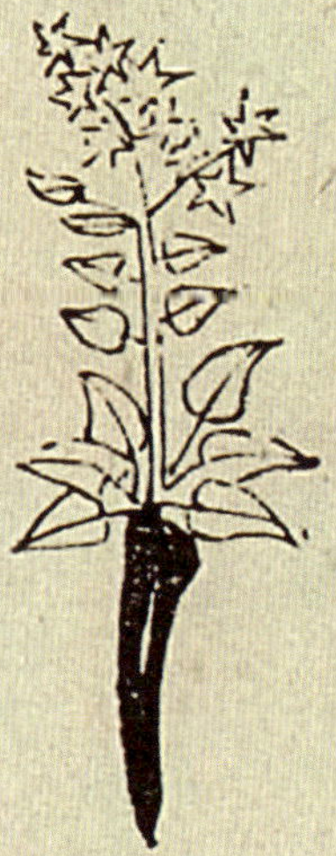

菾菜

莙薘

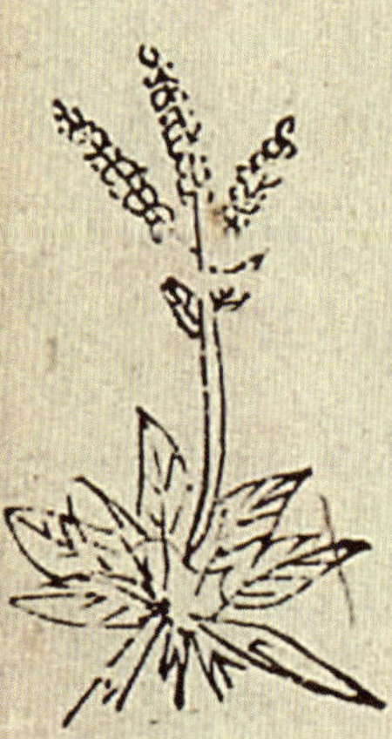

蕹菜

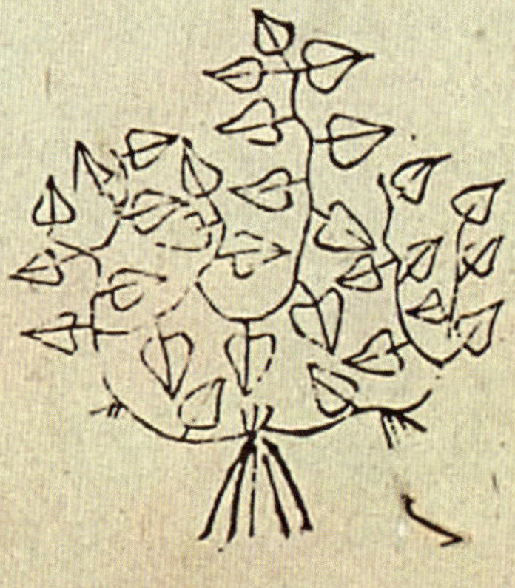

薺菜

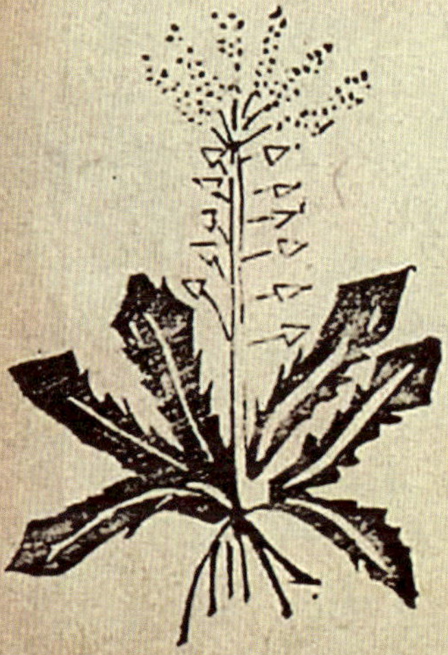

繁縷

鵞腸

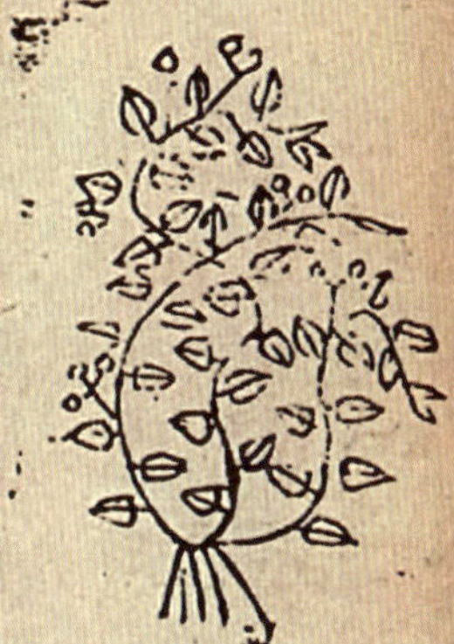

苜蓿

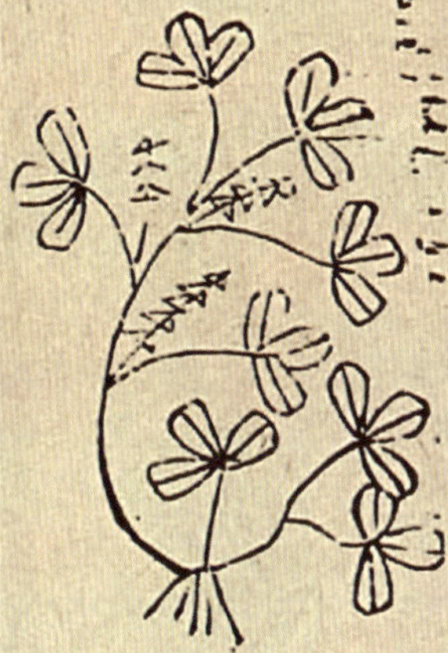

野莧

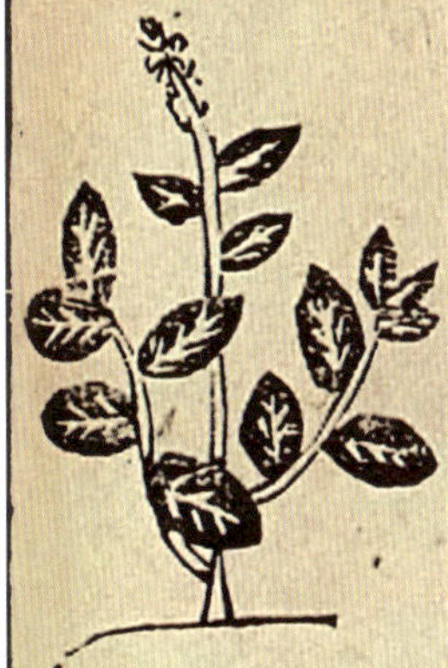

鷄腸

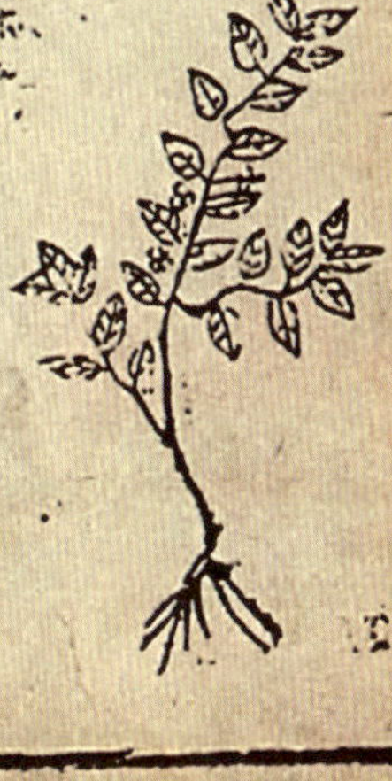

莧

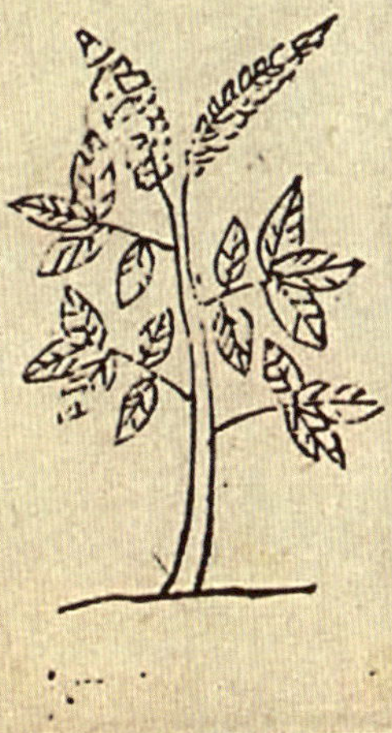

馬齒莧

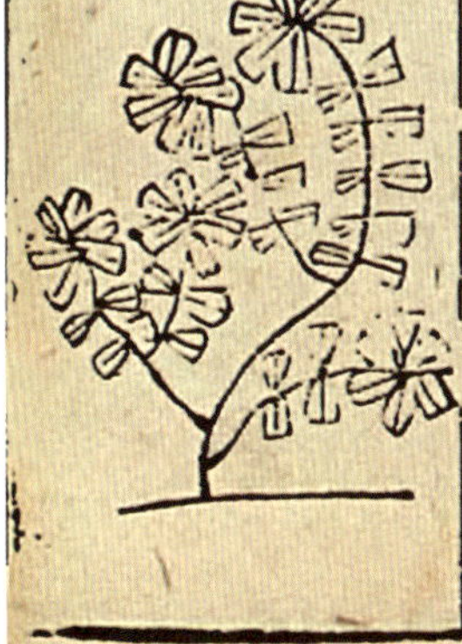

苦蕒

白苣同

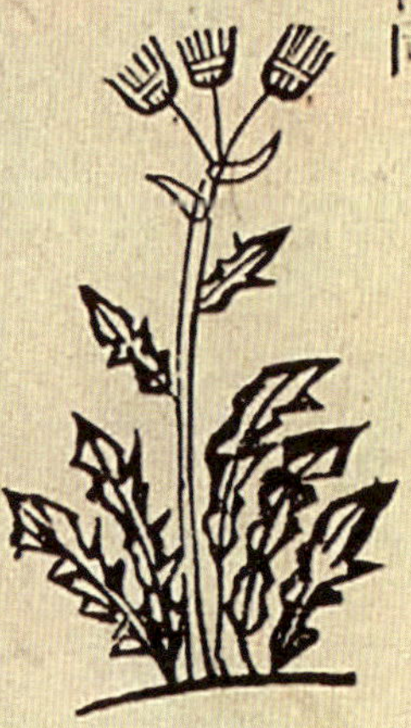

水苦蕒

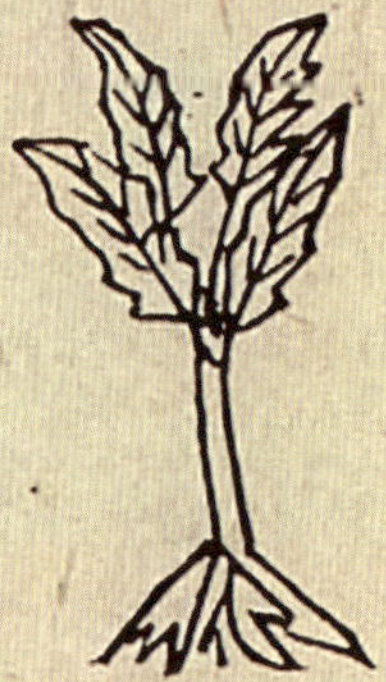

蒲公英

地丁

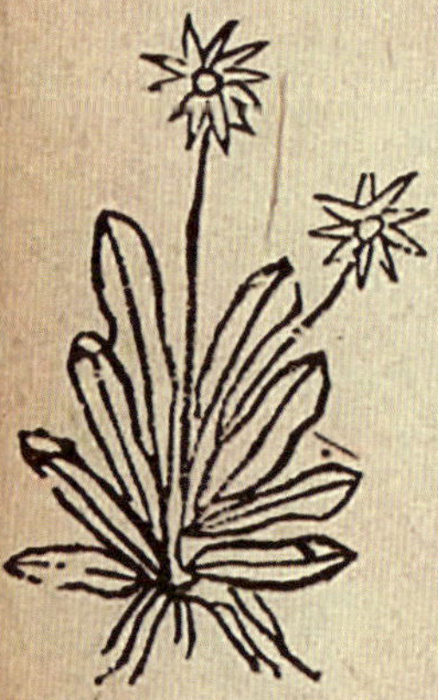

萵苣

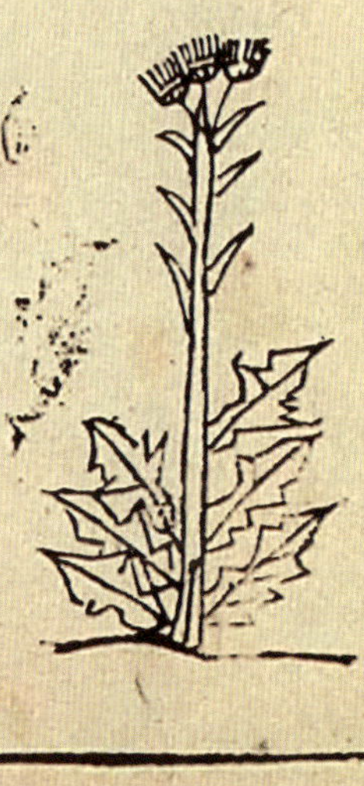

翻白草

雞腿

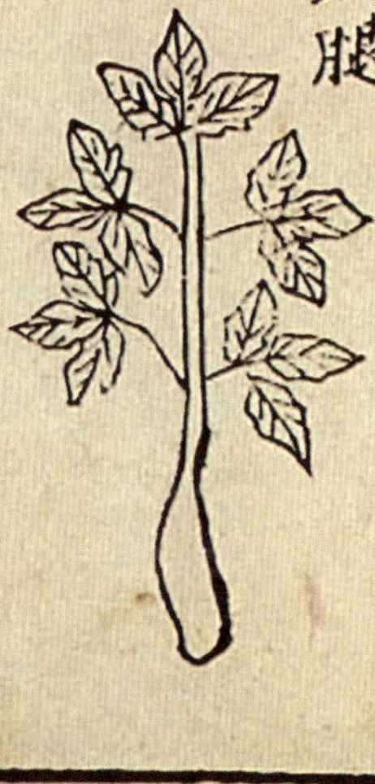

黃瓜菜

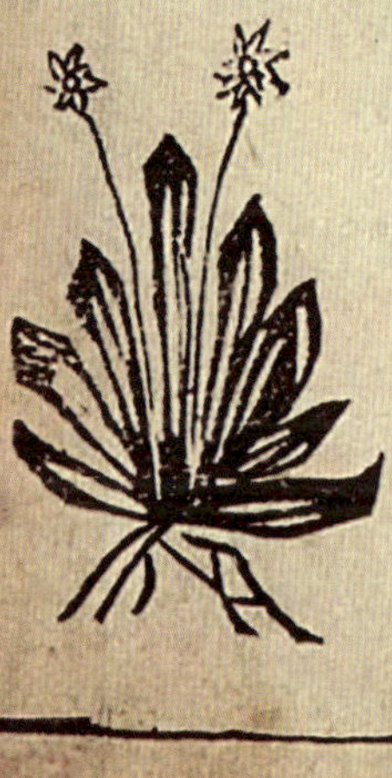

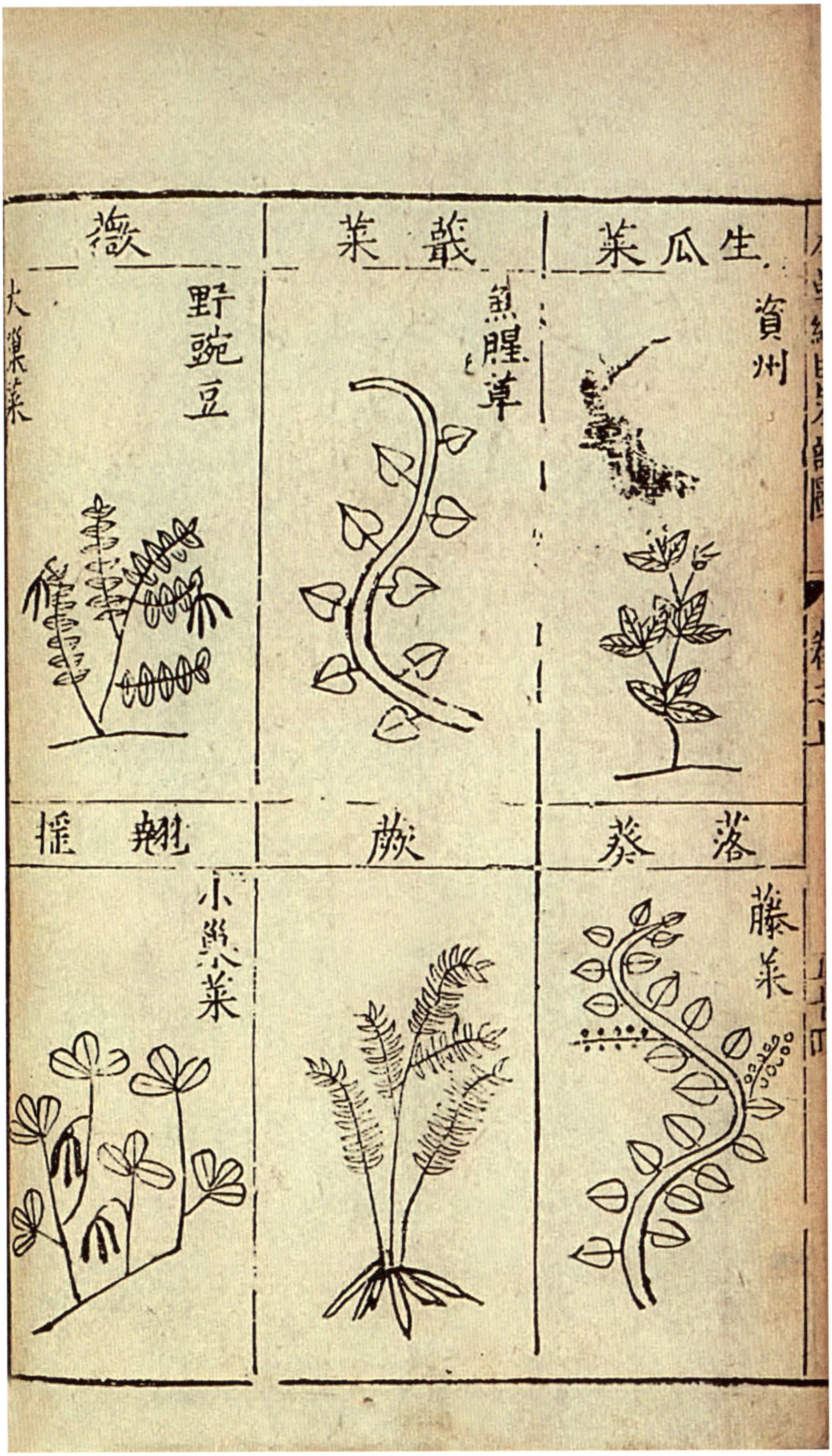
生瓜菜
資州
蕺菜
魚腥草
薇
野豌豆
大巢菜
落葵
藤菜
蕨
翹搖
小巢菜

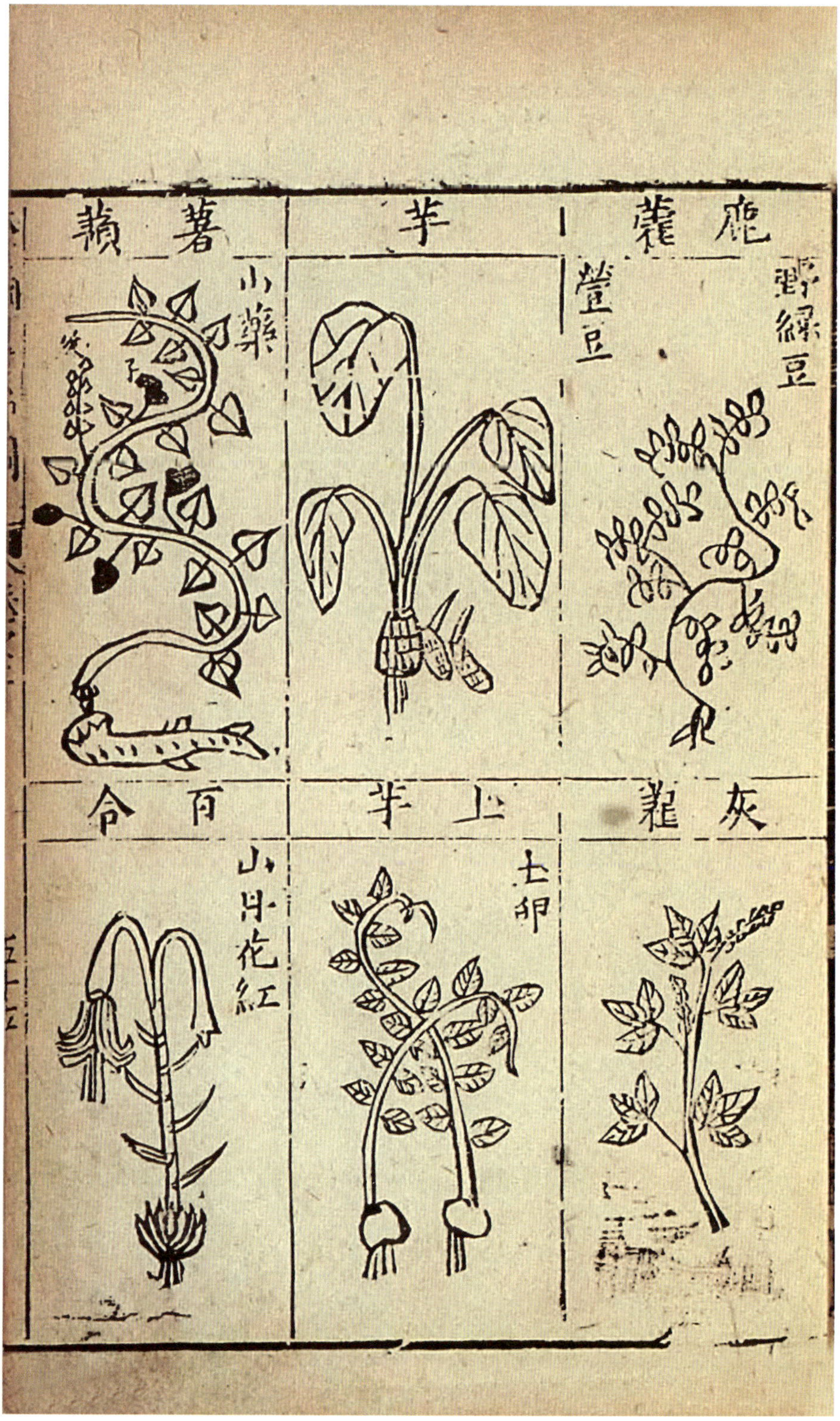
鹿藿
野綠豆
營豆
芋
薯蕷
小藥
灰藋
土芋
土卵
百合
山丹花紅

卷丹

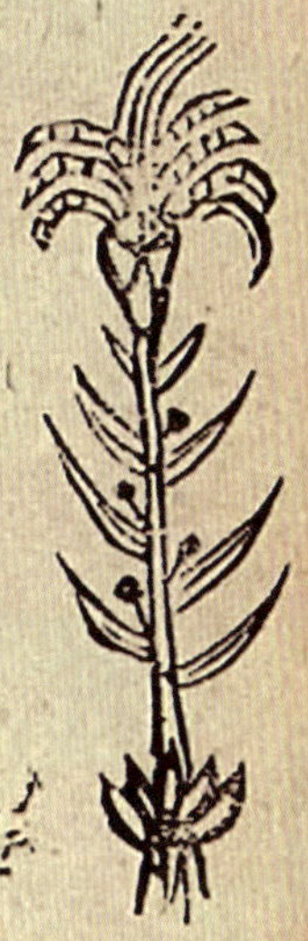

草石蠶

甘露子

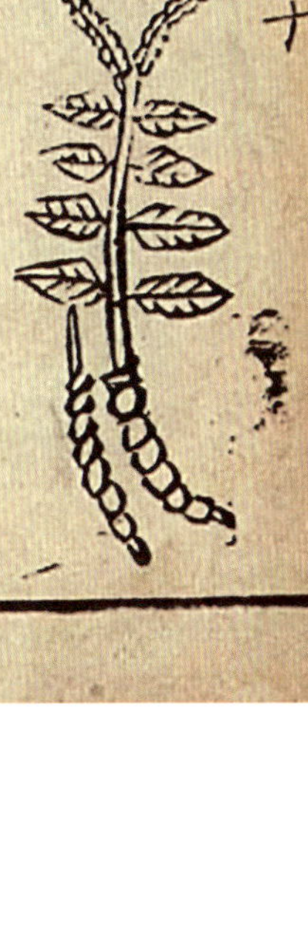

菜部蓏菜類附圖

茄

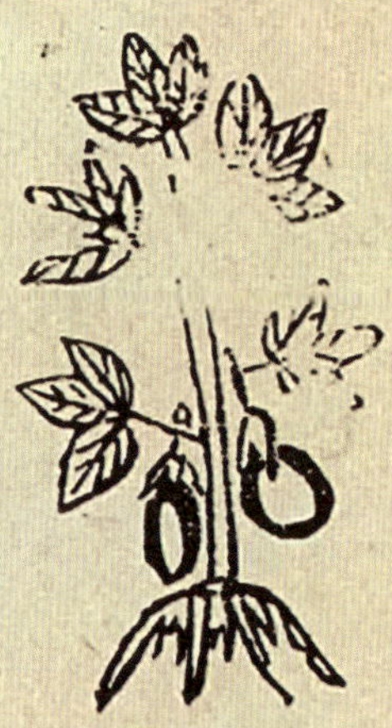

諸壺

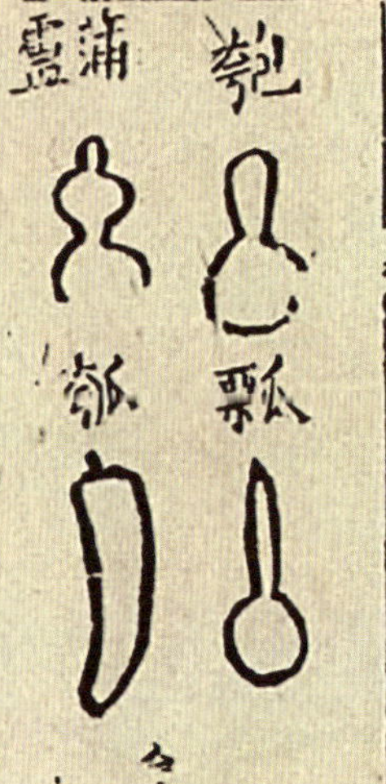

南瓜

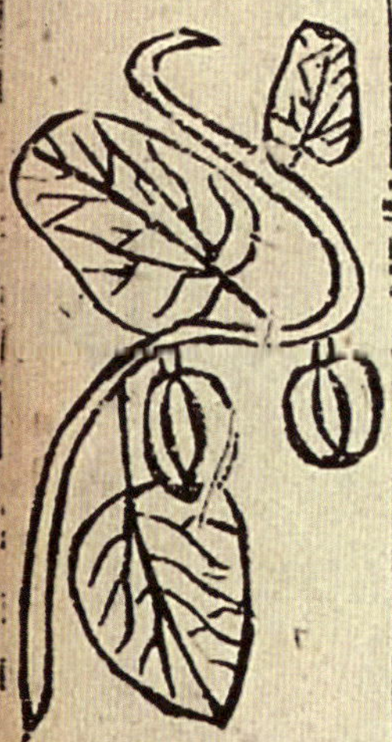

壺盧

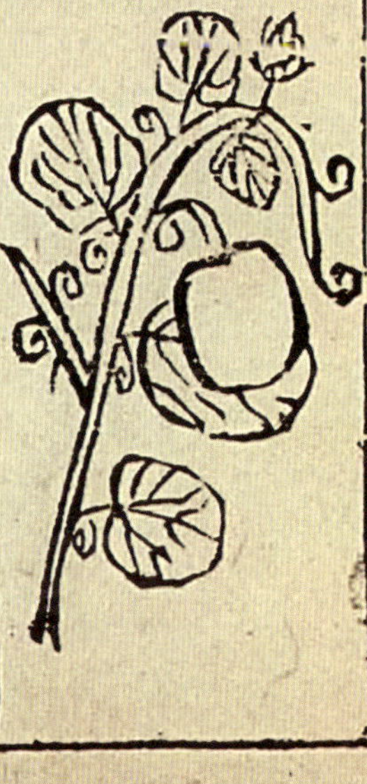

香瓜

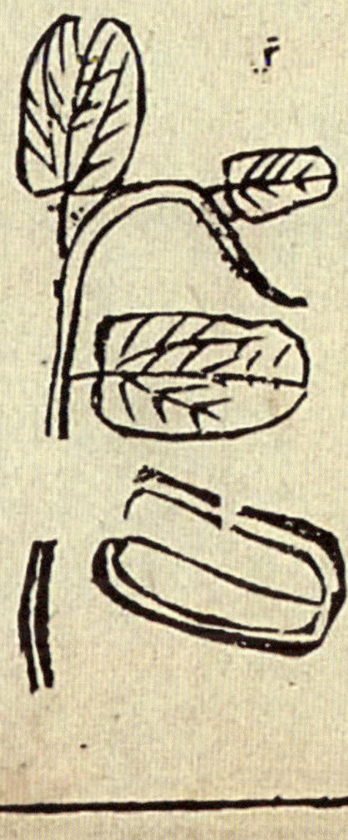

越瓜

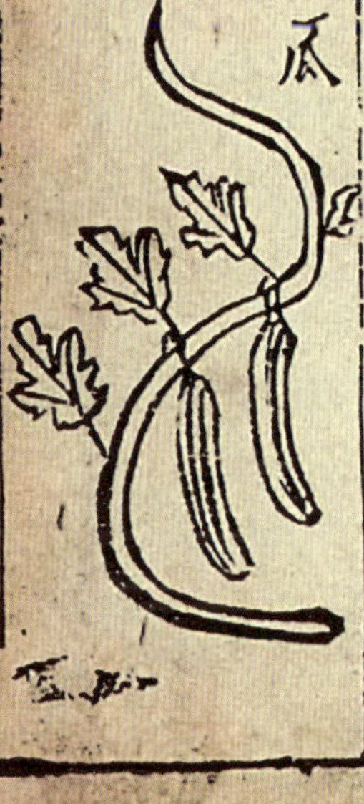

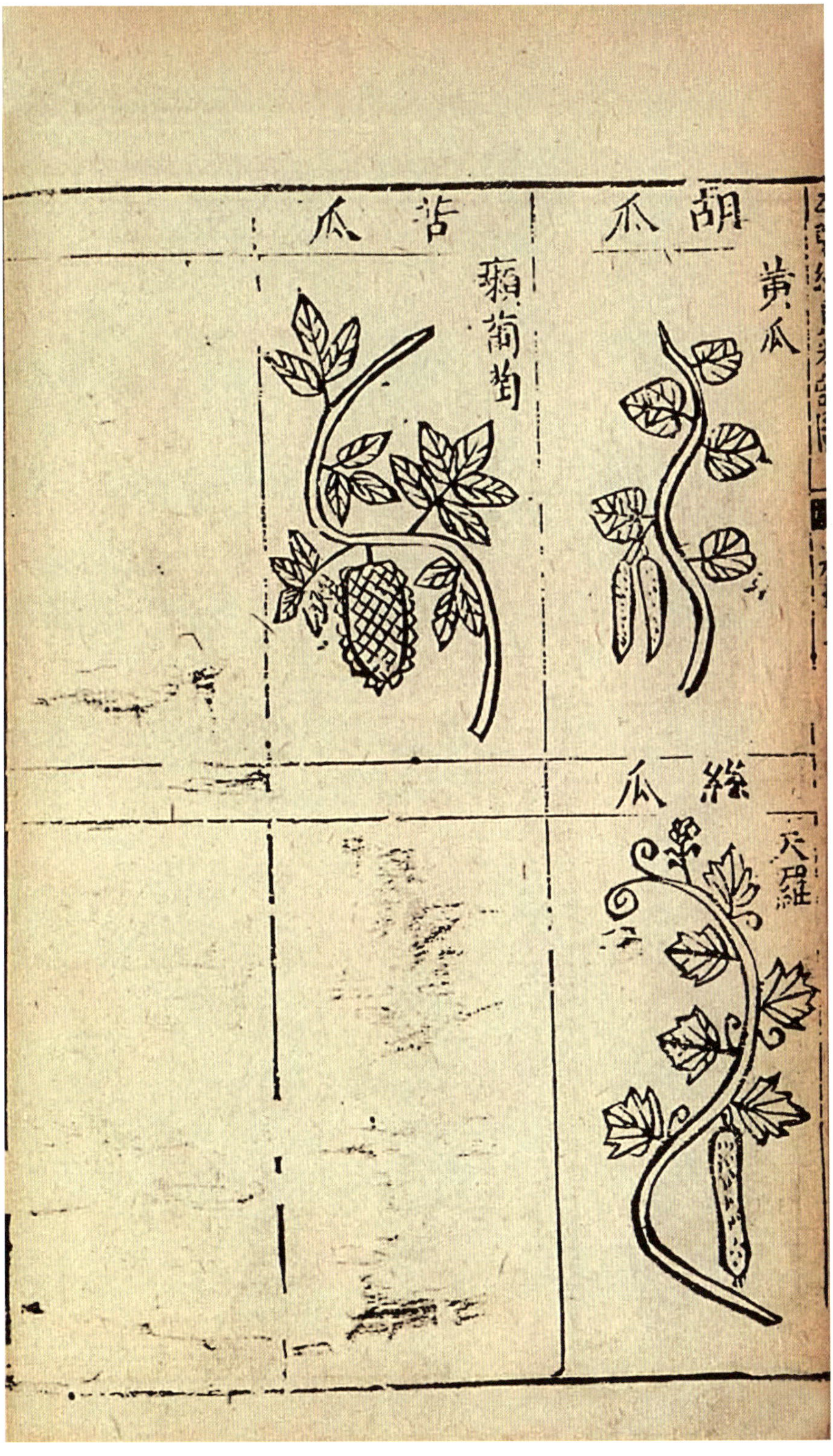
胡瓜
黄瓜
苦瓜
癩葡萄
絲瓜
天羅

水菜類附圖

紫菜

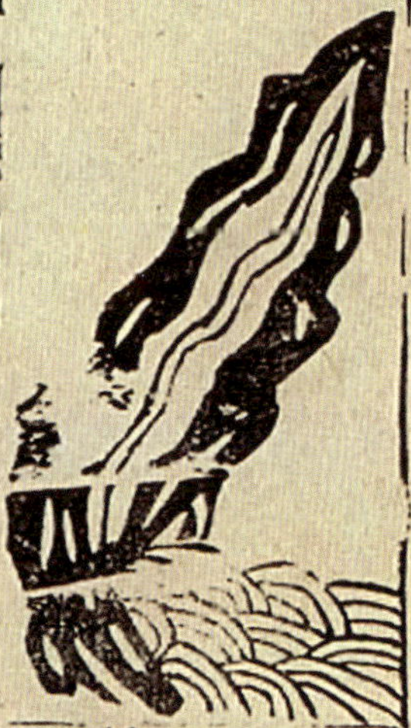

石花菜

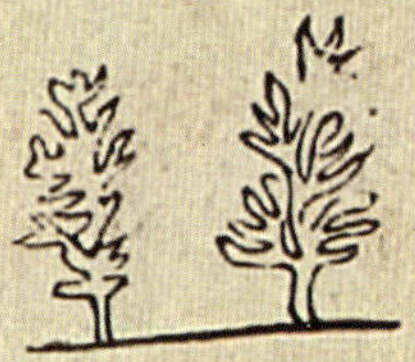

龍鬚菜

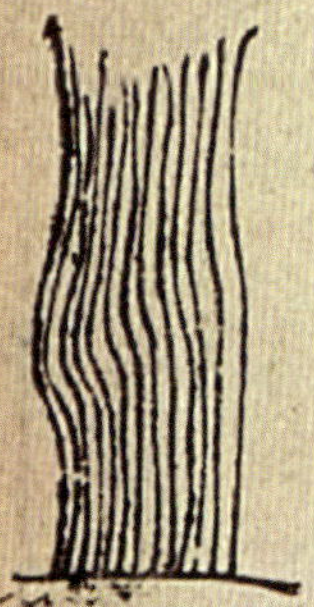

石蓴

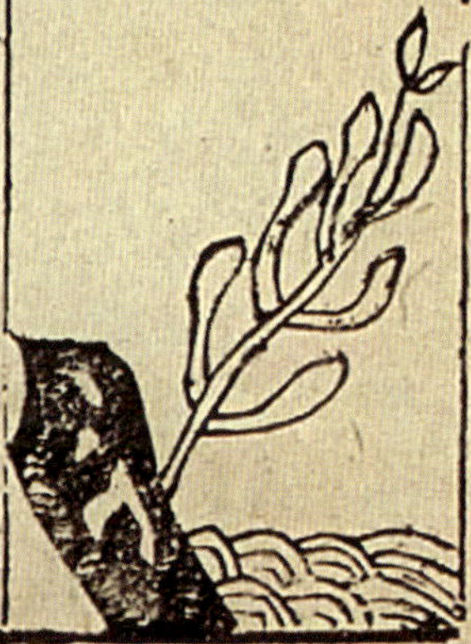

鹿角菜

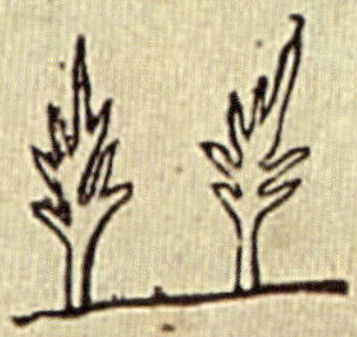

芝栭類附圖

諸芝

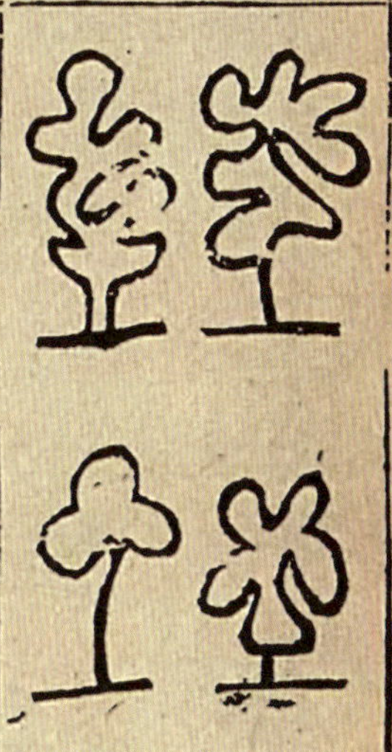

香蕈

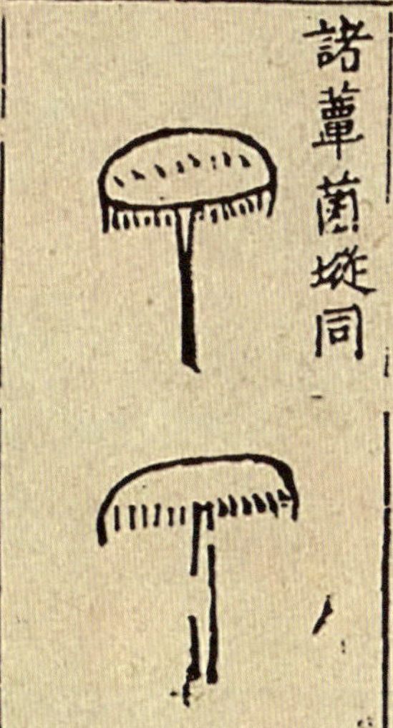

竹蓐

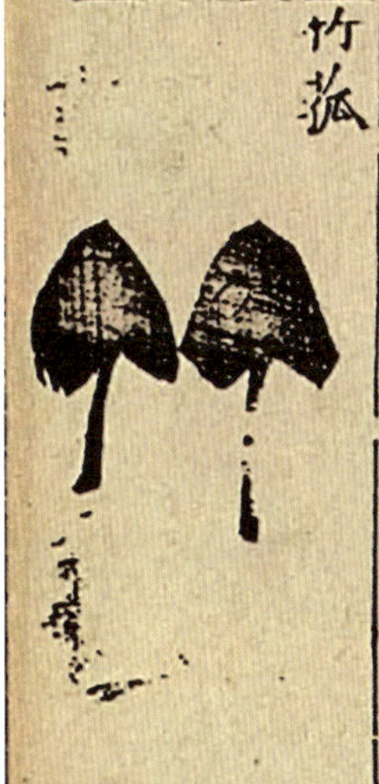

木耳

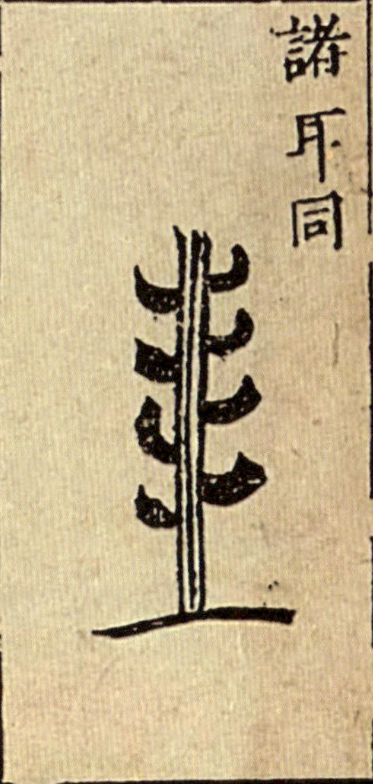

蘑菰蕈

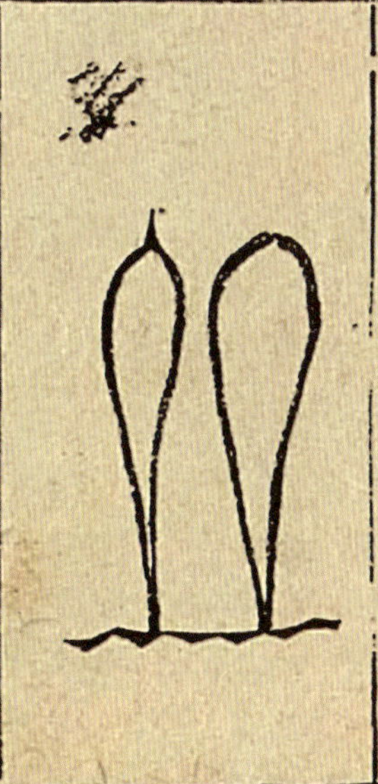

石耳

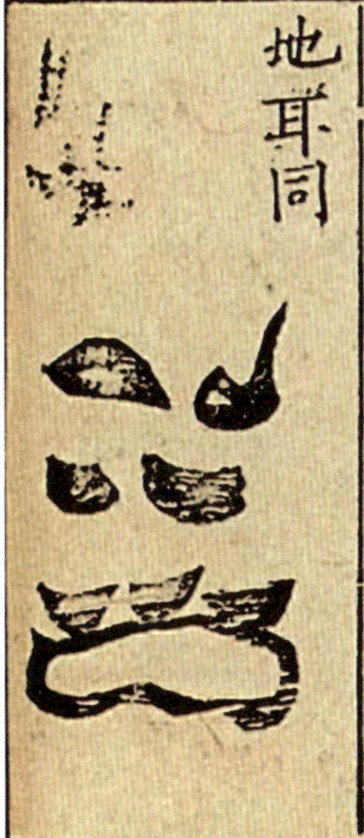

本草綱目附圖卷之下

階文林郎蓬溪知縣男李建中輯
州學生男李建木圖
州學生孫李樹聲校

果部五果類附圖

李

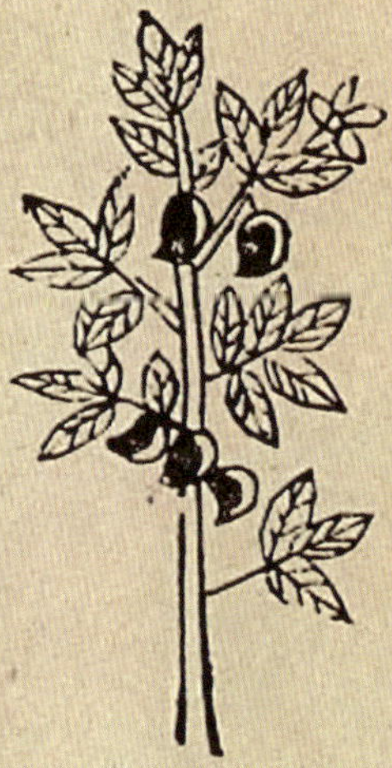

杏

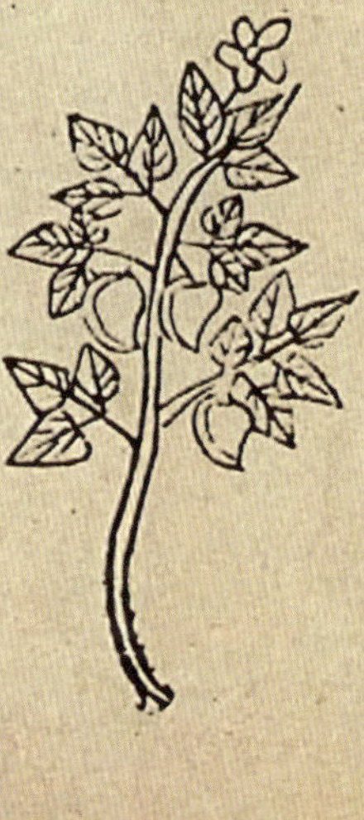

巴旦杏

西域

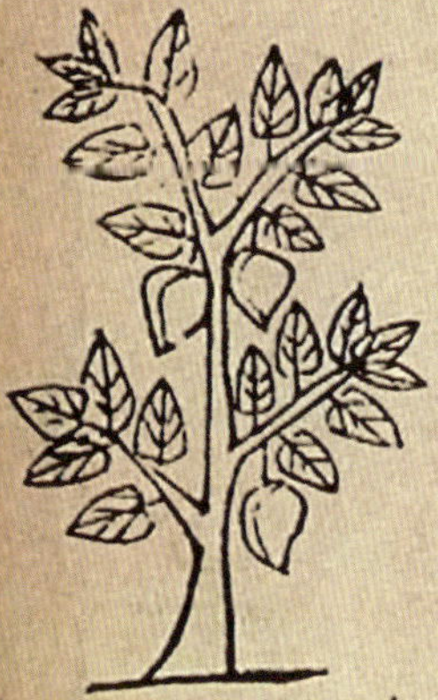

梅

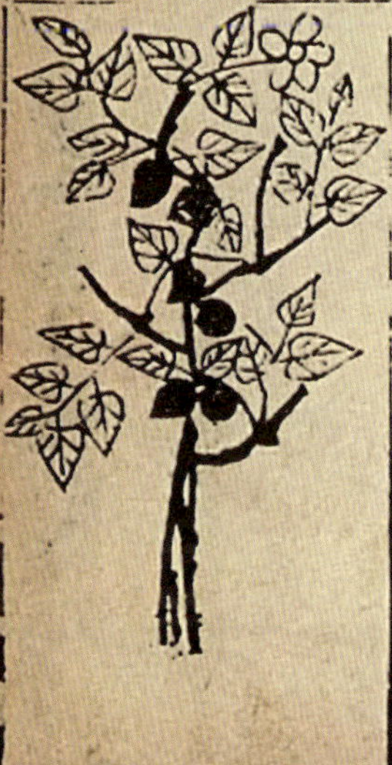

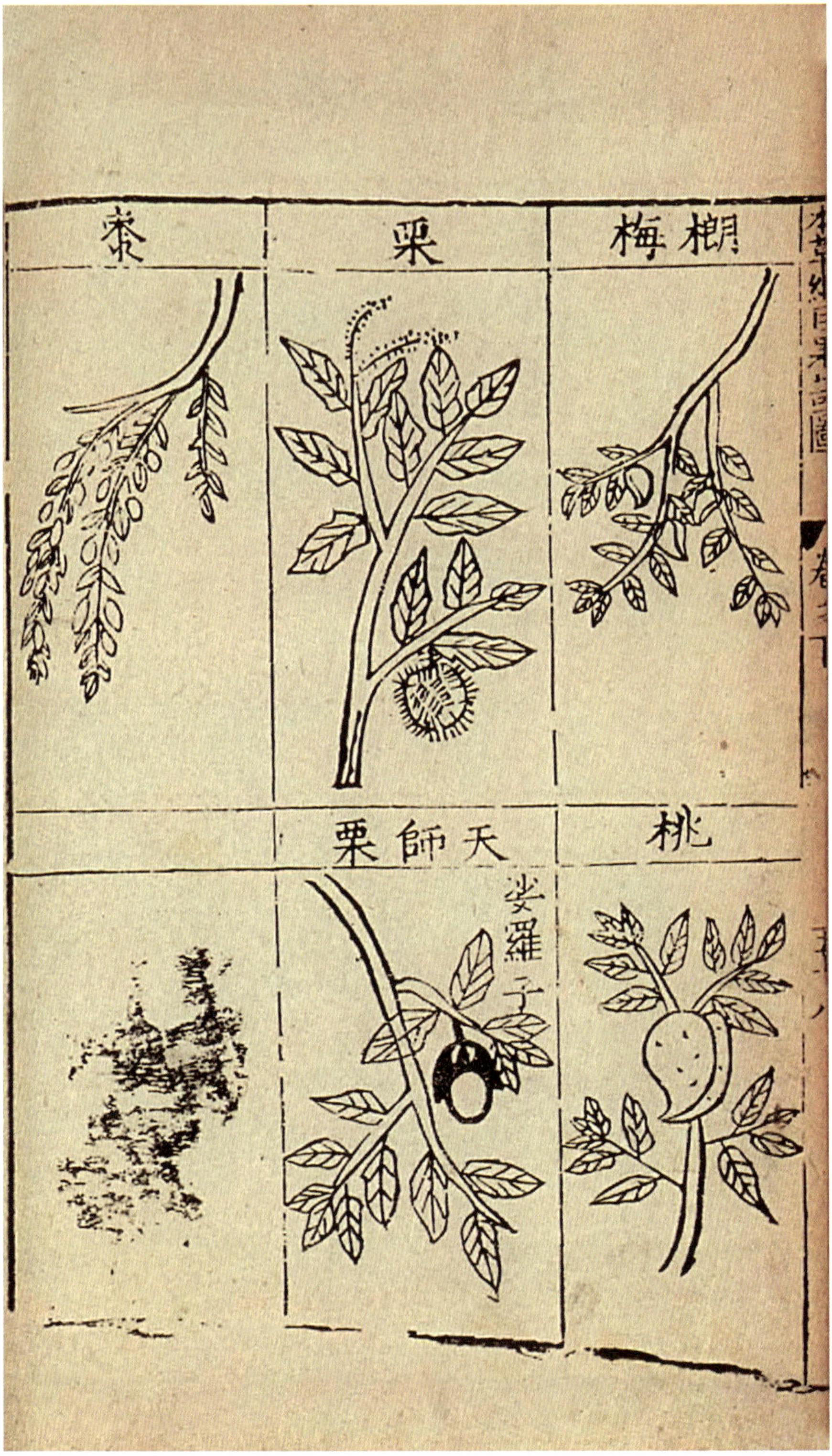
榔梅
栗
茶
桃
天師栗
娑羅子

果部山果類附圖

梨

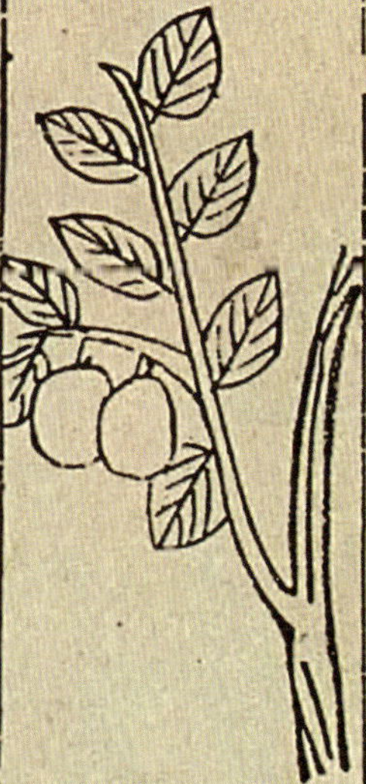

海紅

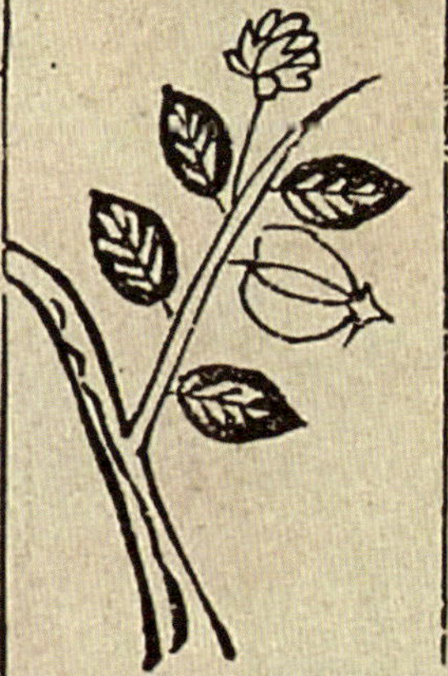

榠樝

樝子同

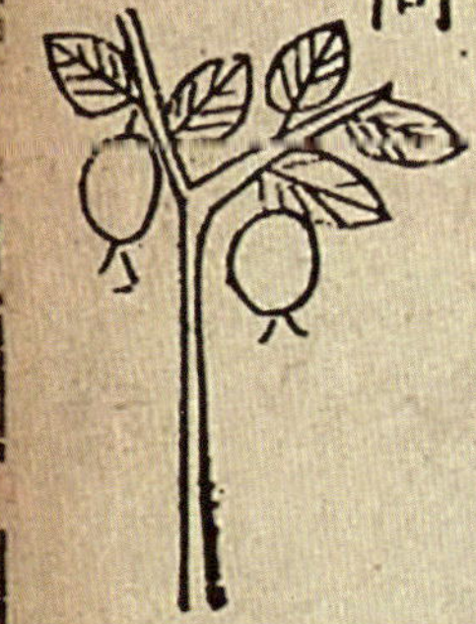

棠梨

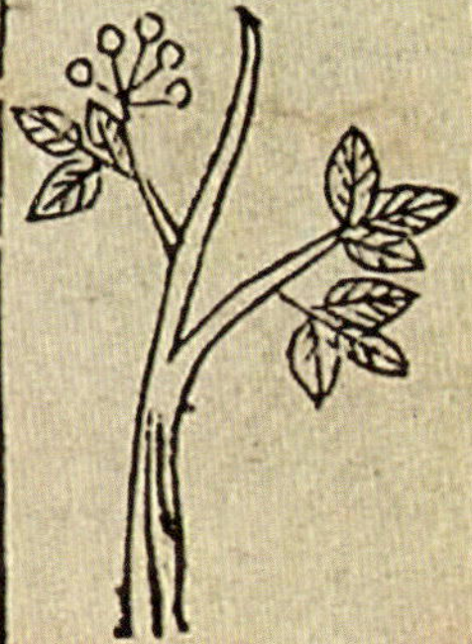

木瓜

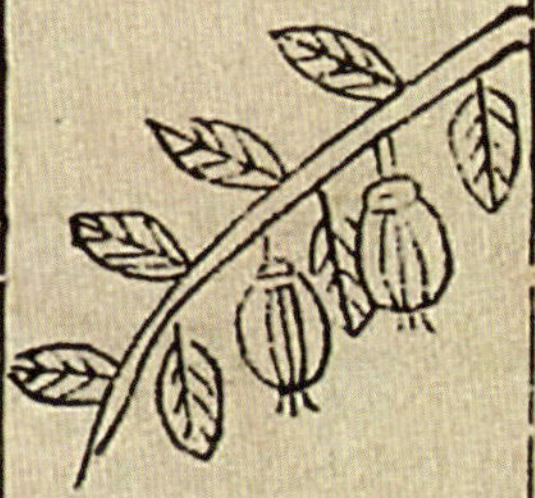

榅桲

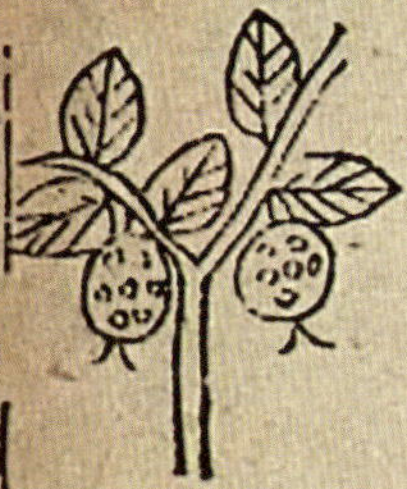

山樝

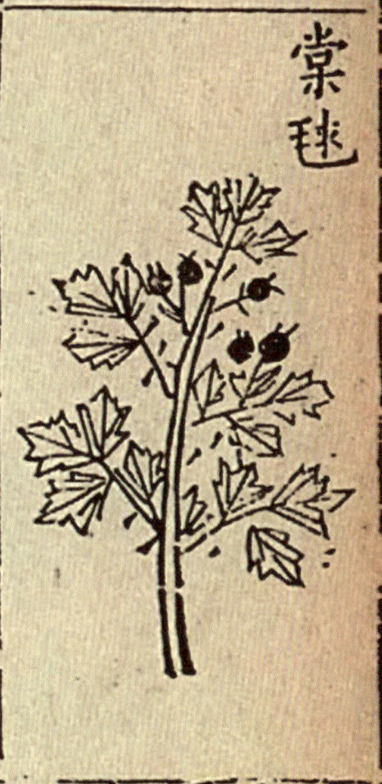

柰 林檎

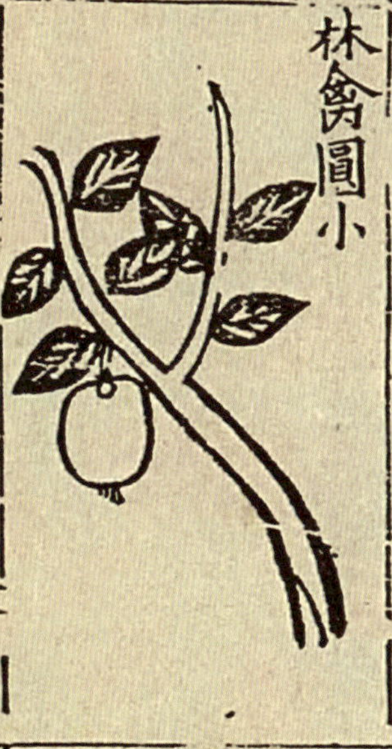

椑柹

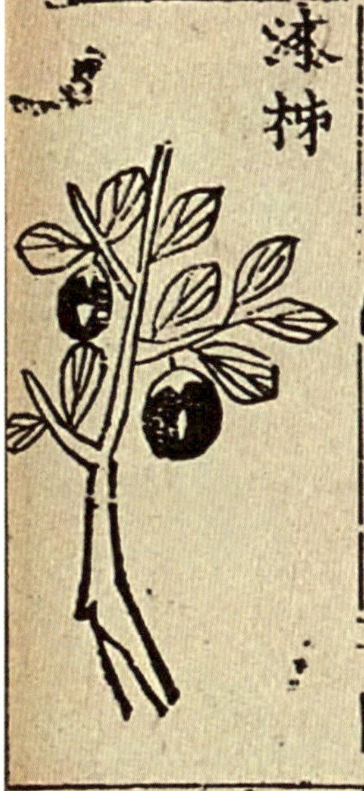

菴羅果

柹

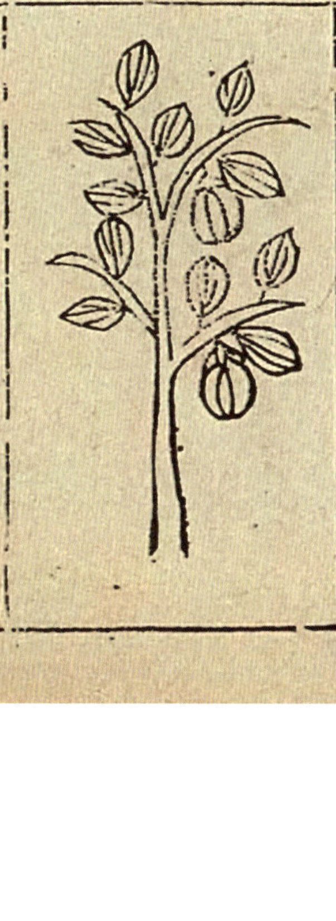

君遷子

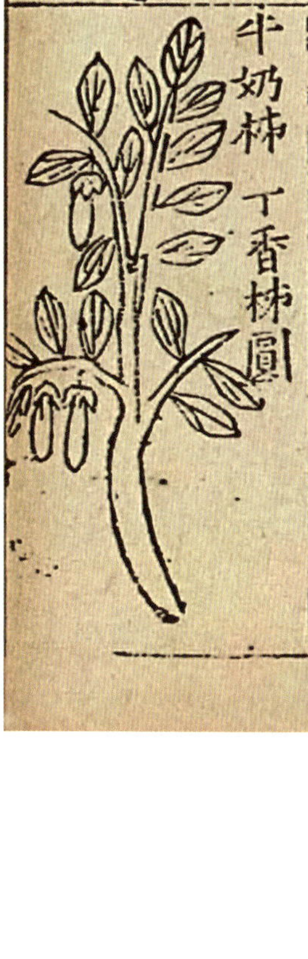

安石榴

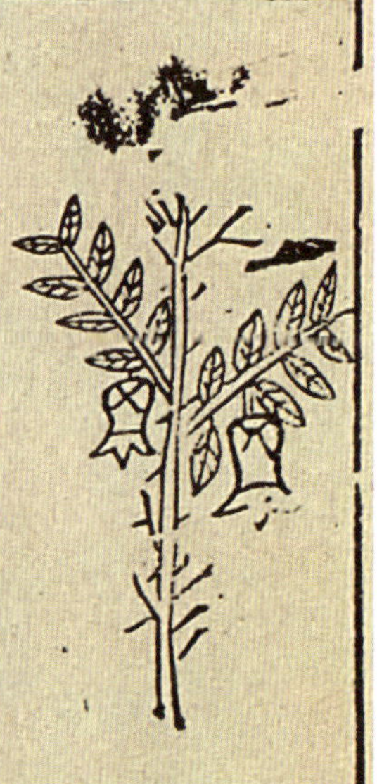

柑

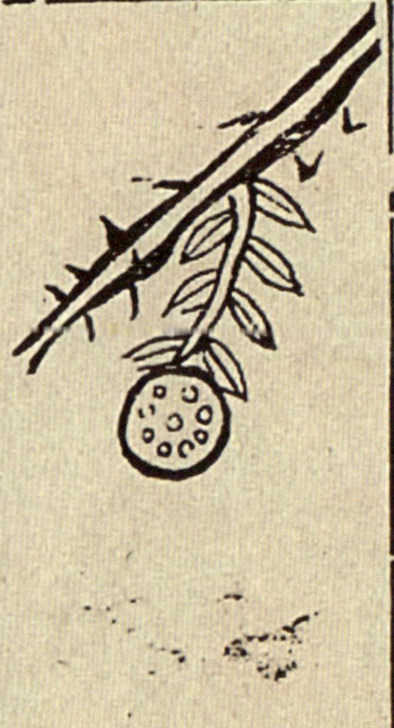

柚

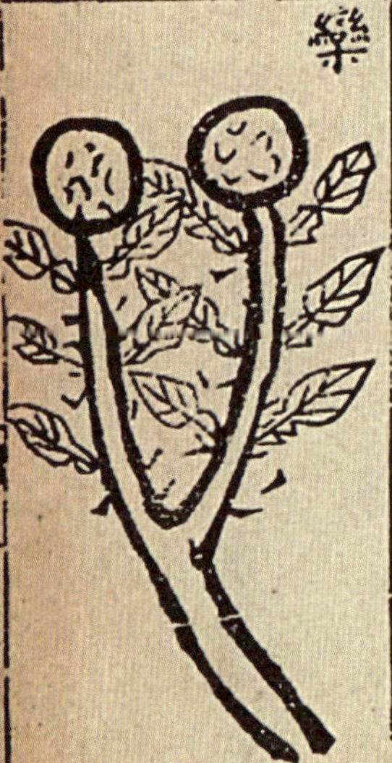

橘

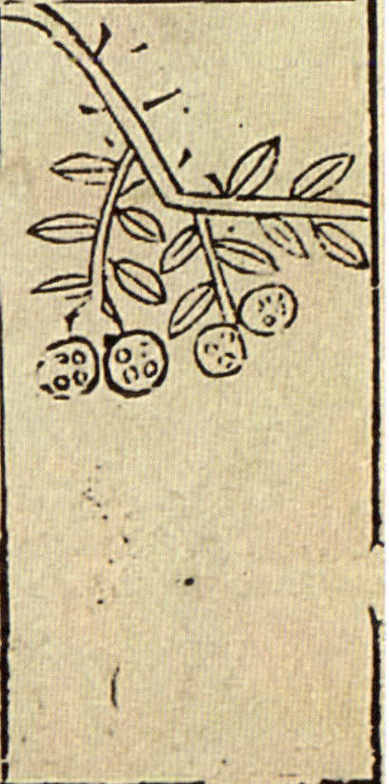

橙

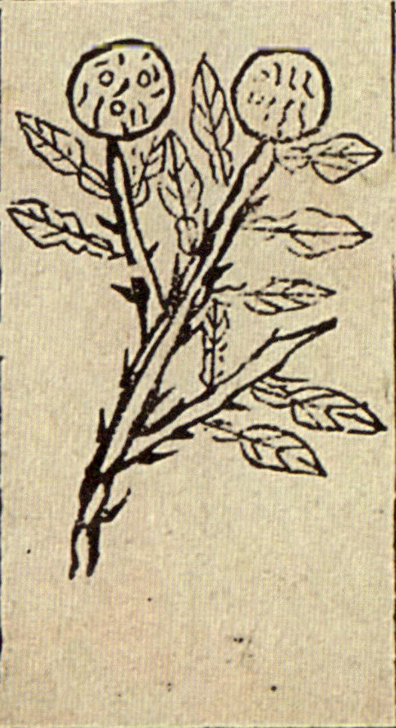

枸櫞

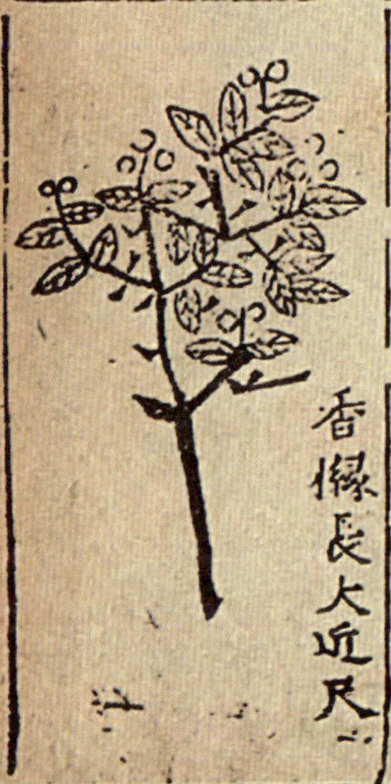

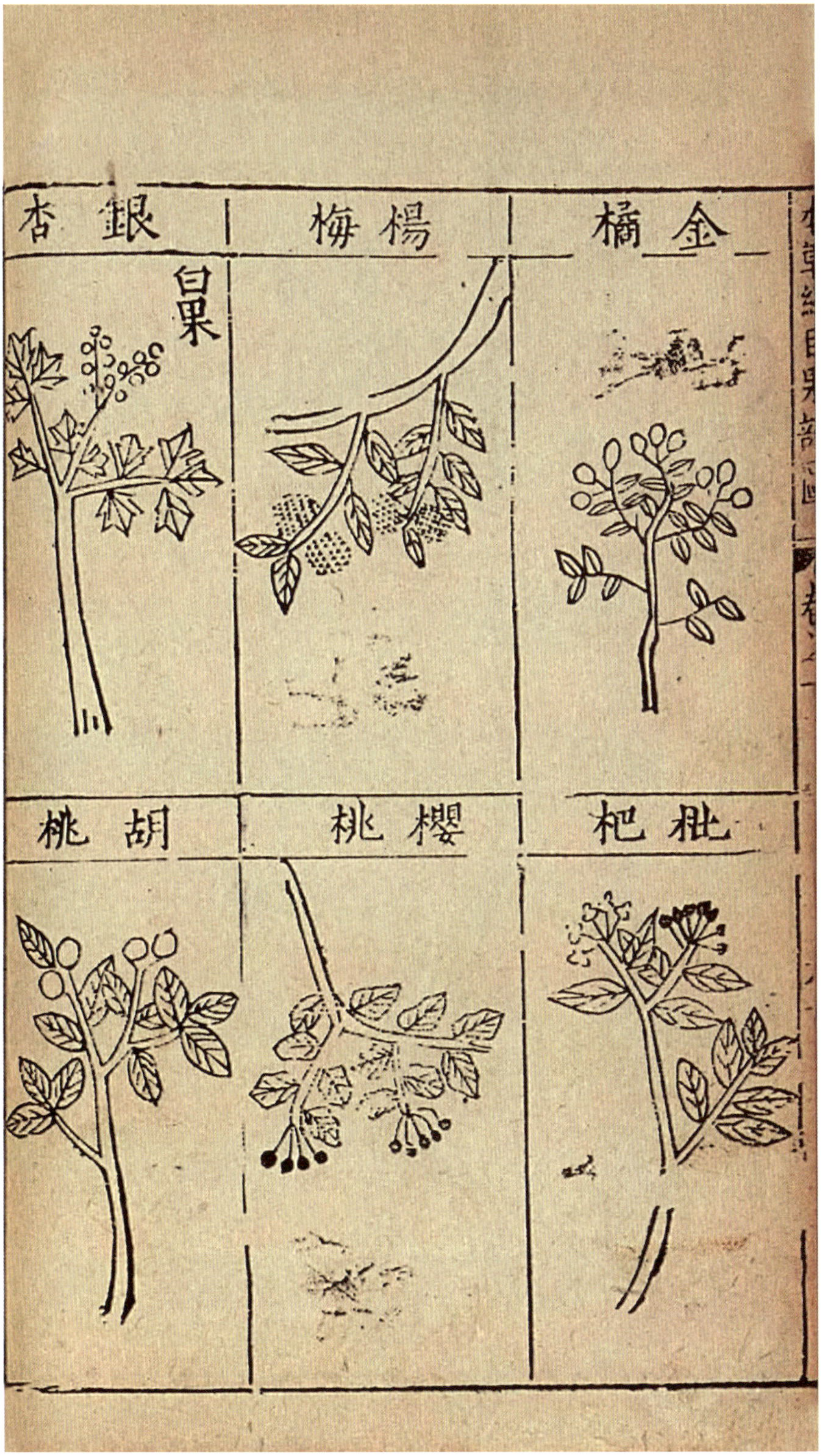
金橘
楊梅
銀杏
白果
枇杷
櫻桃
胡桃

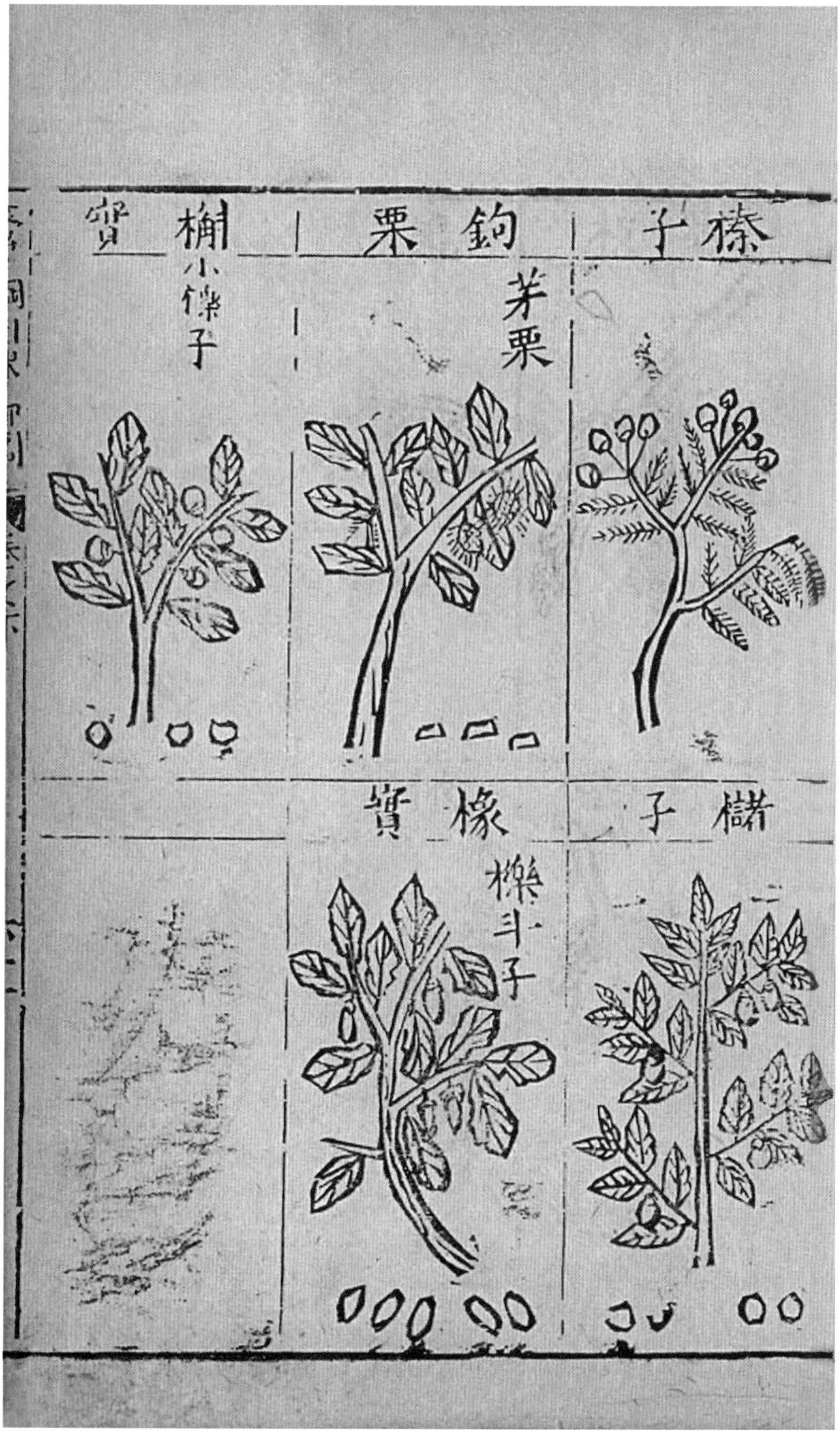
榛子
鉤栗
茅栗
槲實
小橡子
櫧子
橡實
櫟斗子

果部夷果類附圖

荔枝

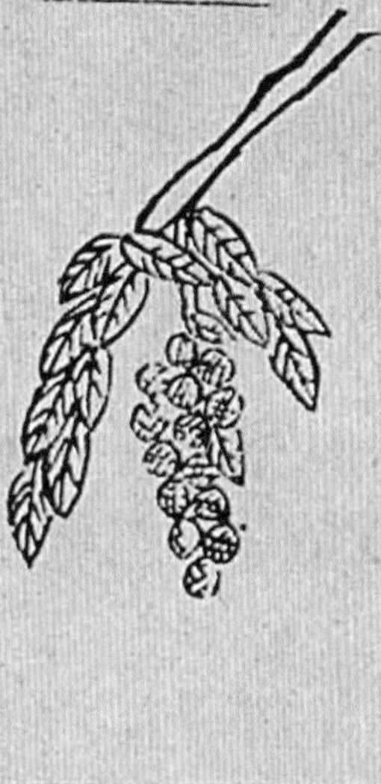

龍荔

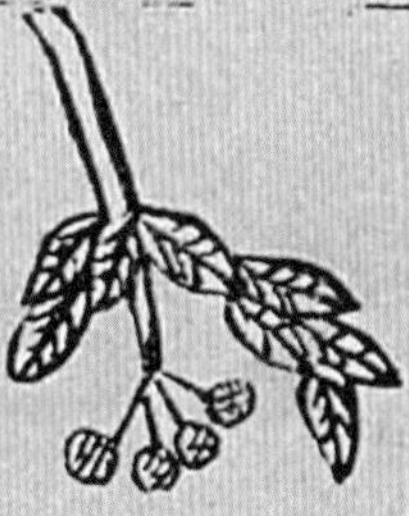

龍眼

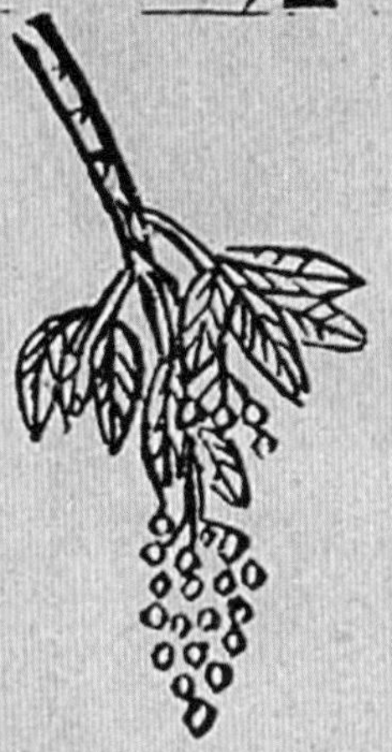

橄欖

木威子同

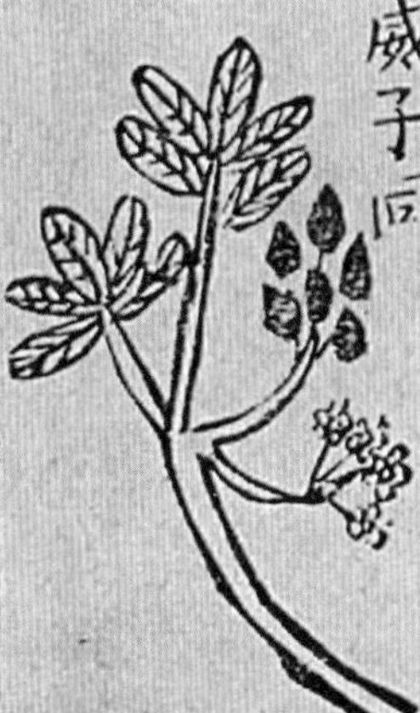

菴羅勒

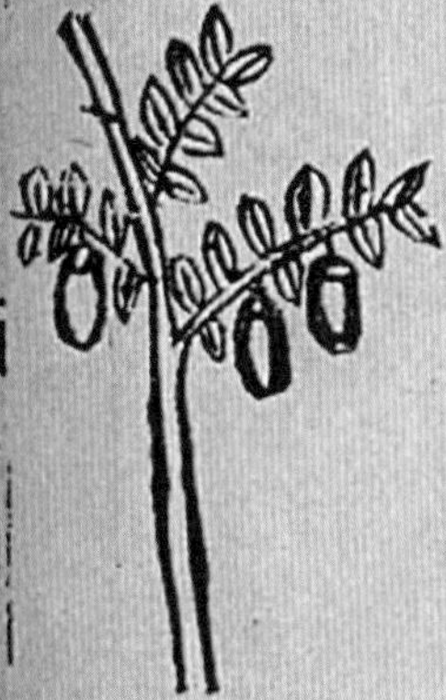

毗梨勒

三果

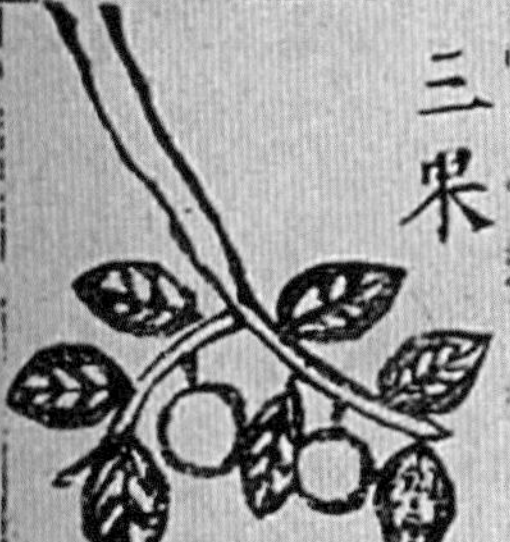

五歛子

羊桃

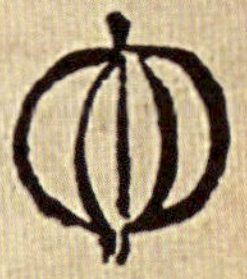

海松子

五鬚子

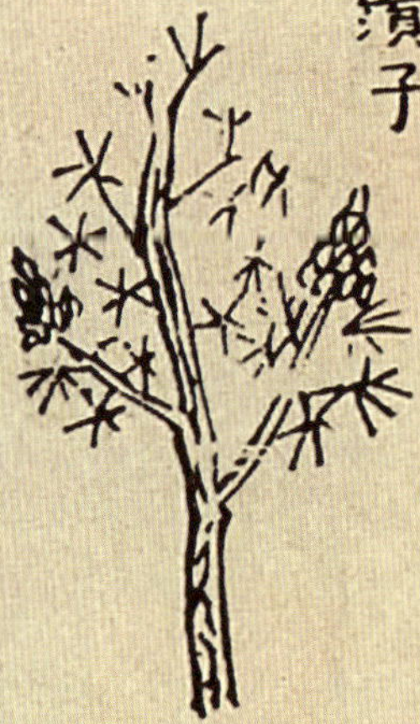

椰子

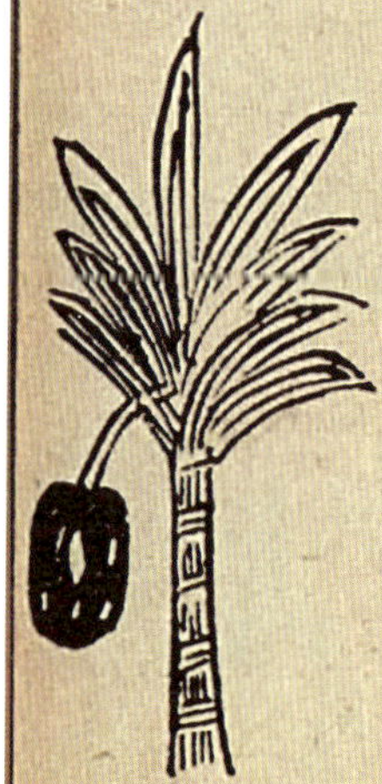

榧實

野杉

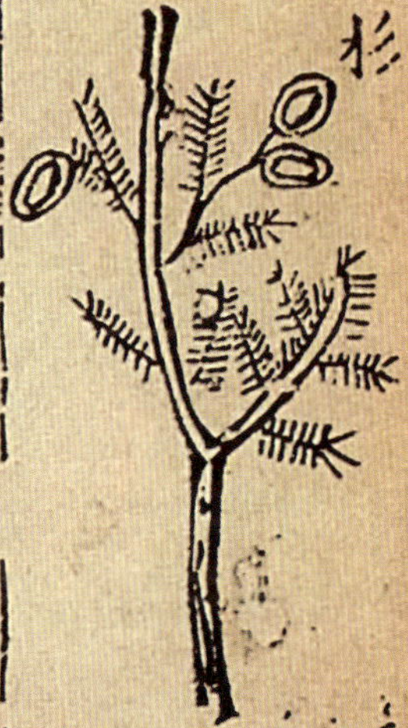

檳榔

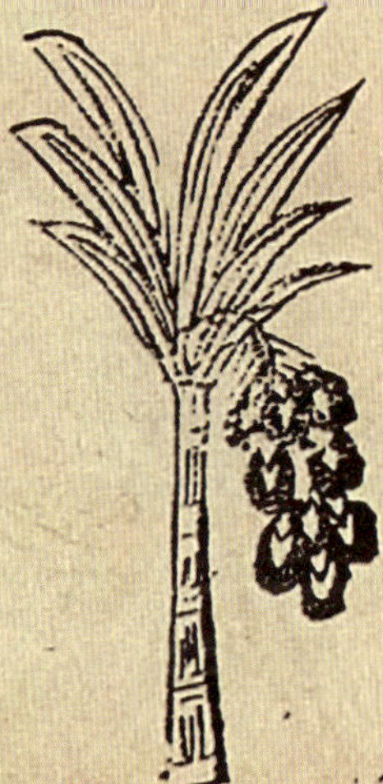

無漏子

波斯棗　金果　海棗

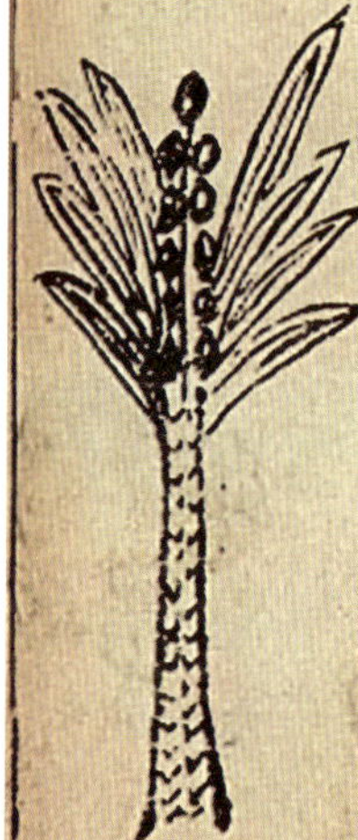

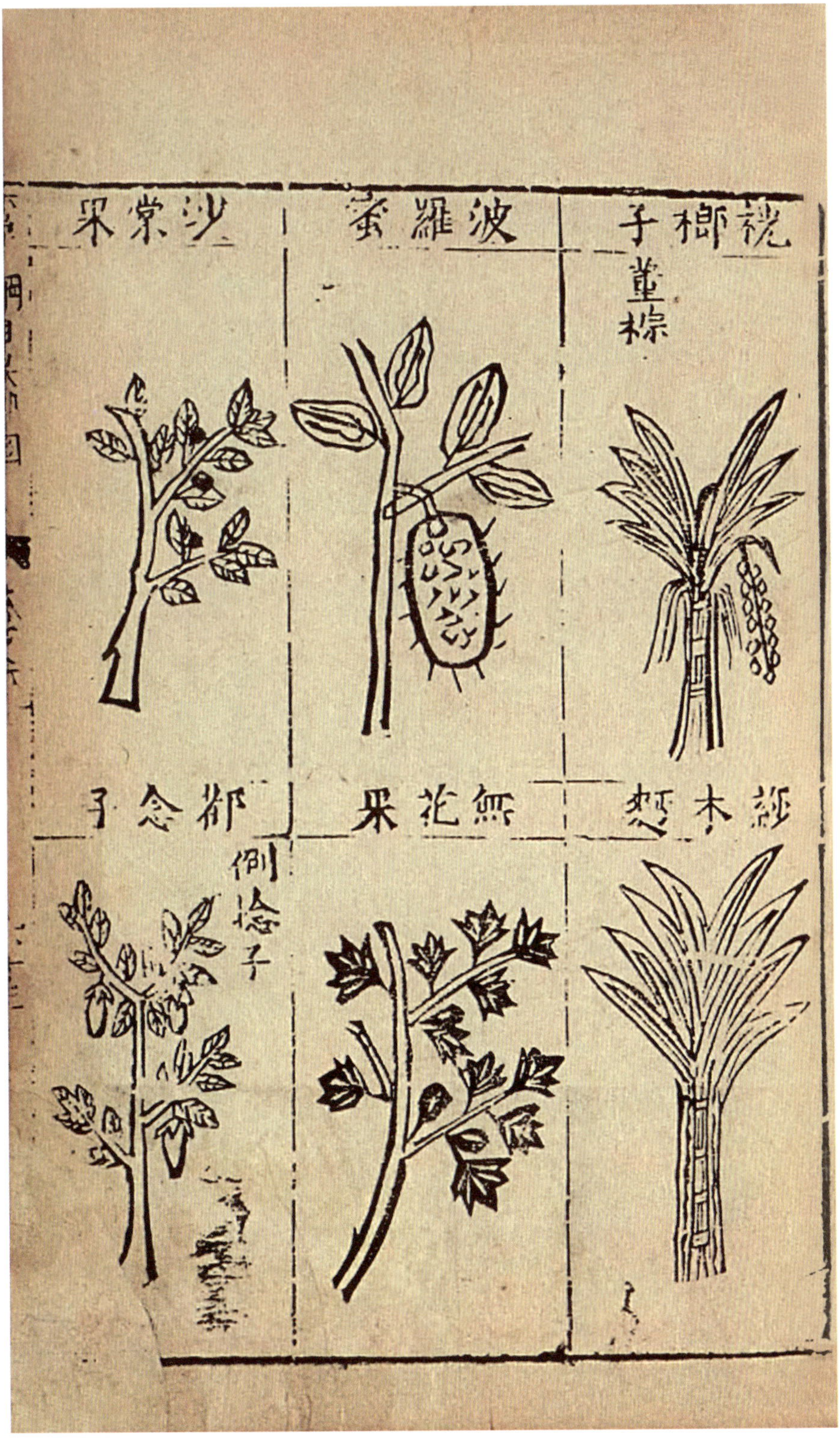
桄榔子
董棕
莎木麪
波羅蜜
無花果
沙棠果
都念子
倒捻子

馬檳榔

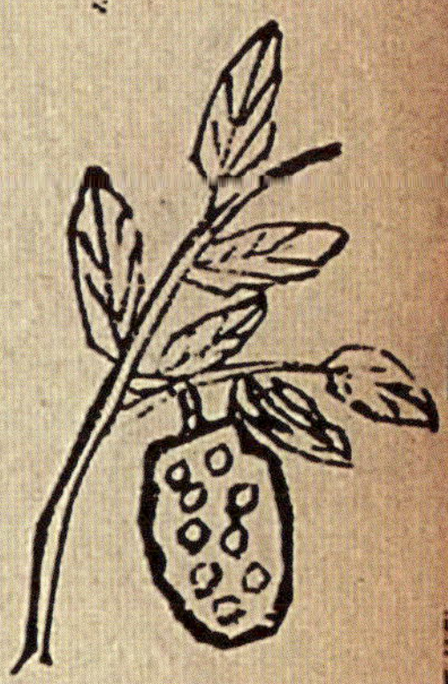

枳椇

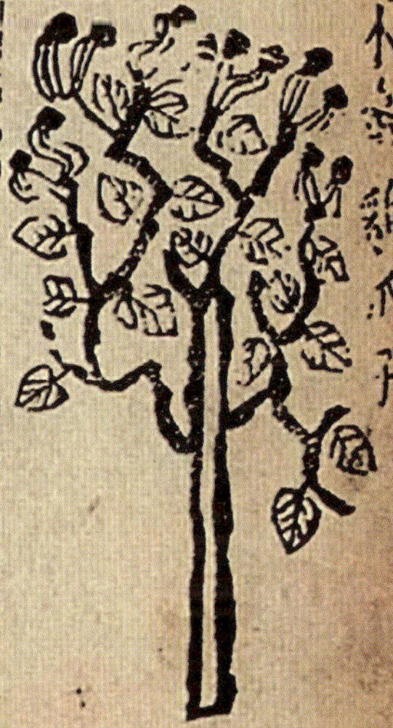

木蜜　雞爪子

果部味類附圖

椒

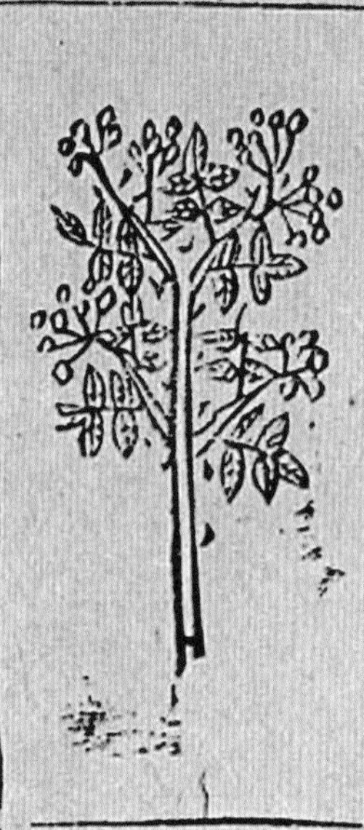

蔓椒

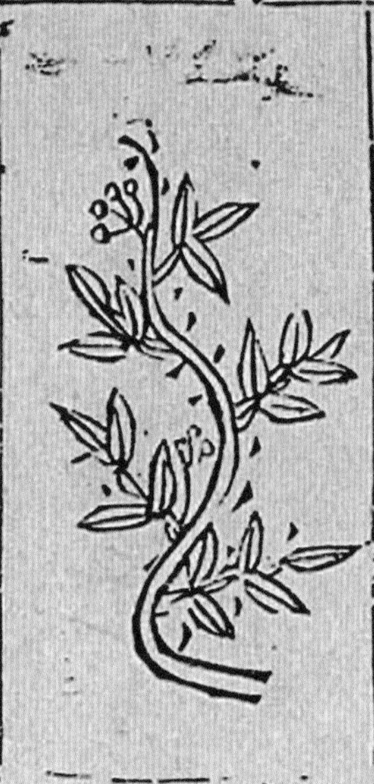

胡椒

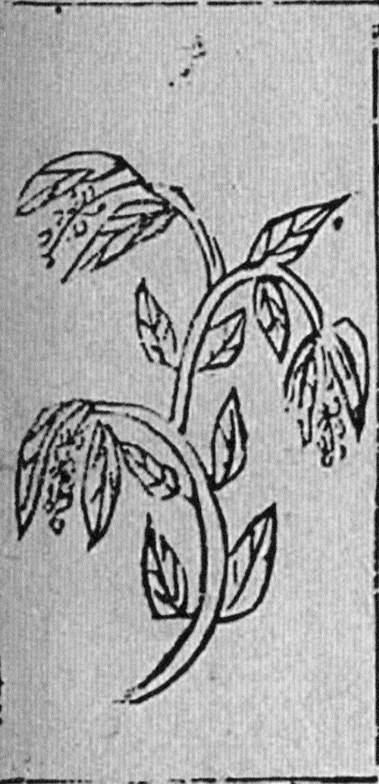

崖椒

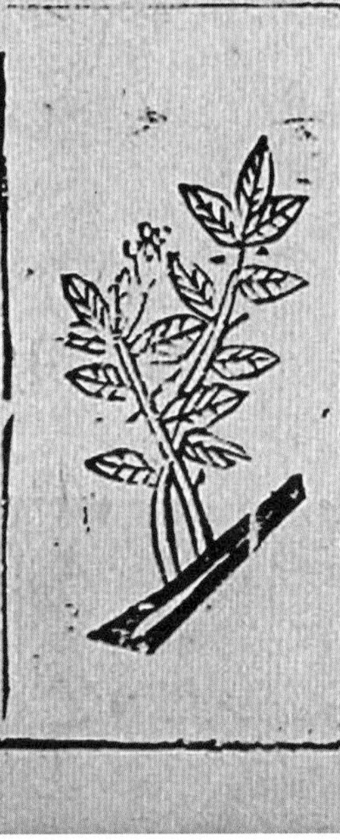

地椒

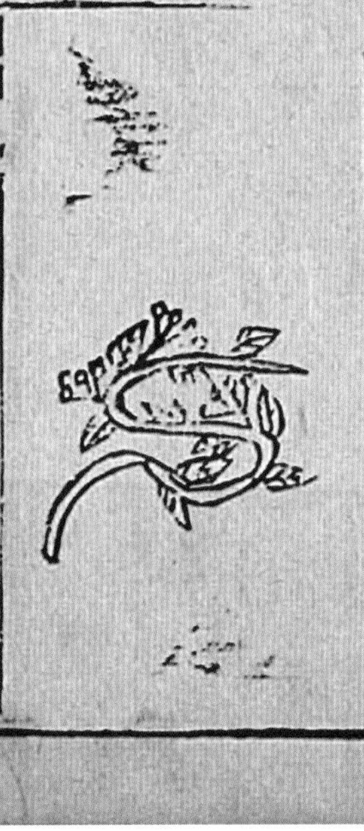

畢澄茄

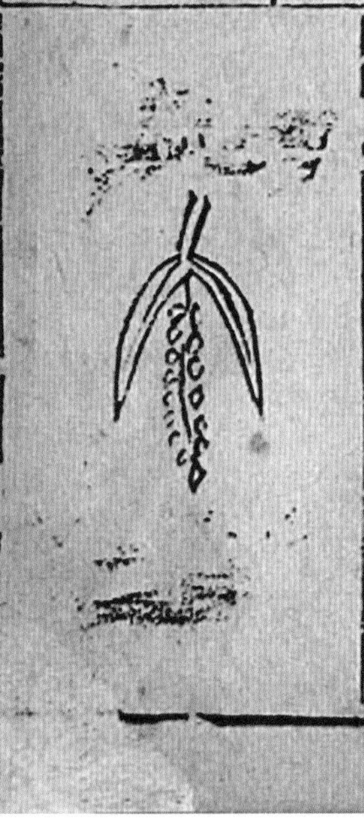

吴茱萸

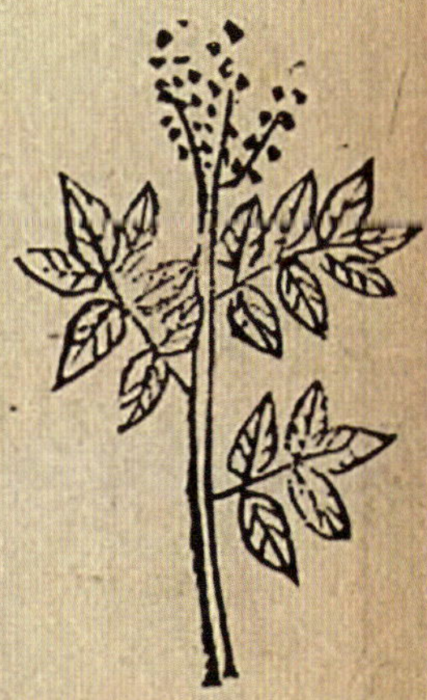

盐麸子

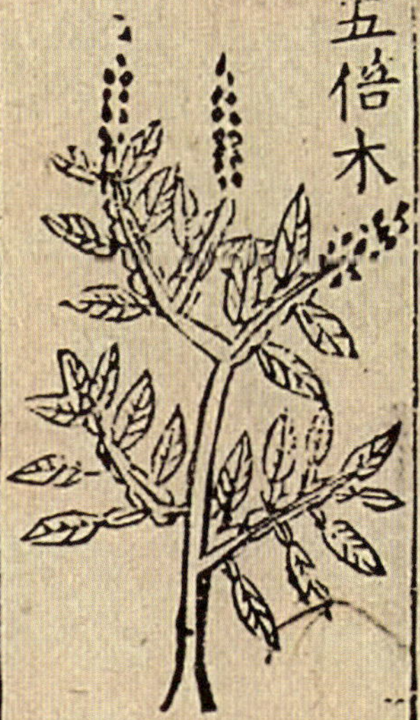

茗茶

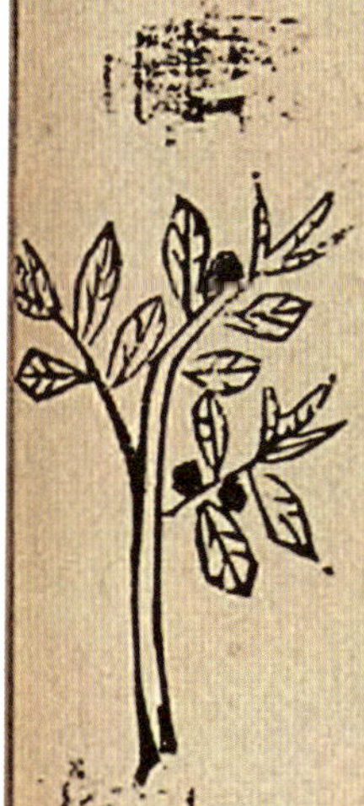

食茱萸

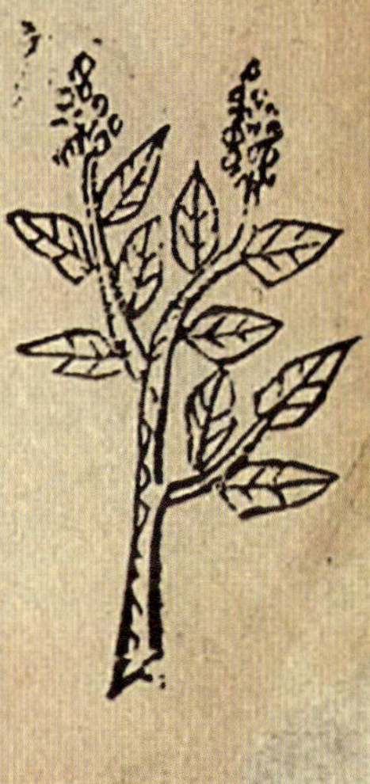

醋林子

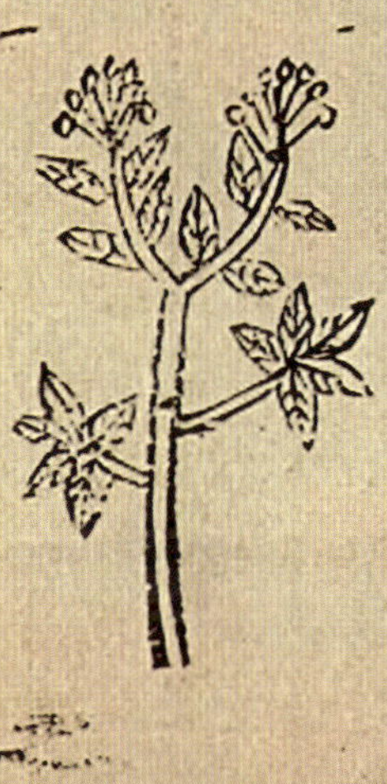

皋蘆

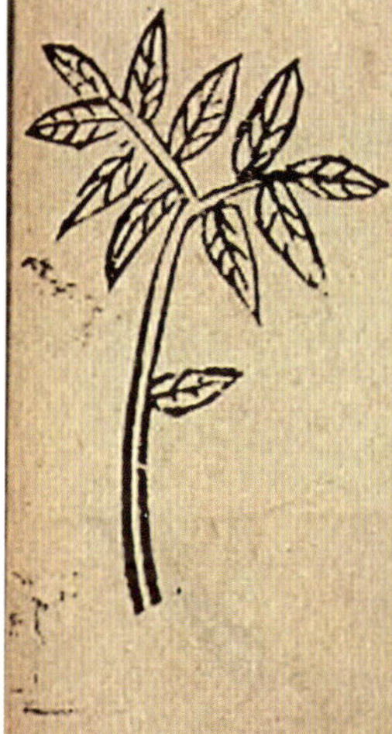

果部蓏類附圖

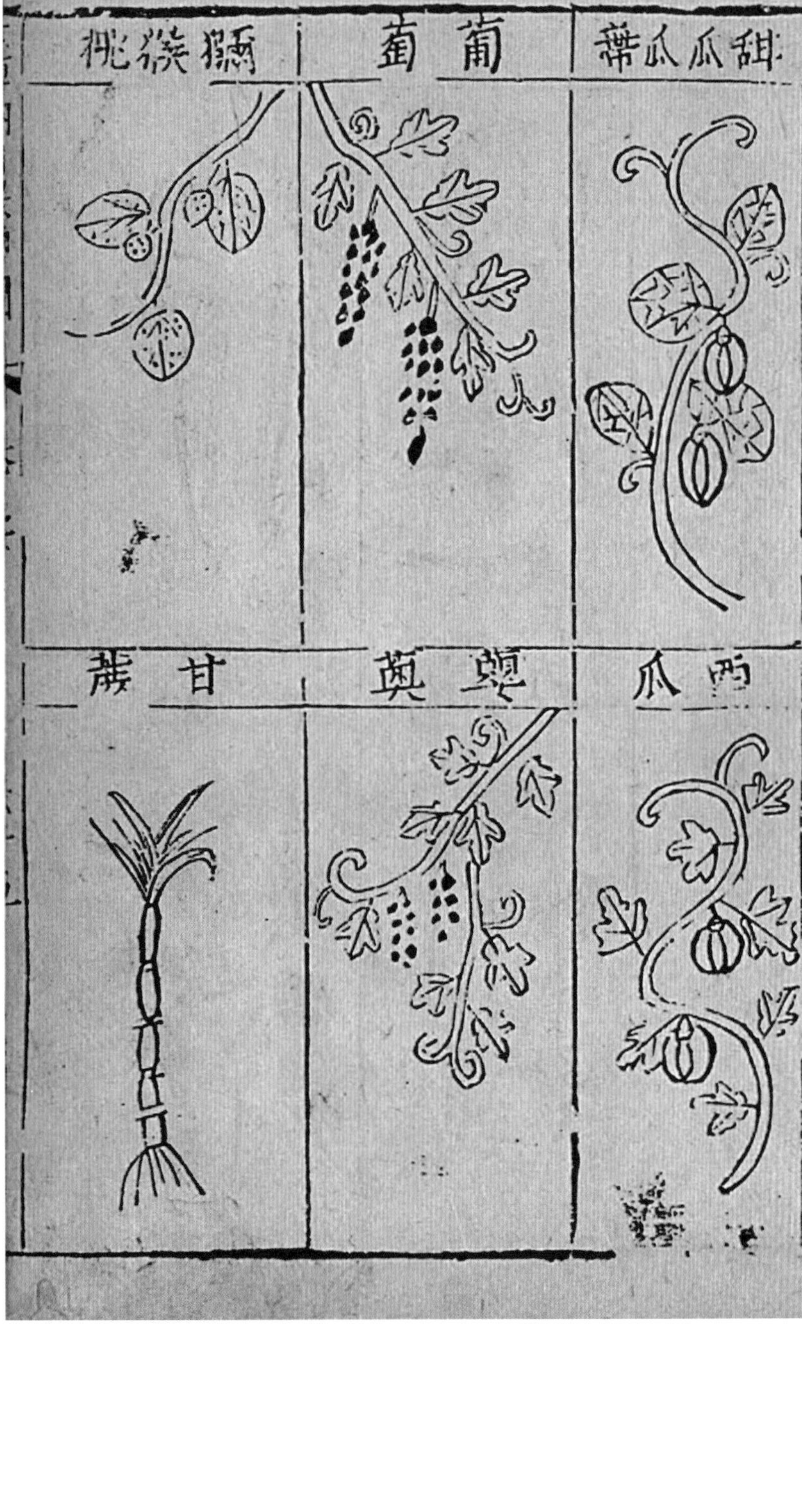

果部水果類附圖

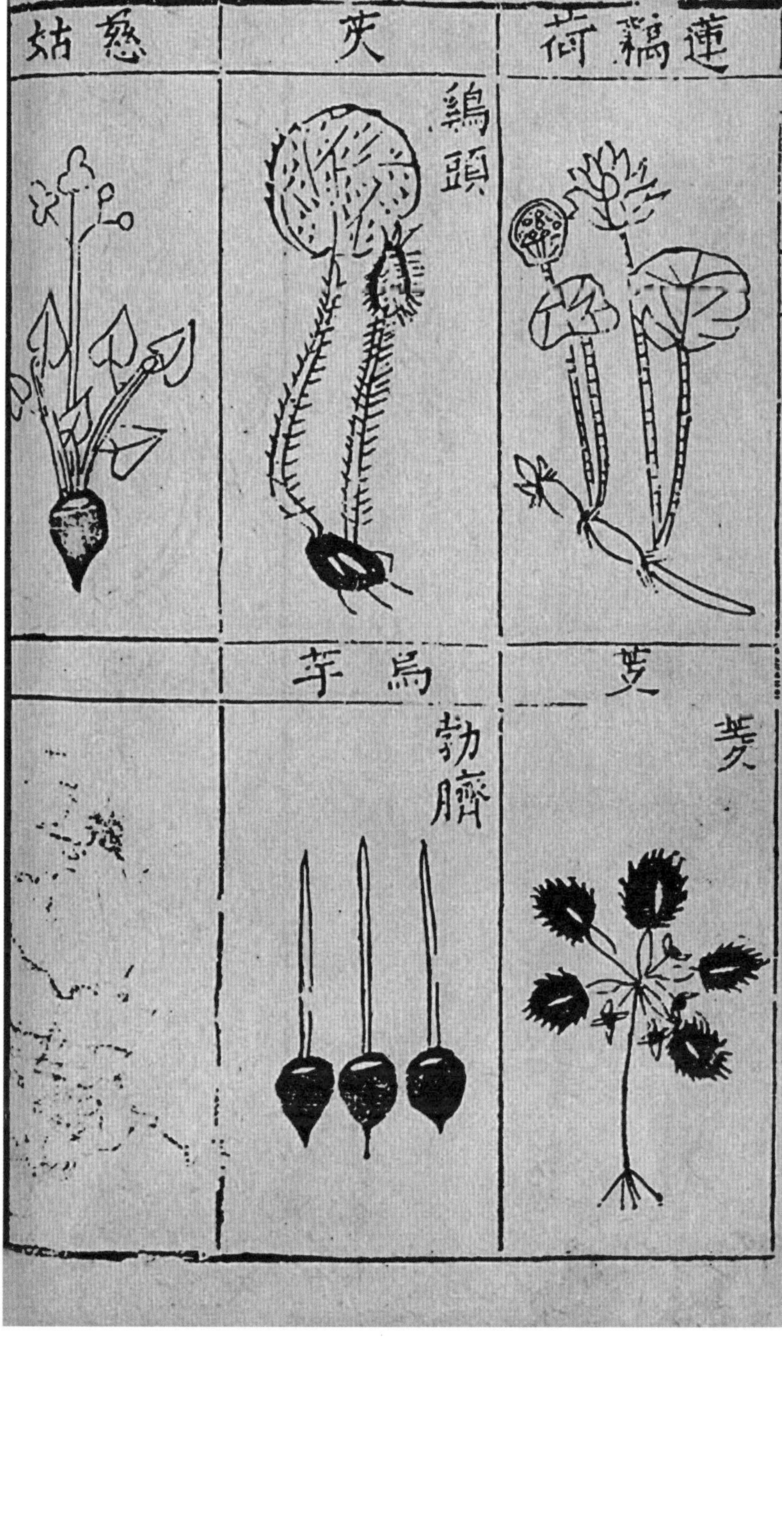

木部香木類附圖

柏

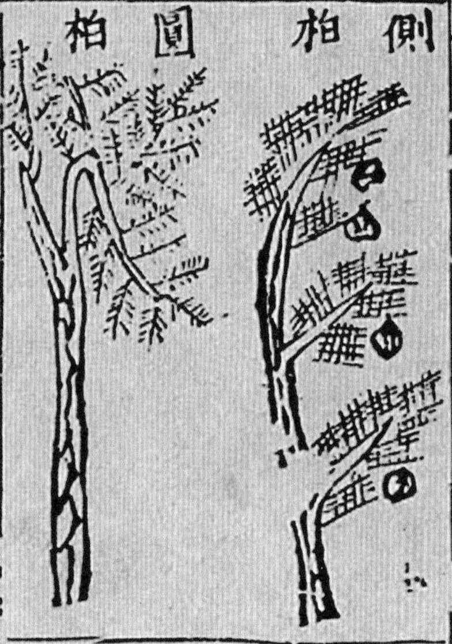

杉

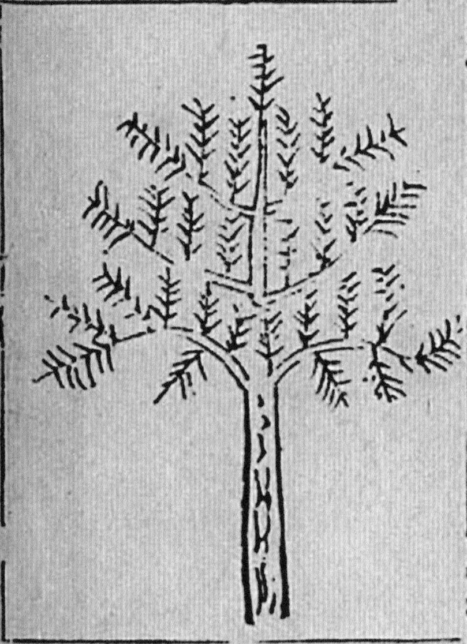

松

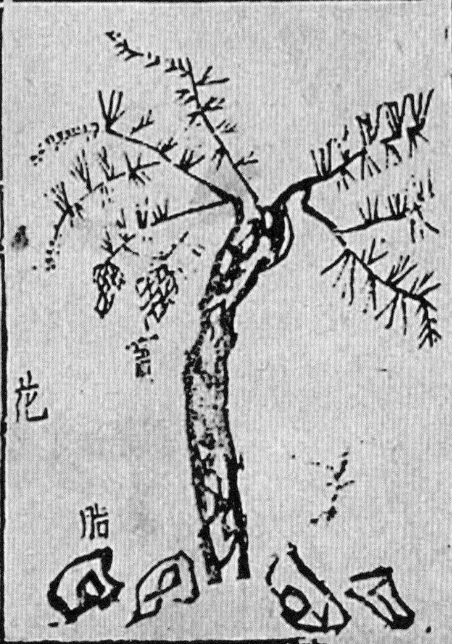

桂

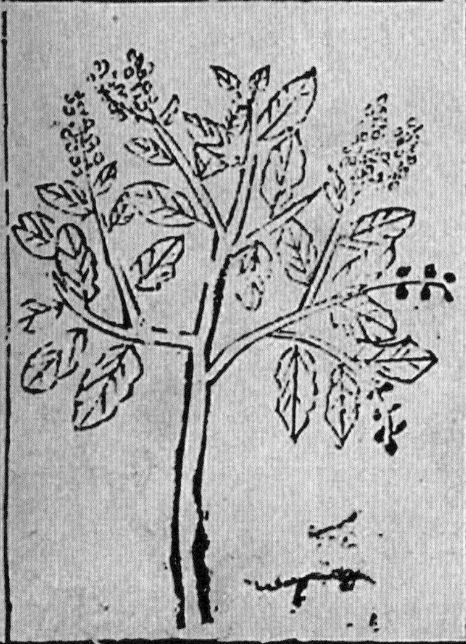

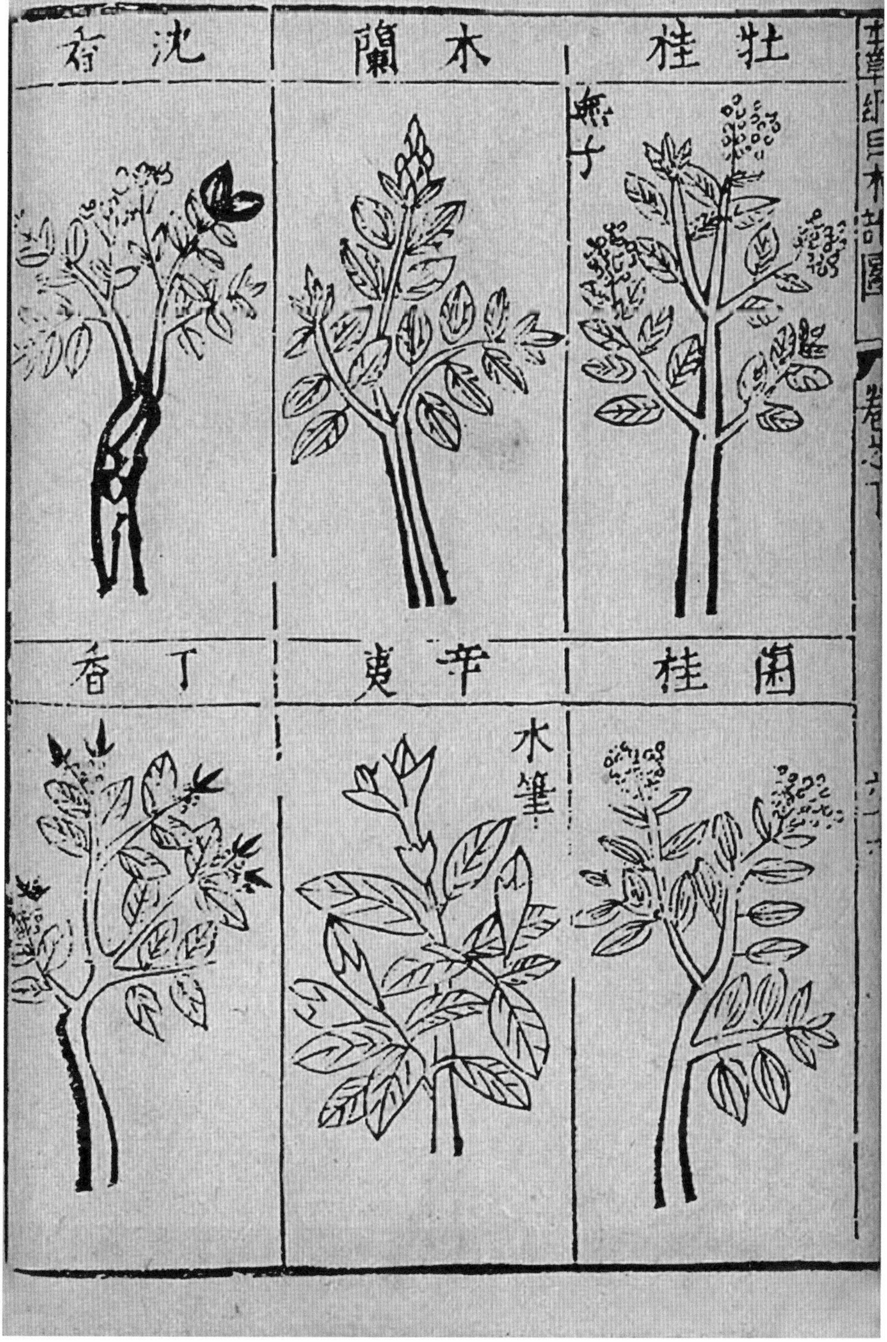
牡桂
無子
木蘭
沈香
菌桂
辛夷
木筆
丁香

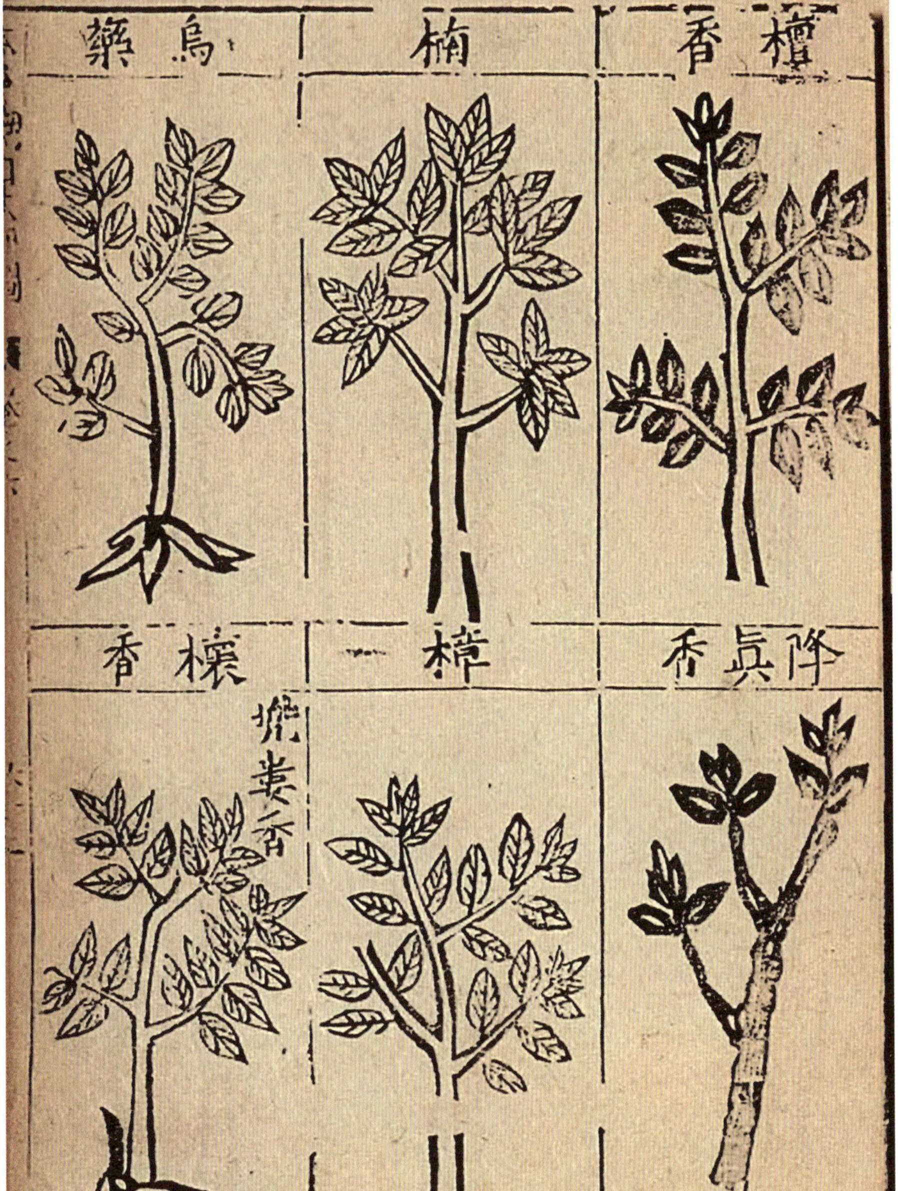
檀香
楠
烏藥
降真香
樟
櫰香
兜婁香

楓香

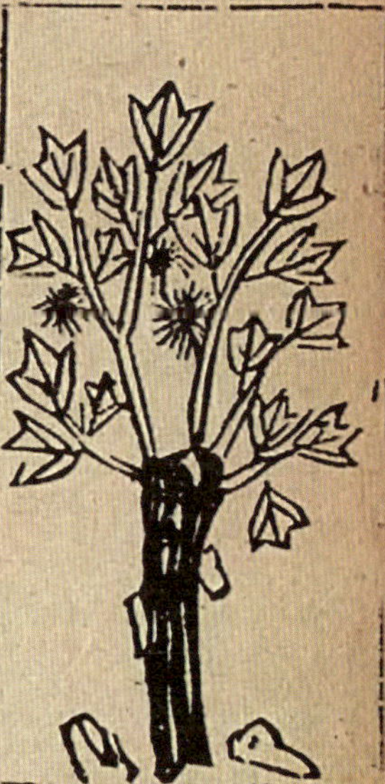

没藥

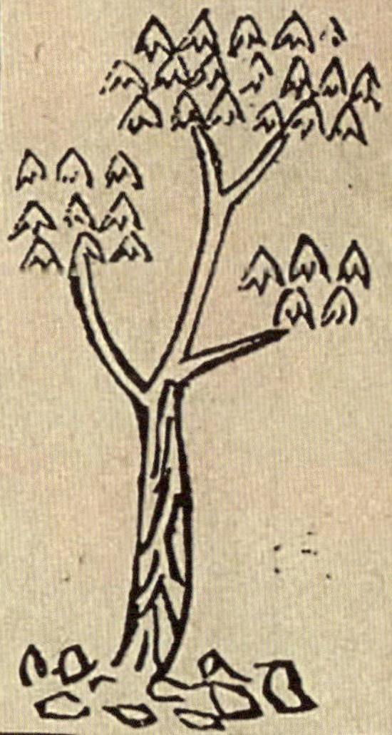

安息香

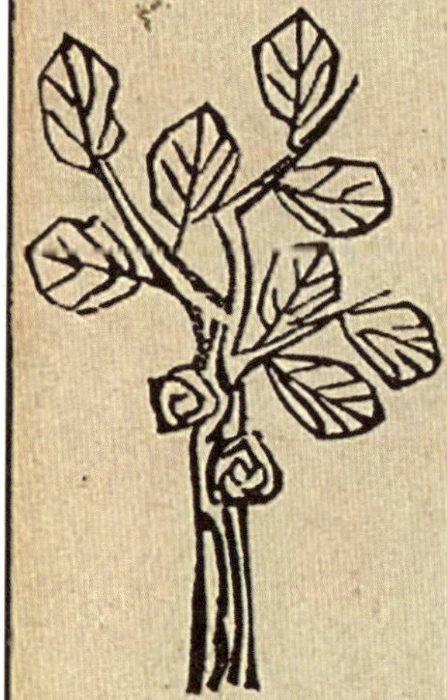

薫陸乳香

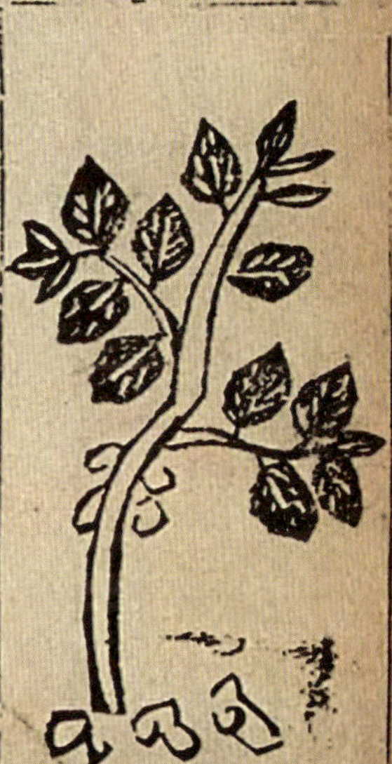

麒麟竭

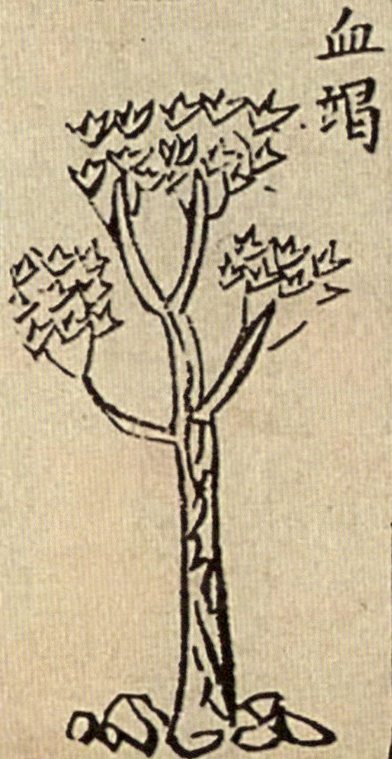

龍腦香

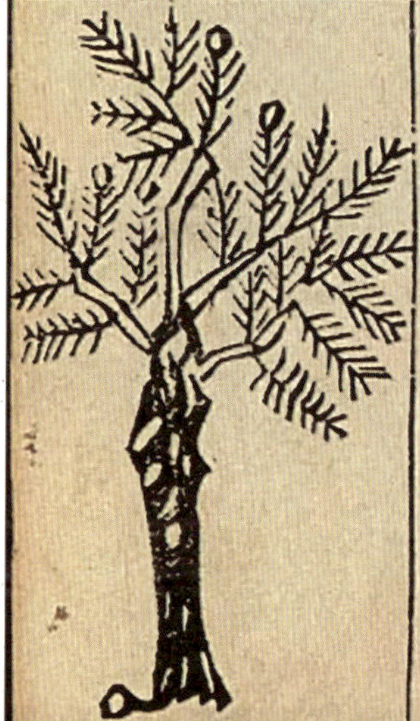

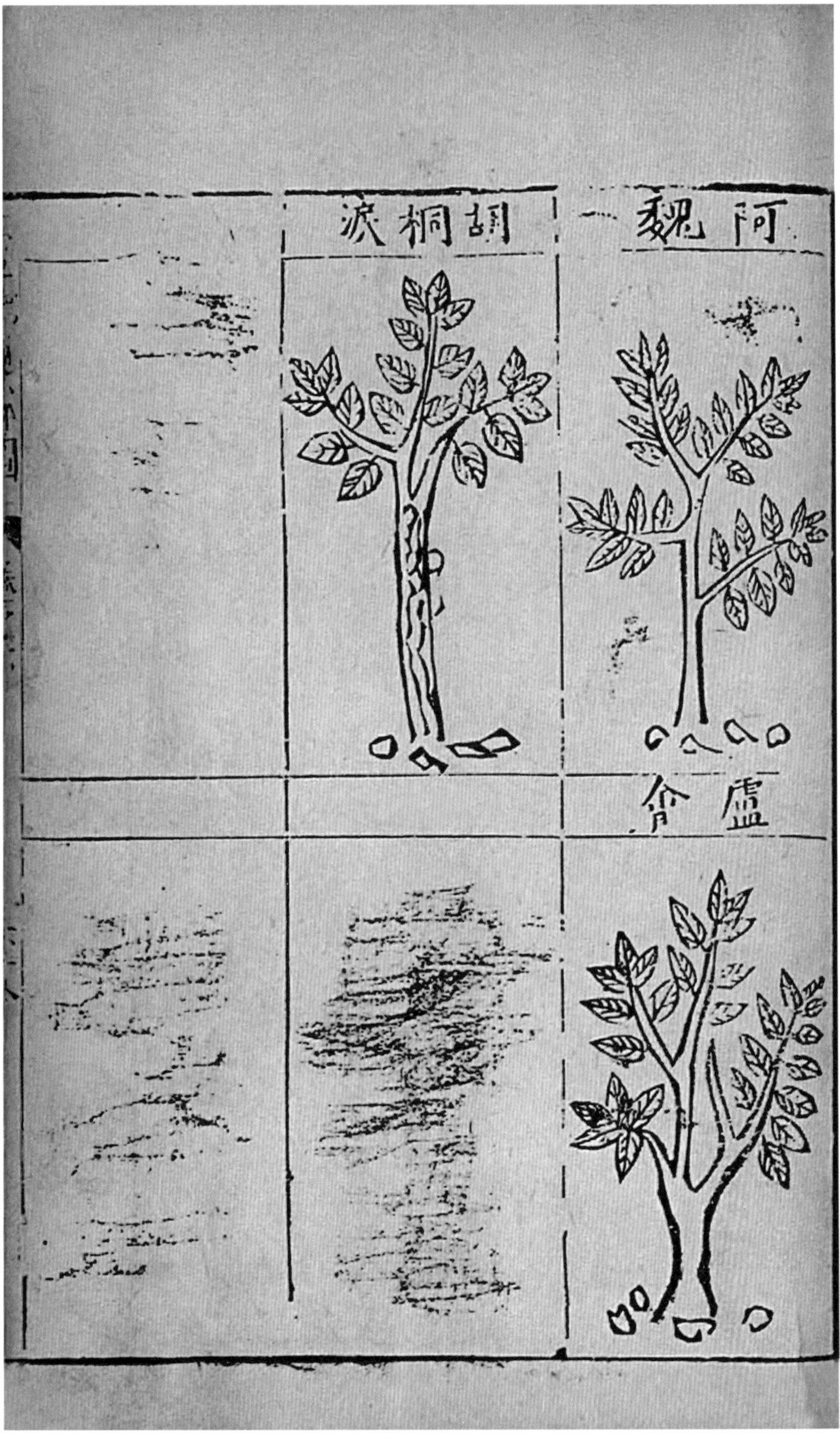
阿魏
胡桐淚
盧會

木部喬木類附圖

蘗木黄蘗

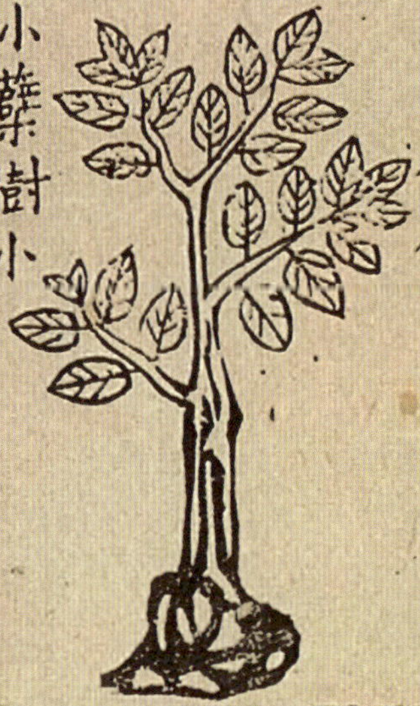

黄櫨

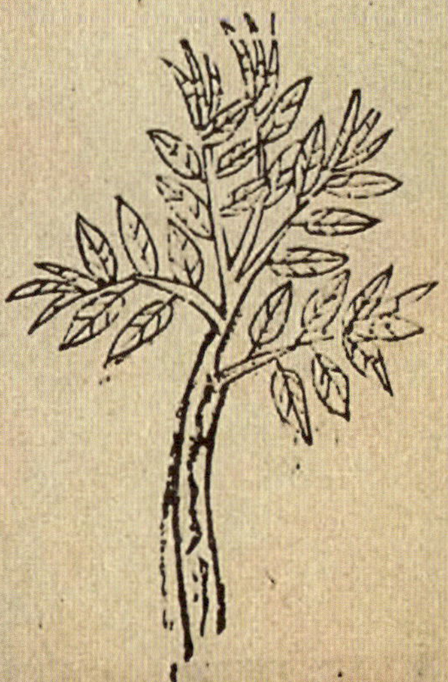

厚朴

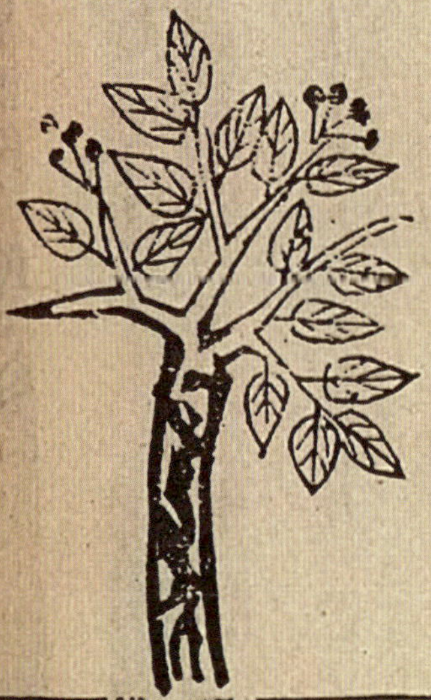

杜仲

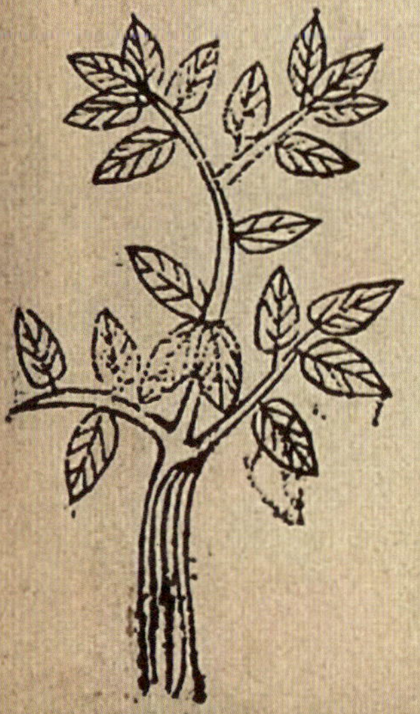

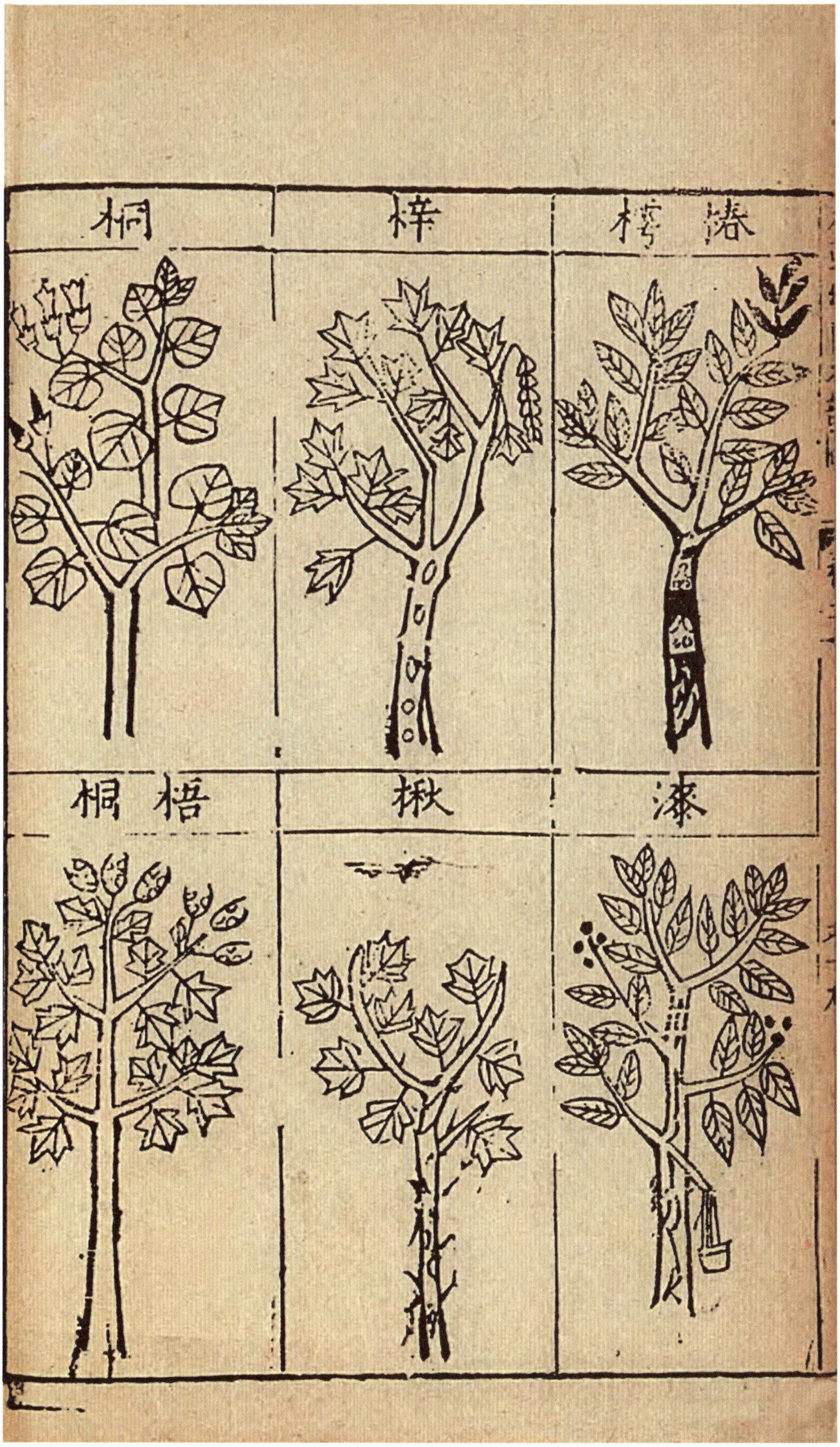
椿樗
梓
桐
漆
楸
梧桐

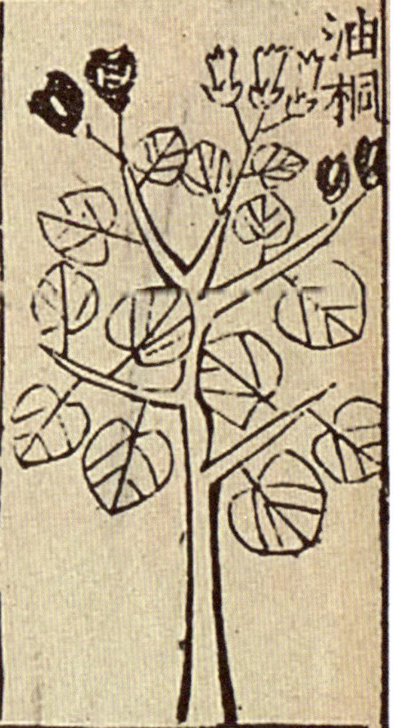

罌子桐

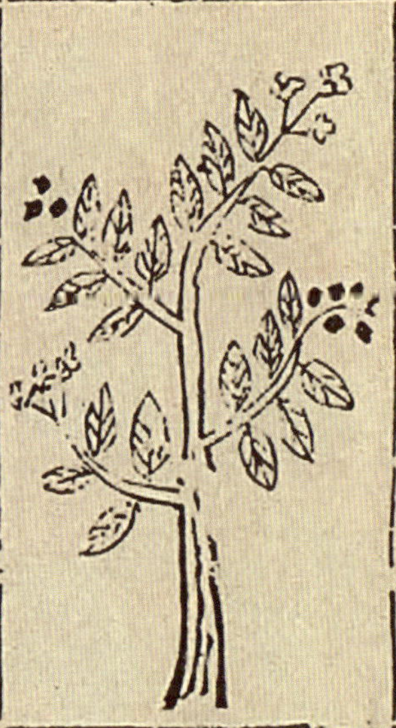
楝

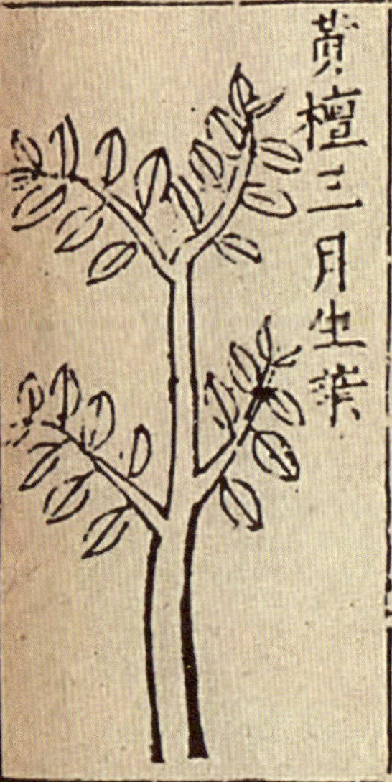

檀

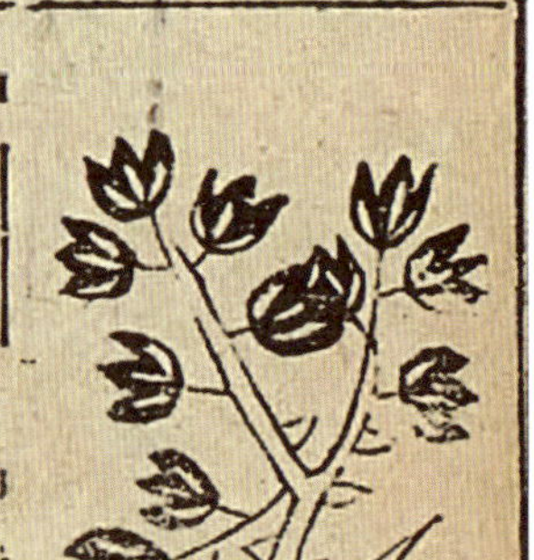
海桐

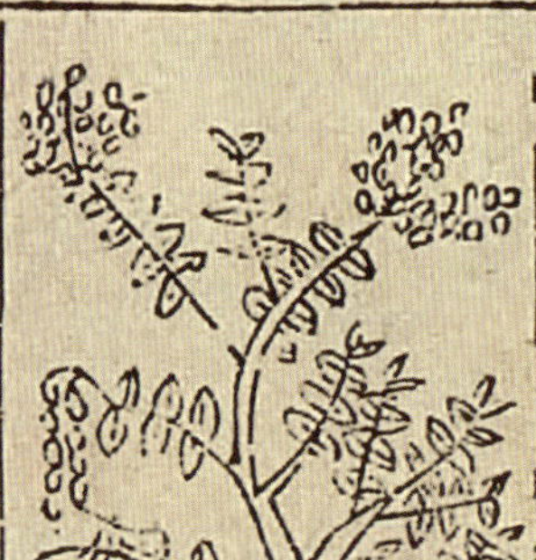
槐

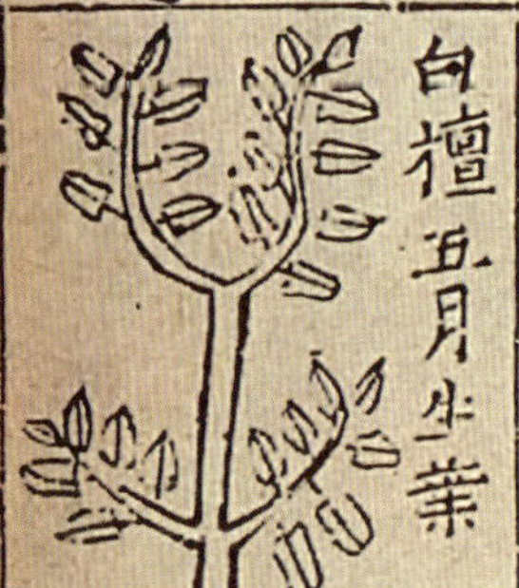

莢蒾

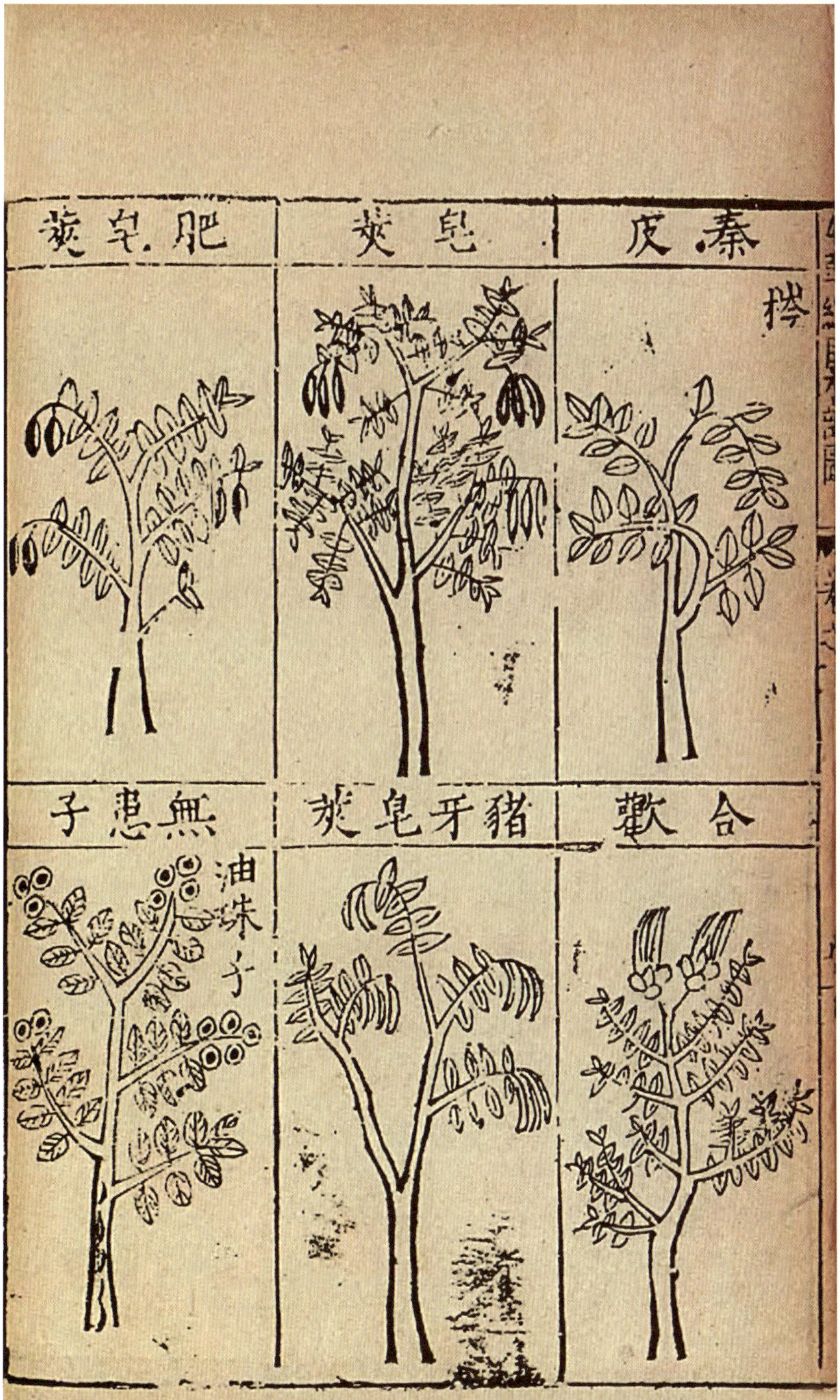
秦皮
梣
皂莢
肥皂莢
合歡
猪牙皂莢
無患子
油珠子

欒華

木欒子

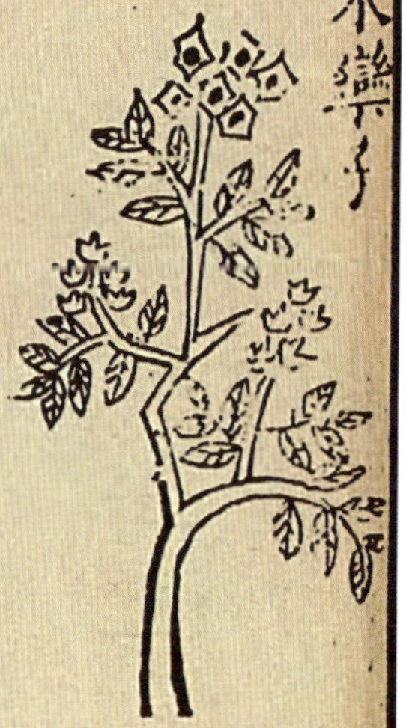

訶梨勒

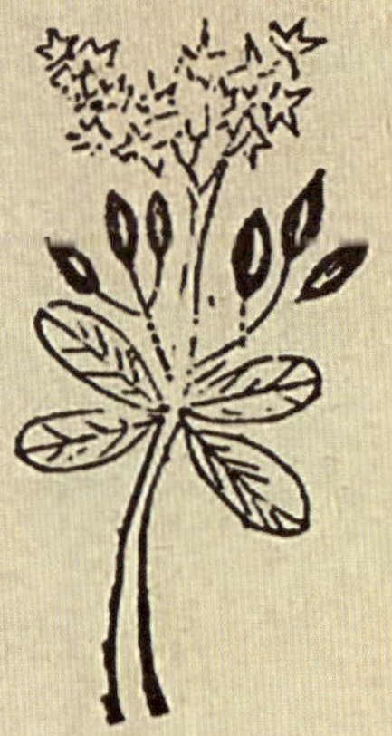

柳

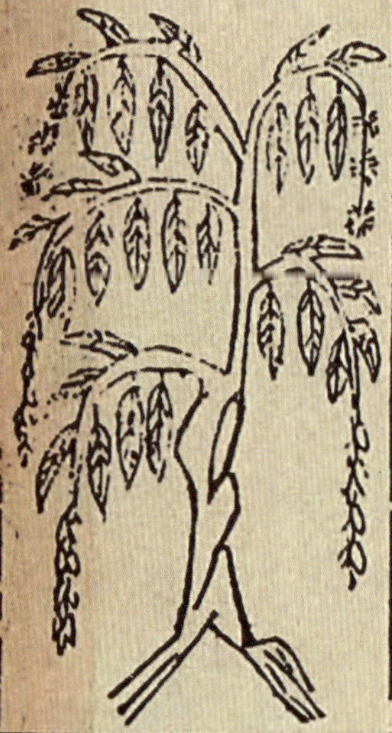

無食子

沒石子

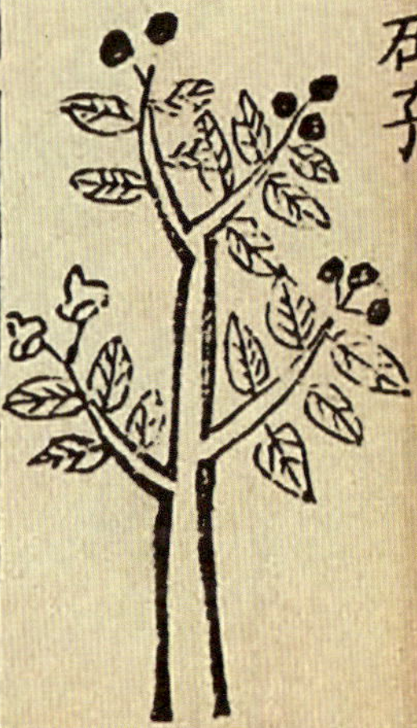

櫸柳

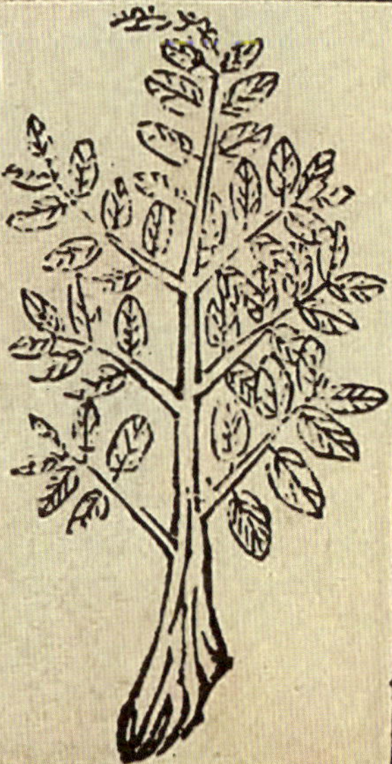

檉柳

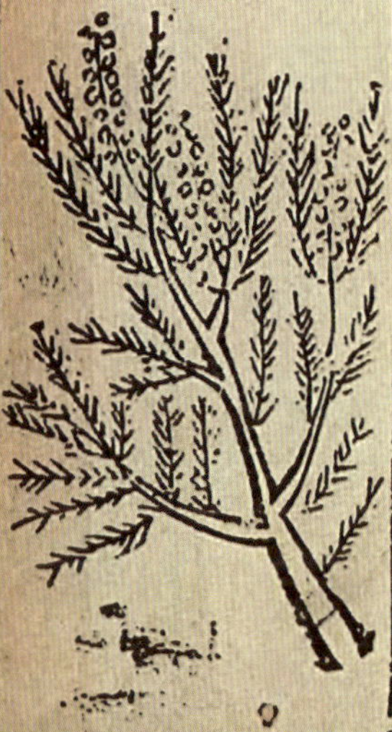

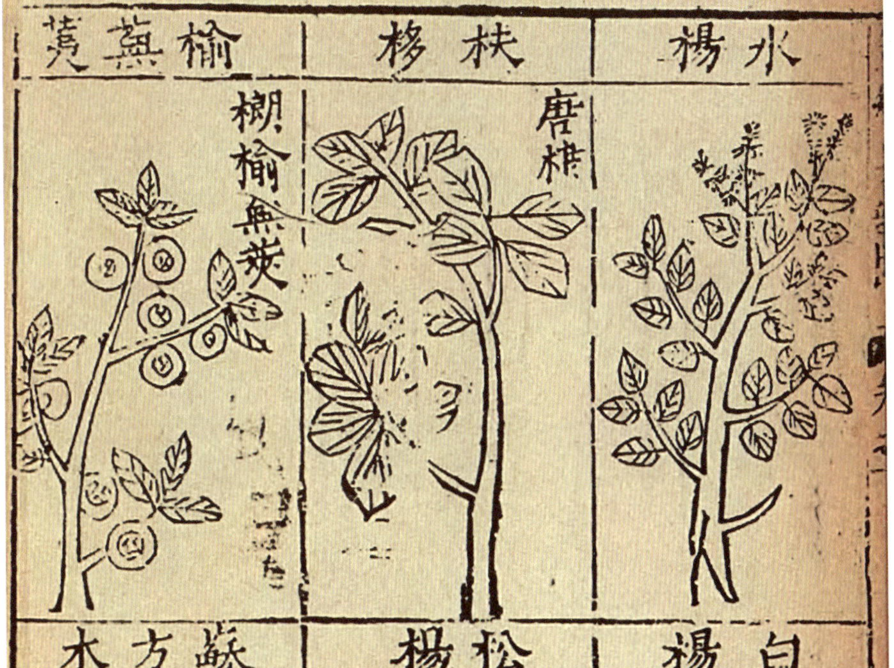
水楊
扶移
唐棣
榆蕪荑
榔榆無荑
白楊
松楊
蘇方木

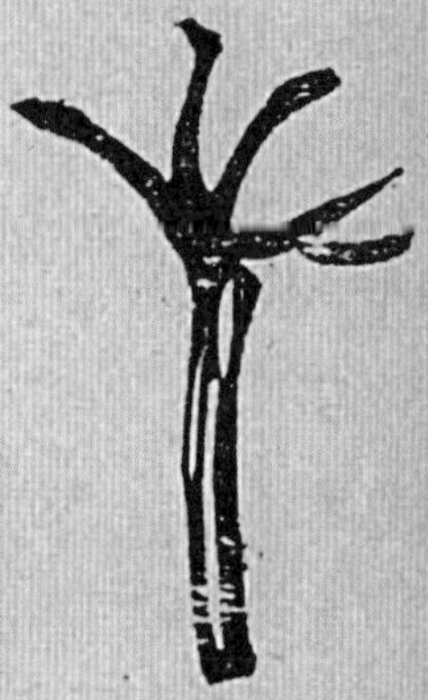

烏樠木

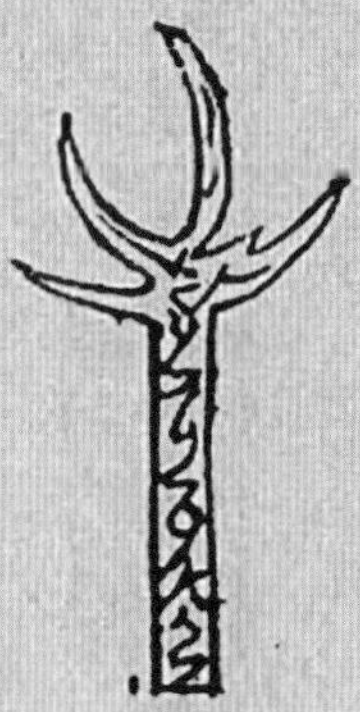

花櫚木

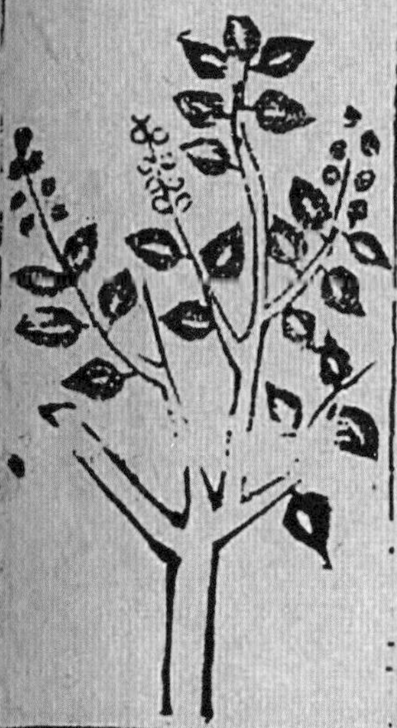

烏臼木

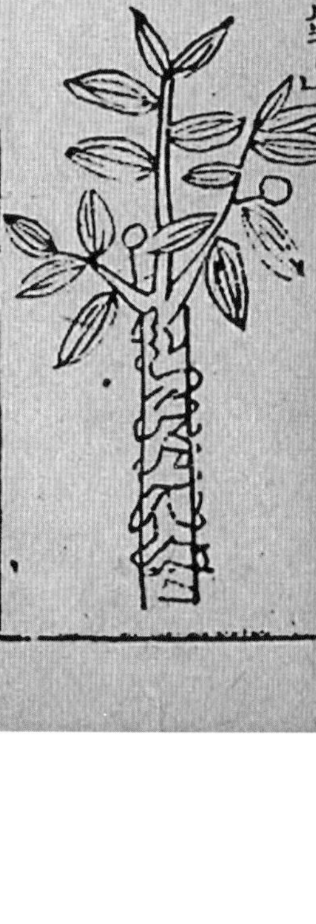

樺木

出華山

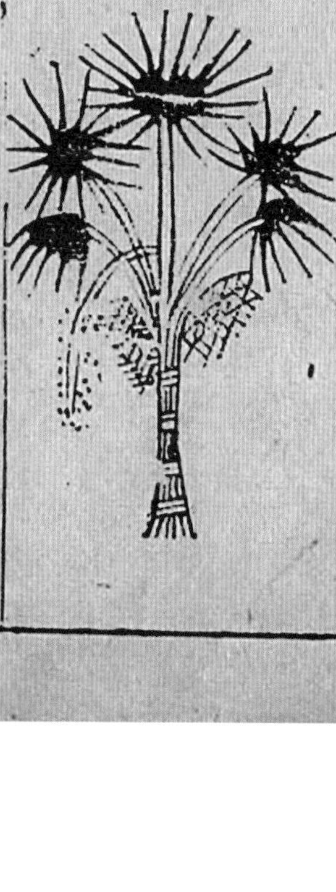

椶櫚

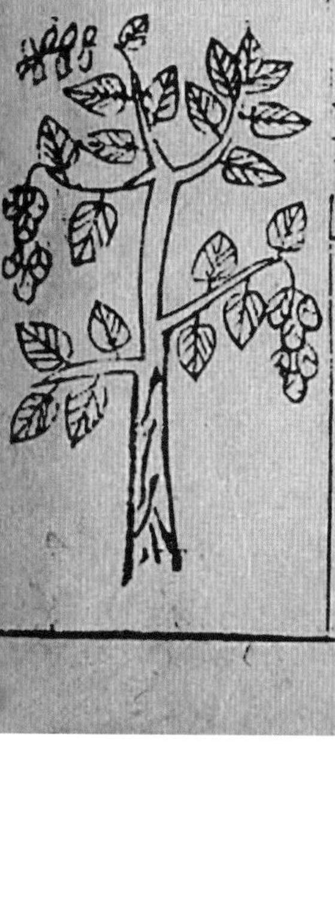

巴豆

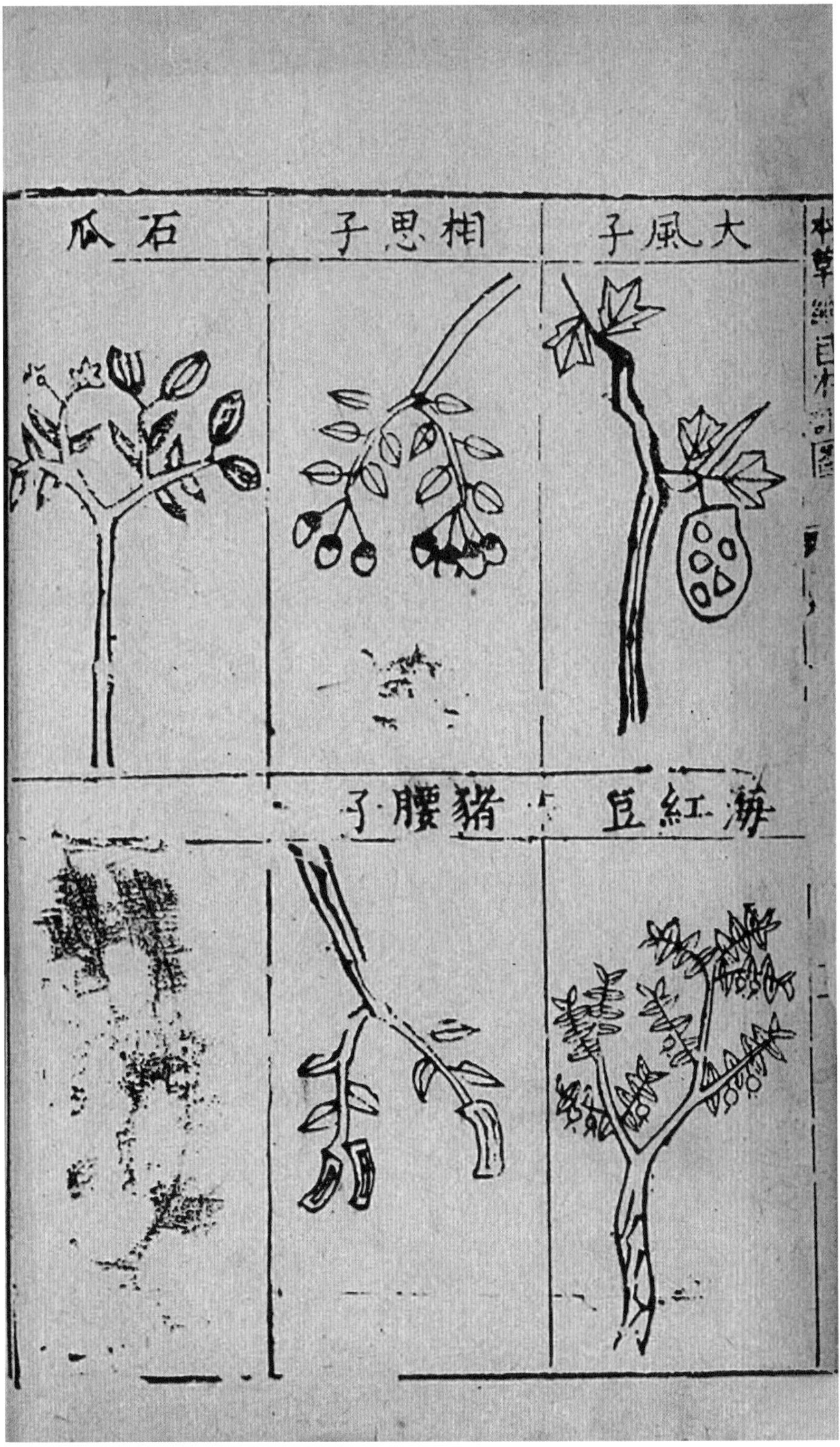
大風子
相思子
石瓜
海紅豆
猪腰子

弍六

木部灌木類附圖

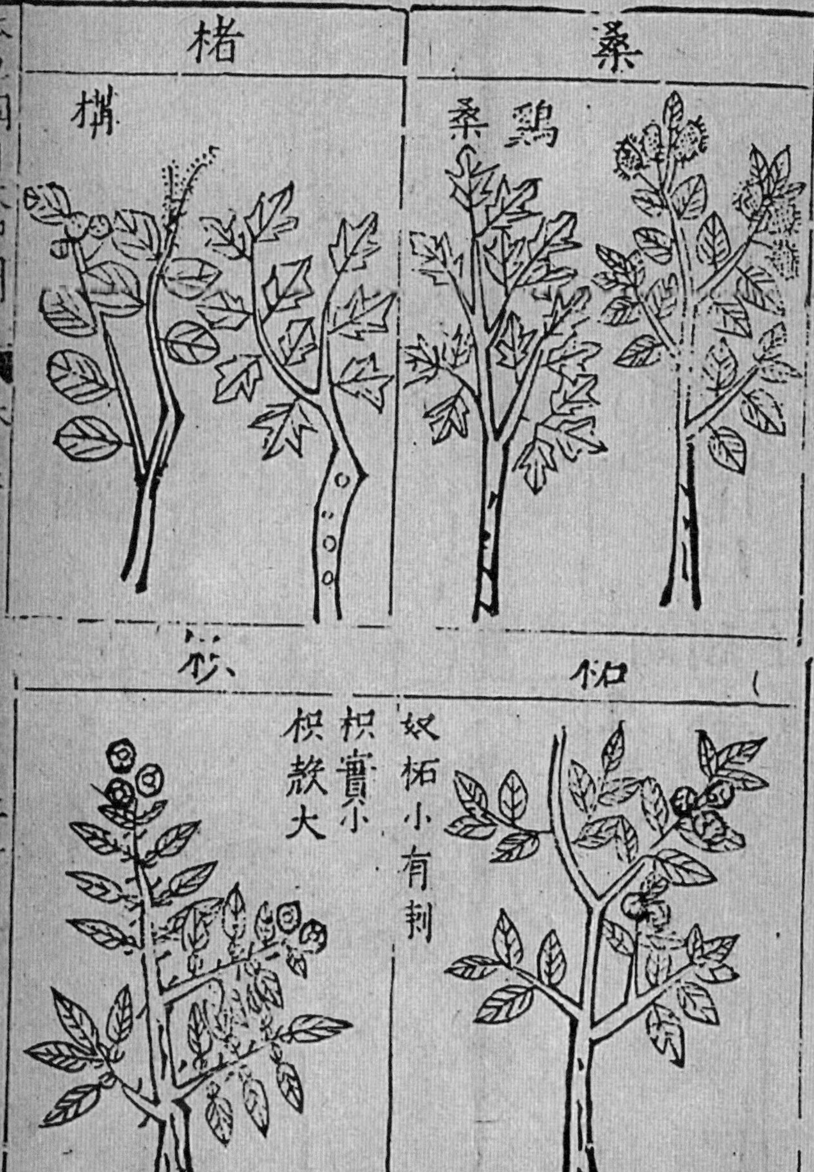

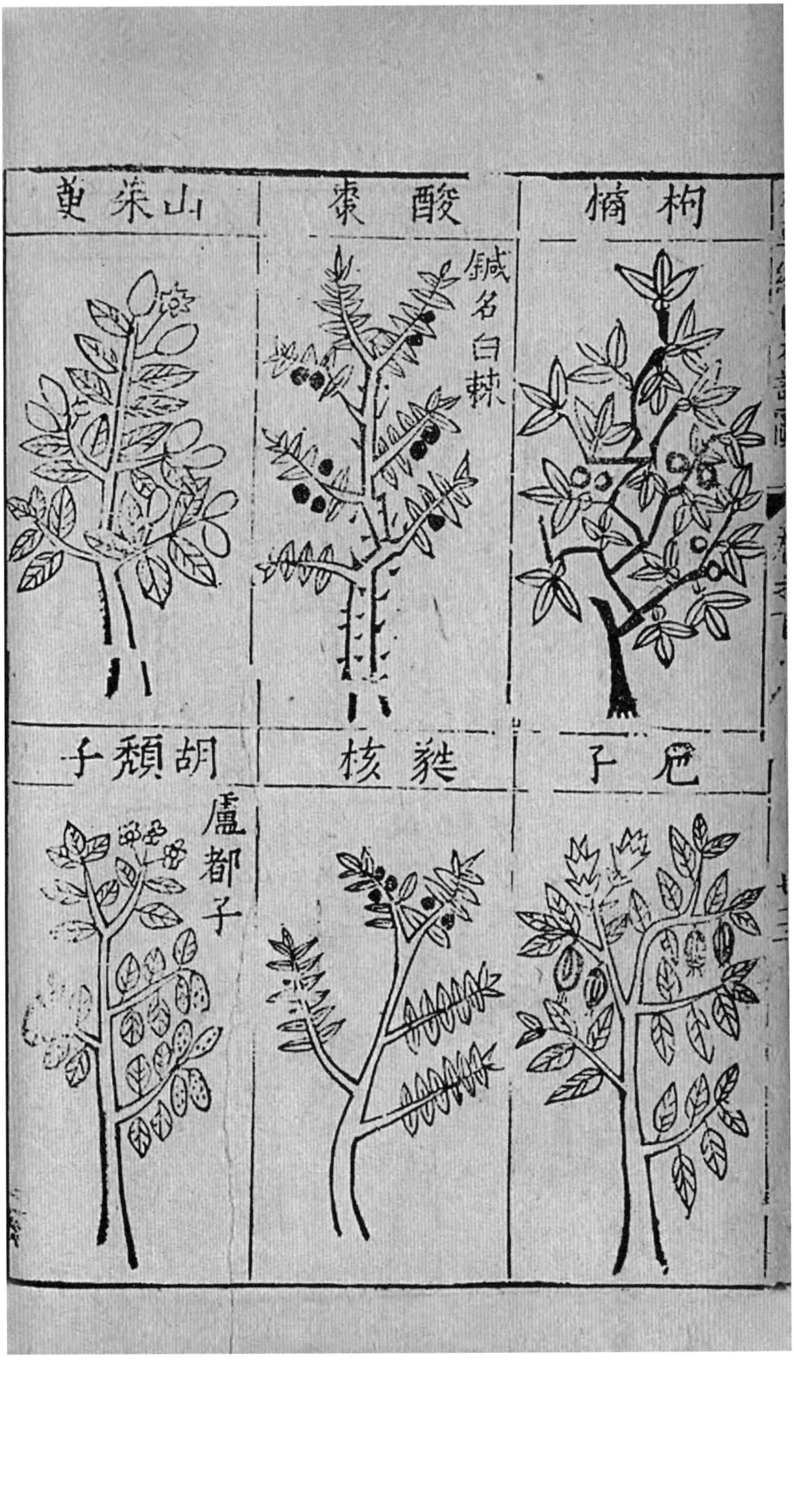

枸椅
酸棗
鍼名白棘
山茱萸
巵子
蕤核
胡頹子
盧都子

木半夏
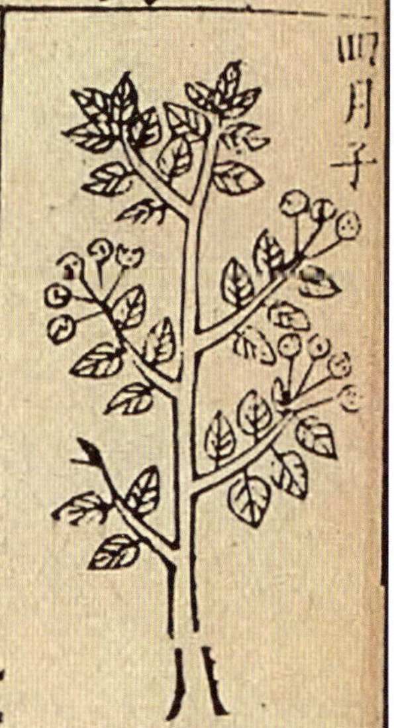

郁李
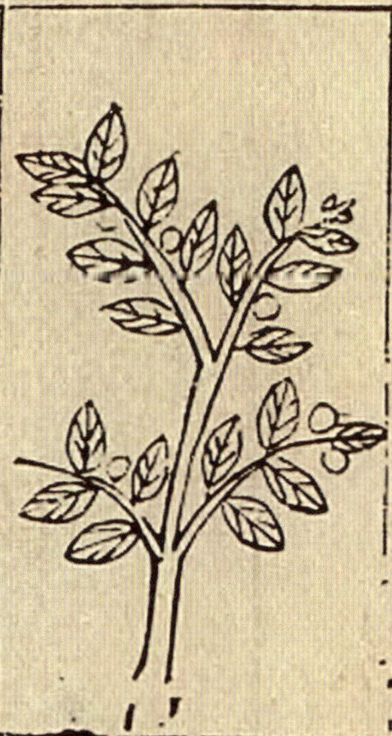

女貞
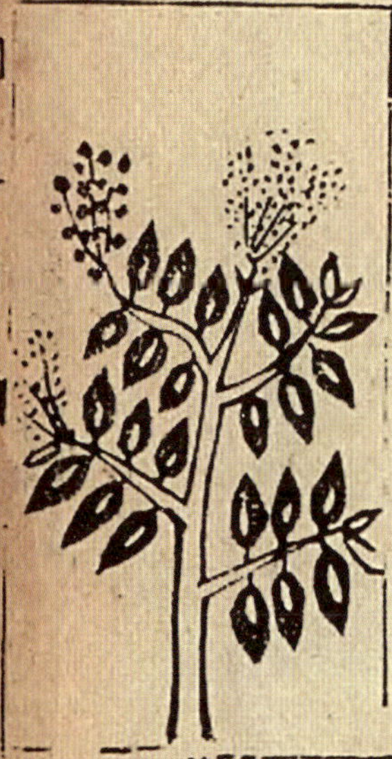

金櫻子
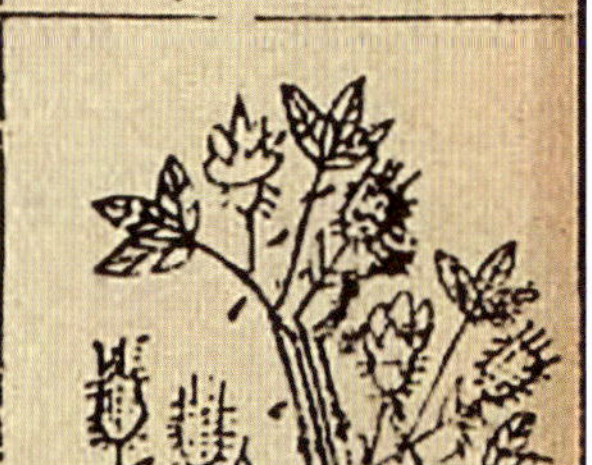

鼠李
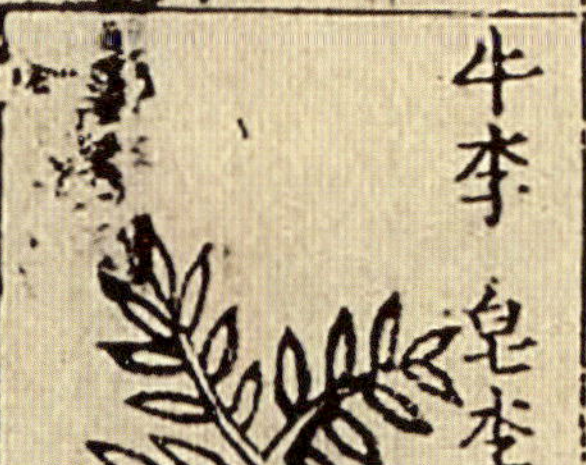

冬青
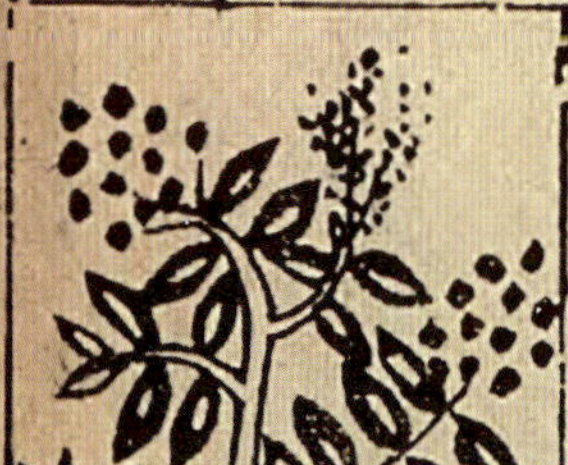

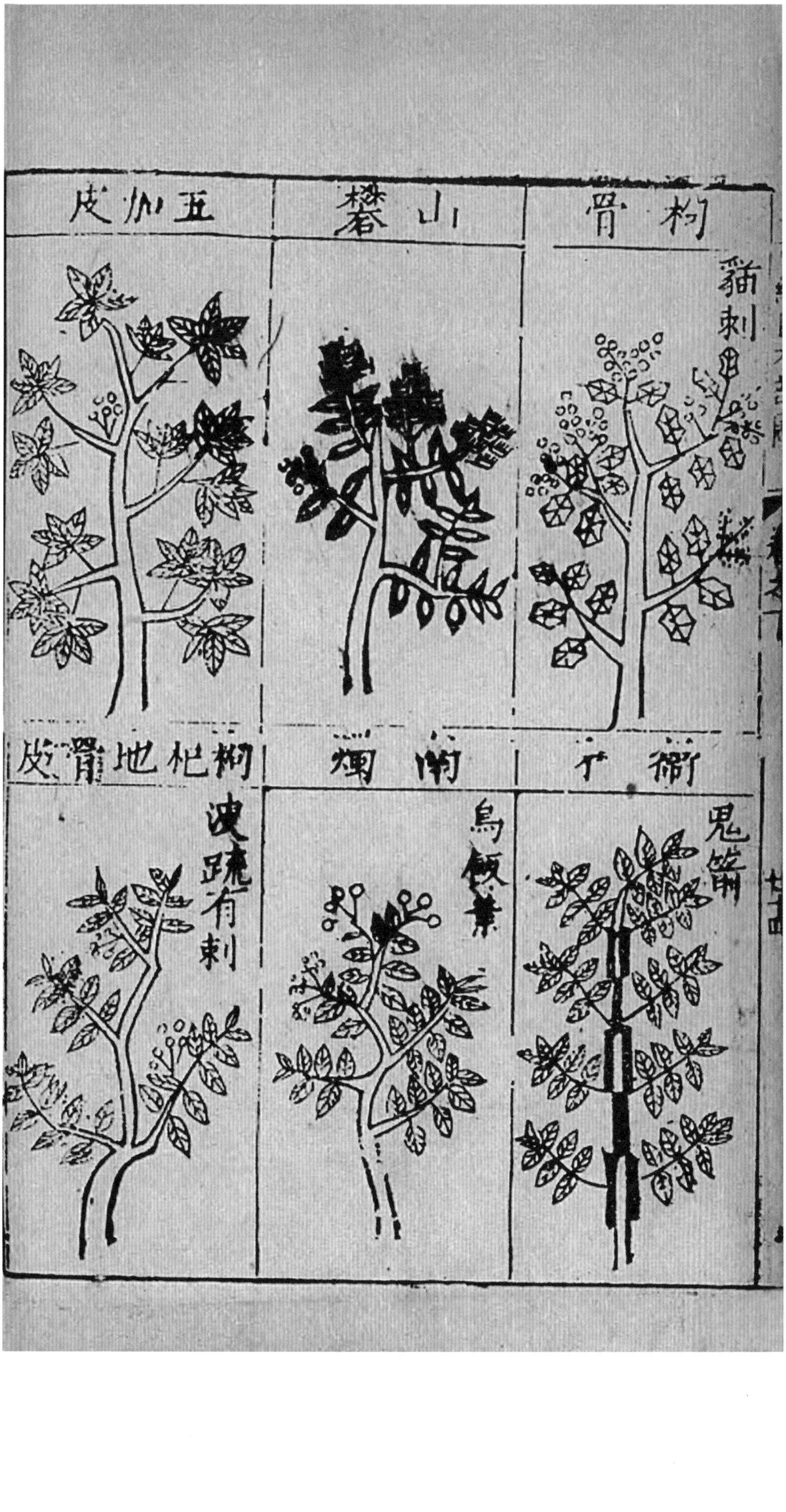
枸骨
貓刺
山礬
五加皮
衛矛
鬼箭
南燭
烏飯葉
枸杞地骨皮
溲疏有刺

楊櫨

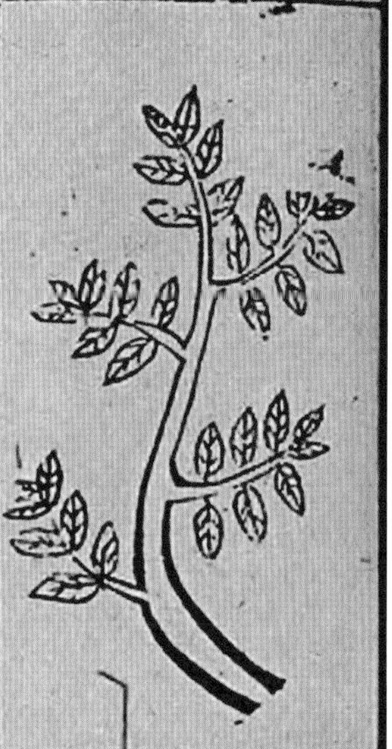

牡荆

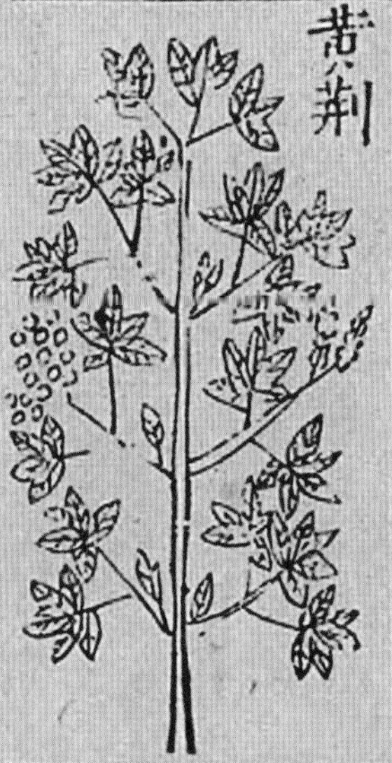

欒荆

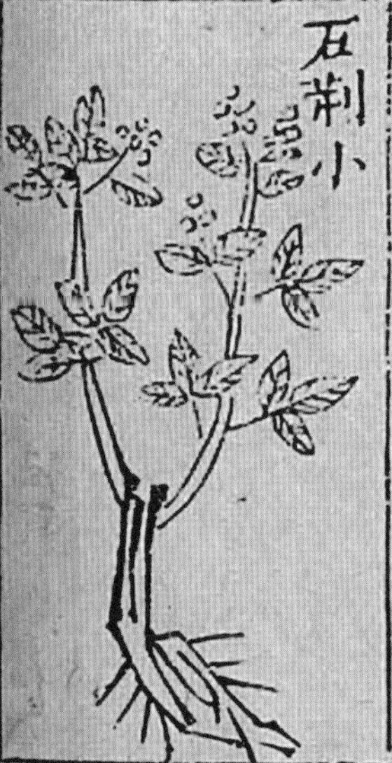

石南

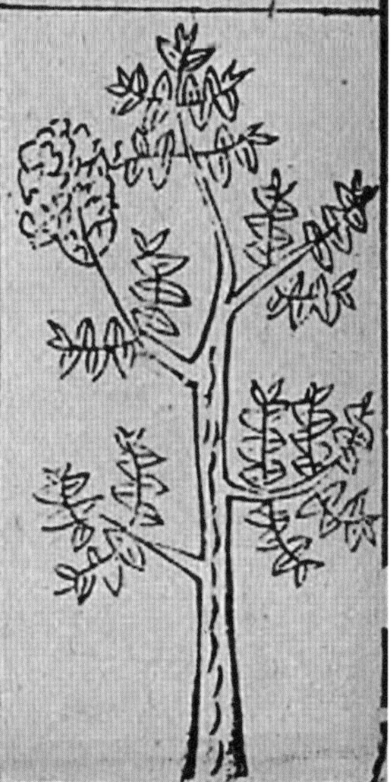

蔓荆

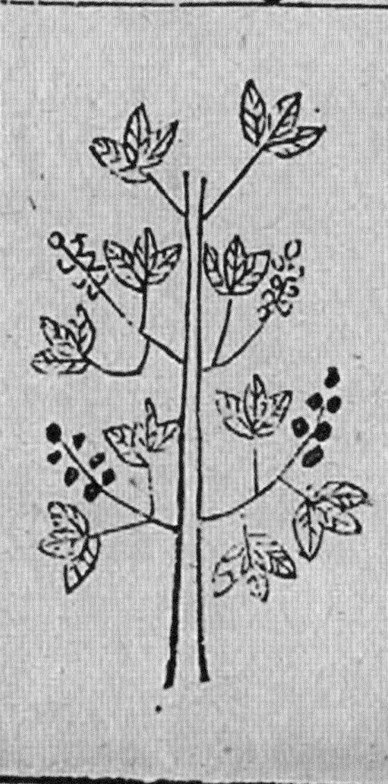

紫荆

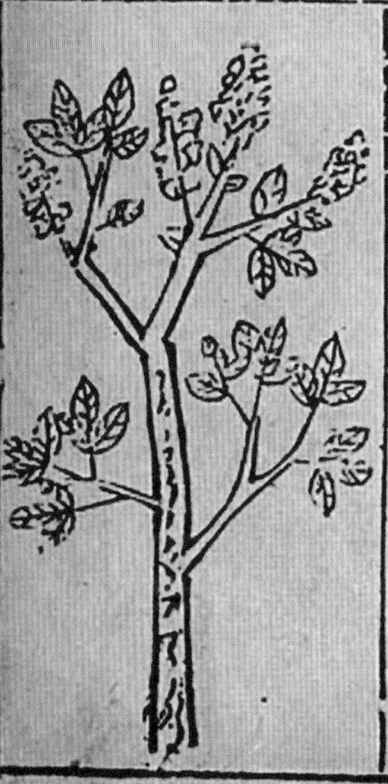

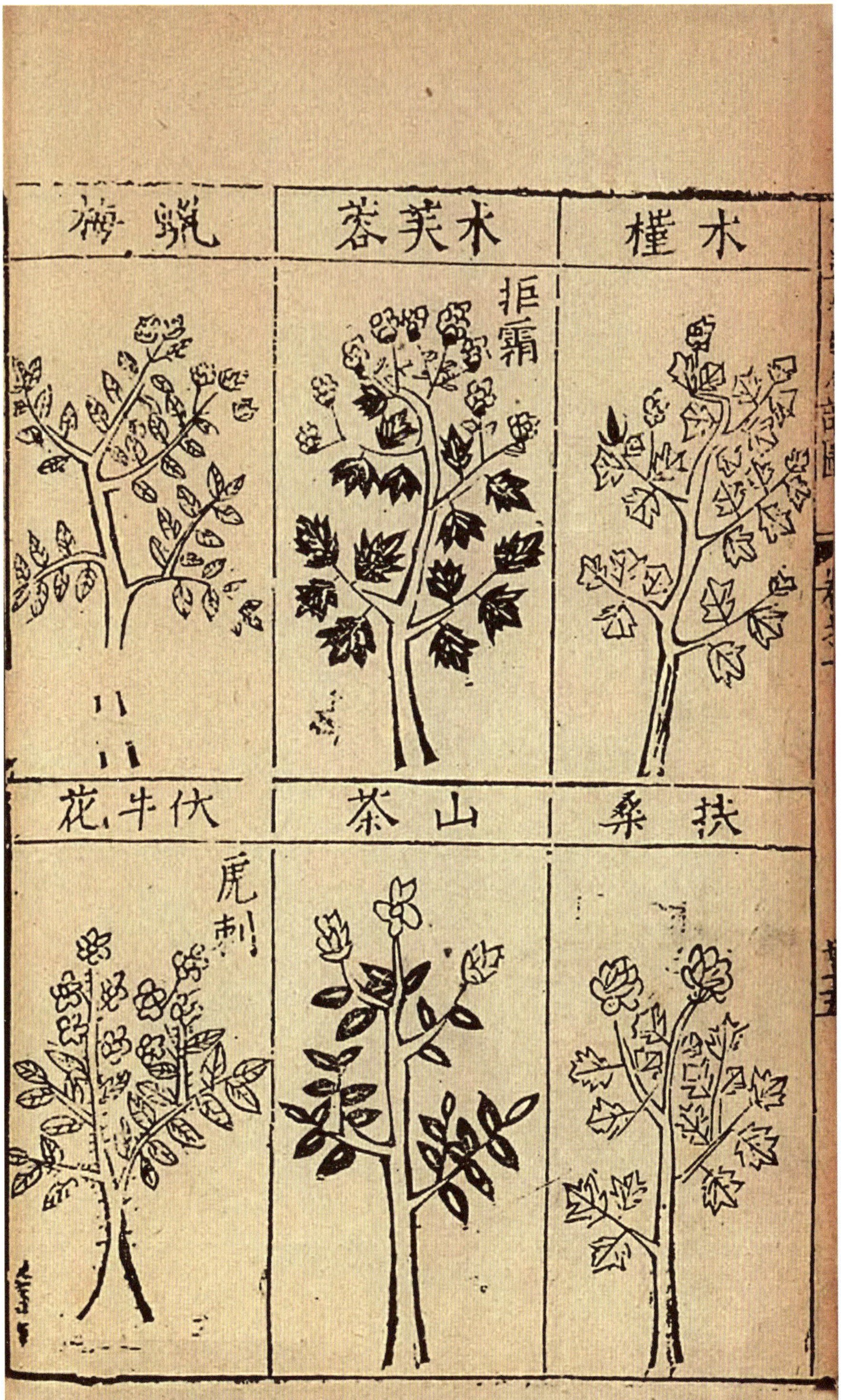
木槿
木芙蓉
拒霜
蠟梅
扶桑
山茶
伏牛花
虎刺

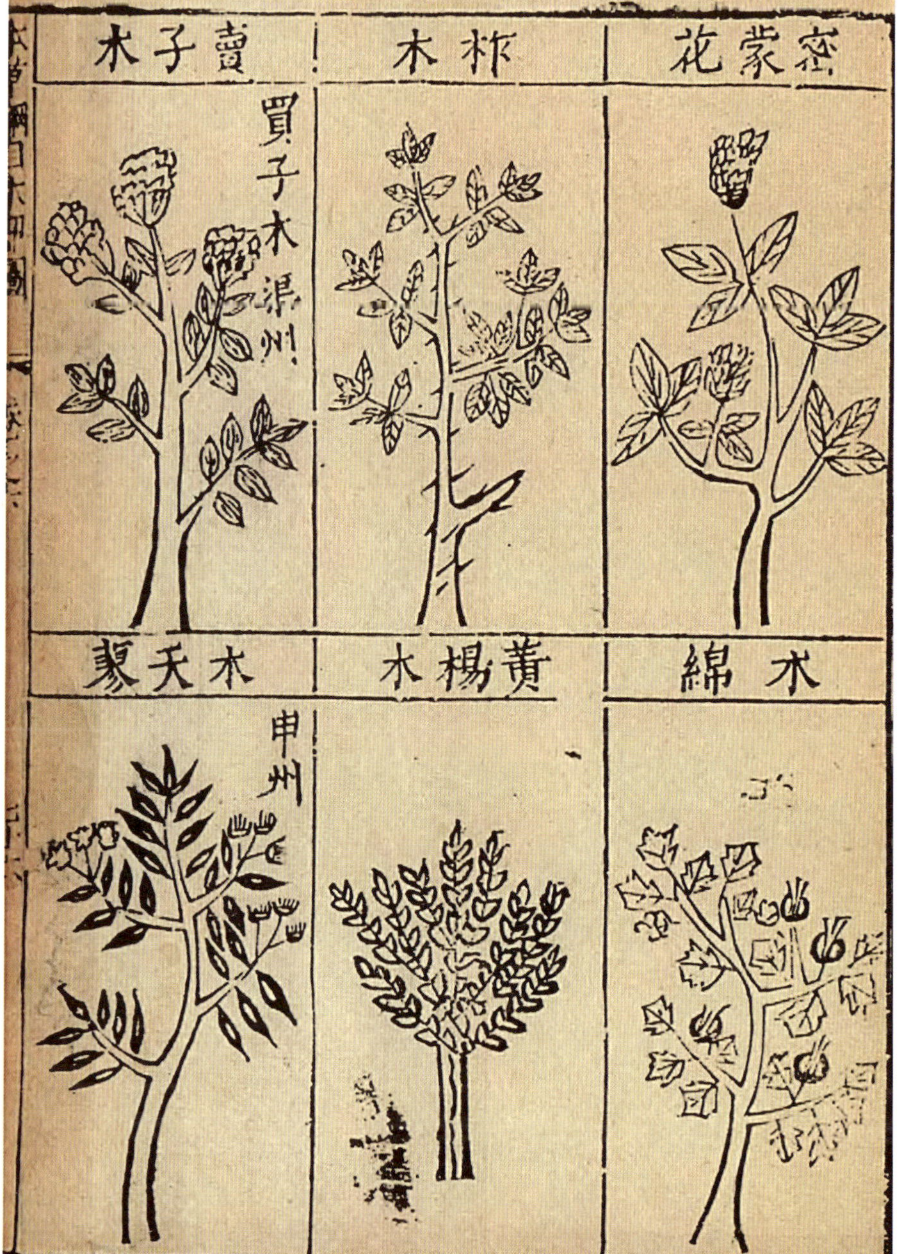
賣子木
賣子木 渠州
柞木
密蒙花
木天蓼
申州
黃楊木
木綿

放杖木

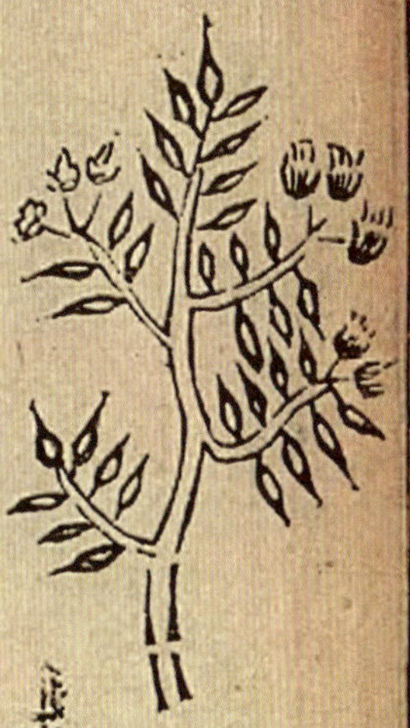

楤木

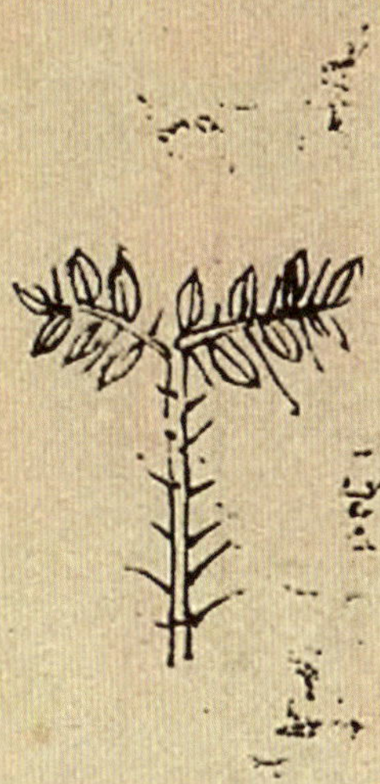

接骨木

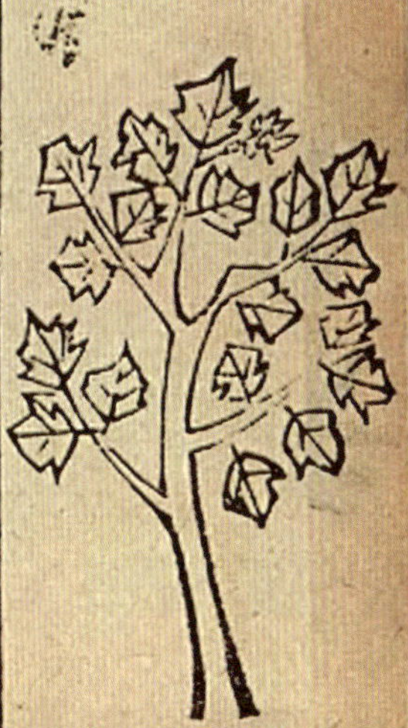

大空

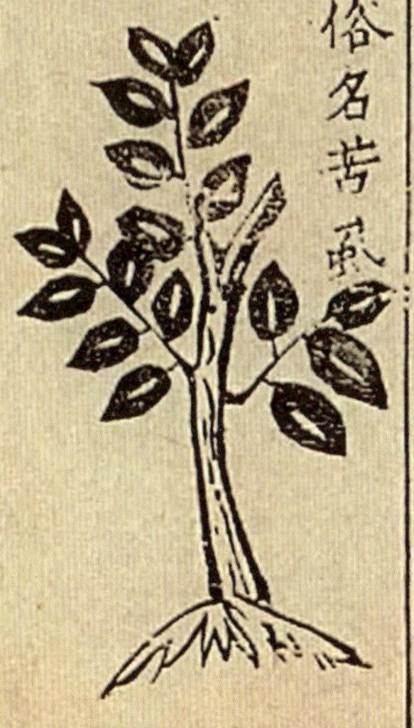

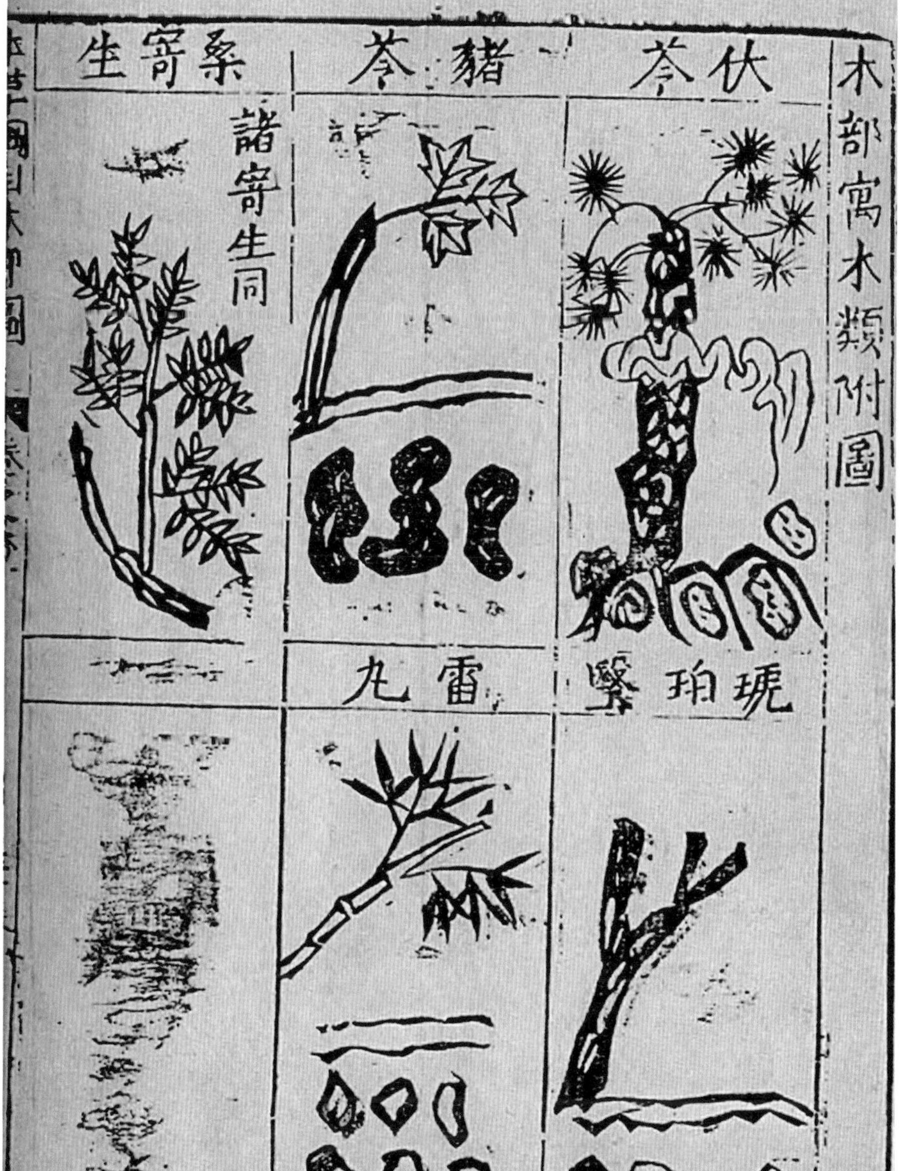
木部寓木類附圖
伏苓
猪苓
桑寄生
諸寄生同
琥珀 瑿
雷丸

木部苞木類附圖

竹

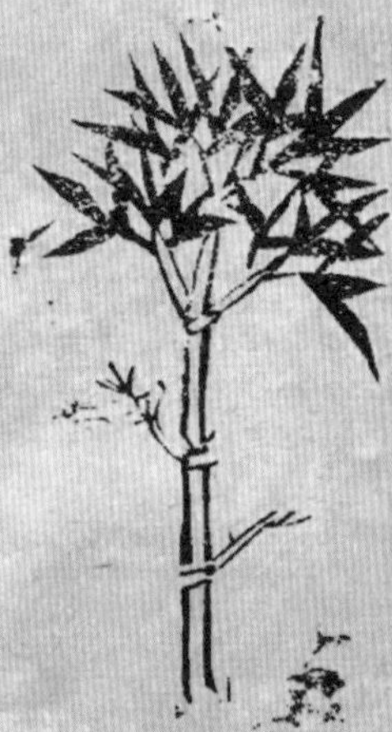

天竹黃

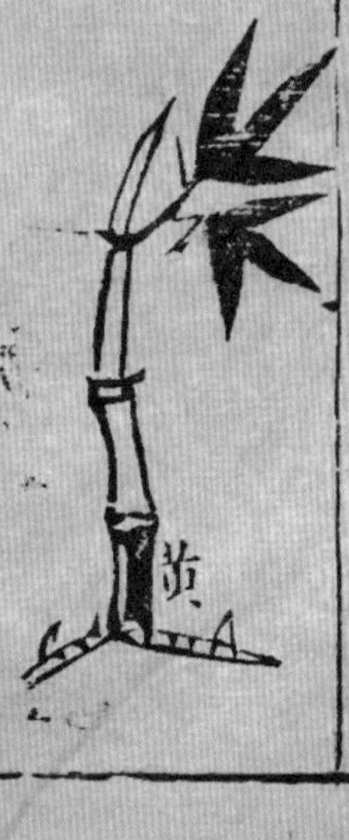

仙人杖

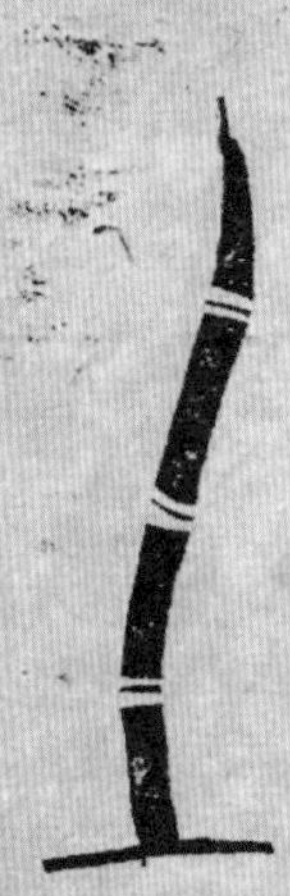

蟲部卵生類上附圖

蜜蜂

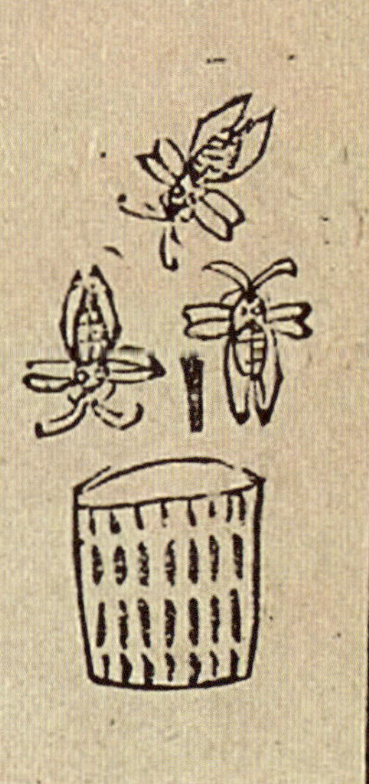

當蜂涂房

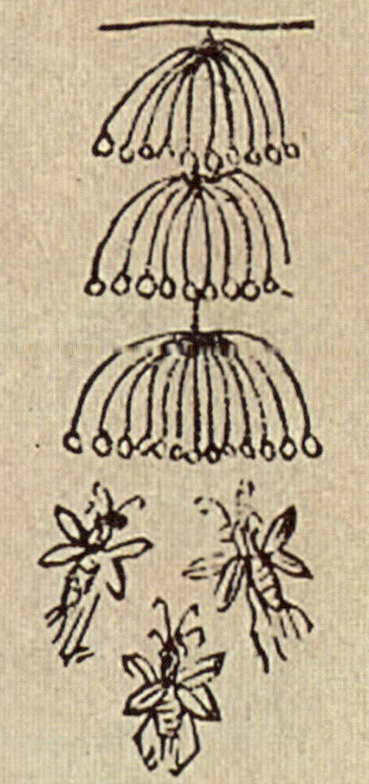

赤翅蜂

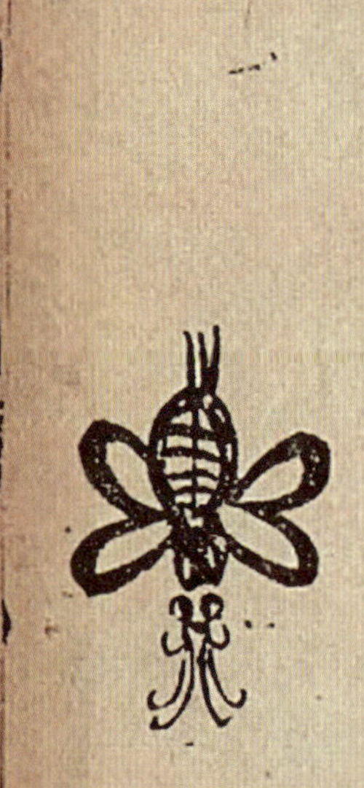

土蜂

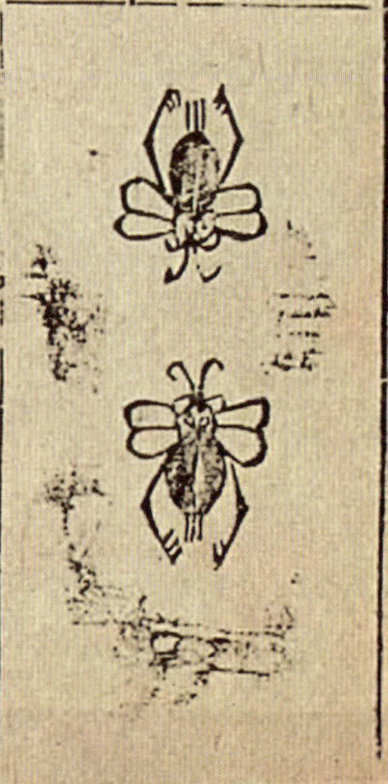

竹蜂

獨脚蜂

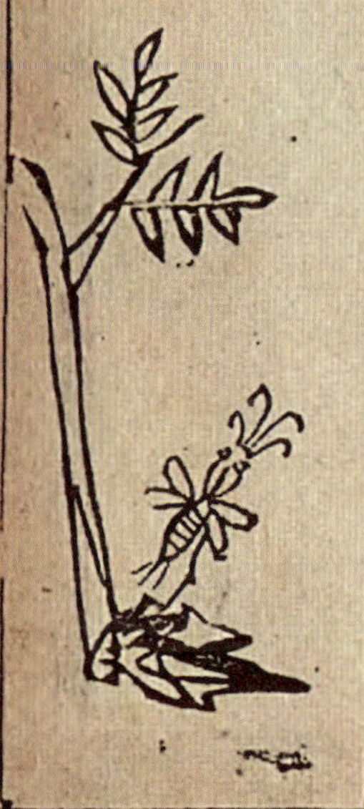

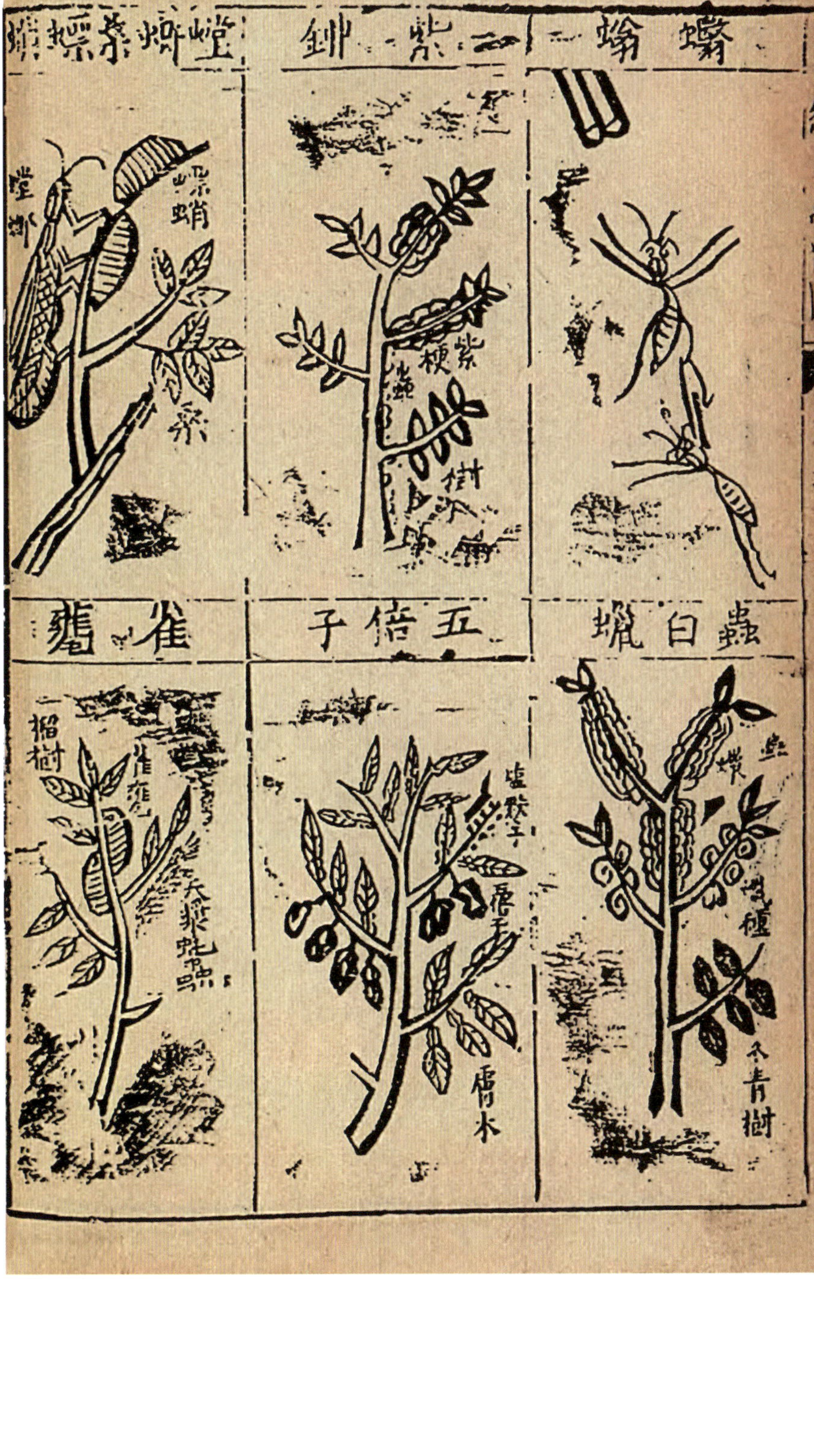
蠐螬
紫鉚
螳螂桑螵蛸
紫梗
樹
桑
蟲白蠟
冬青樹
五倍子
雀甕

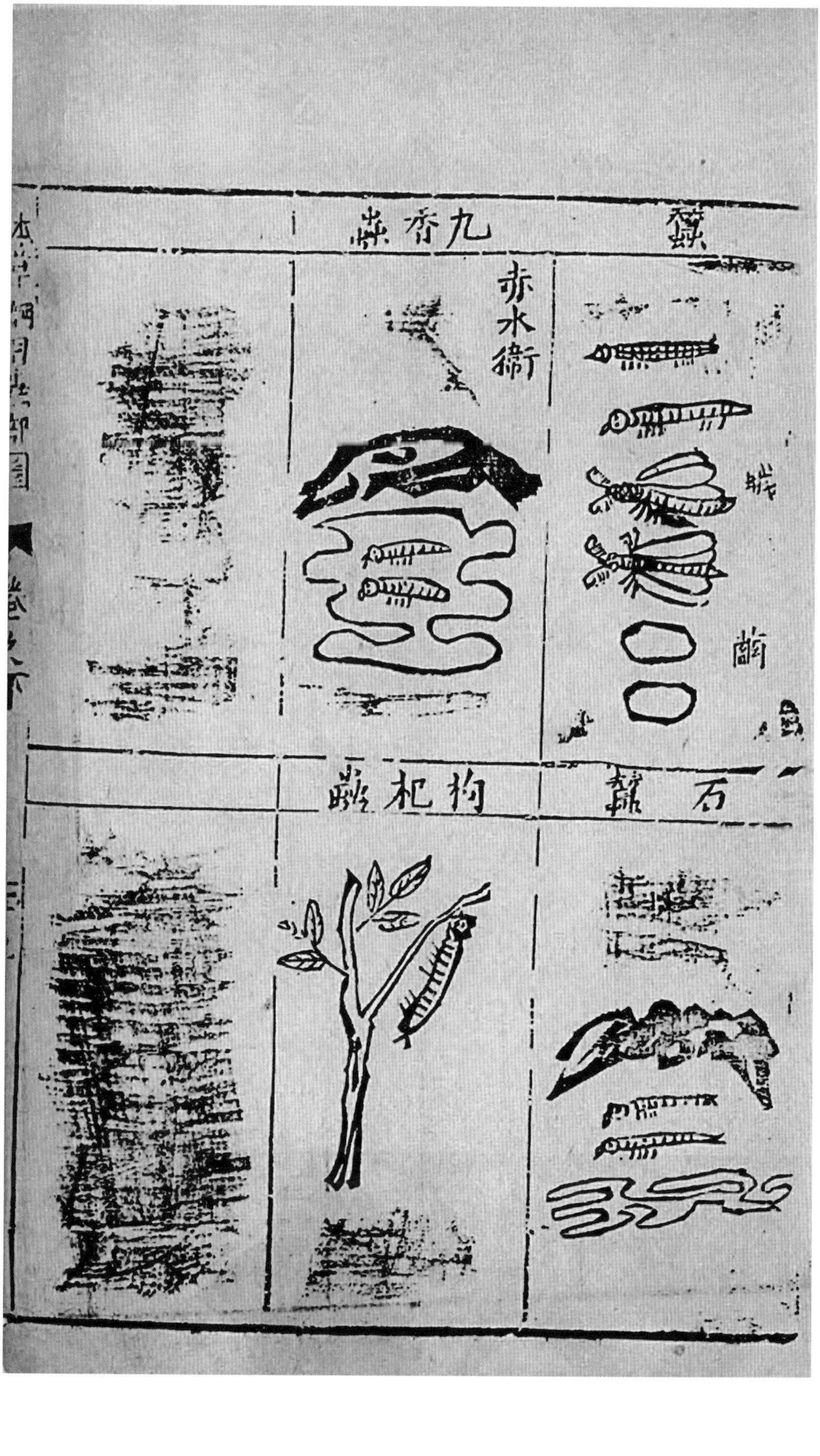

蠶
蛾
繭
九香蟲
赤水衛
石蠶
枸杞蟲

蟲部卵生類下附圖

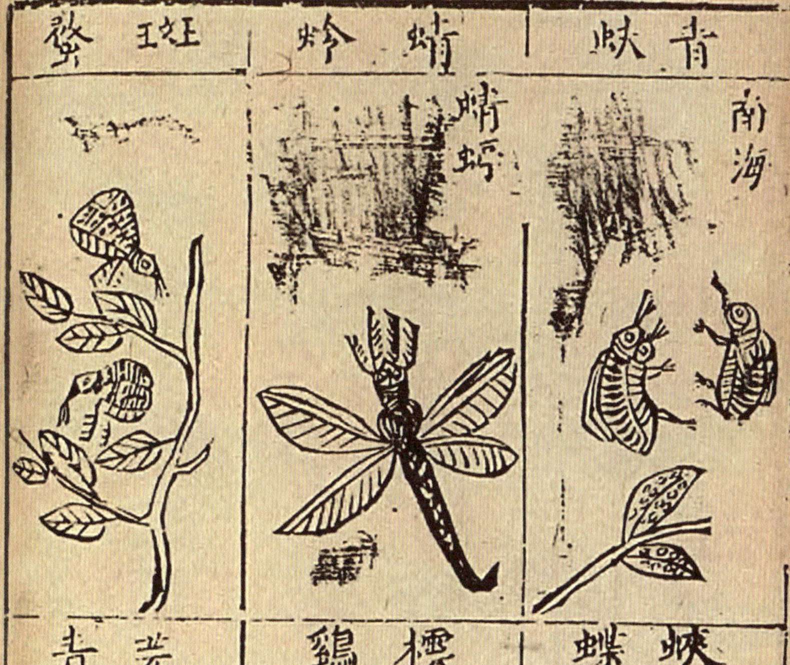

葛上亭長

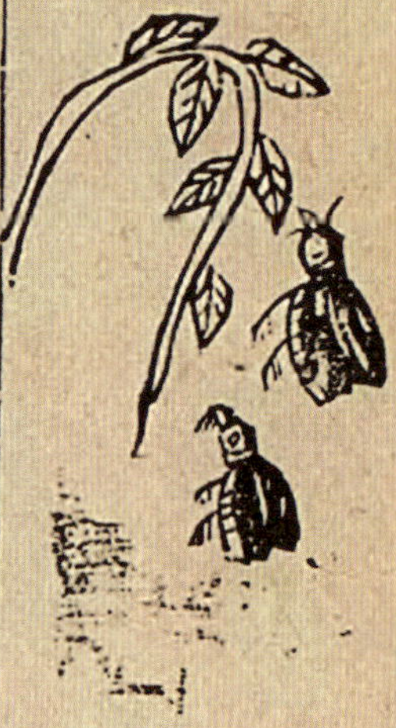

蜘蛛

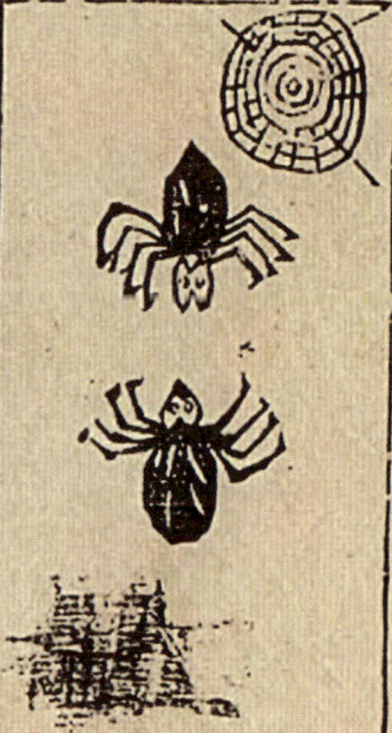

壁錢

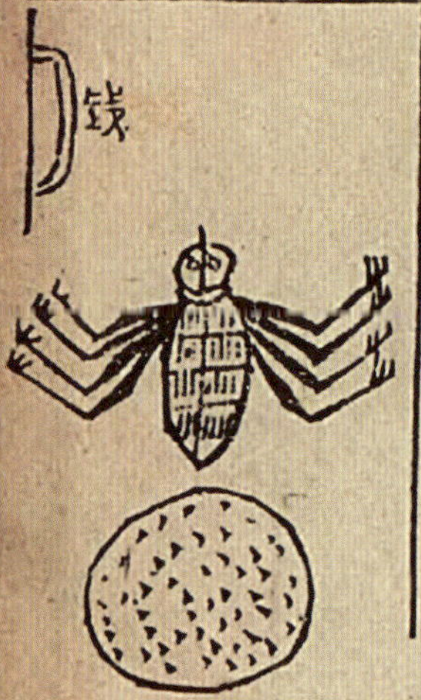

地膽

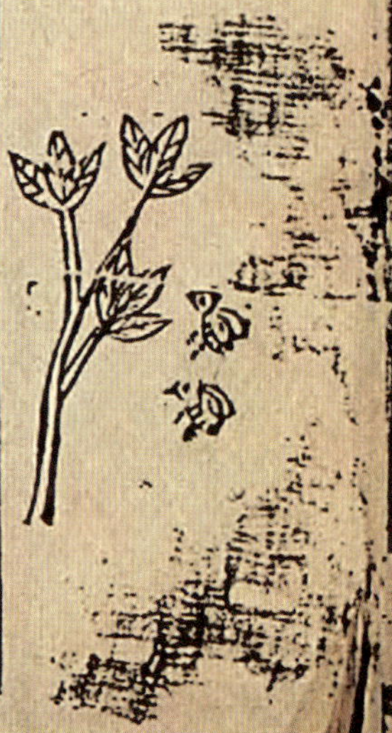

草蜘蛛

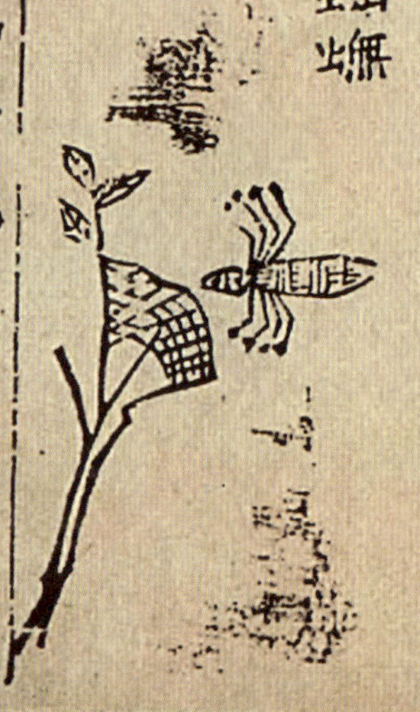

螲蟷

蟲部化生類附圖

蠍

蠐螬

諸蠶同

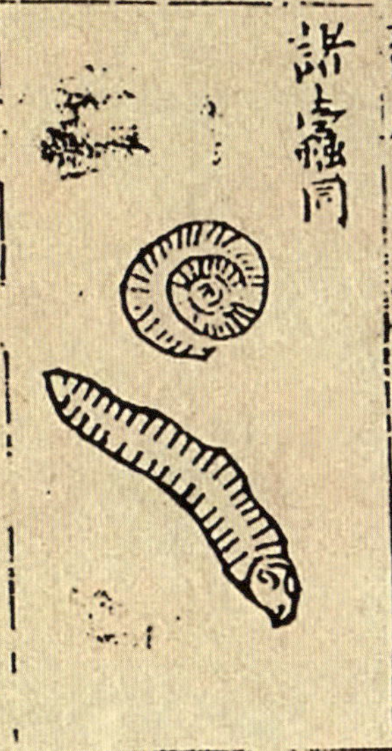

蜣螂

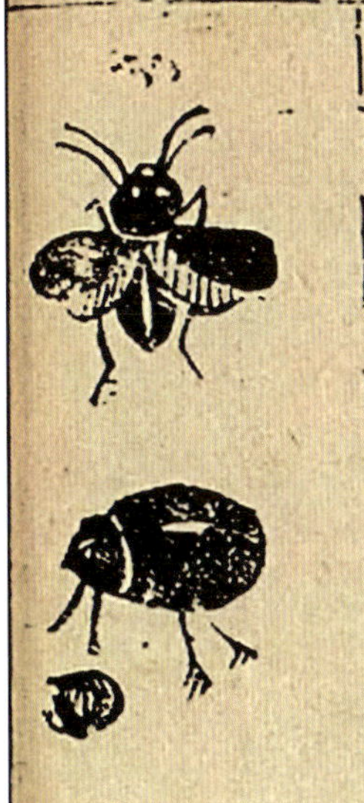

水蛭

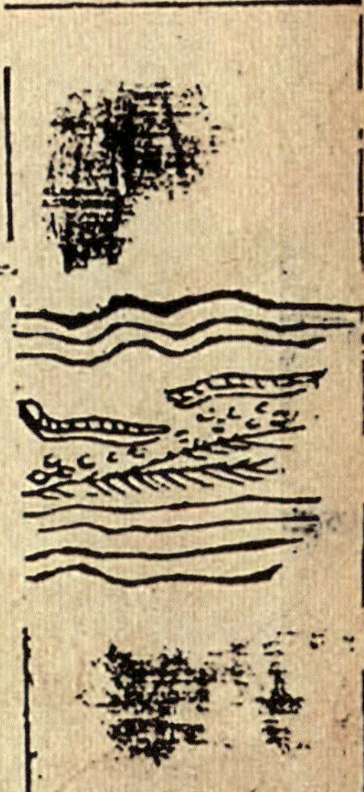

蚱蟬

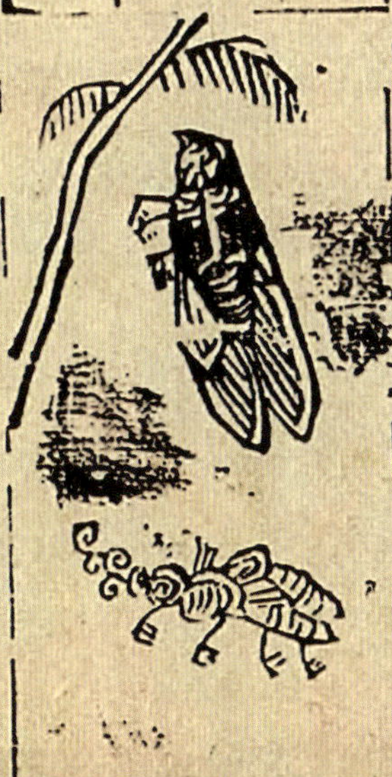

天牛

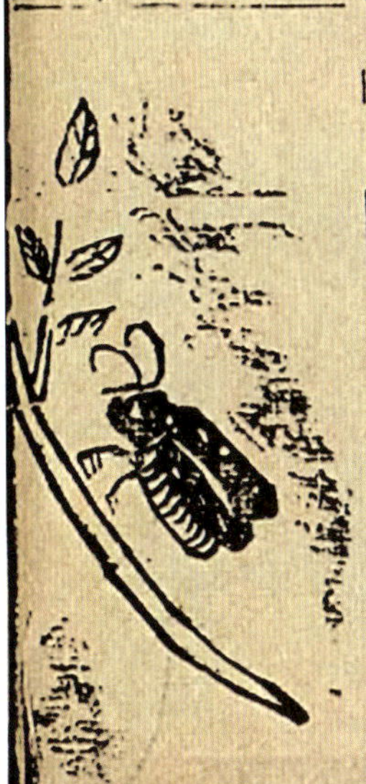

螻蛄

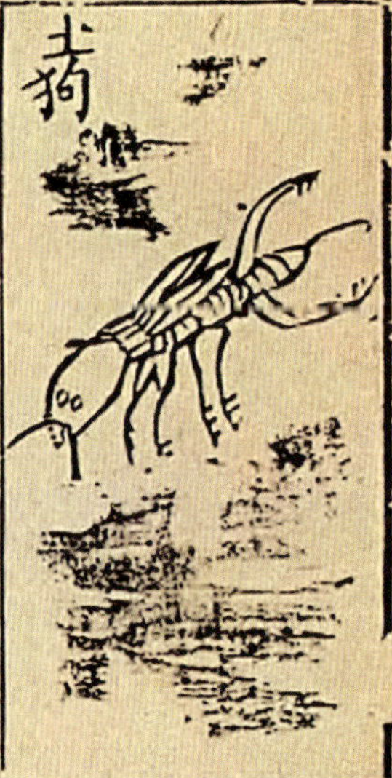

衣魚

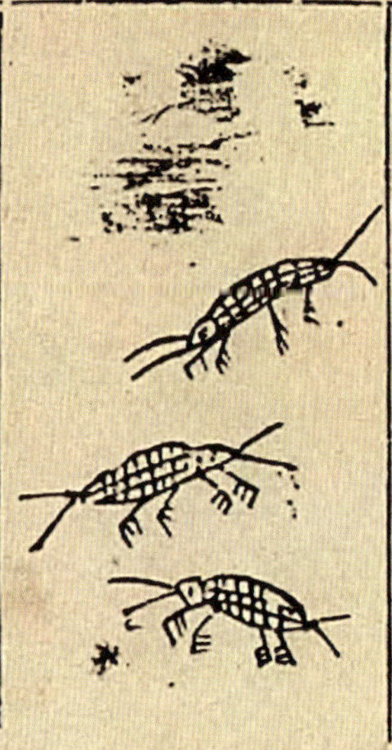

䗪蟲

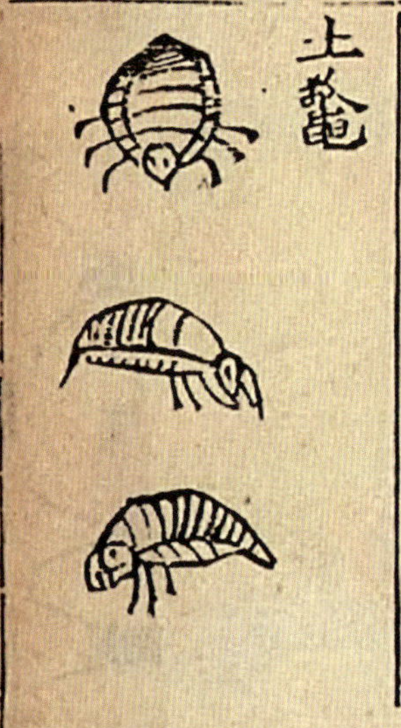

螢火

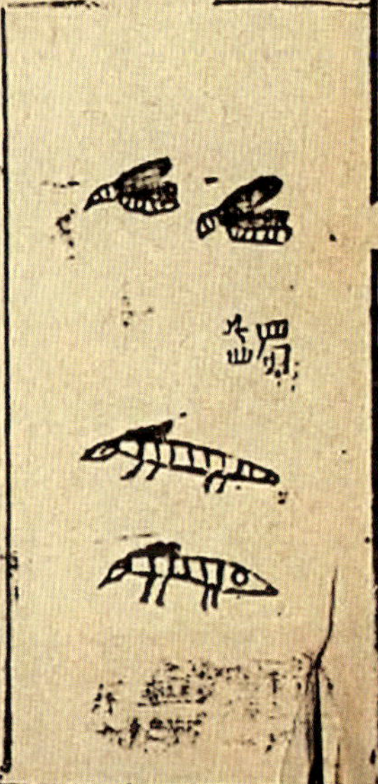

鼠婦

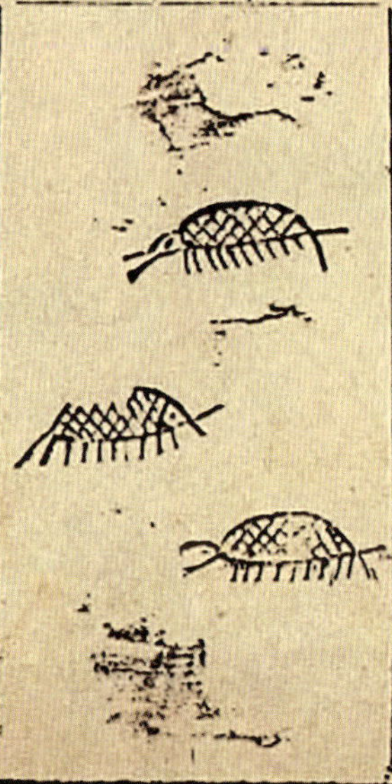

蜚蠊

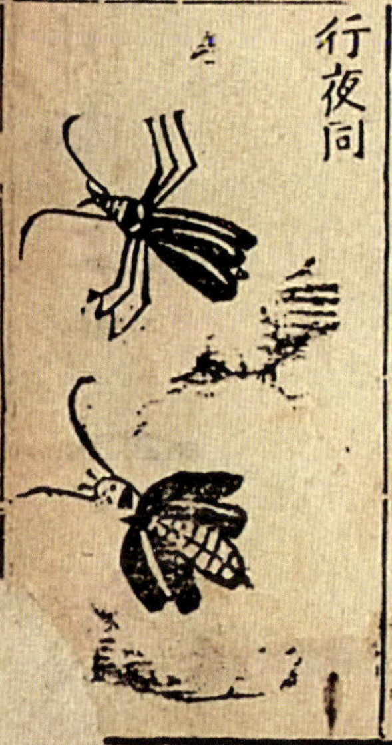

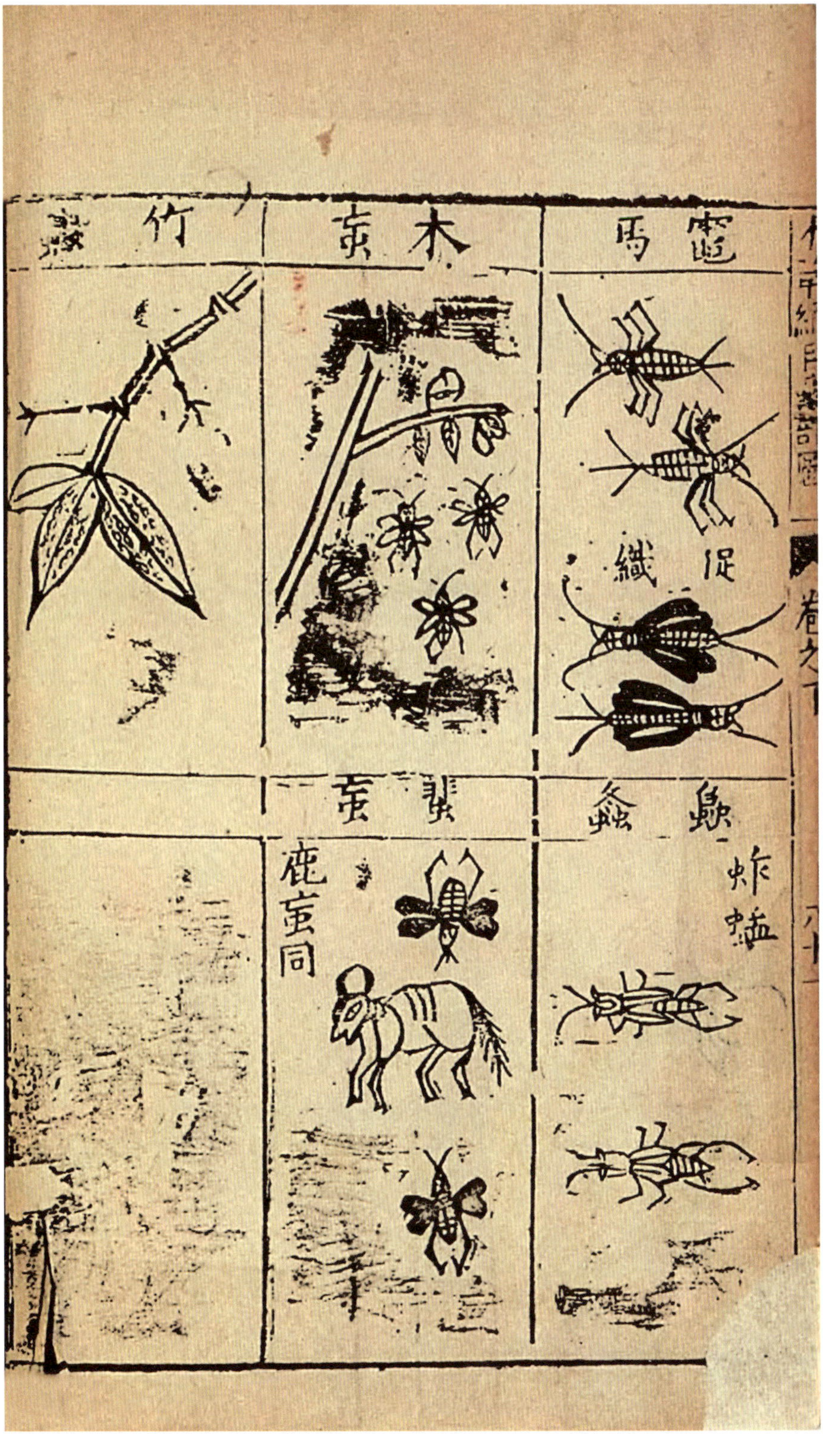
竹蝨
木虻
竈馬
促織
蜚虻
鹿虻同
蚱蜢

蟲部濕生類附圖

蟾蜍

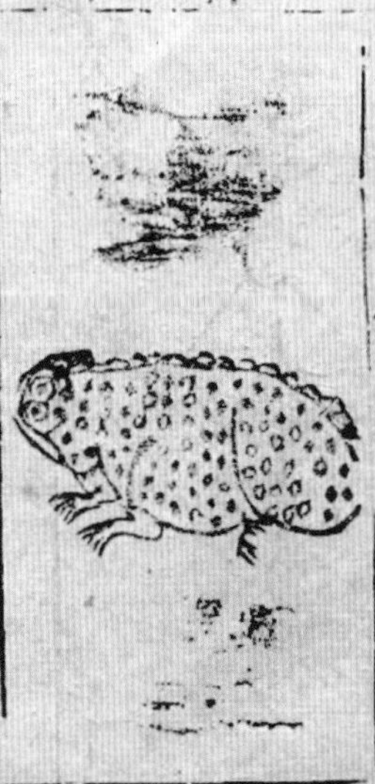

鼃

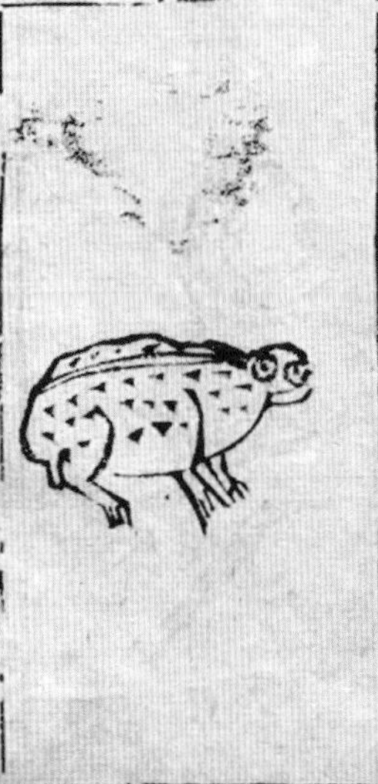

山蛤

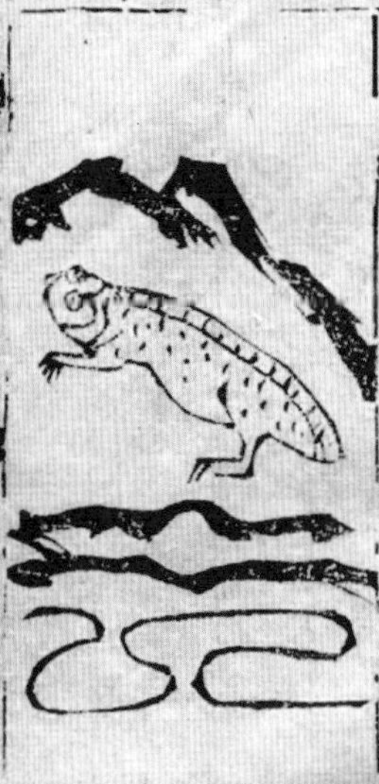

蝦蟇

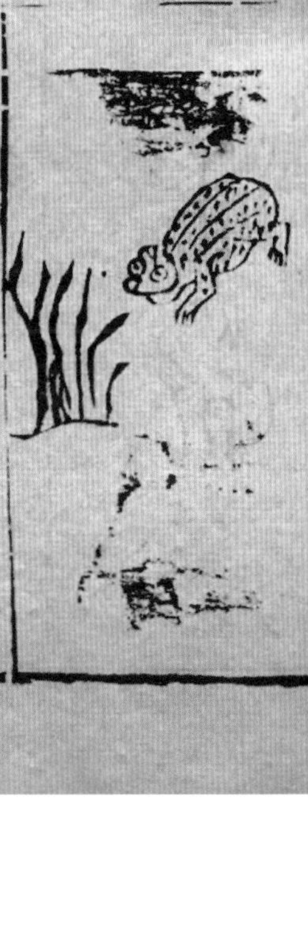

蝌斗

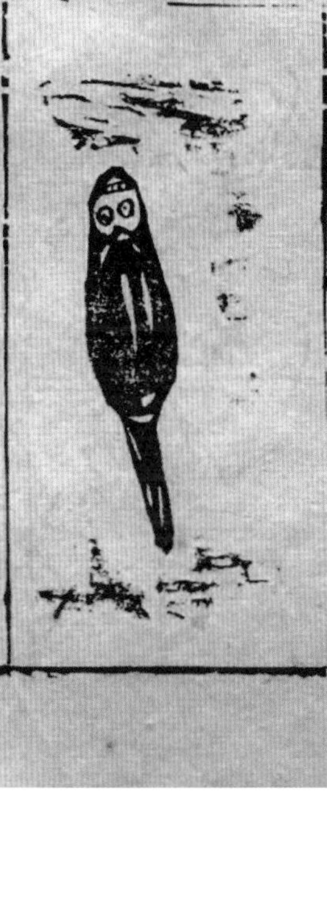

蜈蚣

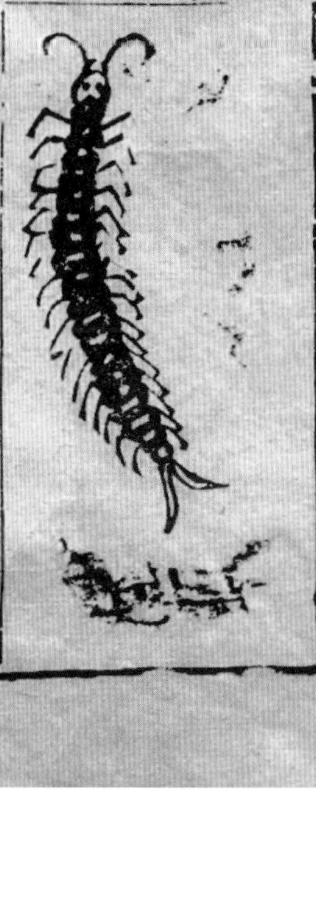

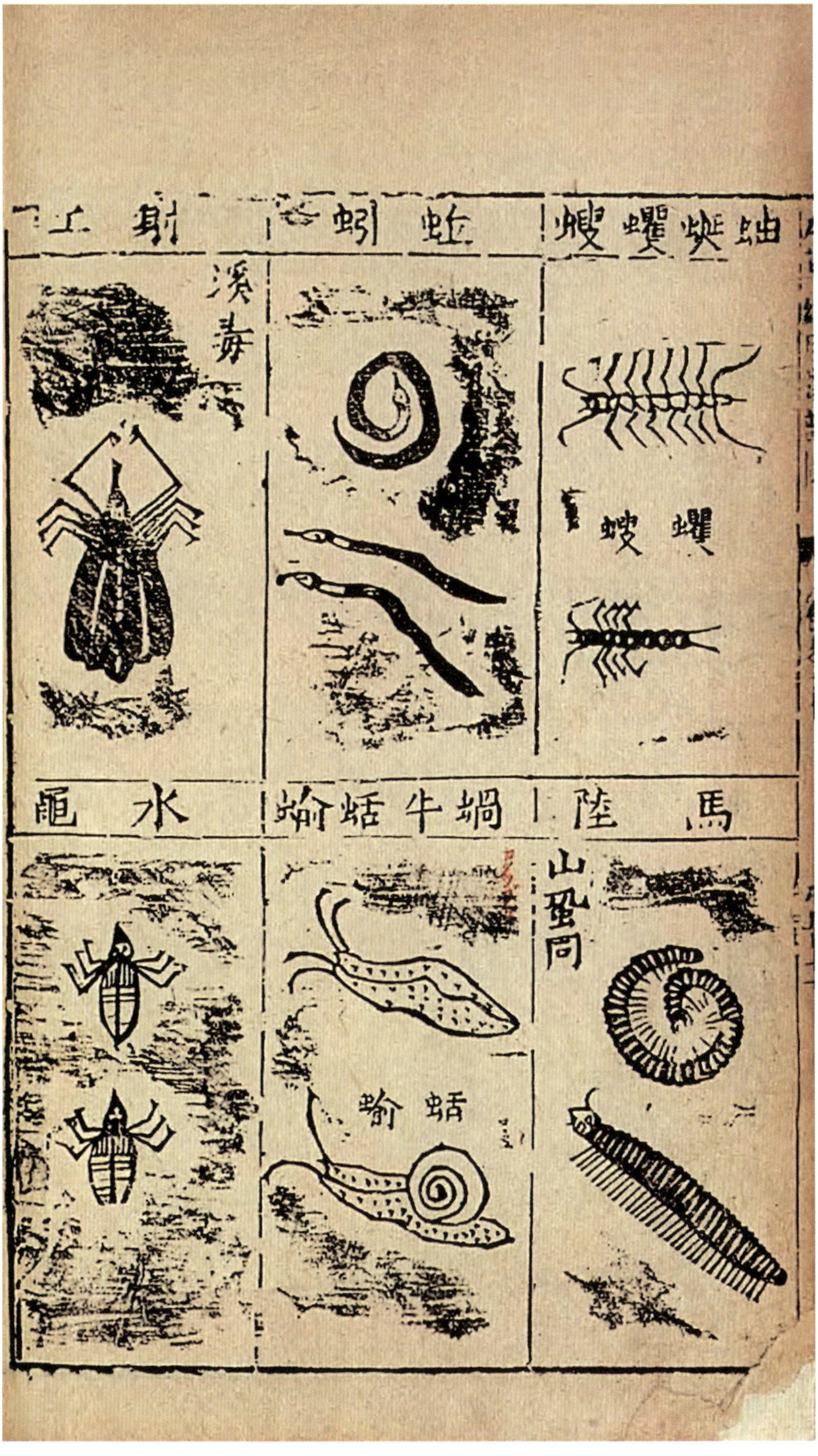
射工
溪毒
蚯蚓
蚰蜒　蠼螋
蠼螋
水黽
蝸牛　蛞蝓
蛞蝓
馬陸
山蛩同

鱗部龍類附圖

龍

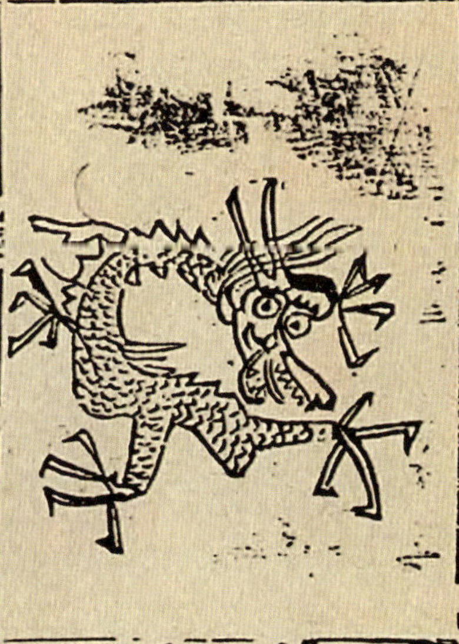

鼉龍

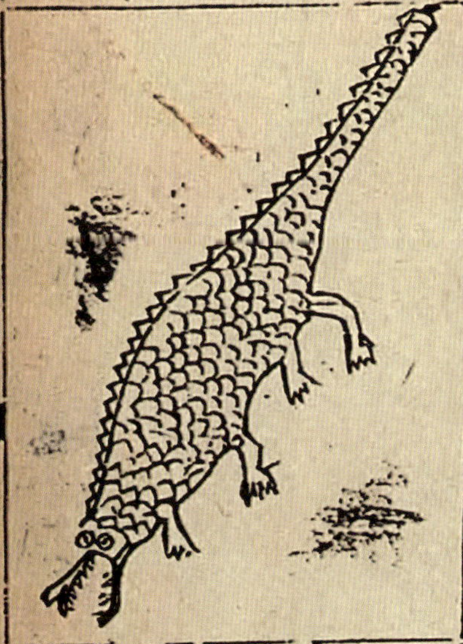

龍骨

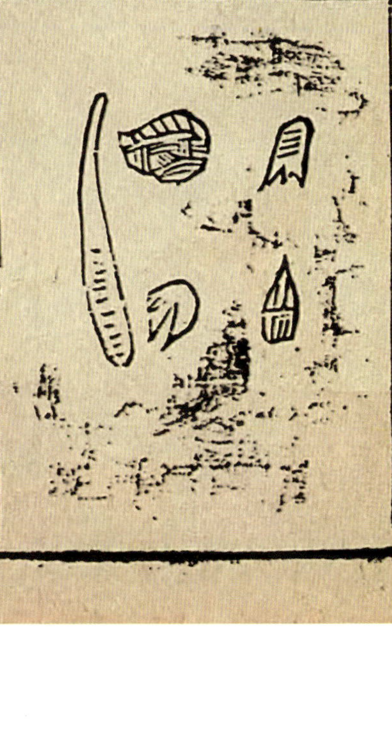

鯪鯉

穿山甲

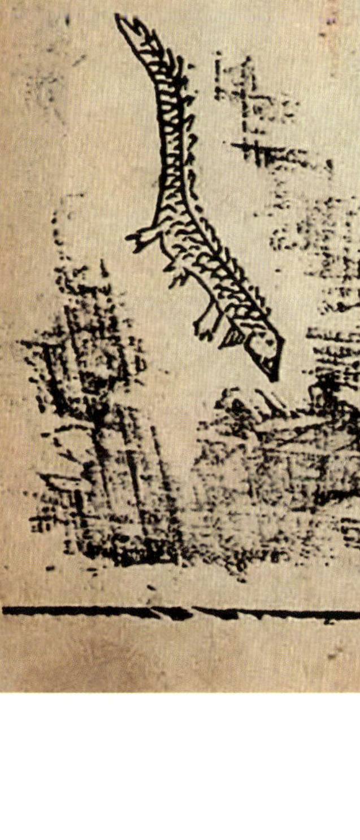

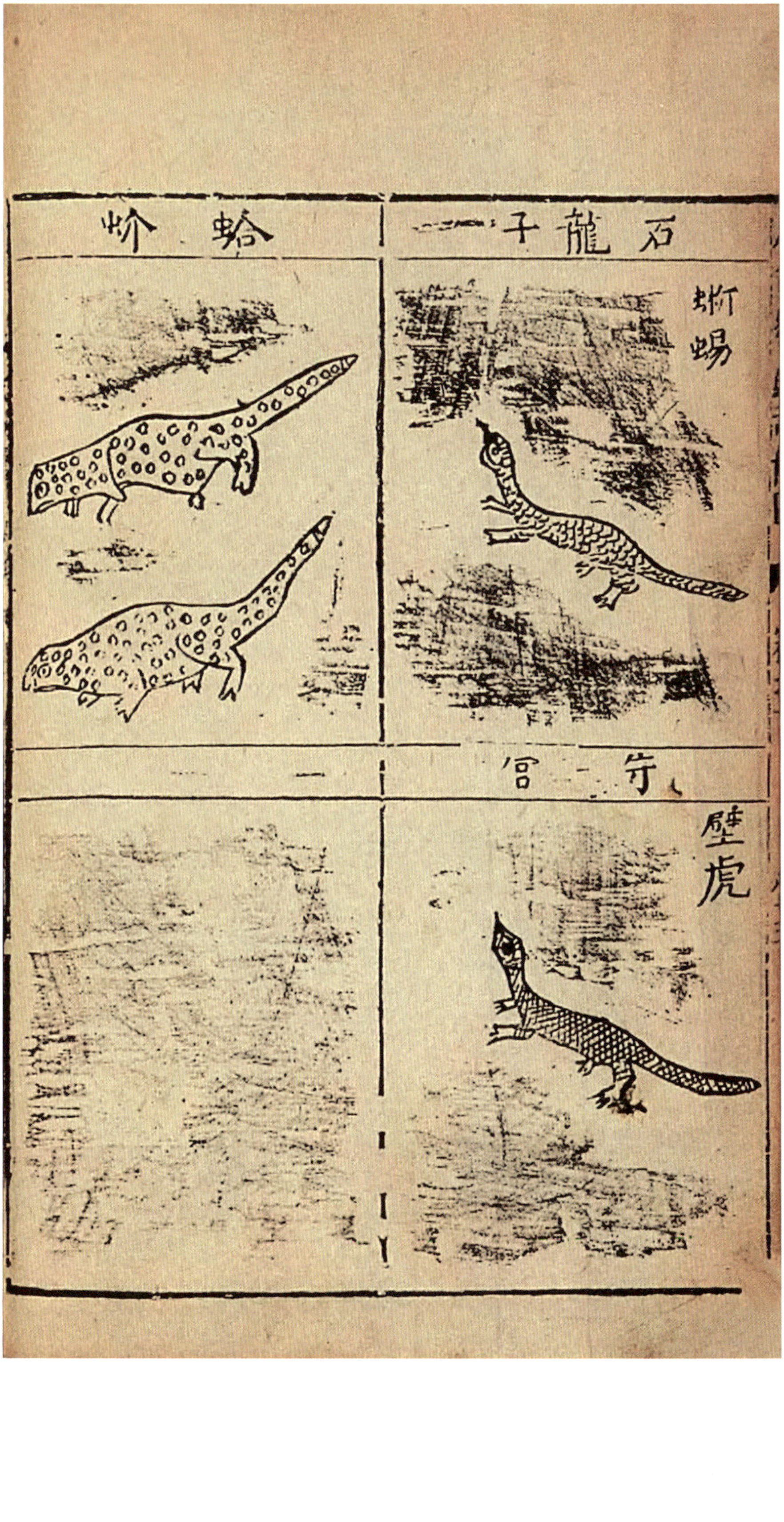
石龍子
蜥蜴
蛤蚧
守宮
壁虎

鱗部蛇類附圖

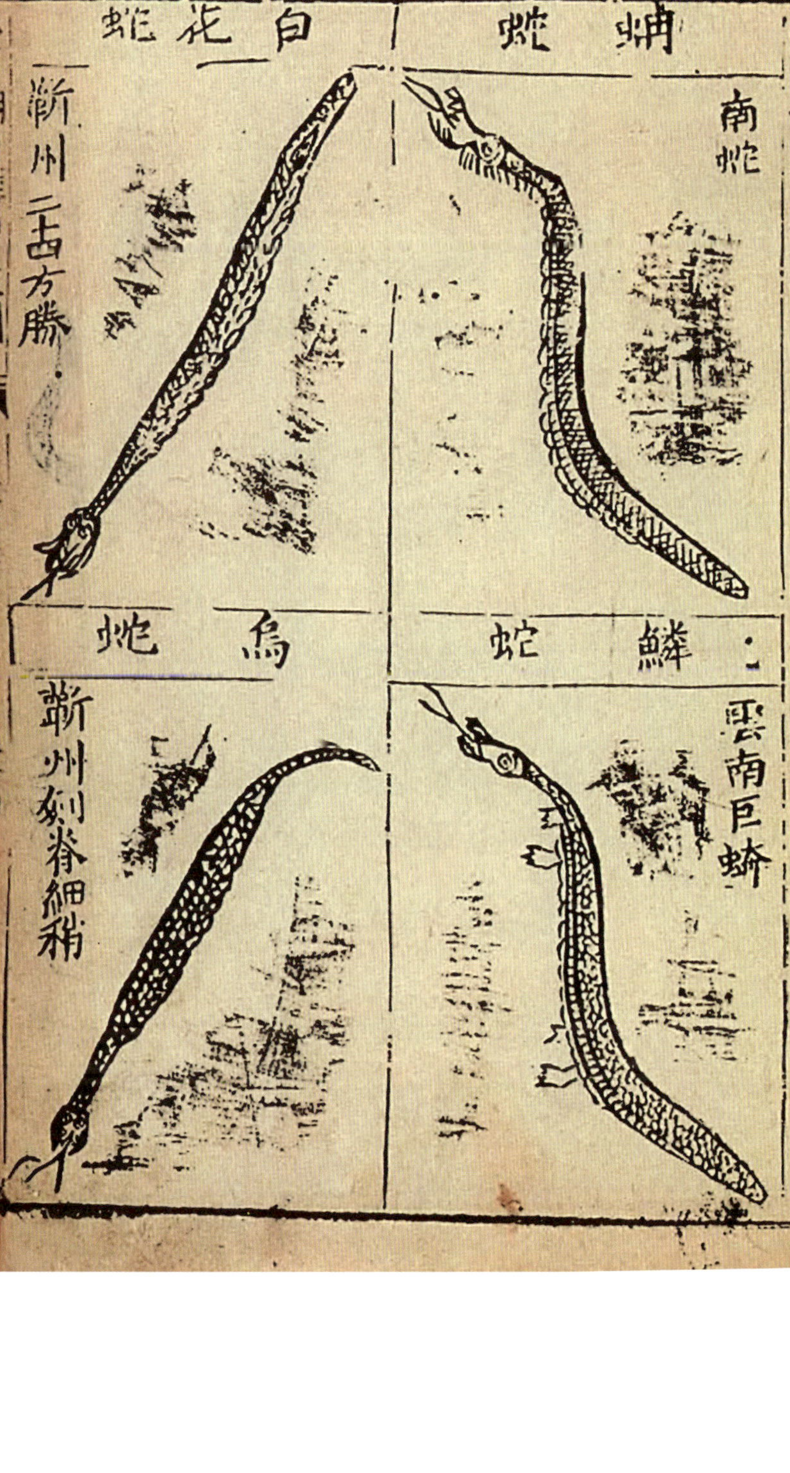

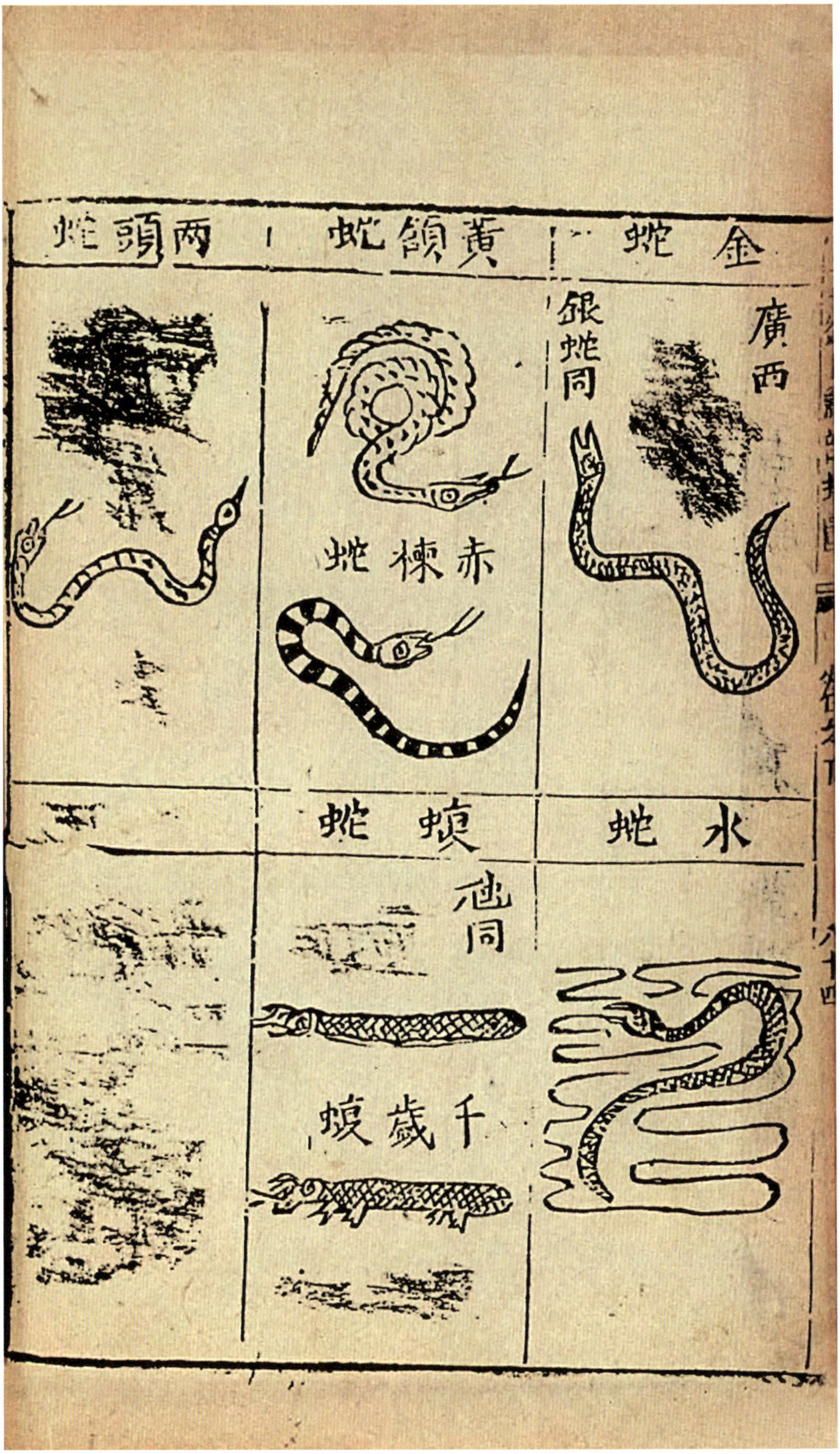
金蛇
廣西
銀蛇同
黄頷蛇
赤楝蛇
兩頭蛇
水蛇
蝮蛇
虺同
千歲蝮

鱗部魚類附圖

鯉魚

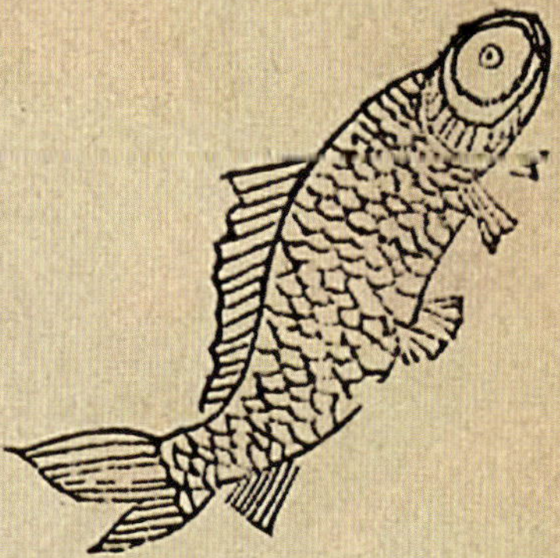

鱅魚

胖頭

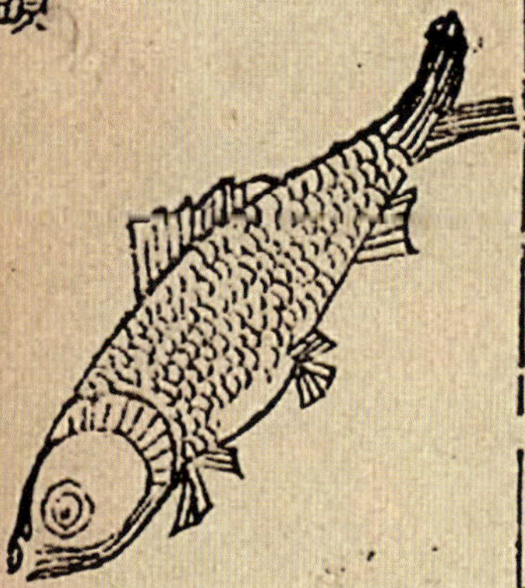

鱮魚

鰱

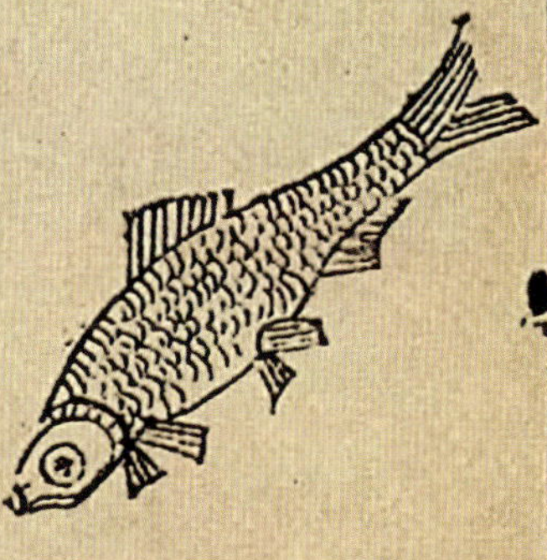

鱒魚

赤眼

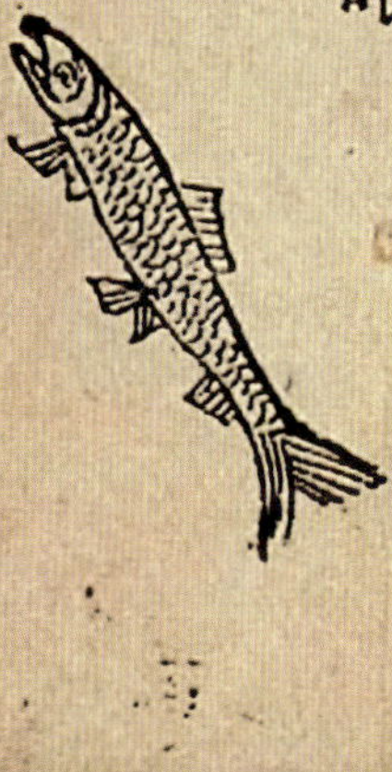

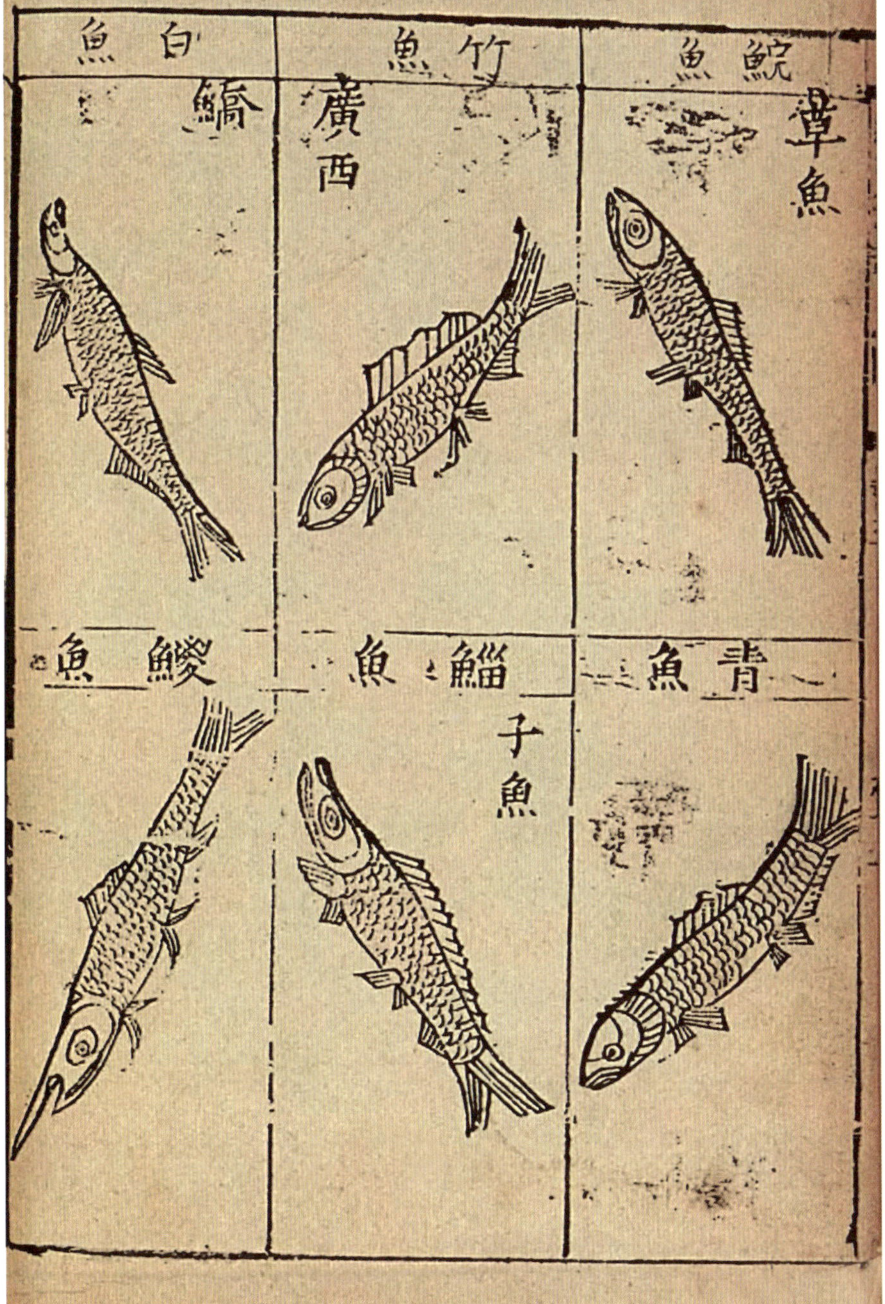
鯇魚
草魚
竹魚
廣西
白魚
鱎
青魚
鯔魚
子魚
鯼魚

鱤魚

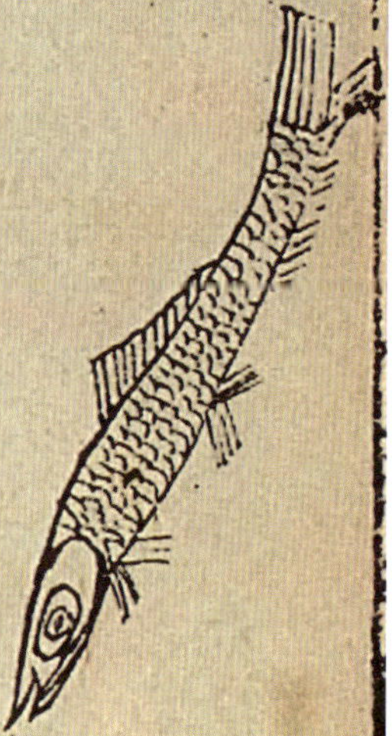

勒魚

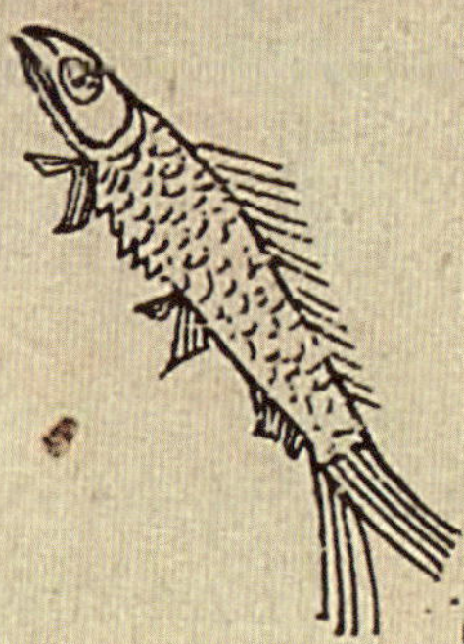

鰣魚

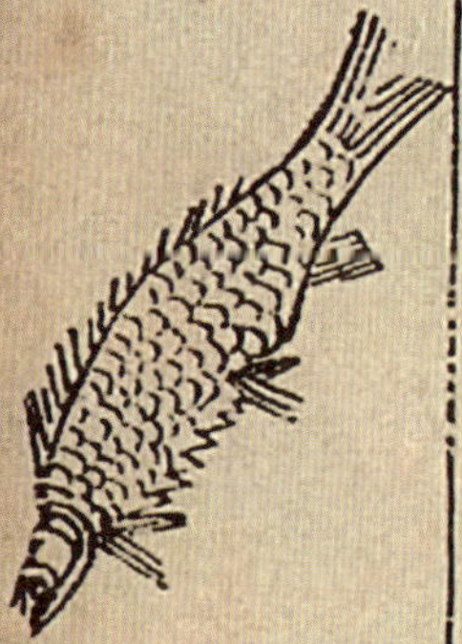

石首魚

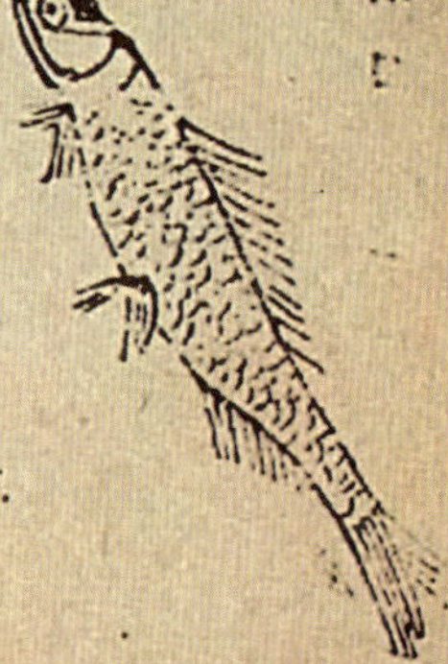

鱭魚

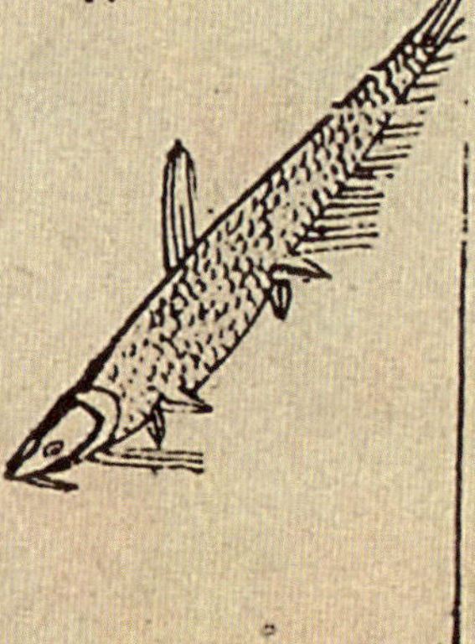

嘉魚

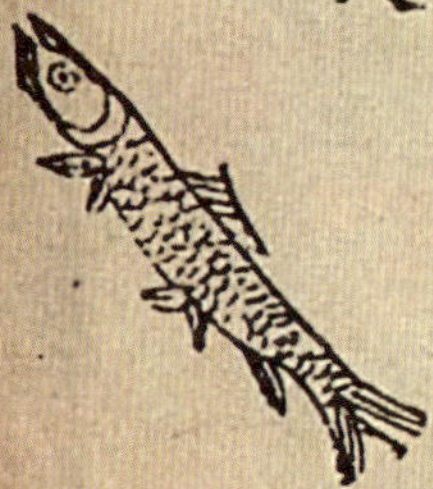

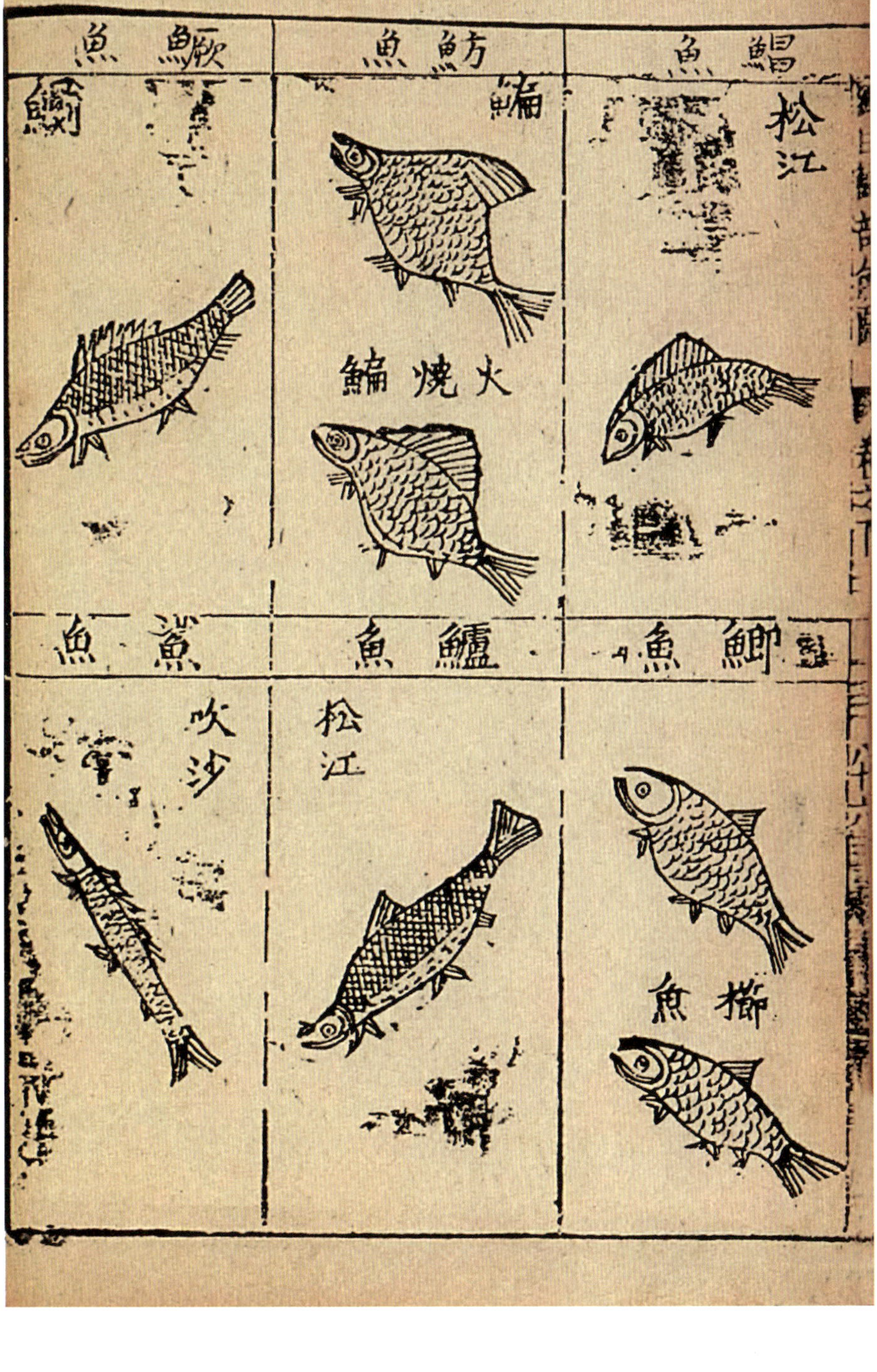
鯧魚
松江
魴魚
鯿
火燒鯿
鱖魚
鱖
鯽魚
櫛魚
鱸魚
松江
鯊魚
吹沙

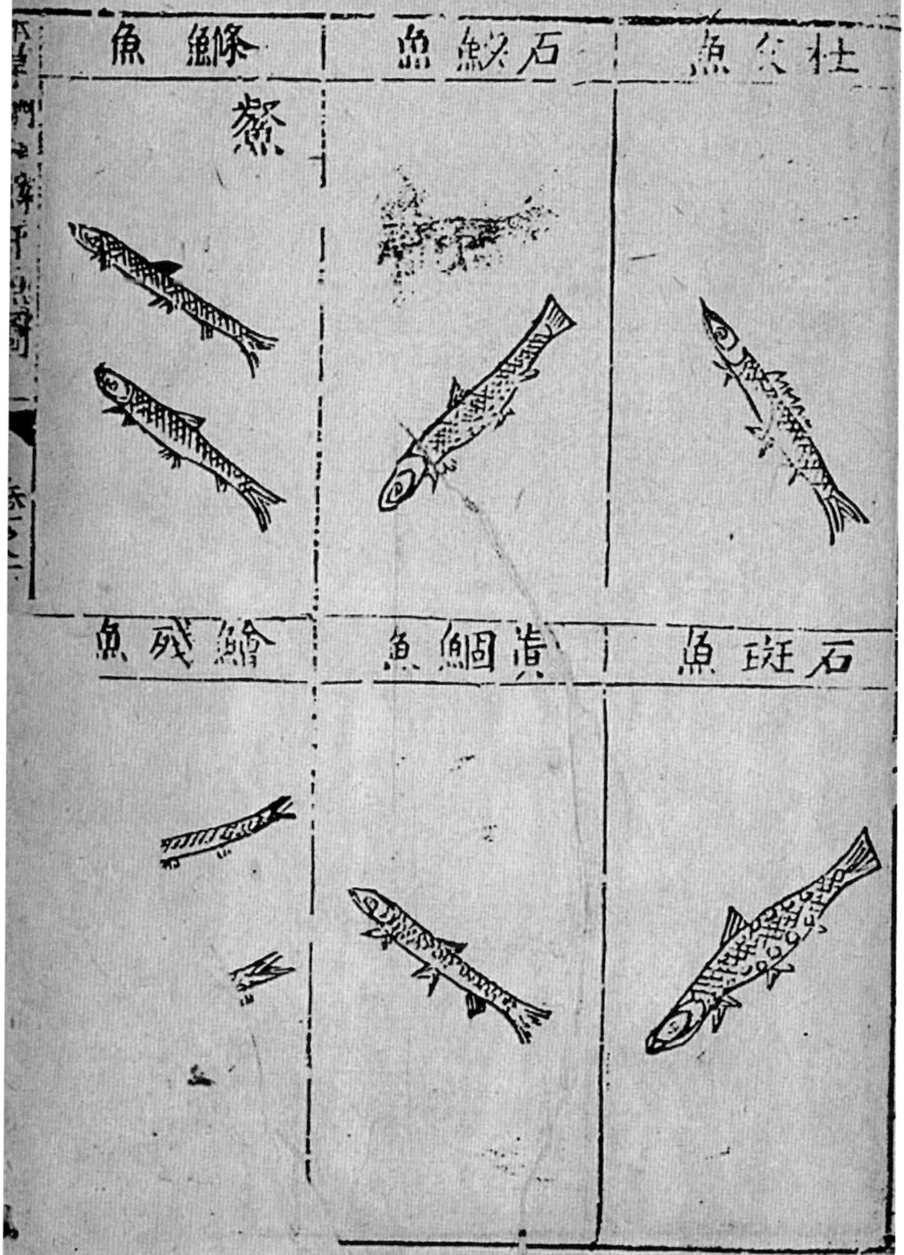
杜父魚
石鮅魚
鰷魚
鰲
石斑魚
黃鯝魚
鱠殘魚

鱵魚

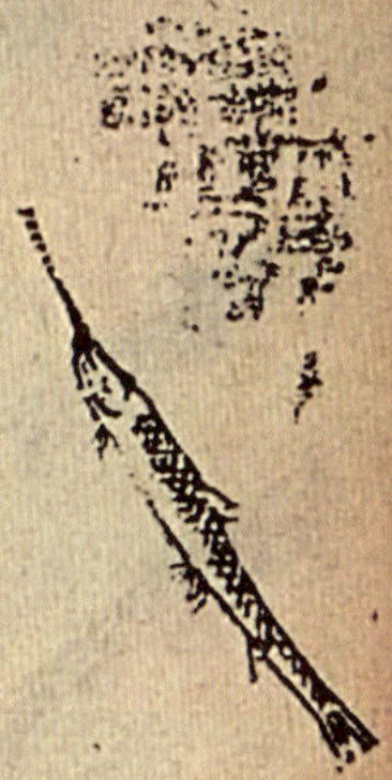

鱊魚

無鱗魚類附圖

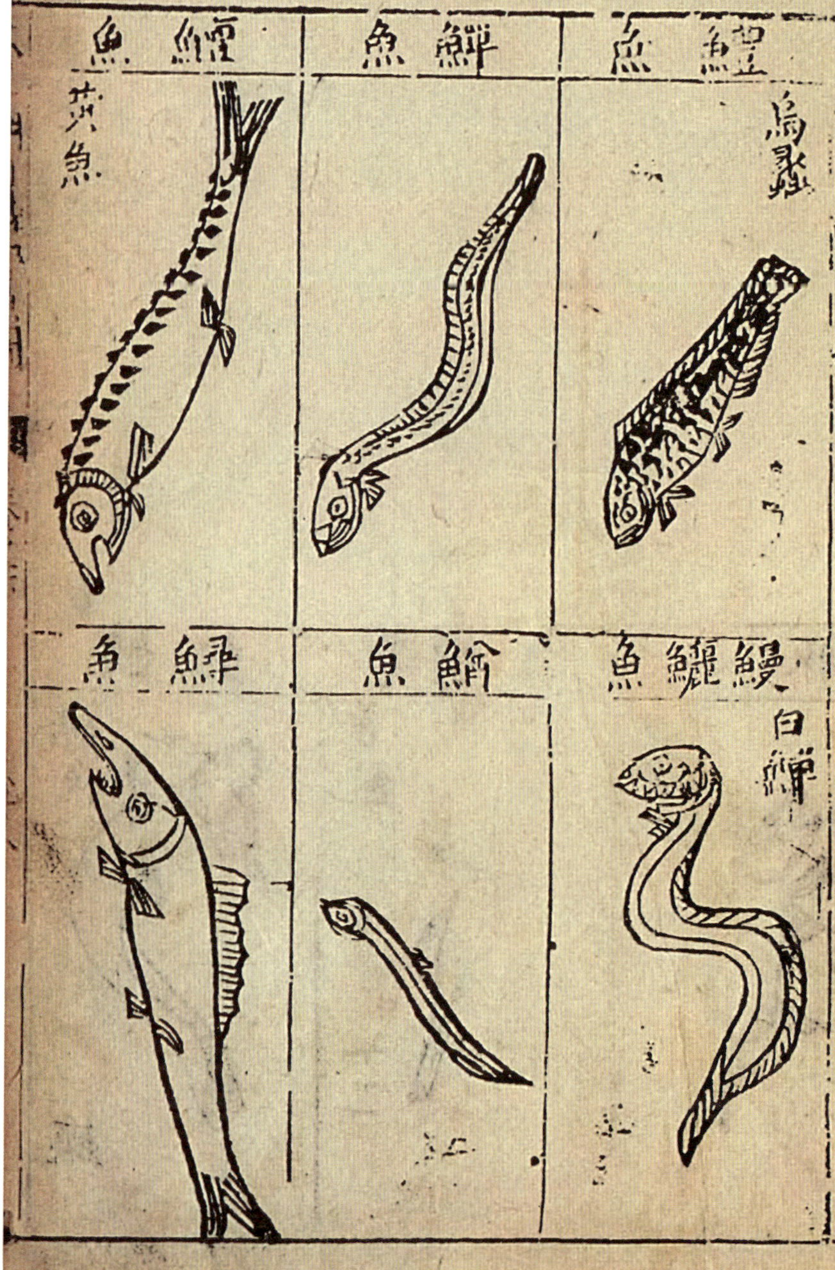

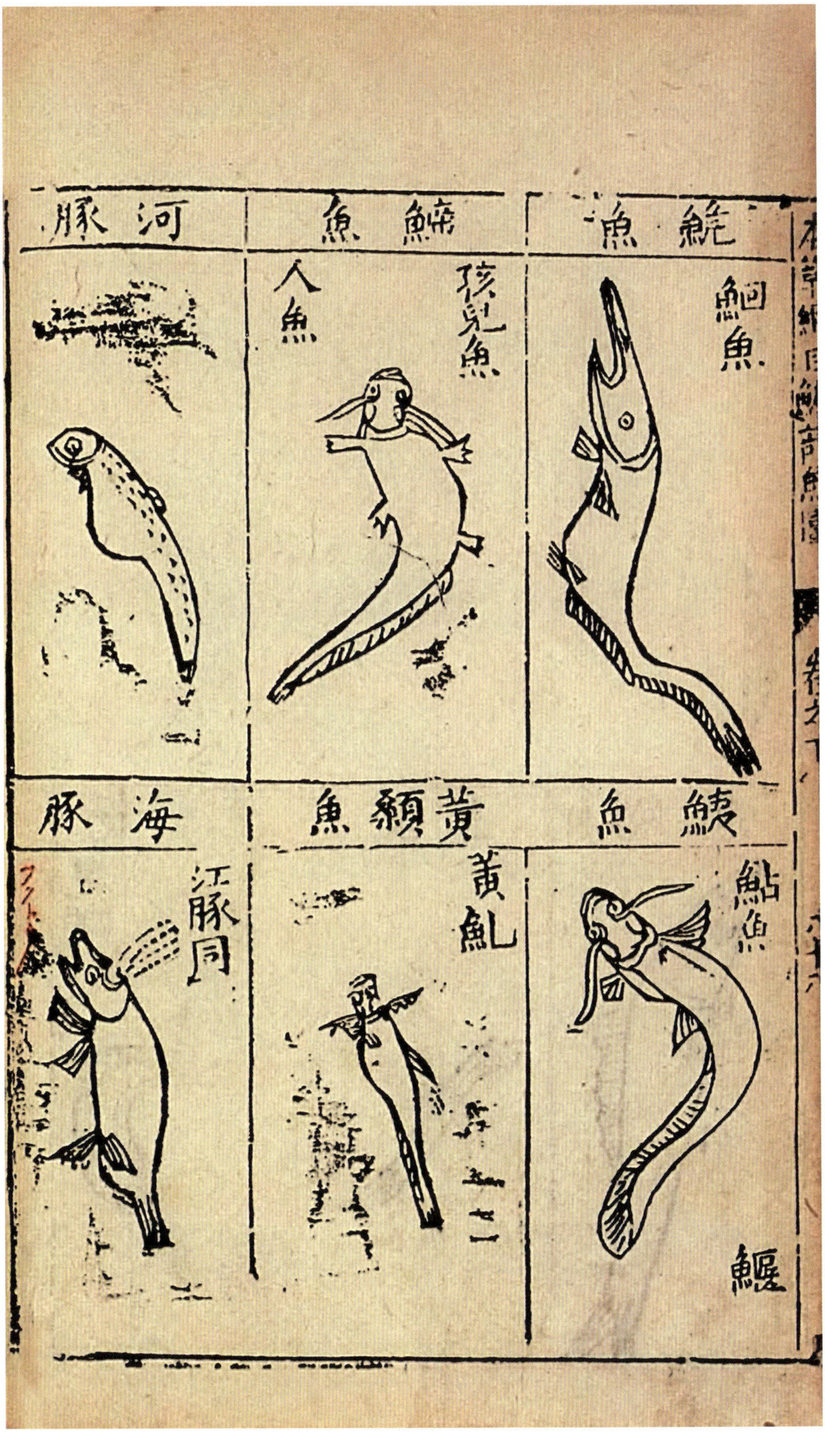
鮠魚
鮰魚
鯑魚
孩兒魚
人魚
河豚
鮧魚
鮎魚
鰋
黃顙魚
黃䱍
海豚
江豚同

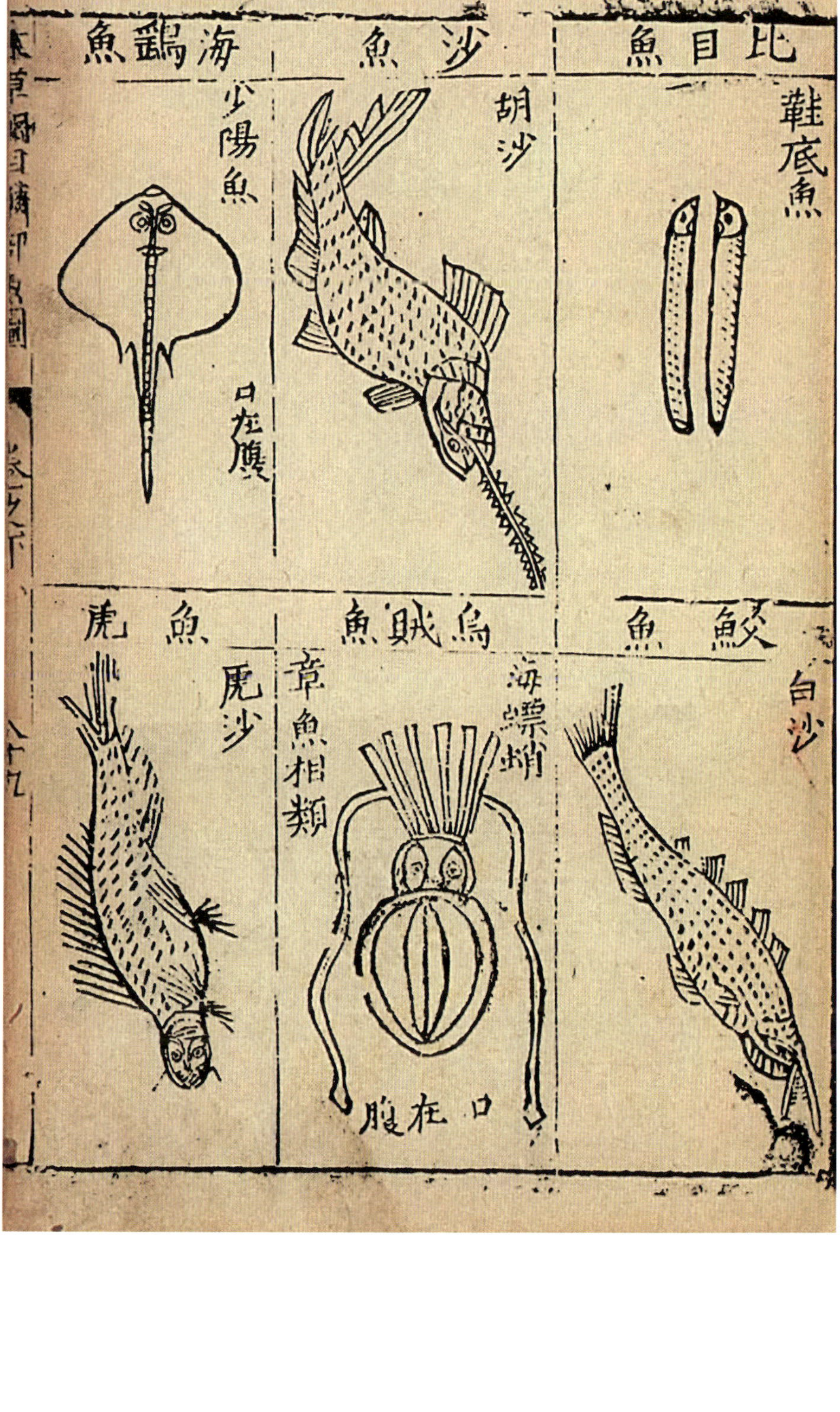
比目魚
鞋底魚
沙魚
胡沙
海鷂魚
少陽魚
口在腹
鮫魚
白沙
烏賊魚
海螵蛸
章魚相類
口在腹
虎魚
虎沙

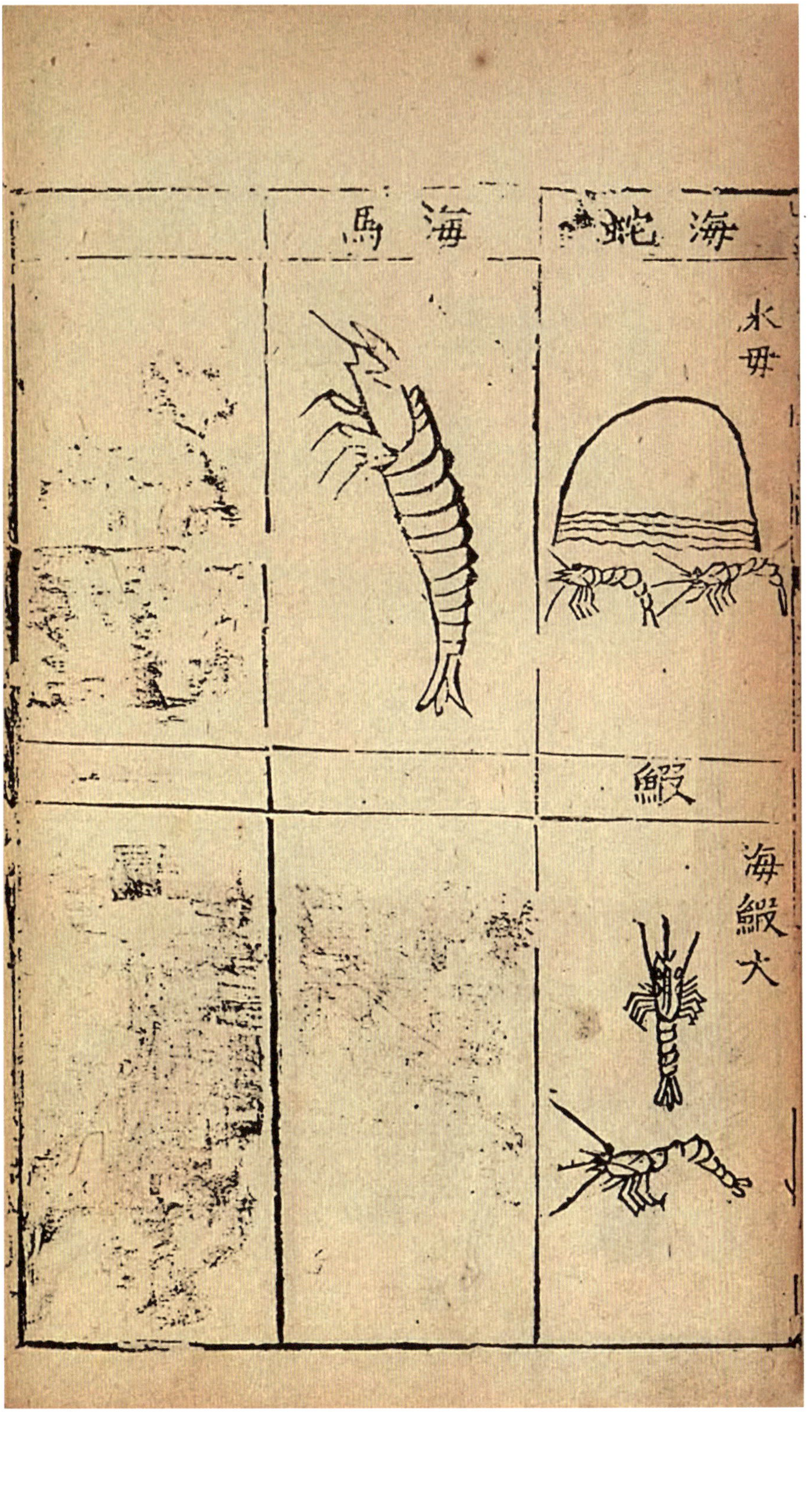
海蛇
水母
海馬
鰕
海鰕大

介部龜鼈類附圖

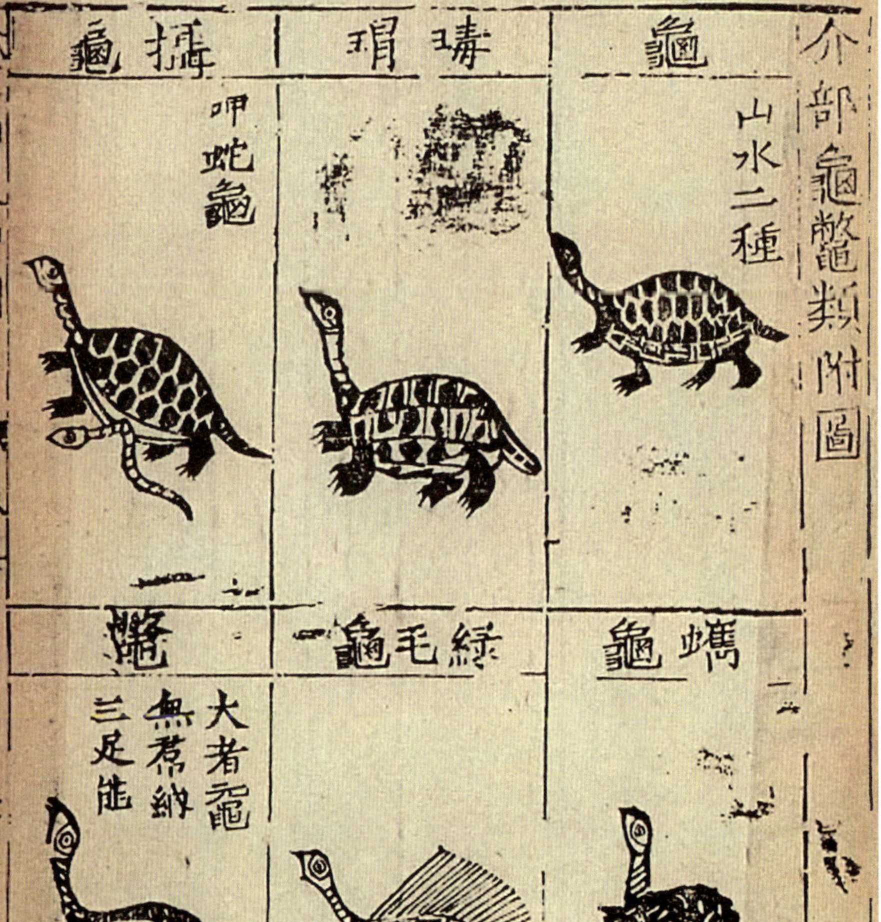

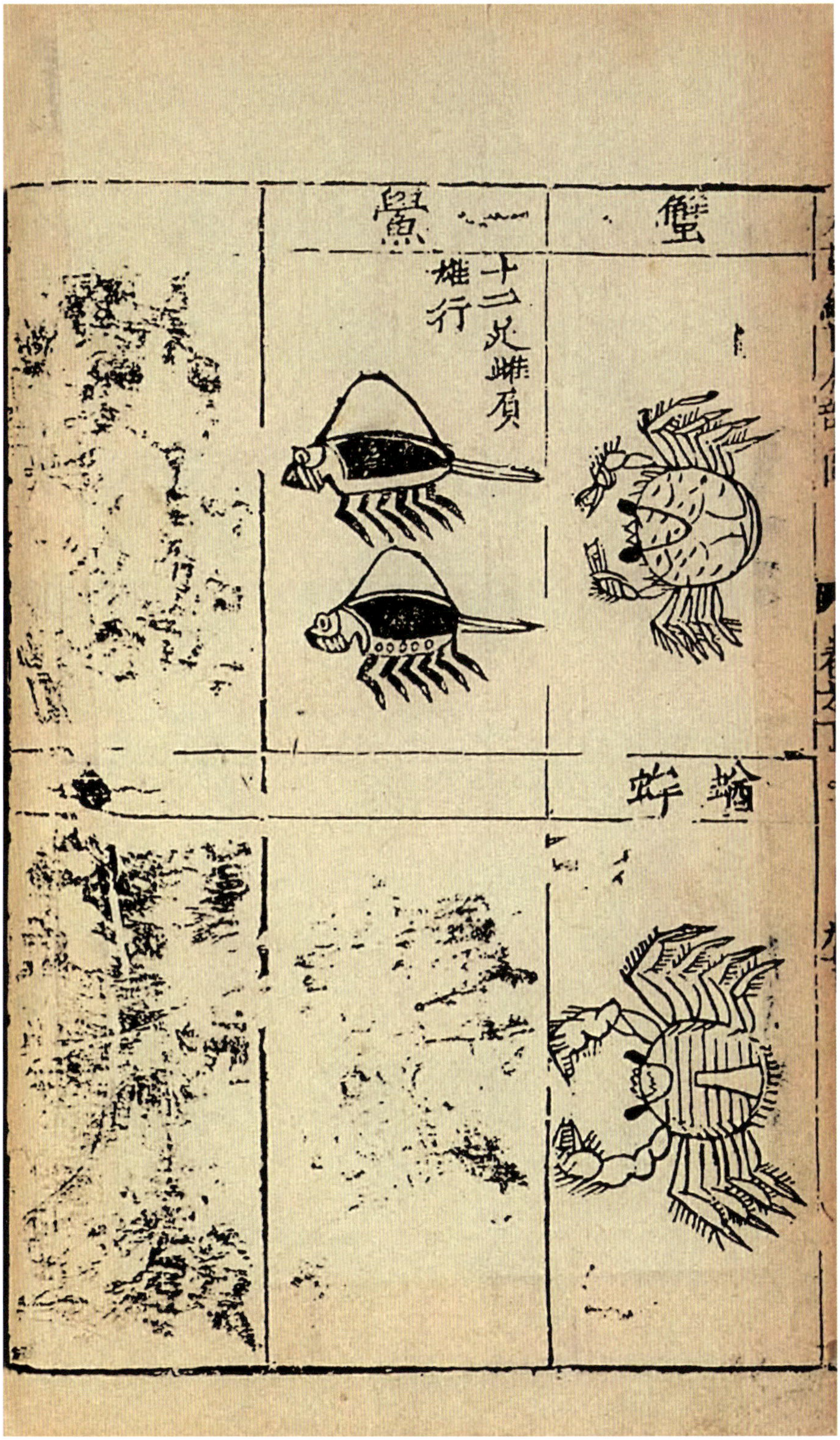
蟹
鱟
十二足雌負雄行
蝤蛑

介部蚌蛤類附圖

牡蠣

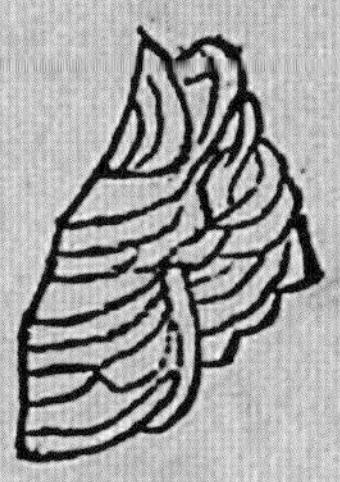

馬刀

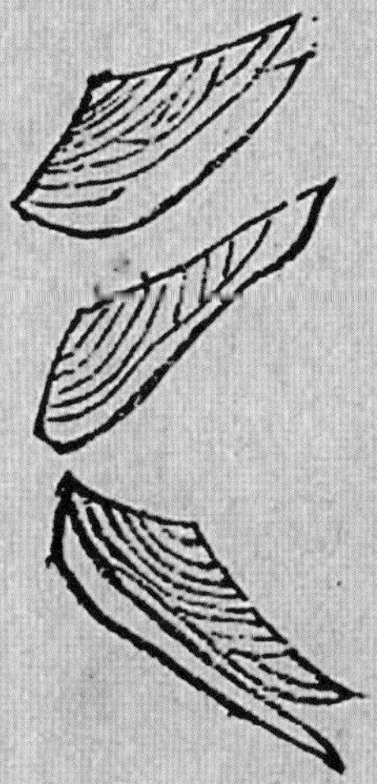

蜆

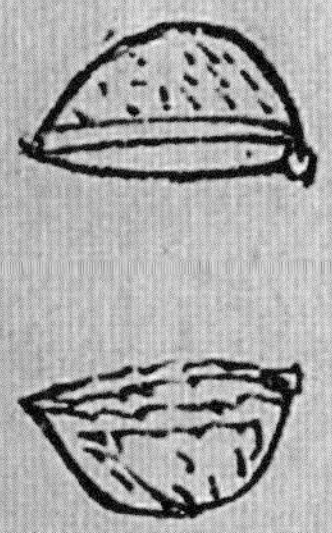

蚌

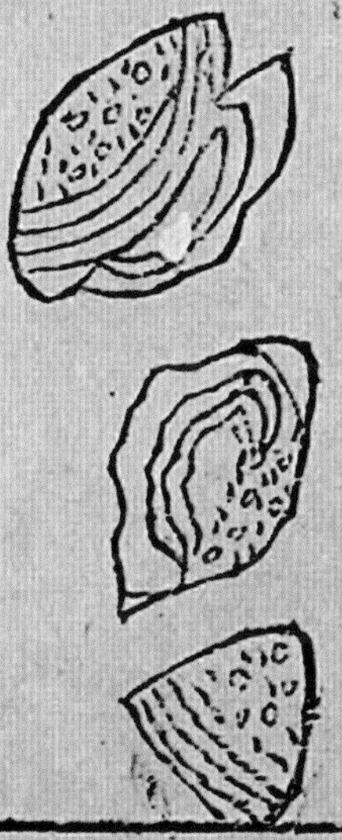

蝛蠬

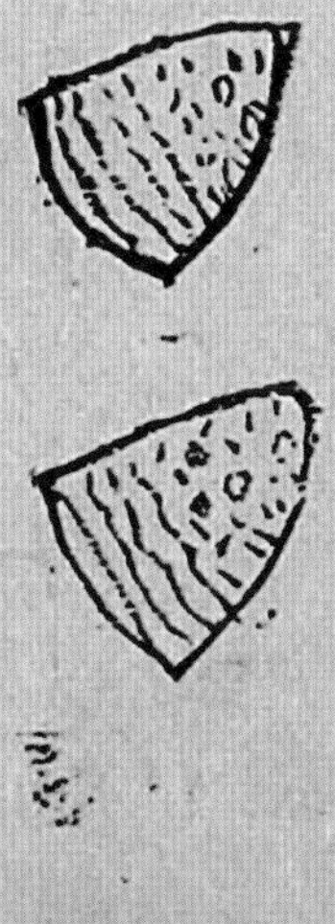

真珠牡

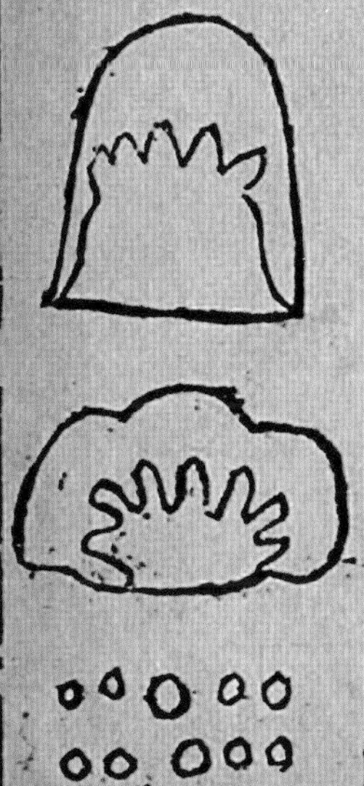

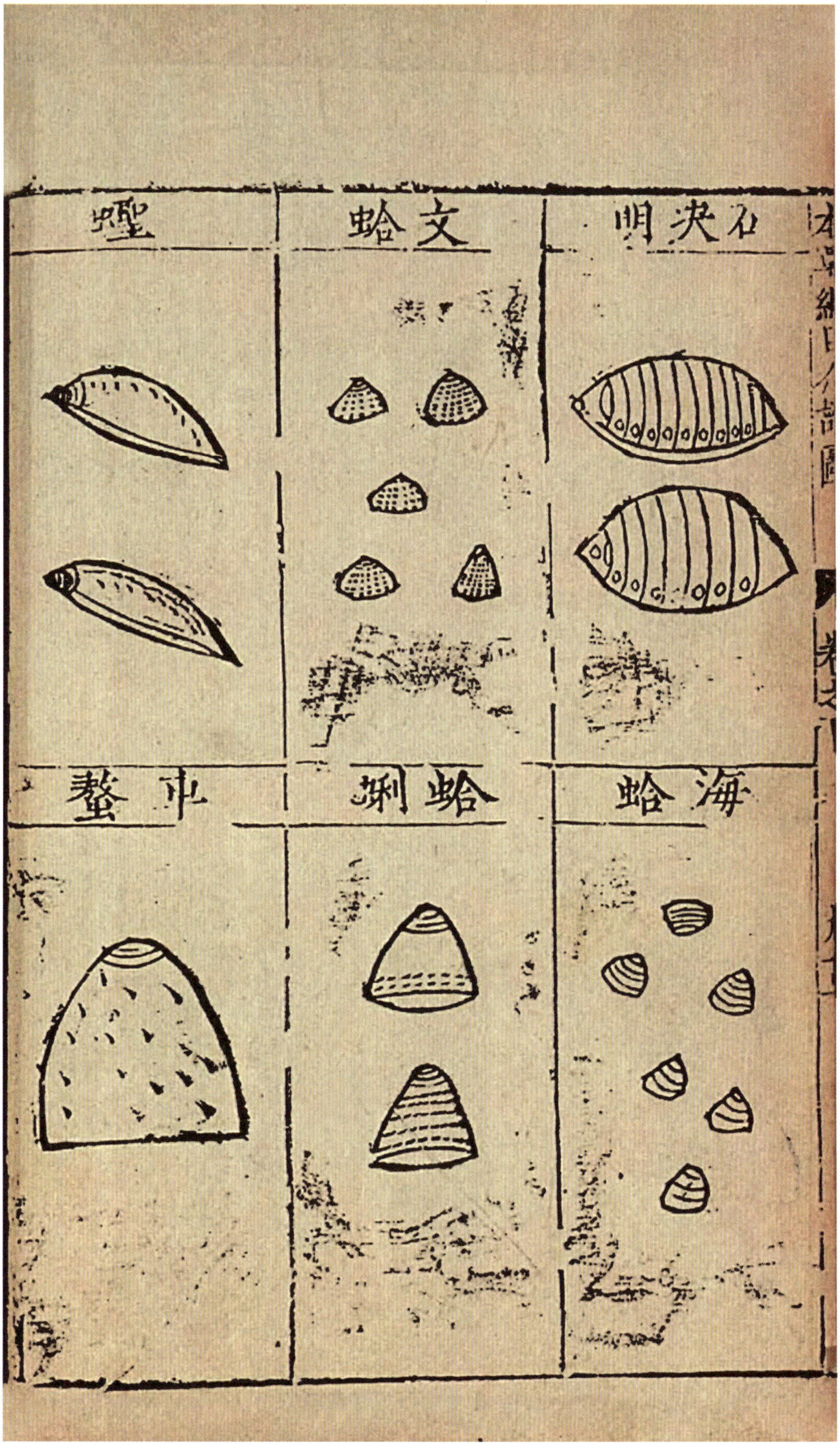
石决明
文蛤
蟶
海蛤
蛤蜊
車螯

魁蛤

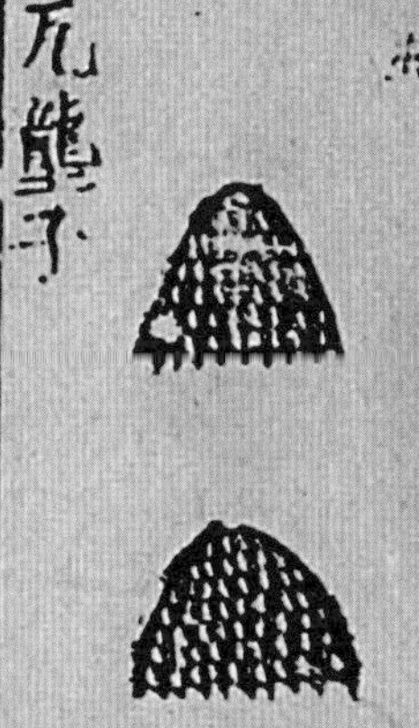

貝子

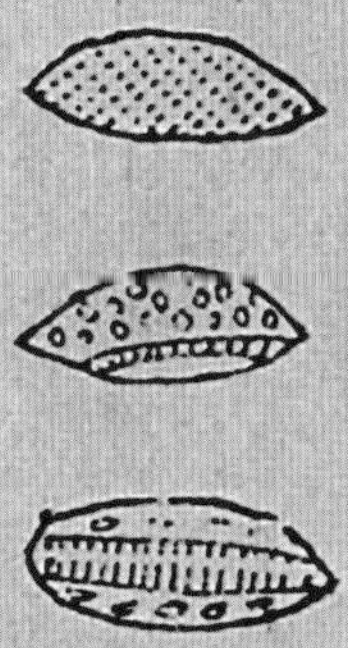

珂

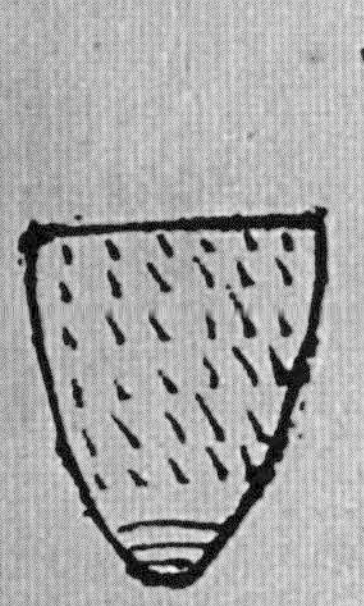

車渠

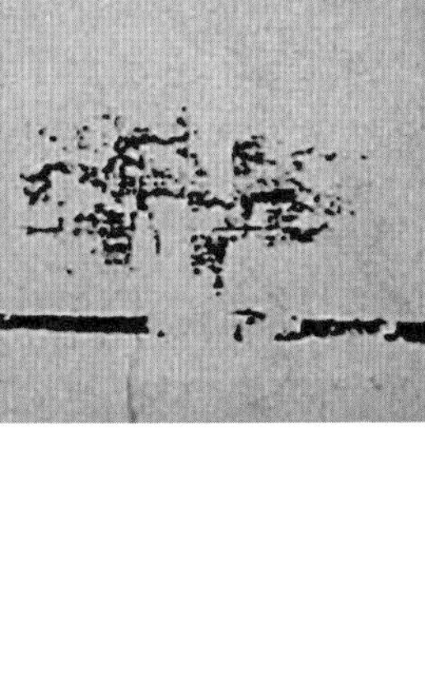

紫貝

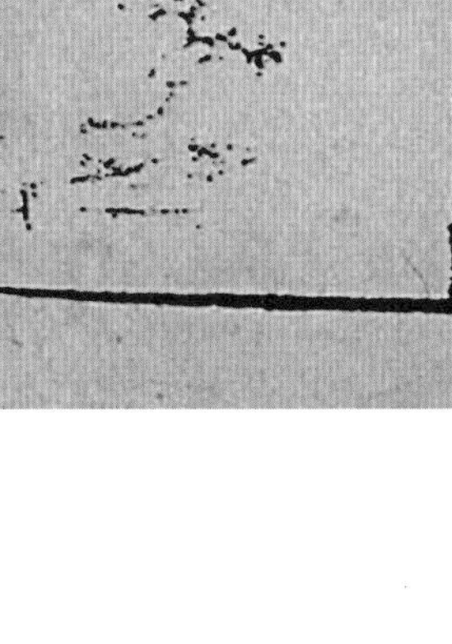

石蜐

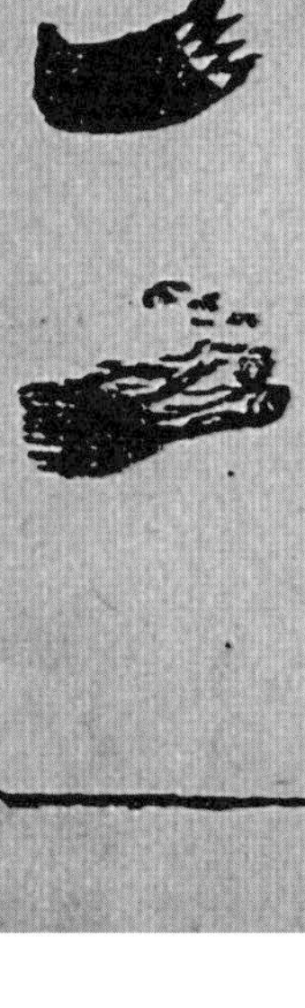

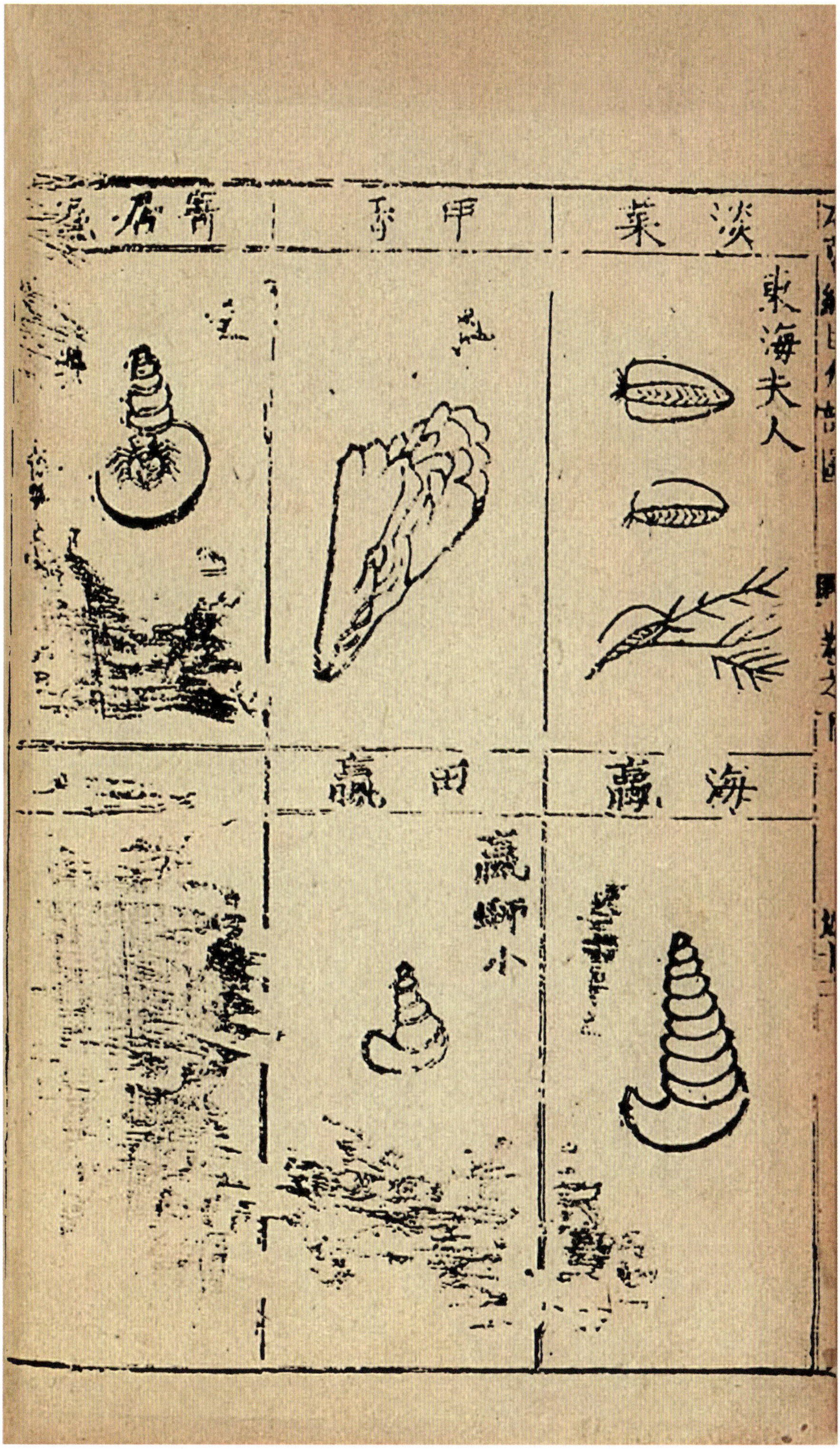
淡菜
東海夫人
甲香
海蠃
田蠃

禽部水禽類附圖

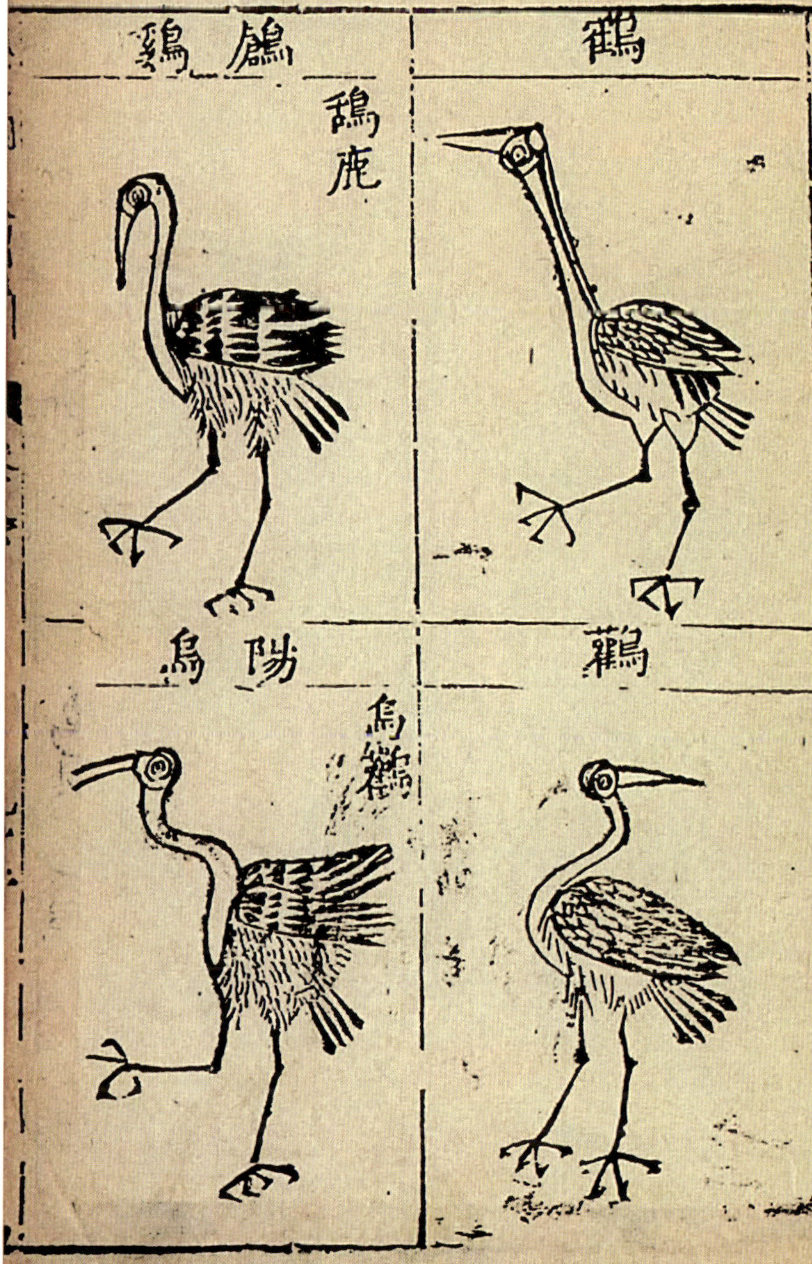

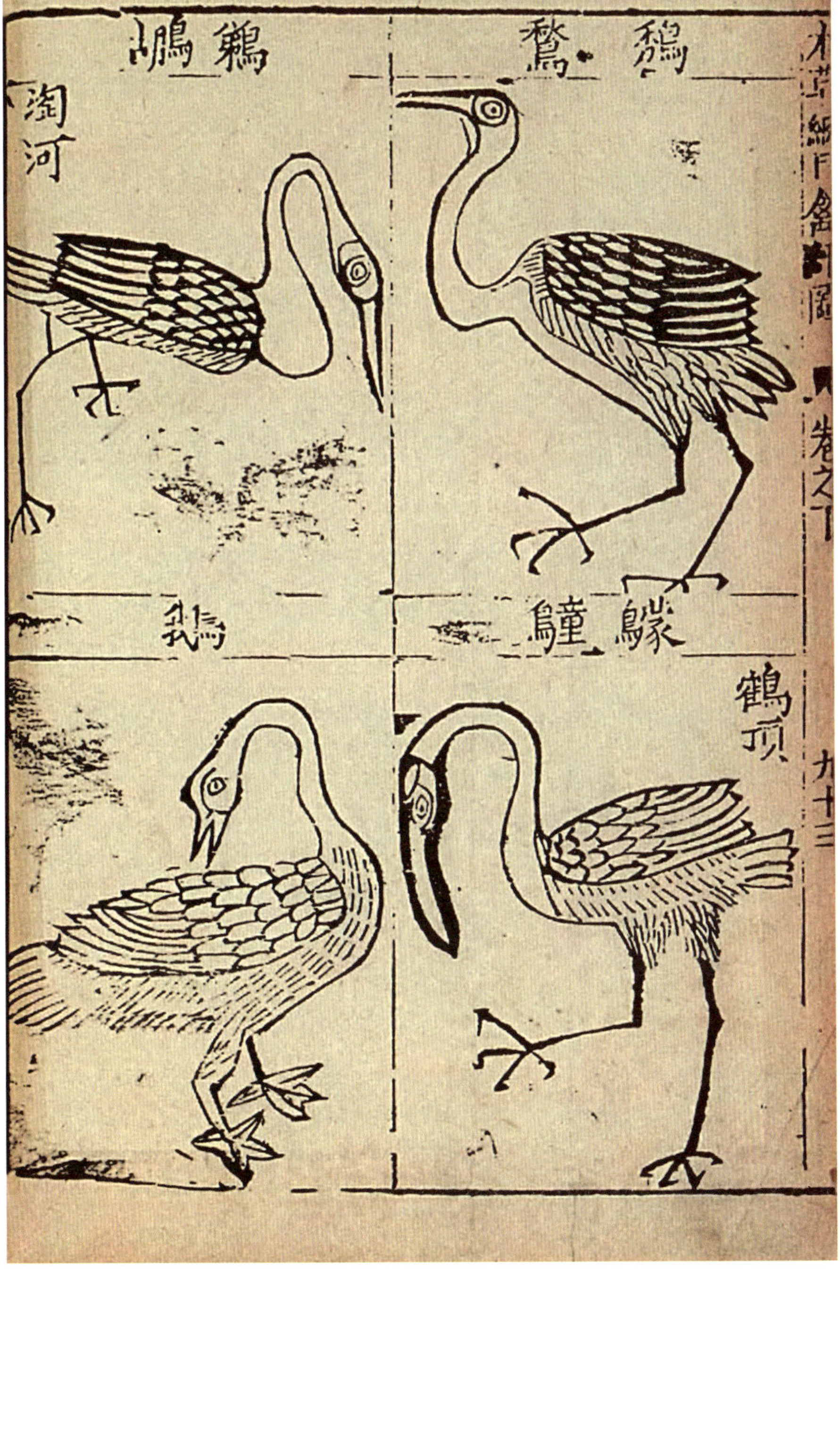

本草綱目圖 卷之下 九十三
鵚•鶖
鵜鶘
淘河
鸏⿰鳥童
鵝
鶴頂

鴈

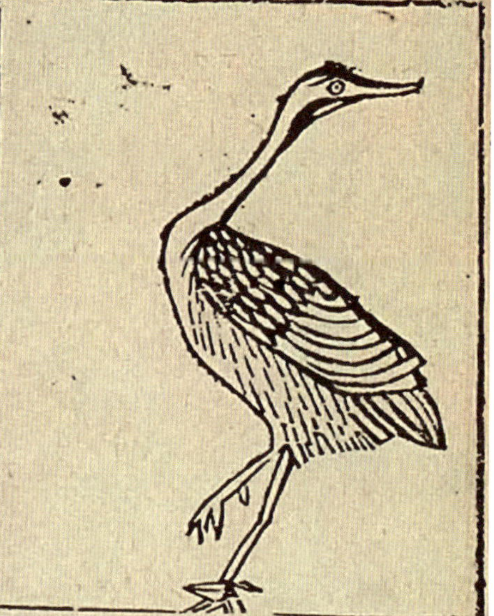

鵠

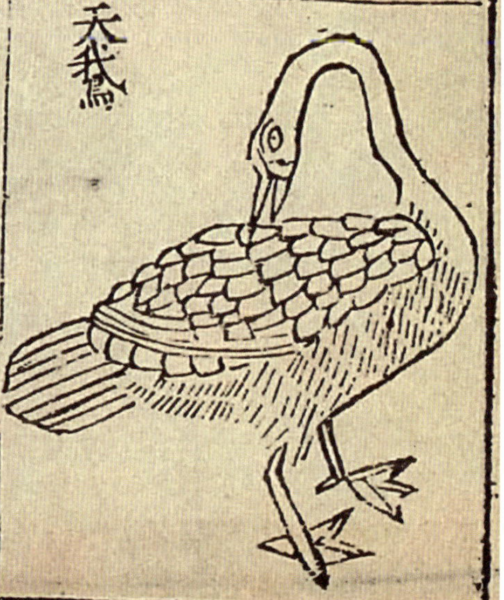

鴇

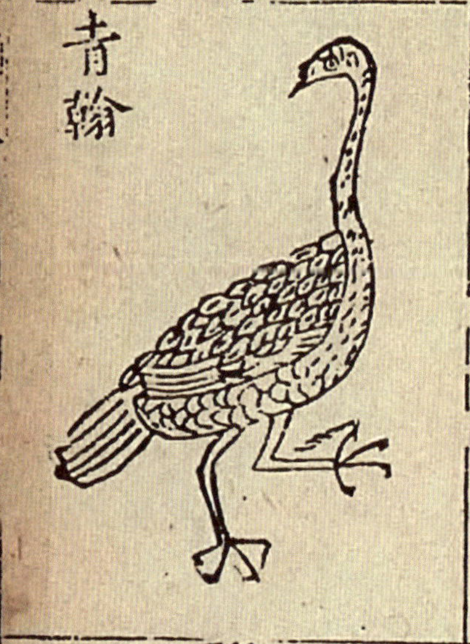

鶩

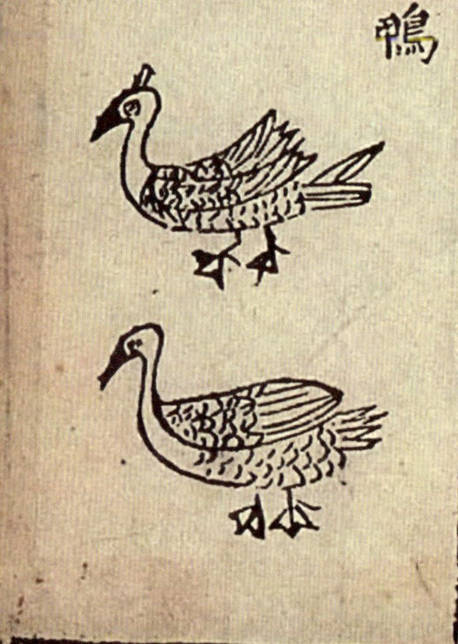

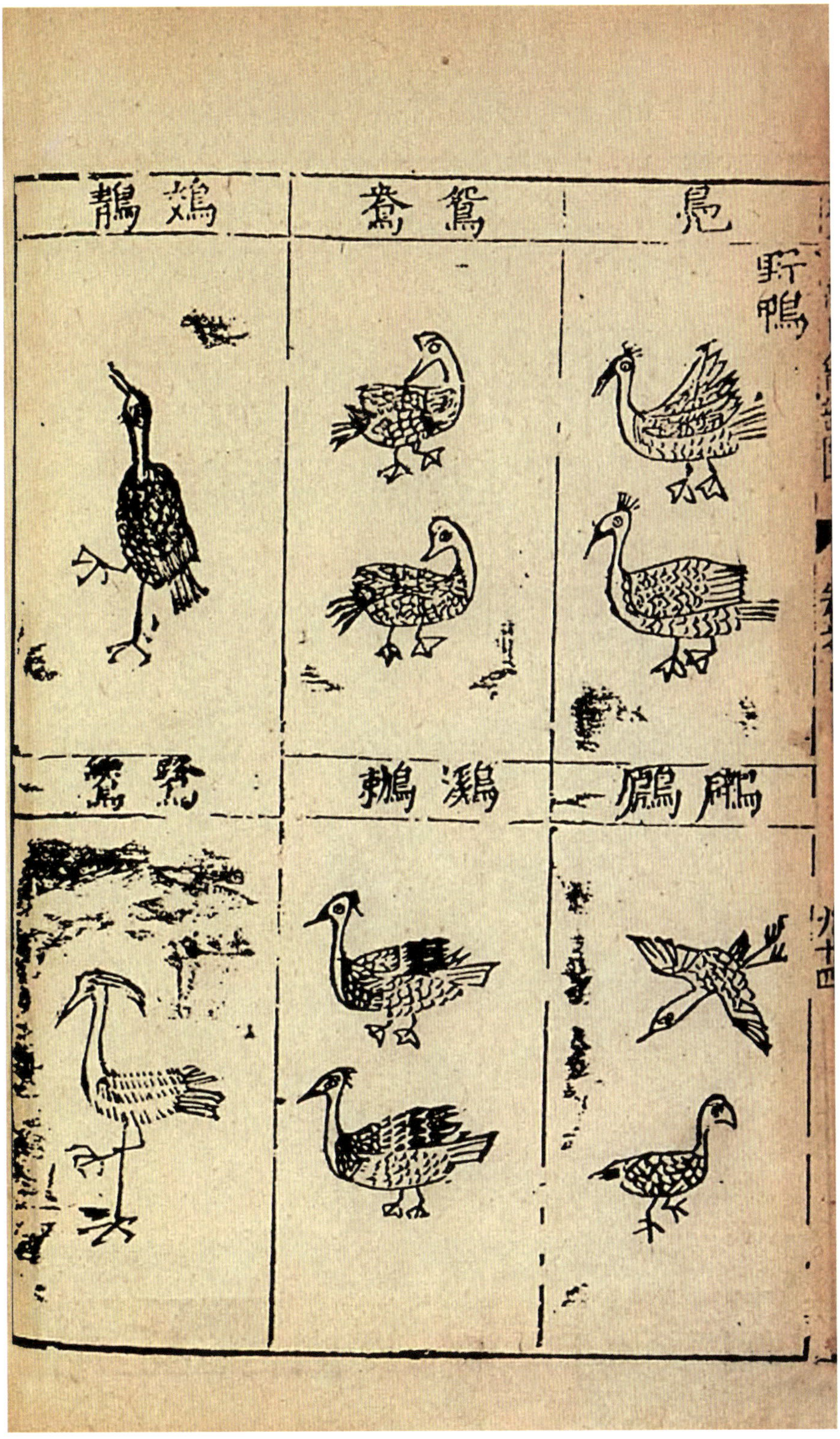
鳧
野鴨
鴛鴦
鵁鶄
鸊鷉
鸂鶒
鷺鷥

鷗

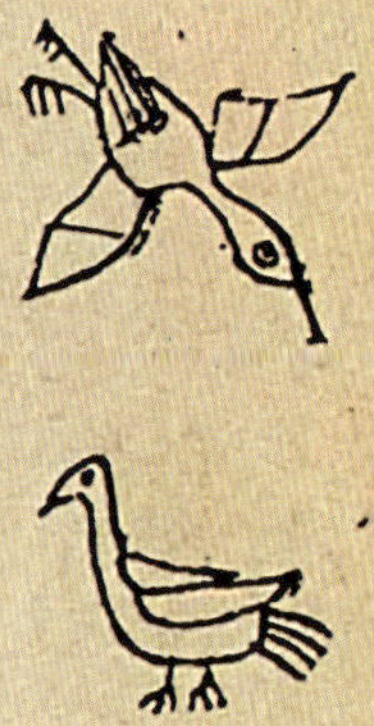

鸕鷀

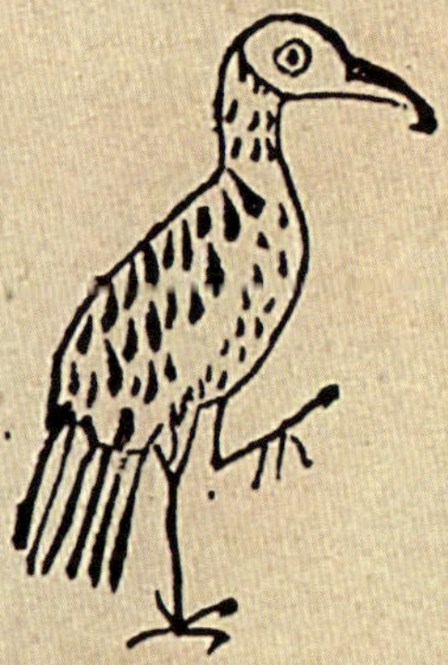

鸀鳿

白鶴

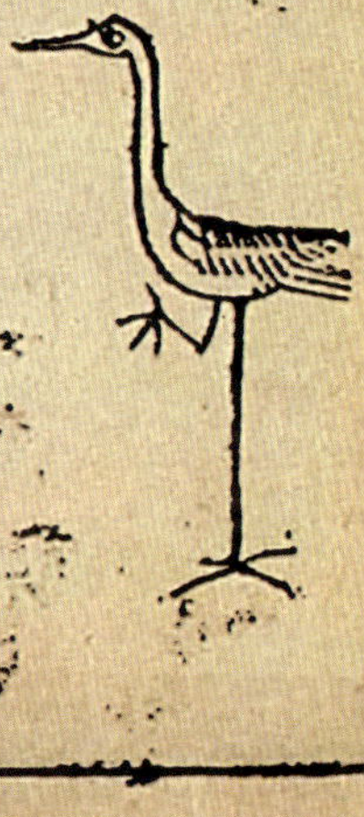

魚狗

魚翠

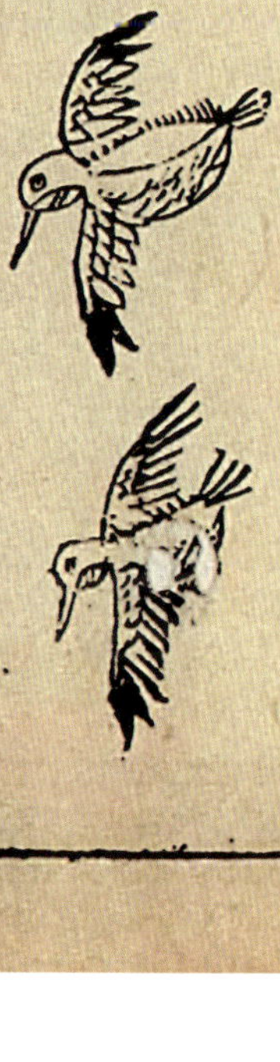

四十八

禽部原禽類附圖

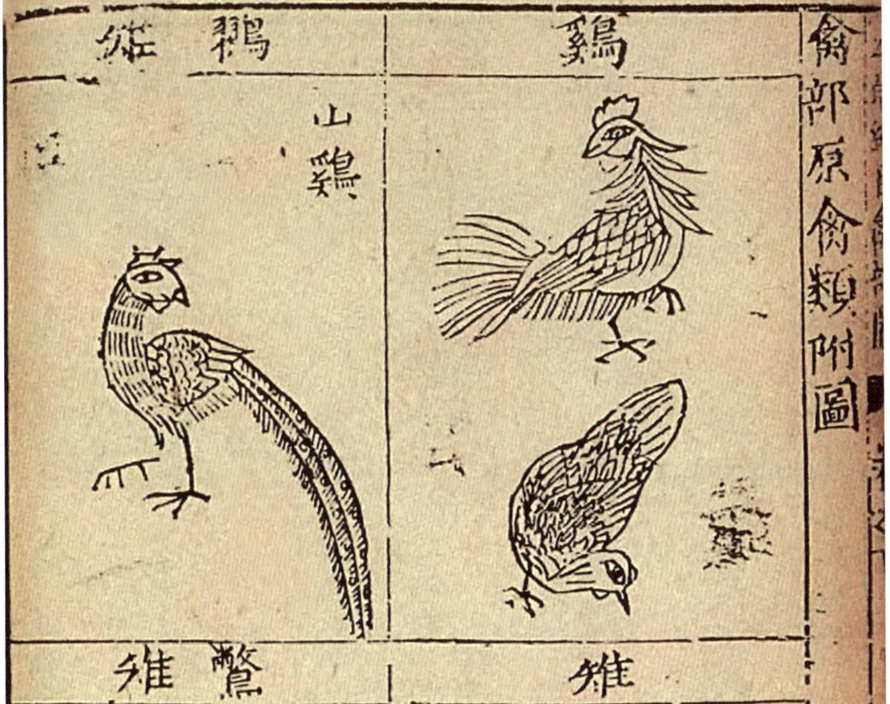

鶡雞

黑雉

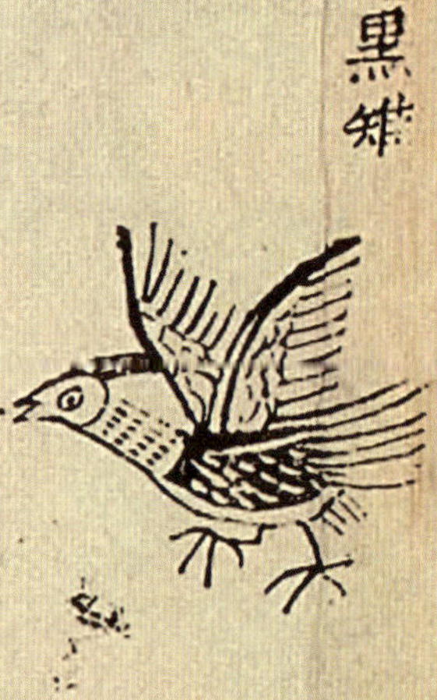

鷓鴣

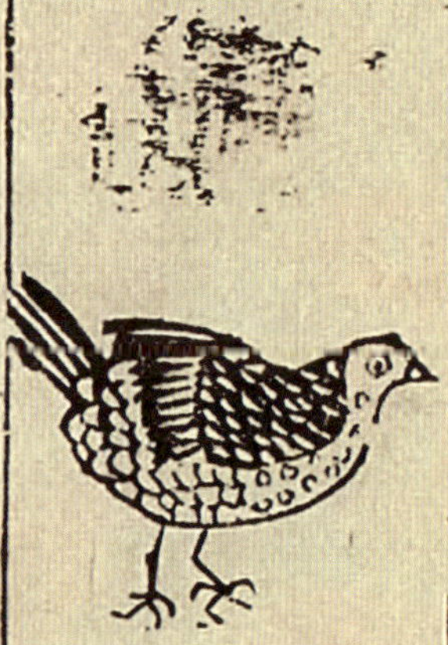

秧鷄

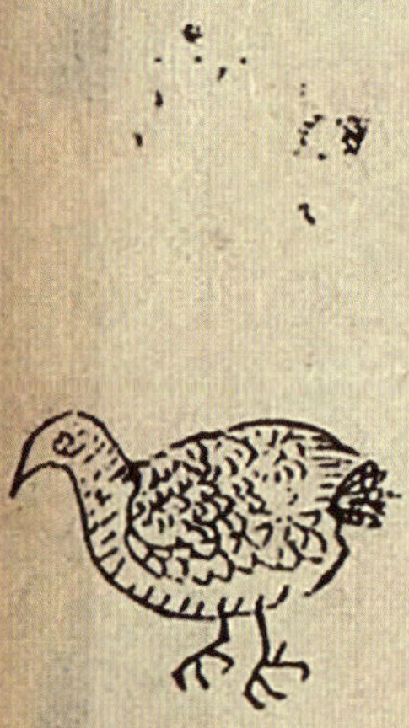

白鷴

白雉

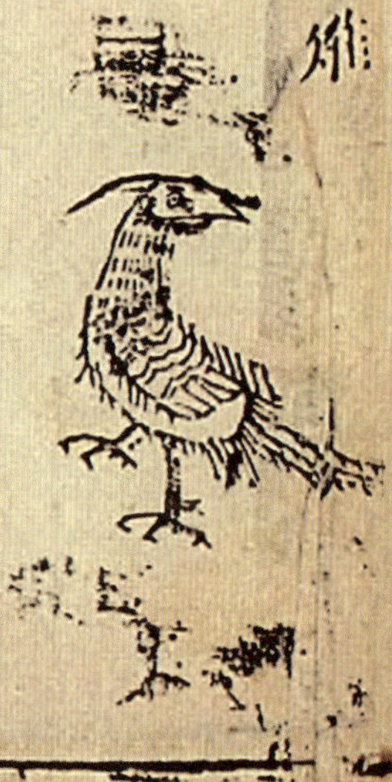

竹鷄

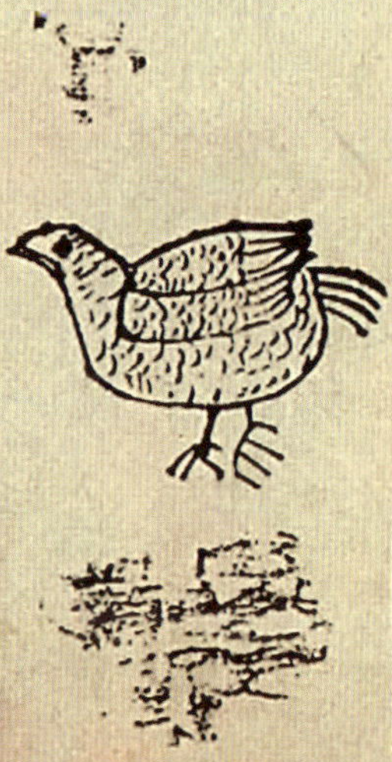

鶉

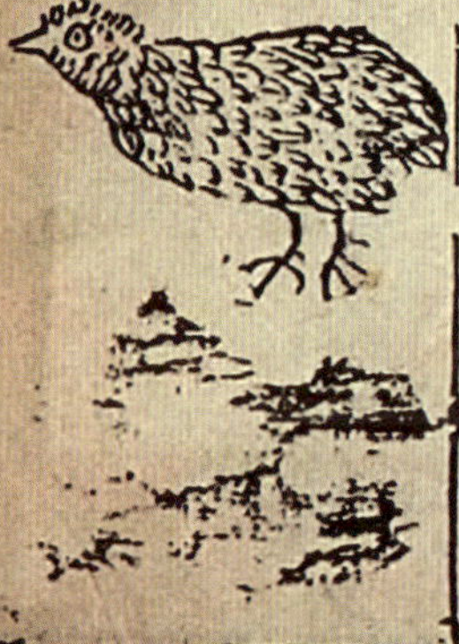

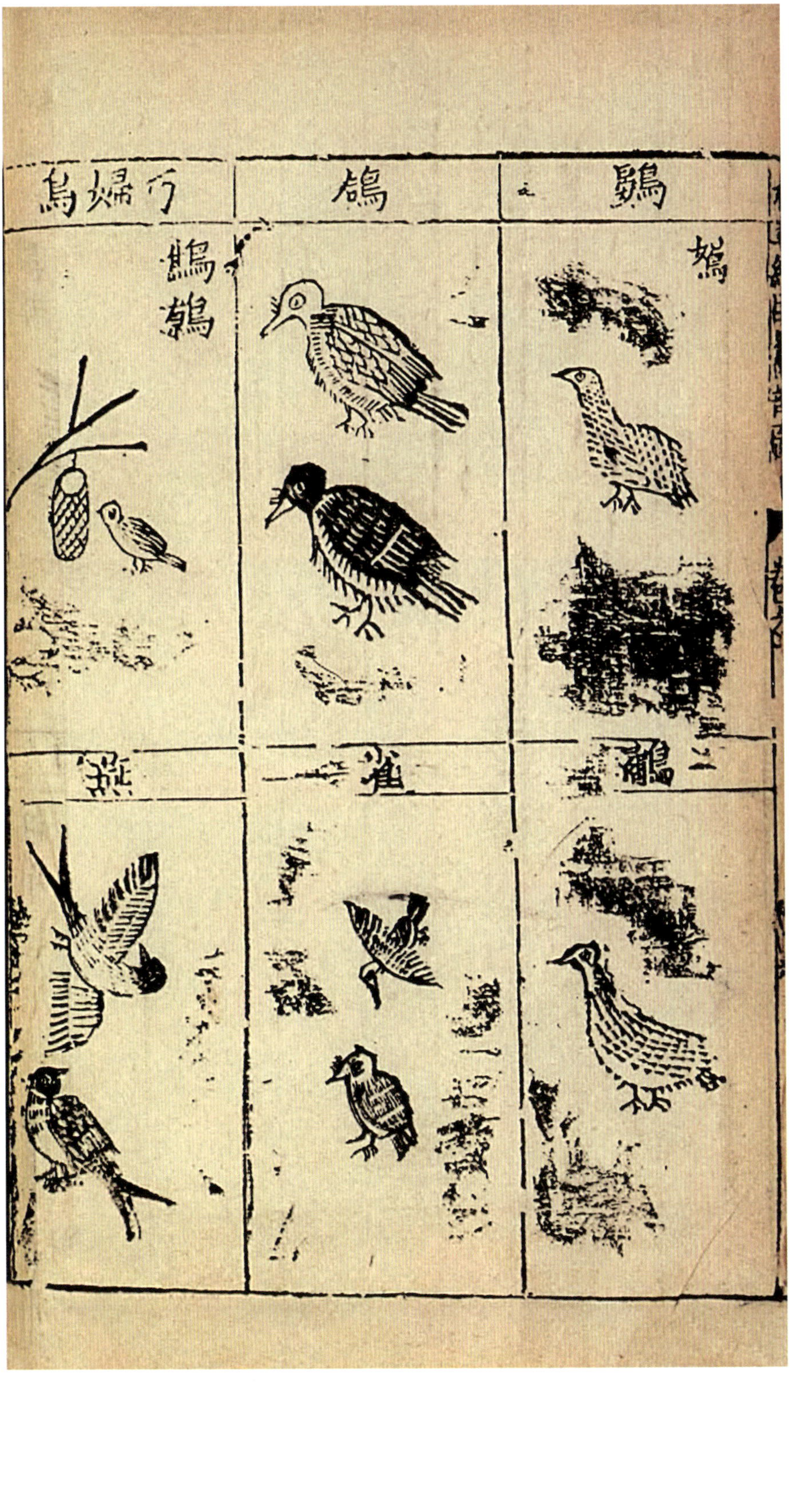

鷃
鴳
鴿
巧婦鳥
鷦鷯
鶡
雀
燕

伏翼

蝙蝠

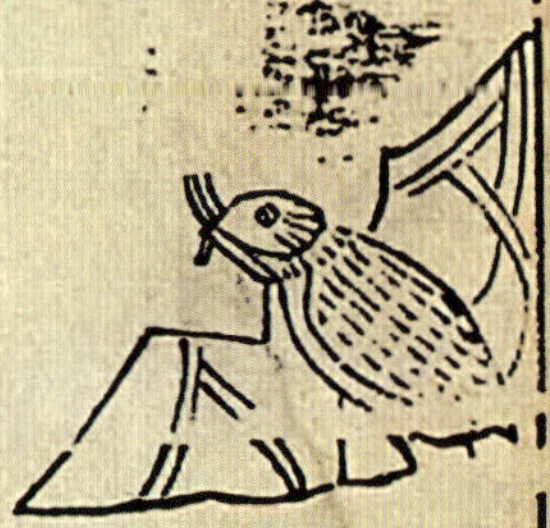

寒號蟲

五靈脂

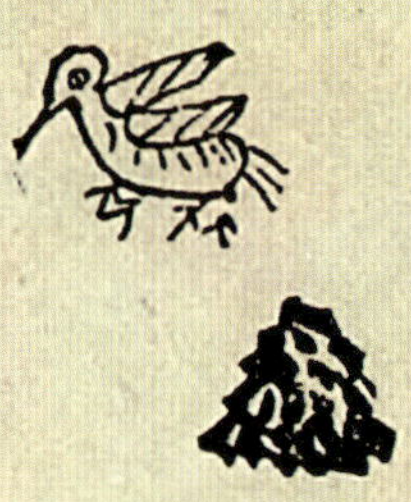

鸓鼠

飛生

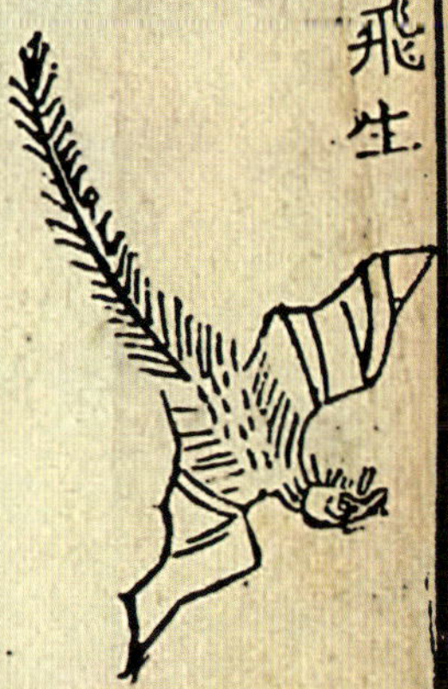

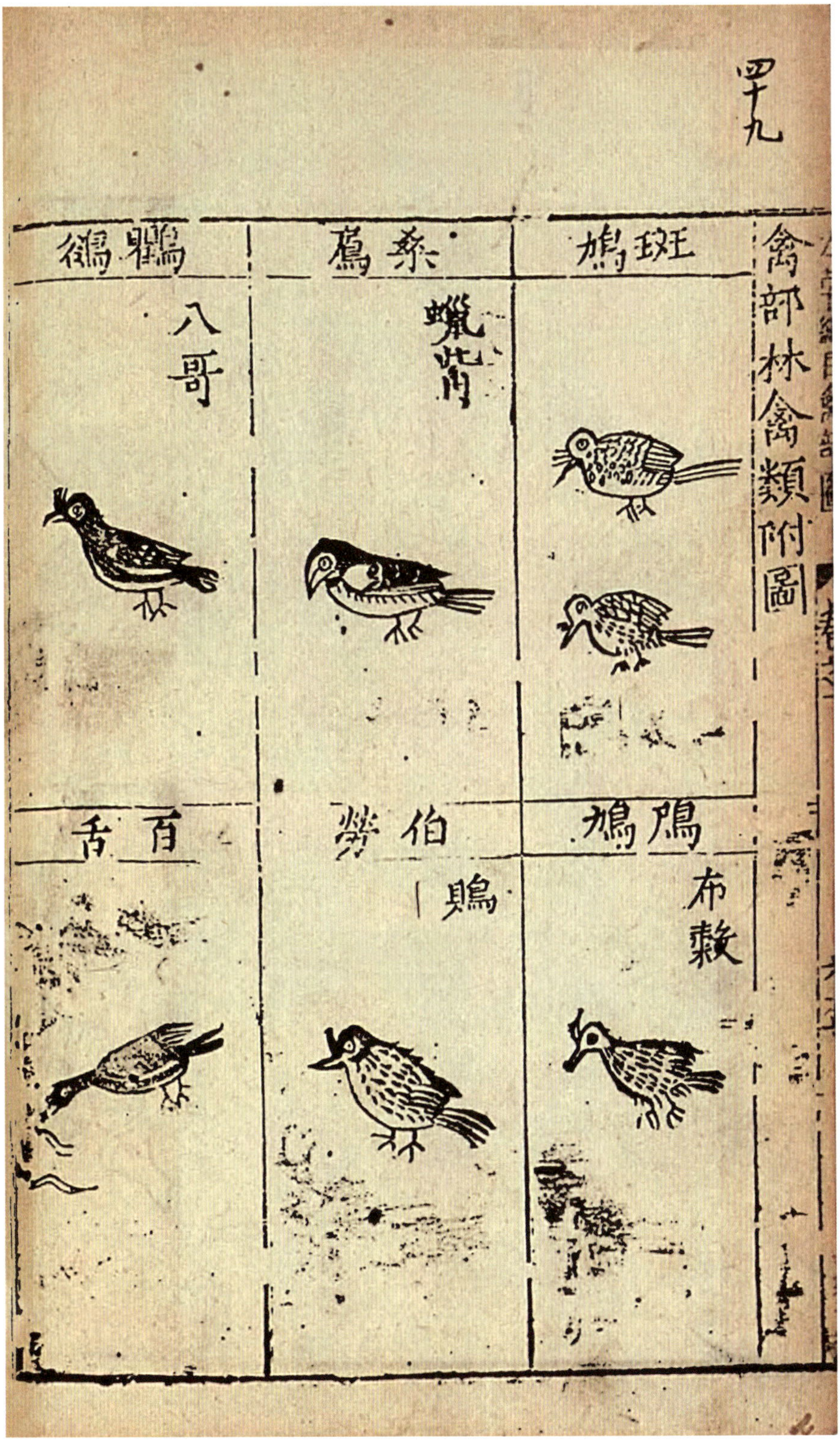
四十九
禽部林禽類附圖
斑鳩
桑鳸
蠟觜
鸜鵒
八哥
鳲鳩
布穀
伯勞
鶪
百舌

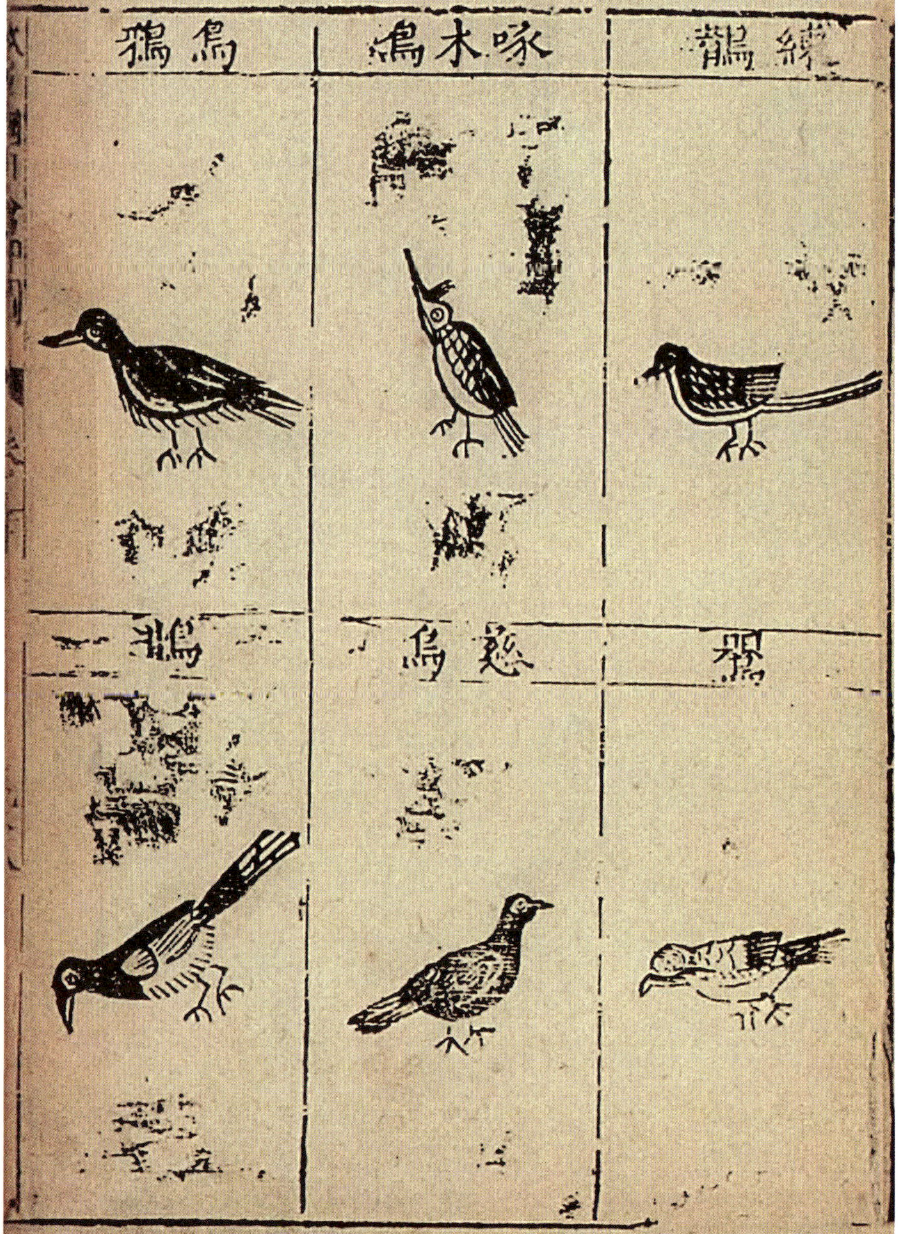
練鵲
啄木鳥
烏鴉
慈烏
鵲

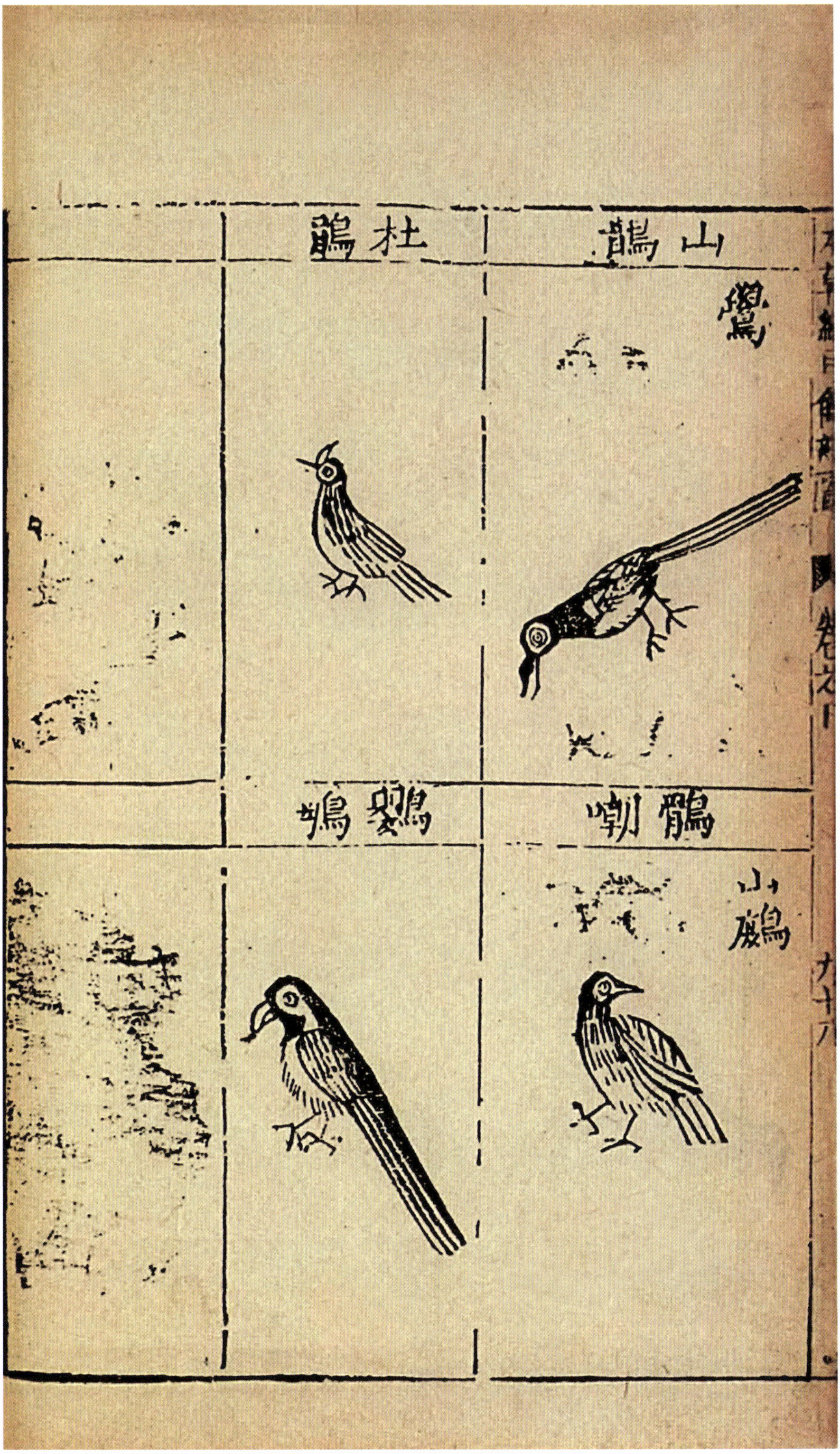

山鵲
鷽
杜鵑
鶻嘲
山鵲
鸚鴞

禽部山禽類附圖

鳳凰

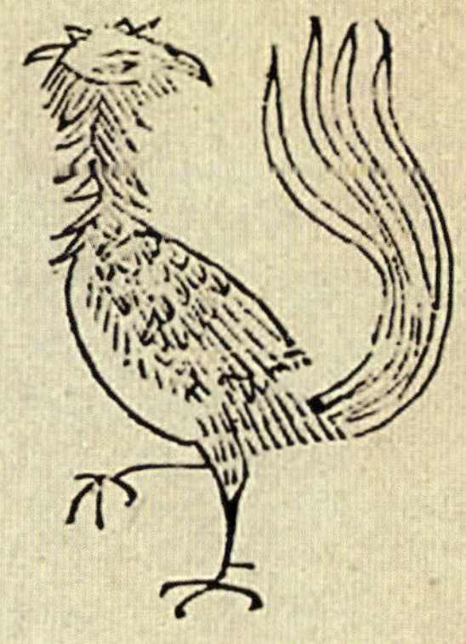

駝鳥

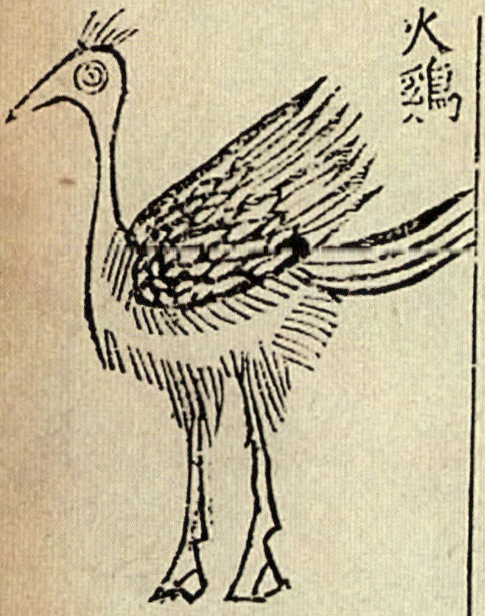

孔雀

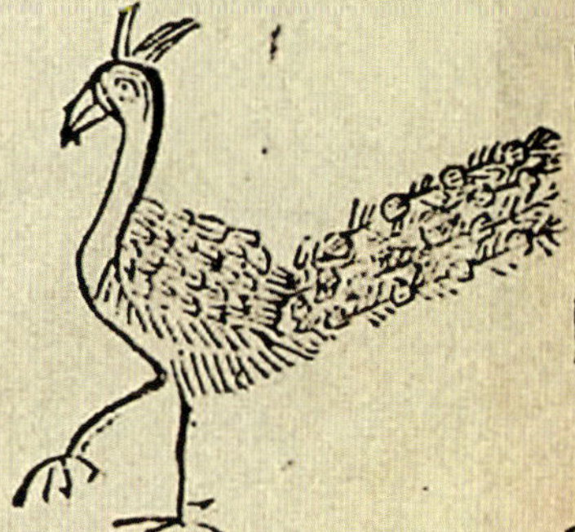

鷹

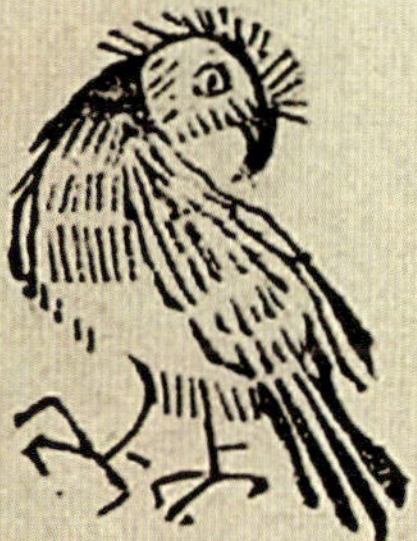

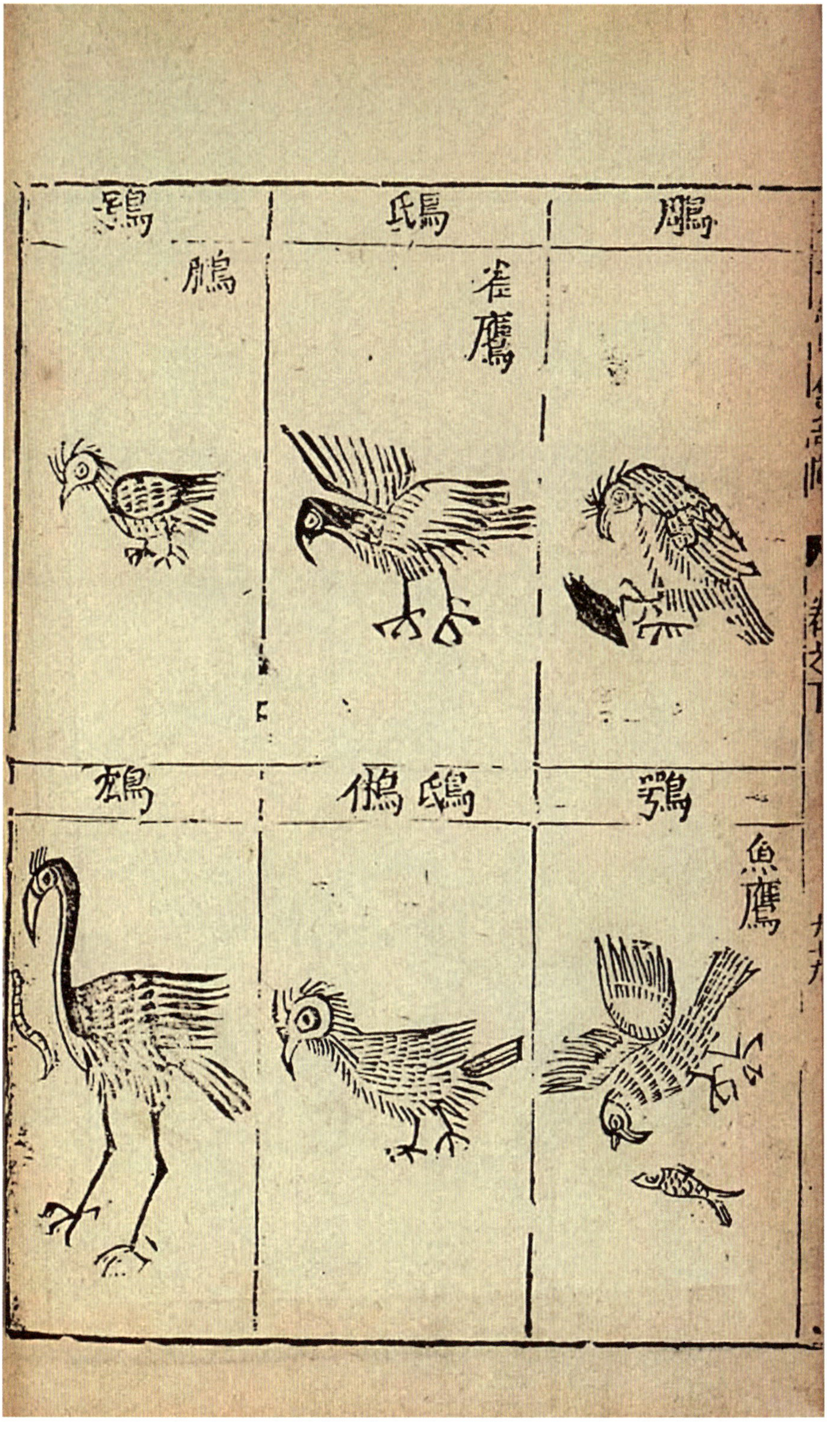
鵰
鴟
鶻
雀鷹
鶚
魚鷹
鴟鵂
鸛

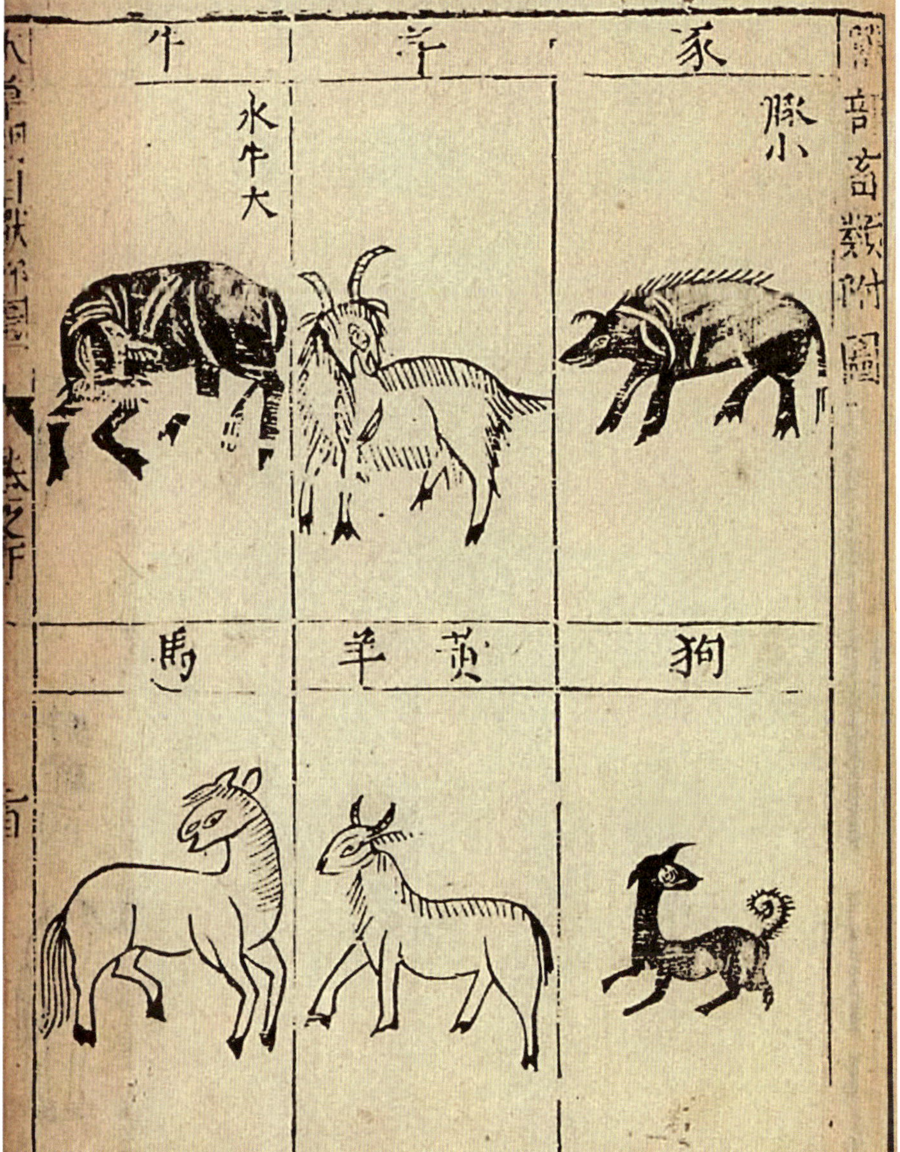
牛
水牛大
馬
黄羊
狗

驢

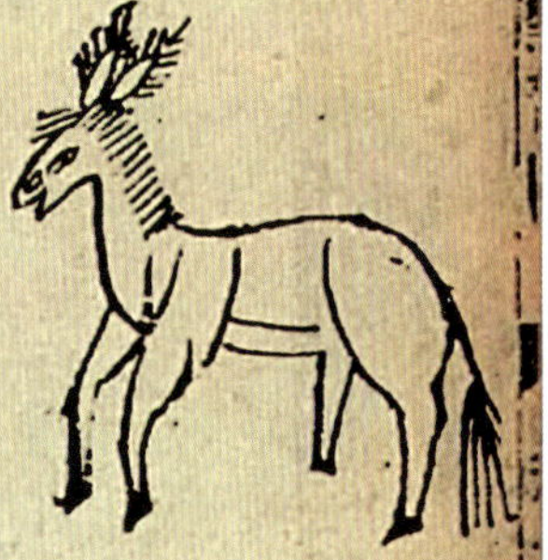

阿膠

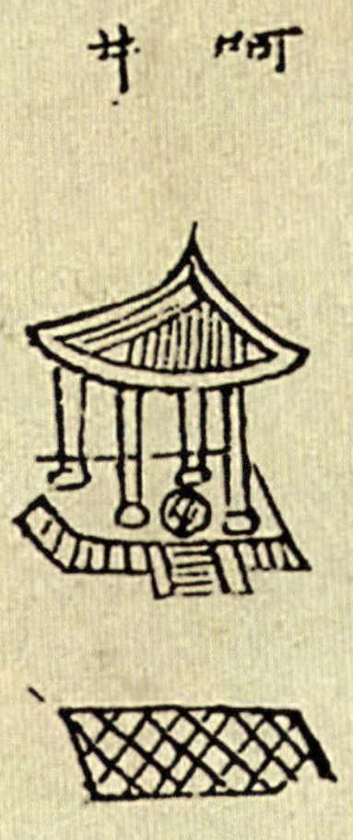

鮓荅

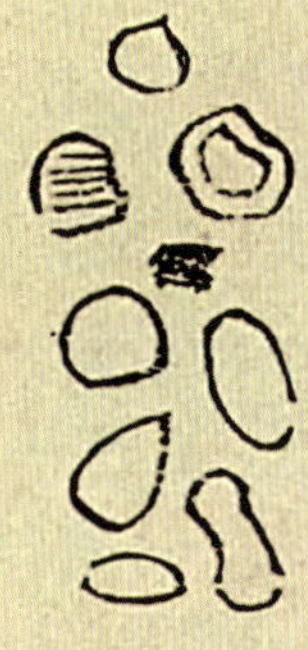

駝

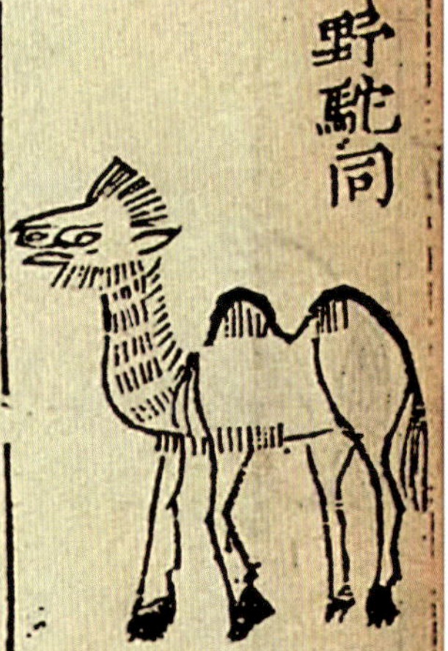

牛黃

狗寶

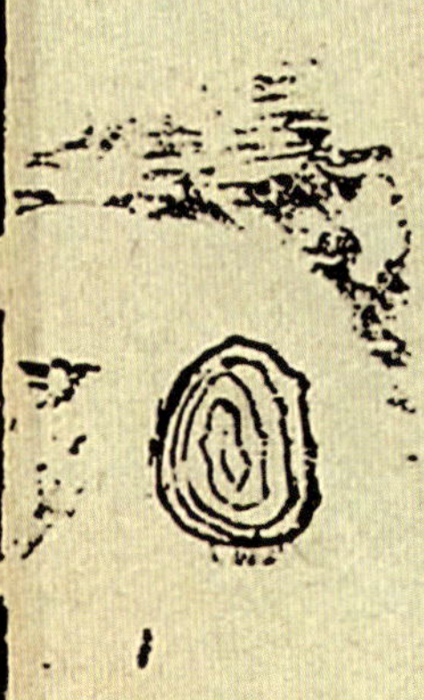

獸部獸類附圖

獅

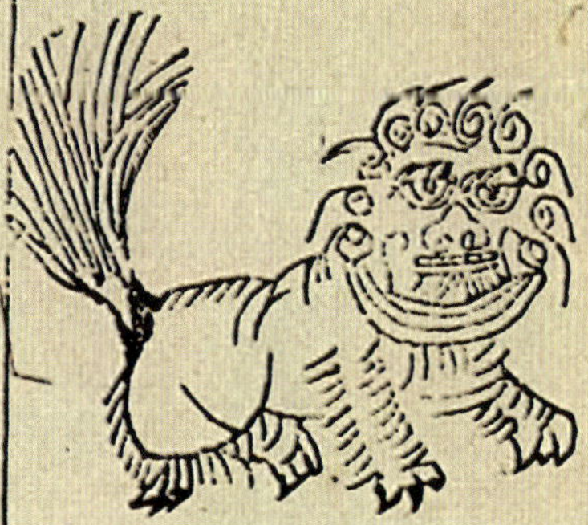

豹

貘色白

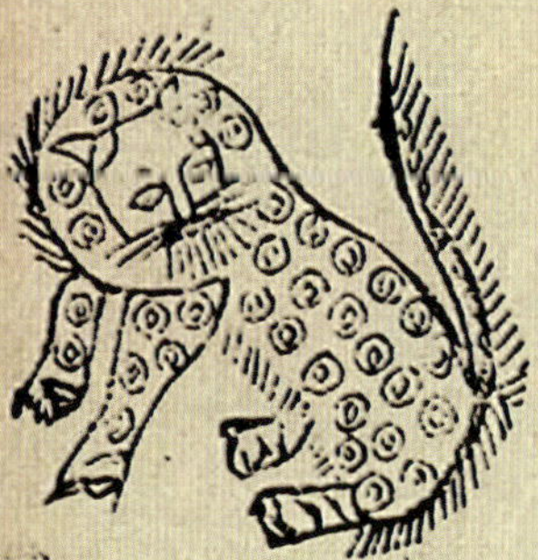

虎

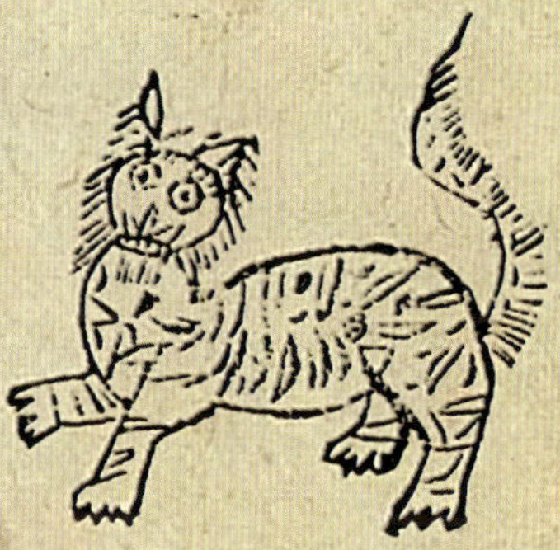

象

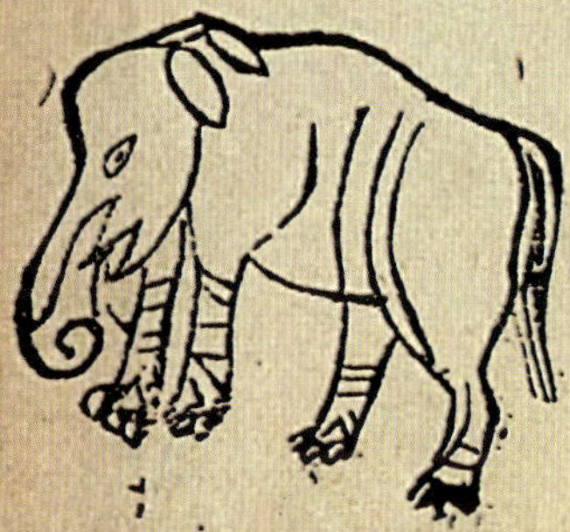

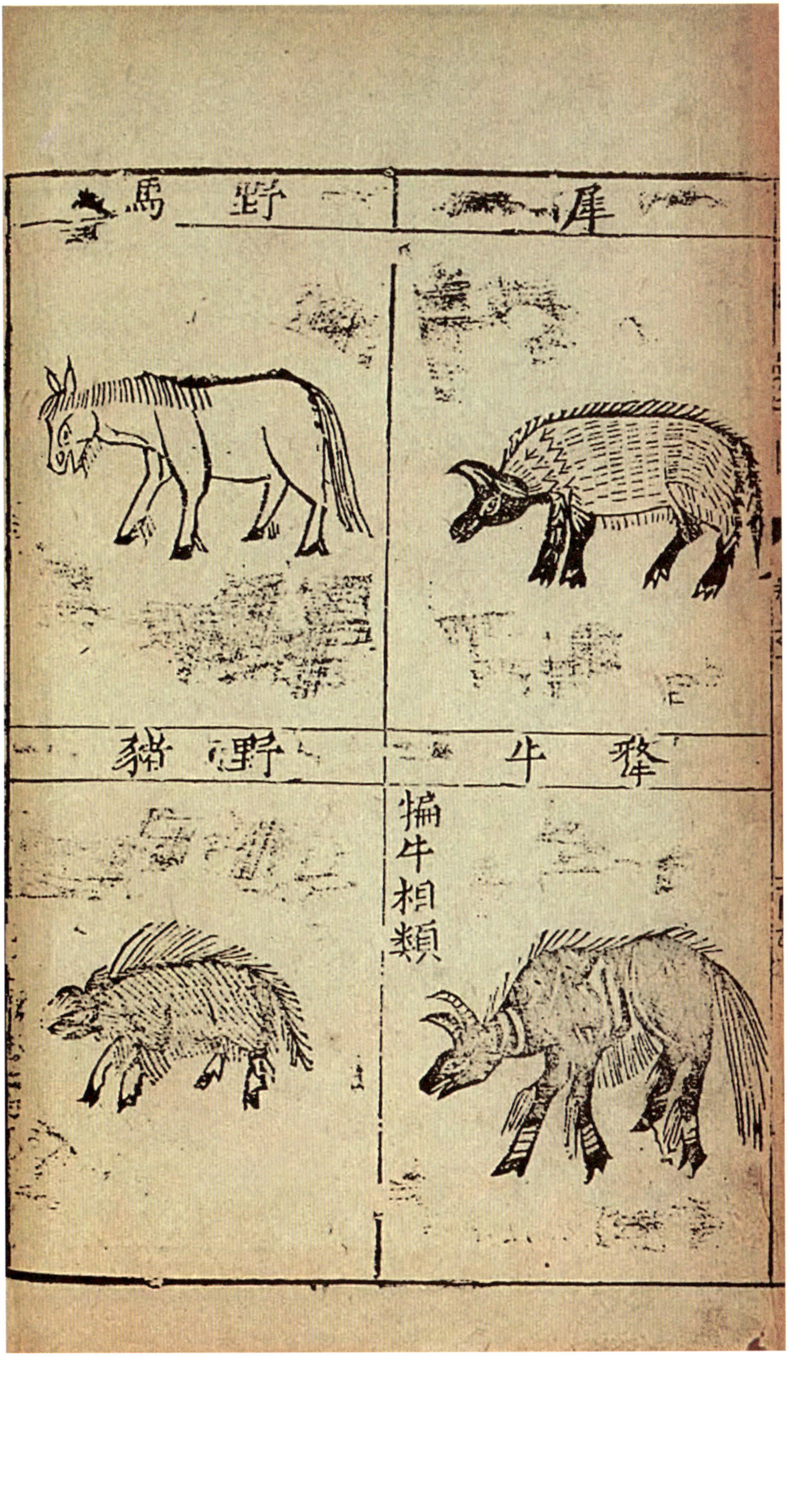
犀
野馬
犛牛
犏牛相類
野豬

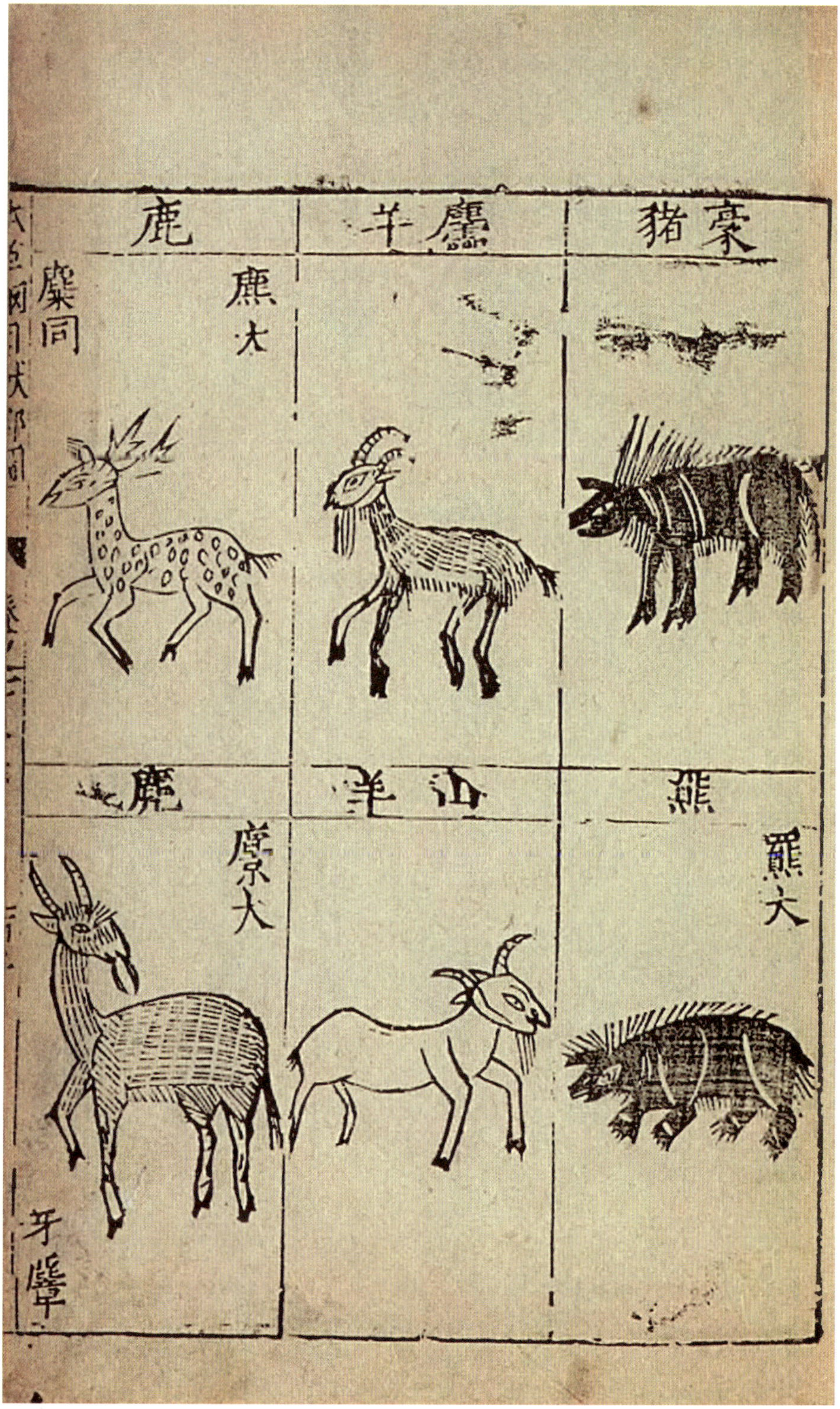
鹿
麢羊
豪豬
山羊

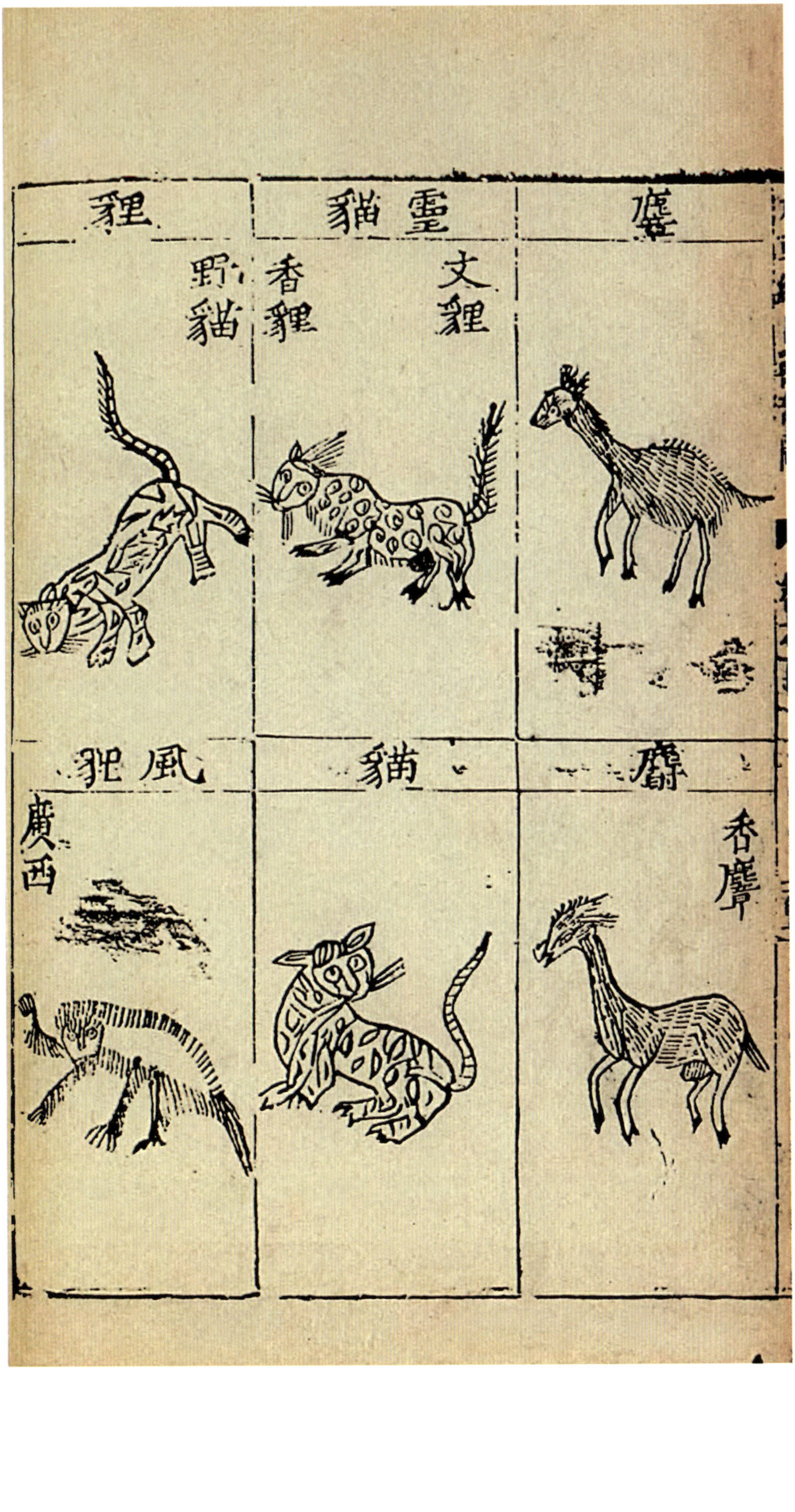
麞
靈貓
文貍
香貍
貍
野貓
麝
香麝
貓
風貍
廣西

狐

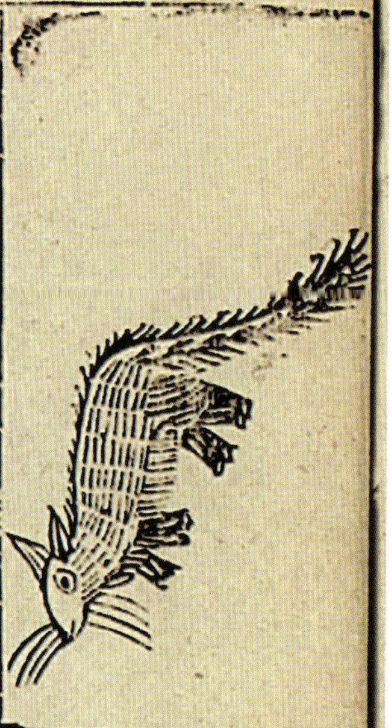

貒

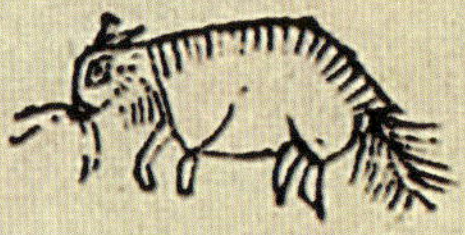

木狗

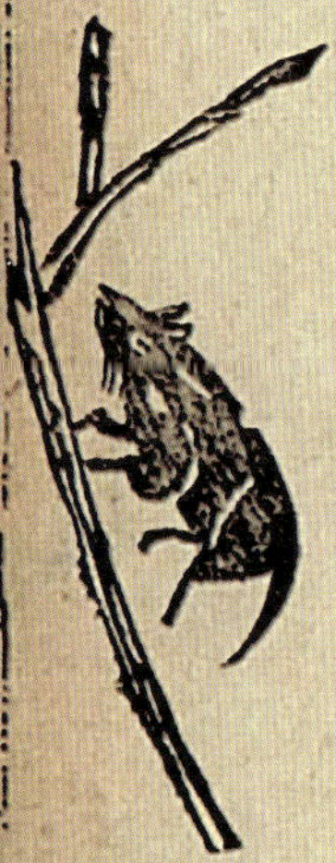

貉

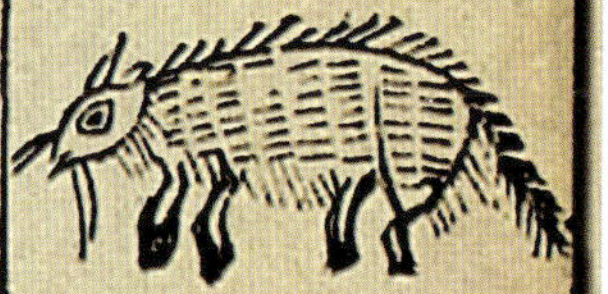

貛

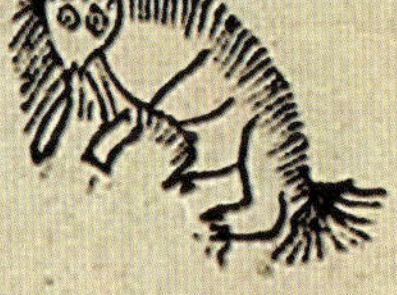

豺

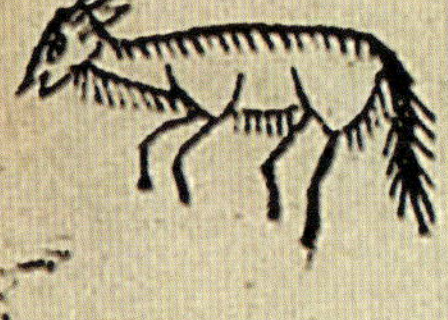

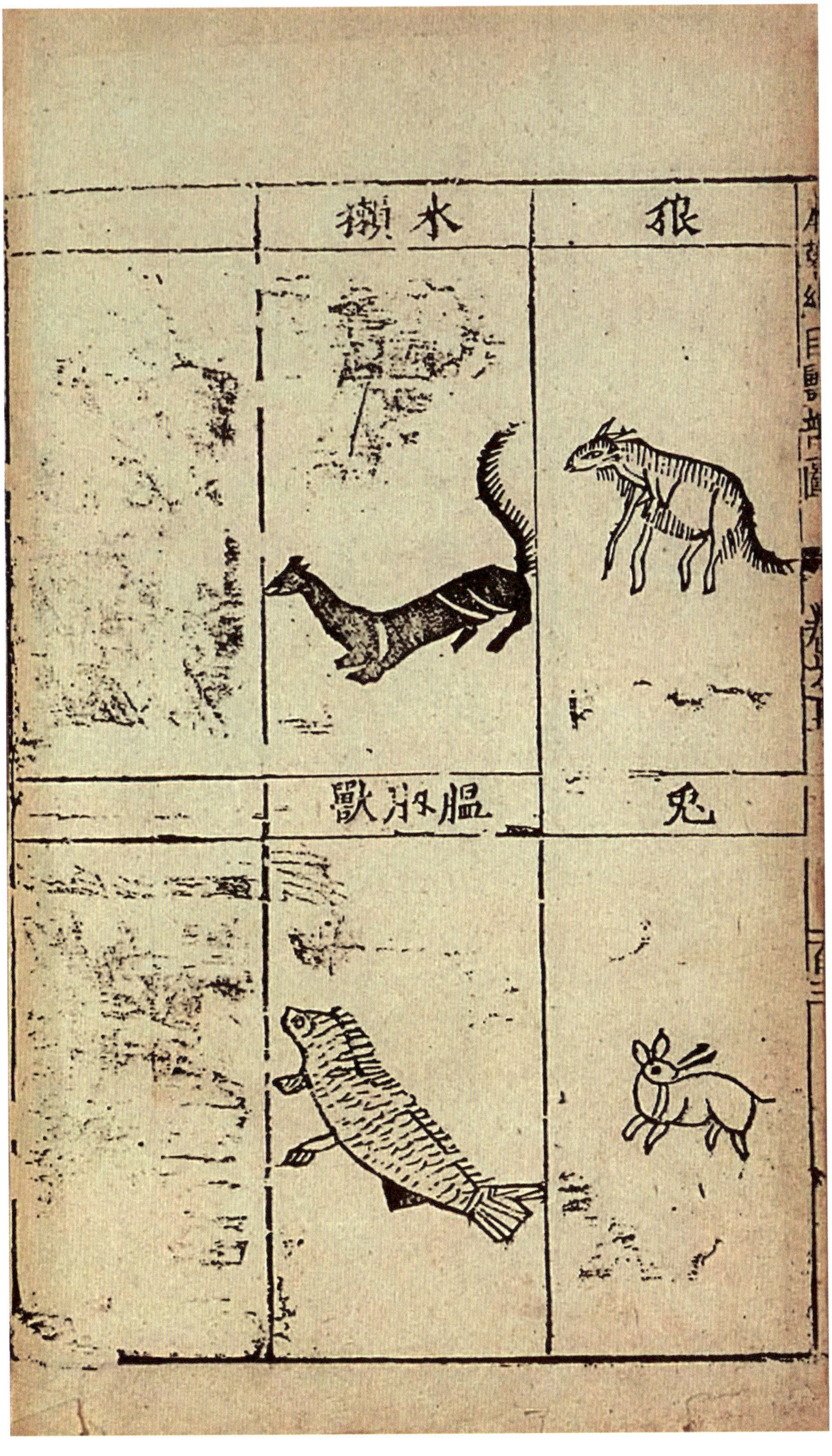
狼
水獺
兔
膃肭獸

獸部鼠類附圖

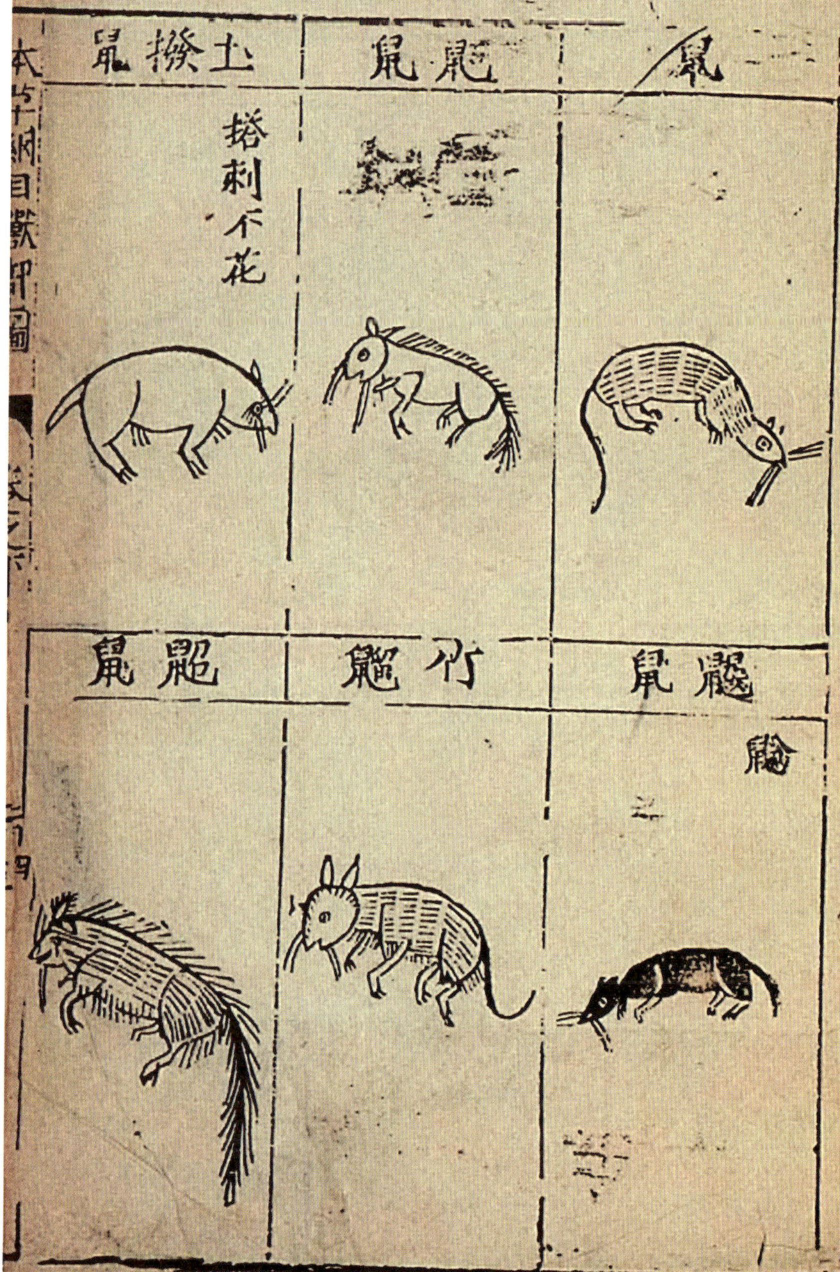

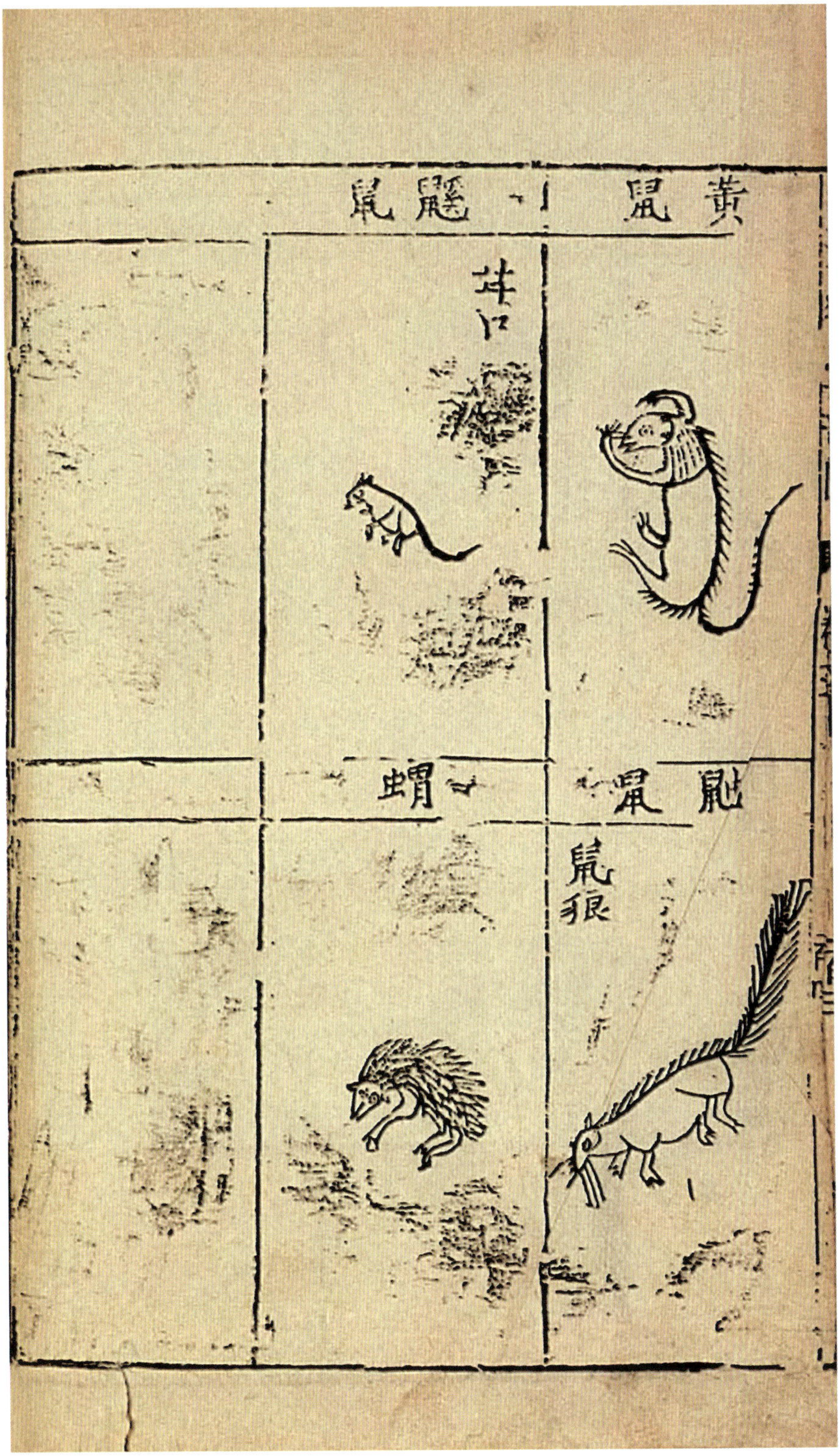
黃鼠
鼷鼠
鼬鼠
蝟
鼠狼

獸部寓類附圖

獮猴

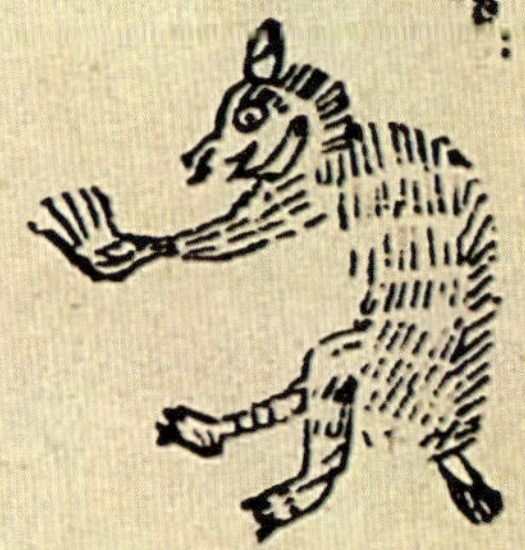

猨

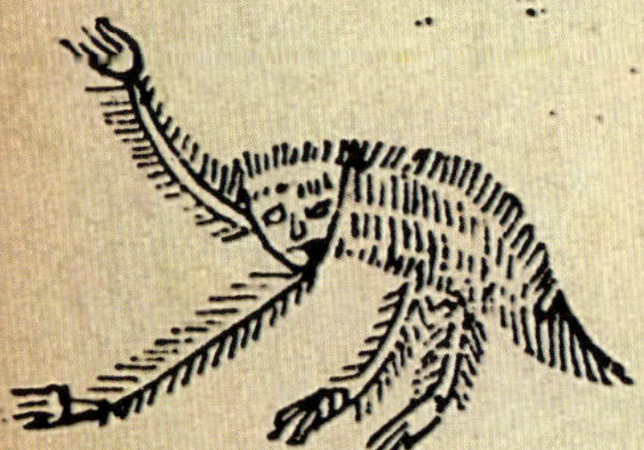

狨

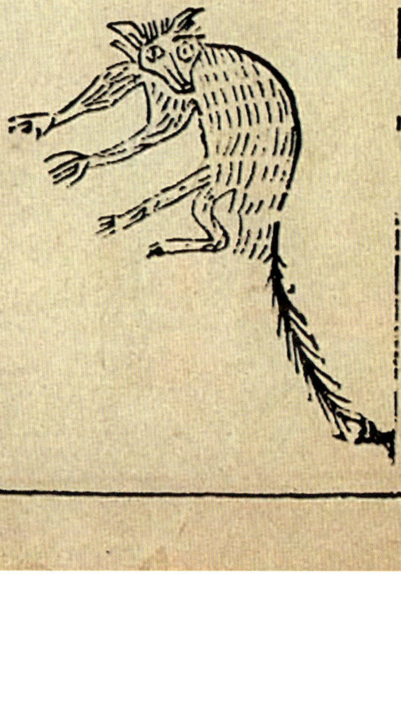

果然

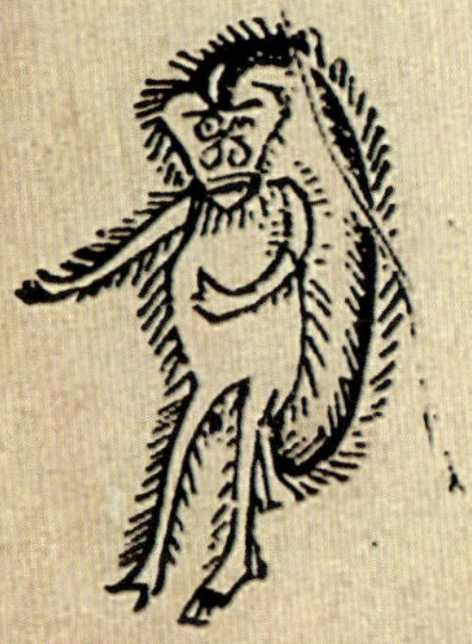

猩猩

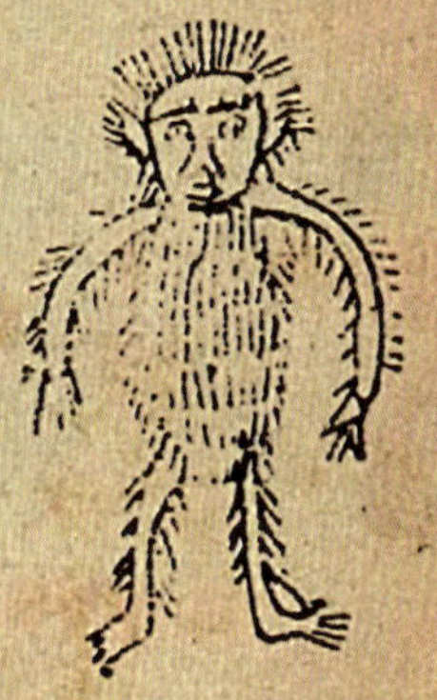

狒狒

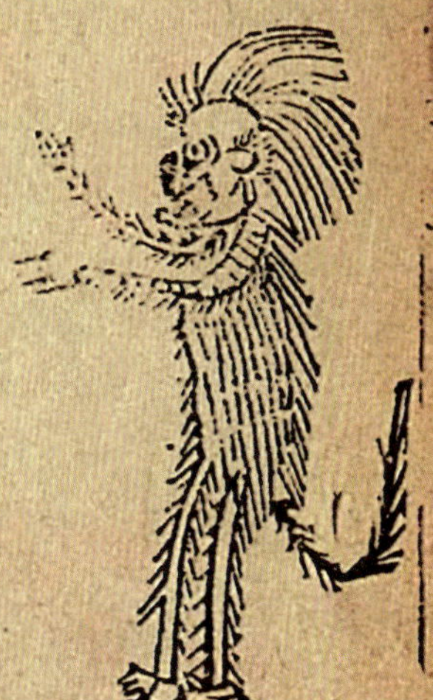

五十二人部乚

本草綱目總目

本草綱目總目

〔一〕六十種：第七卷正文作「六十一種」，實載六十一種。

石之五　鹵石類二十種　附録二十七種

第十二卷　草部一十一類

草之一　山草類上三十一種

第十三卷　草部二

草之二　山草類下三十九種

第十四卷　草部三

草之三　芳草類五十六種

第十五卷　草部四

草之四　隰草類上五十三種

第十六卷　草部五

草之五　隰草類下七十三種

第十七卷　草部六

草之六　毒草類四十七種

第十八卷　草部七

草之七　蔓草類七十三種　附録一十九種

第十九卷　草部八

草之八　水草類二十二種

第二十卷　草部九

草之九　石草類一十九種

第二十一卷　草部十

草之十　苔類一十六種

草之十一　雜草類九種　有名未用一百五十三種

第二十二卷　穀部四類

穀之一　麻麥稻類一十二種

菜之四　水菜類六種
菜之五　芝栭類一十五種
第二十九卷　果部六類
果之一　五果類一十一種
第三十卷　果部二
果之二　山果類三十四種
第三十一卷　果部三
果之三　夷果類三十二種
第三十二卷　果部四
果之四　味類一十三種
第三十三卷　果部五
果之五　蓏類九種

菜之四　水菜類六種

菜之五　芝栭類一十五種

第二十九卷　果部六類

果之一　五果類一十一種

第三十卷　果部二

果之二　山果類三十四種

第三十一卷　果部三

果之三　夷果類三十二種〔一〕

第三十二卷　果部四

果之四　味類一十三種

第三十三卷　果部五

果之五　蓏類九種

〔一〕三十二種：第三十一卷正文作「三十一種」，實載三十一種。

果之六　水果類六種　附録二十三種

第三十四卷　木部六類

木之一　香木類三十五種

第三十五卷　木部二

木之二　喬木類五十二種

第三十六卷　木部三

木之三　灌木類五十種

第三十七卷　木部四

木之四　寓木類一十二種

木之五　苞木類四種

木之六　雜木類七種　附録二十種

第三十八卷　服器部二類

〔一〕二十二種：第三十九卷正文作「二十三種」，實載二十三種。
〔二〕二十三種：第四十二卷正文此後有「附録七種」四字。

鱗之二　蛇類一十七種

第四十四卷　鱗部二

鱗之三　魚類二十八種

鱗之四　無鱗魚類三十一種　附録九種

第四十五卷　介部二類

介之一　龜鼈類一十七種

第四十六卷　介部二

介之二　蚌蛤類二十九種

第四十七卷　禽部四類

禽之一　水禽類一十三種

第四十八卷　禽部二

禽之二　原禽類二十二種

〔一〕二十八種：第四十四卷正文作「三十一種」，實載三十一種。
〔二〕三十一種：第四十四卷正文作「二十八種」，實載二十八種。
〔三〕一十三種：第四十七卷正文作「二十三種」，實載二十三種。
〔四〕二十二種：第四十八卷正文作「二十三種」，實載二十三種。

第四十九卷　禽部三
禽之三　林禽類一十七種
禽之四　山禽類一十三種　附録一種
第五十卷　獸部五類
獸之一　畜類二十八種
第五十一卷　獸部二
獸之二　獸類三十八種
獸之三　鼠類一十二種
獸之四　寓類怪類共八種
第五十二卷　人部一類
人之一　凡三十五種
右通計一十六部六十類一千八百九十二種

第四十九卷　禽部三
禽之三　林禽類一十七種
禽之四　山禽類一十三種　附録一種
第五十卷　獸部五類
獸之一　畜類二十八種
第五十一卷　獸部二
獸之二　獸類三十八種
獸之三　鼠類一十二種
獸之四　寓類怪類共八種
第五十二卷　人部一類
人之一　凡三十五種〔一〕

右通計一十六部，六十類，一千八百九十二種。〔二〕

〔一〕三十五種：第五十二卷正文另有「附二條」，共計三十七種。
〔二〕一千八百九十二種：正文實載一千八百九十五種。

凡例

一神農本草三卷三百六十種分上中下三品梁陶弘景增藥一倍隨品附入唐宋重修各有增附或併或退品目雖存舊額淆混義意俱失今通列一十六部爲綱六十類爲目各以類從三品書名俱註各藥之下一覽可知免尋索也

一舊本玉石水土混同諸蟲鱗介不別或蟲入木部或木入草部今各列爲部首以水火次之以土水火爲萬物之先土爲萬物母也次之以金石從土也次之以草穀菜果木從微至巨也次之以服器從草木也次之以蟲鱗介禽獸終之以人從賤至貴也

一藥有數名今古不同但標正名爲綱餘皆附于釋名之下正始也仍註各本草名目紀原也

凡例

一神農本草三卷，三百六十種〔一〕，分上、中、下三品。梁陶弘景增藥一倍，隨品附入。唐、宋重修，各有增附，或併或退，品目雖存，舊額淆混，義意俱失。今通列一十六部爲綱，六十類爲目，各以類從。三品、書名，俱註各藥之下，一覽可知，免尋索也。

一舊本玉、石、水、土混同，諸蟲、鱗、介不别，或蟲入木部，或木入草部。今各列爲部，首以水、火，次之以土。水、火爲萬物之先，土爲萬物母也。次之以金、石，從土也。次之以草、穀、菜、果、木，從微至巨也。次之以服器，從草木也。次之以蟲、鱗、介、禽、獸，終之以人，從賤至貴也。

一藥有數名，今古不同，但標正名爲綱，餘皆附于釋名之下，正始也。仍註各本草名目，紀原也。

〔一〕三百六十種：卷一歷代諸家本草：「神農本草藥分三品，計三百六十五種。」

一唐宋增入藥品或一物再出三出或二物三物混註今俱設正分别歸併但標其綱而附列其目如標龍爲綱而齒角骨腦胎涎皆列爲目標粱爲綱而赤黃粱米皆列爲目之類

一諸因首以釋名正名也次以集解解其出產形狀采取也次以辨疑正誤辨其可疑正其謬誤也次以修治謹炮炙也次以氣味明性也次以主治錄功也次以發明疏義也次以附方著用也或欲去方是有體無用矣舊本附方二千九百三十五今增八千一百六一十

一唐宋以朱墨圈蓋分别古今經久訛謬今旣板刻但直書諸家本草名目于藥名主治之下便覽也

一諸家本草重複者刪去疑誤者辨正采其精粹各以人名書于諸欵之下不沒其實且是非有歸也

一唐、宋增入藥品，或一物再出、三出，或二物、三物混註。今俱攷正，分別歸併，但標其綱，而附列其目。如標龍爲綱，而齒、角、骨、腦、胎、涎，皆列爲目；標粱爲綱，而赤、黄粱米，皆列爲目之類。

一諸因〔一〕首以釋名，正名也。次以集解，解其出産、形狀、采取也。次以辨疑、正誤，辨其可疑，正其謬誤也。次以修制，謹炮炙也。次以氣味，明性也。次以主治，録功也。次以發明，疏義也。次以附方，著用也。或欲去方，是有體無用矣。舊本附方二千九百三十五，今增八千一百六十一。

一唐、宋以朱墨圈蓋分別古今，經久訛謬。今既板刻，但直書諸家本草名目于藥名、主治之下，便覽也。

一諸家本草，重複者删去，疑誤者辨正。采其精粹，各以人名書于諸款之下，不没其實，且是非有歸也。

〔一〕因：張本作「品」，義長。

一諸物有相類而無功用宜參攷者或有功用而人卒未識者俱附録之無可附者附于各部之末蓋有隱于古而顯于今者如莎根即香附子陶氏不識而今則盛行辟虺雷昔人罕言而今充方物之類雖冷僻不可遺也

一唐宋本所無金元我 明諸醫所用者增入三十九種時珍續補三百七十四種雖曰醫家藥品其攷釋性理實吾儒格物之學可裨爾雅詩疏之缺

一舊本序例重繁今止取神農爲正而旁采別録諸家附于下益以張李諸家用藥之例

一古本百病主治藥略而不切王氏集要祝氏證治亦約而不純今分病原列之以便施用雖繁不紊也

一神農舊目及宋本總目附于例後存古也

一諸物有相類而無功用宜參攷者，或有功用而人卒未識者，俱附録之。無可附者，附于各部之末。蓋有隱于古而顯于今者，如莎根即香附子，陶氏不識而今則盛行；辟虺雷昔人罕言而今充方物之類，雖冷僻不可遺也。

一唐、宋本所無，金元我明諸醫所用者，增入三十九種。時珍續補三百七十四種。雖曰醫家藥品，其攷釋性理，實吾儒格物之學，可裨爾雅、詩疏之缺。

一舊本序例重繁，今止取神農爲正，而旁采别録諸家附于下，益以張、李諸家用藥之例。

一古本百病主治藥略而不切，王氏集要、陸〔一〕氏證治亦約而不純。今分病原列之，以便施用，雖繁不紊也。

一神農舊目及宋本總目，附于例後，存古也。

〔一〕陸：原作「祝」。今據中國善本書提要載證治本草原題「桐城一航老人陸之柷輯」改。

一本無分字

本草綱目第一卷目錄

本草綱目第一卷目録

〔一〕陶氏別録：本卷正文作「陶隱居名醫別録」。
〔二〕沈：正文標題作「沉」。
〔三〕六臟六腑：正文標題作「六腑六臟」。

唐律疏議撰文云
本草即醫書名
〻〻即神農所録
分別藥性合和
景文加注釋

一本無撰字、
一本無之字
一本無世本字
一本無之字

本草綱目卷之一

序例上

歷代諸家本草

神農本草經掌禹錫曰舊說本草經三卷神農所作而不經
見漢書藝文志亦無録焉漢平帝紀云元始五
年舉天下通知方術本草者所在軺轉遣詣京師樓護傳稱
護少誦醫經本草方術數十萬言本草之名蓋見于此唐李
世勣等以梁七録載神農本草三卷推以為始又疑所載郡
縣有後漢地名似張機華佗輩所為皆不然也按淮南子云
神農嘗百草之滋味一日而七十毒由是醫方興焉蓋上世
未著文字師學相傳謂之本草兩漢以來名醫益衆張華輩
始因古學附以新說通為編述本草由是見于經録也寇宗
奭曰漢書雖言本草不能斷自何代而作世本淮南子雖言
神農嘗百草以和藥亦無本草之名惟帝王世紀云黄帝使
岐伯嘗味草木定本草經造醫方以療衆疾乃知本草之名
自黄帝始蓋上古聖賢具生知之智故能辨天下品物之性
味合世人疾病之所宜後世賢智之士從而和之又增其品
焉韓保昇曰藥有玉石草木蟲獸而
云本草者為諸藥中草類最多也

名醫別録李時珍曰神農本草藥分三品計三百六十五種
以應周天之數梁陶弘景復增漢魏以下名醫所

本草綱目第一卷

序例上

歷代諸家本草

神農本草經　【掌禹錫曰】舊説本草經三卷，神農所作，而不經見，漢書藝文志亦無録焉。漢平帝紀云：元始五年，舉天下通知方術、本草者，所在軺轉〔一〕，遣詣京師。樓護傳稱：護少誦醫經、本草、方術數十萬言。本草之名蓋見于此。唐李世勣等以梁七録載「神農本草三卷」，推以爲始。又疑所載郡縣有後漢地名，似張機、華佗輩所爲。皆不然也。按淮南子云：神農嘗百草之滋味，一日而七十毒，由是醫方興焉。蓋上世未著文字，師學相傳，謂之本草。兩漢以來，名醫益衆，張、華輩始因古學附以新説，通爲編述，本草繇是見于經録也。【寇宗奭曰】漢書雖言本草，不能斷自何代而作。世本、淮南子雖言神農嘗百草以和藥，亦無本草之名。惟帝王世紀云：黄帝使岐伯嘗味草木，定本草經，造醫方以療衆疾。乃知本草之名，自黄帝始。蓋上古聖賢，具生知之智，故能辨天下品物之性味，合世人疾病之所宜。後世賢智之士，從而和之，又增其品焉。【韓保昇曰】藥有玉石、草、木、蟲、獸而云「本草」者，爲諸藥中草類最多也。

名醫別録　【李時珍曰】神農本草藥分三品，計三百六十五種，以應周天之數。梁陶弘景復增漢、魏以下名醫所

〔一〕轉：據漢書平帝紀：元始五年「在所爲駕一封軺傳」，「轉」原當作「傳」。然「轉」亦通。

夭一本作天

係

用藥三百六十五種，謂之名醫別錄，凡七卷。首敘藥性之源，論病名之診，次分玉石一品、草一品、木一品、果菜一品、米食一品，有名未用三品。以朱書神農，墨書別錄，進上梁武帝。弘景字通明，宋末爲諸王侍讀，歸隱勾曲山，號華陽隱居。武帝每咨訪之。年八十五卒，謚貞白先生。其書頗有裨補，亦多謬誤。弘景自序曰：隱居先生在乎茅山之上，以吐納餘暇，遊意方技，覽本草藥性，以爲盡聖人之心，故撰而論之。舊稱神農本經，予以爲信然。昔神農氏之王天下也，畫八卦以通鬼神之情，造耕種以省殺生之弊，宣藥療疾以拯夭傷之命。此三道者，歷衆聖而滋彰。文王、孔子彖象繇辭，幽贊人天；后稷、伊尹播厥百穀，惠被群生；岐、黃、彭、扁振揚輔導，恩流含氣。歲踰三千，民到于今賴之。但軒轅已前，文字未傳，藥性所主，當以識識相因，不爾何由得聞。至于桐、雷，乃著在編簡。此書應與素問同類，但後人多更修飭之爾。秦皇所焚，醫方卜術不預，故猶得全錄。而遭漢獻遷徙，晉懷奔迸，文籍焚靡，十不遺一。今之所存，有此三卷。其所出郡縣，乃後漢時制，疑仲景、元化等所記。又有桐君采藥錄，說其花葉形色；藥對四卷，論其佐使相須。魏、晉以來，吳普、李當之等更復損益。或五百九十五，或四百四十一，或三百一十九；或三品混糅，冷熱舛錯，草石不分，蟲獸無辨；且所主治，互有得失。醫家不能備見，則識智有淺深。今輒苞綜諸經，研括煩省，以神農本經三品合三百六十五爲主，又進名醫別品亦三百六十五，合七百三十種。精粗皆取，無復遺落，分別科條，區畛物類，兼注詺時用土地所出，及仙經道術所須，并此序錄，合爲七卷。雖未足追踵前用藥三百六十五種，謂之名醫别録，凡七卷。首敘藥性之源，論病名之診，次分玉石一品，草一品，木一品，果菜一品，米食一品，有名未用三品。以朱書神農，墨書别録，進上梁武帝。弘景字通明，宋末爲諸王侍讀，歸隱勾曲山，號華陽隱居，武帝每咨訪之，年八十五卒，謚貞白先生。其書頗有裨補，亦多謬誤。【弘景自序曰】隱居先生在乎茅山之上，以吐納餘暇，遊意方技，覽本草藥性，以爲盡聖人之心，故譔而論之。舊稱神農本經，予以爲信然。昔神農氏之王天下也，畫八卦以通鬼神之情，造耕種以省殺生之弊，宣藥療疾，以拯夭傷之命。此三道者，歷衆聖而滋彰。文王、孔子，彖[一]象繇辭，幽贊人天。后稷、伊尹，播厥百穀，惠被群生。岐、黄、彭、扁，振揚輔導，恩流含氣。歲踰三千，民到于今賴之。但軒轅已前，文字未傳，藥性所主，當以識識相因，不爾，何由得聞。至于桐、雷，乃著在編簡。此書應與素問同類，但後人多更修飾之爾。秦皇所焚，醫方、卜術不預，故猶得全録。而遭漢獻遷徙，晉懷奔迸，文籍焚㸠，十不遺一。今之所存，有此三卷。其所出郡縣乃飾後漢時制，疑仲景、元化等所記。又有桐君采藥録，説其花葉形色。藥對四卷，論其佐使相須。魏、晉以來，吴普、李當之等更復損益。或五百九十五，或四百四十一，或三百一十九，或三品混糅，冷熱舛錯，草石不分，蟲獸無辨，且所主治，互有得失。醫家不能備見，則智識有淺深。今輒苞綜諸經，研括煩省，以神農本經三品合三百六十五爲主，又進名醫别品亦三百六十五，合七百三十種。精粗皆取，無復遺落，分别科條，區畛物類，兼注詺時用、土地所出，及仙經道術所須，并此序録，合爲七卷。雖未足追踵前

〔一〕彖：原作「彔」。今從錢本改。

大觀臣字下有作菜二字

良蓋亦二家撰製吾言去世之後可貽諸知音爾

桐君采藥錄〔時珍曰〕桐君黃帝時臣也書凡二卷紀其花葉形色今已不傳後人又有四時采藥太常采藥時月等書

雷公藥對〔禹錫曰〕北齊徐之才撰以衆藥名品君臣性毒相反及所主疾病分類記之凡二卷〔時珍曰〕陶氏前已有此書吳氏本草所引雷公是也蓋黃帝時雷公所著之才增飾之爾之才丹陽人博識善醫歷事北齊諸帝得寵仕終尚書左僕射年八十卒贈司徒封西陽郡王謚文明北史有傳

李氏藥錄〔保昇曰〕魏李當之華佗弟子修神農本草三卷而世少行〔時珍曰〕其書散見吳氏陶氏本草中頗有發明

吳氏本草〔保昇曰〕魏吳普廣陵人華佗弟子凡一卷〔時珍曰〕其書分記神農黃帝岐伯桐君雷公扁鵲華佗李氏所說性味甚詳今亦失傳

雷公炮炙論〔時珍曰〕劉宋時雷斆所著非黃帝時雷公也自稱內究守國安正公或是官名也胡洽居士重加定述藥凡三百種爲上中下三卷其性味炮炙熬煮修事之法多古奧文亦古質別是一家多本于乾寧晏先生其首

良，蓋亦二家撰製。吾去世之後，可貽諸知音爾。

桐君采藥録

【時珍曰】桐君，黄帝時臣也。書凡二卷，紀其花葉形色，今已不傳。後人又有四時采藥、太常采藥時月等書。

雷公藥對

【禹錫曰】北齊徐之才撰。以衆藥名品、君臣、性毒、相反及所主疾病，分類記之。凡二卷。【時珍曰】陶氏前已有此書，吴氏本草所引雷公是也。蓋黄帝時雷公所著，之才增飭之爾。之才，丹陽人，博識善醫，歷事北齊諸帝得寵，仕終尚書左僕射，年八十卒，贈司徒，封西陽郡王，謚文明。北史有傳。

李氏藥録

【保昇曰】魏李當之，華佗弟子。修神農本草三卷，而世少行。【時珍曰】其書散見吴氏、陶氏本草中，頗有發明。

吴氏本草

【保昇曰】魏吴普，廣陵人，華佗弟子。凡一卷。【時珍曰】其書分記神農、黄帝、岐伯、桐君、雷公、扁鵲、華佗、李氏所説，性味甚詳，今亦失傳。

雷公炮炙論

【時珍曰】劉宋時雷斆所著，非黄帝時雷公也。自稱内究守國安正公，或是官名也。胡洽居士重加定述。藥凡三百種，爲上中下三卷。其性味、炮炙、熬煮、修事之法多古奥，文亦古質，别是一家，多本于乾寧晏先生。其首

序論述物理亦甚幽玄錄載于後乾寧先生
名晏封著制伏草石論六卷蓋丹石家書也

唐本草〔時珍曰唐高宗命司空英國公李勣等修陶隱居所
註神農本草經增爲七卷世謂之英公唐本草頗有
增益顯慶中右監門長史蘇恭重加訂註表請修定帝復命
太尉趙國公長孫無忌等二十二人與恭詳定增藥一百一
十四種分爲玉石草木人獸禽蟲魚果米穀菜有名未用十
一部凡二十卷目錄一卷別爲藥圖二十五卷圖經七卷共
五十三卷世謂之唐新本草蘇恭所釋雖明亦多駁誤禮部
郎中孔志約序曰天地之大德曰生運陰陽以播物含靈之
所保曰命資亭育以盡年蟄穴棲巢感物之情蓋寡範金揉
木逐欲之道方滋而五味或爽時昧甘辛之節六氣斯沴易
愆寒燠之宜中外交侵形神分戰飲食伺釁成腸胃之眚風
濕候隙遘手足之災機纏膚腠莫之救止漸固膏肓期於夭
折暨炎暉紀物識藥石之功雲瑞名官窮診候之術草木咸
得其性鬼神無所遁情刳麝剸犀驅洩邪惡飛丹煉石引納
清和大庇蒼生普濟黔首功侔造化恩邁裁成日用不知于
今是賴岐和彭緩騰絕軌於前李華張吳振英聲於後昔秦
政煨燔茲經不預永嘉喪亂斯道尚存梁陶弘景雅好攝生
研精藥術以爲本草經者神農之所作不刊之書也惜其年
代浸遠簡編殘蠹與桐雷衆記頗或踳駁興言撰緝勤成一
家亦以琱琢經方潤色醫業然而時鍾鼎峙聞見闕於殊方
事非僉議詮釋拘於獨學至如重建平之防己棄槐里之半
夏秋採榆人冬收雲實謬粱米之黃白混荊子之牡蔓異繁

一本作機　又作幾

踳一本作蹐　與舛同

序論述物理，亦甚幽玄，録載于後。乾寧先生名晏封，著制伏草石論六卷，蓋丹石家書也。

唐本草

【時珍曰】唐高宗命司空英國公李勣等修陶隱居所註神農本草經，增爲七卷。世謂之英公唐本草，頗有增益。顯慶中，右監門長史蘇恭重加訂註，表請修定。帝復命太尉趙國公長孫無忌等二十二人與恭詳定。增藥一百一十四種，分爲玉石、草、木、人、獸、禽、蟲魚、果、米穀、菜、有名未用十一部，凡二十卷，目録一卷，別爲藥圖二十五卷，圖經七卷，共五十三卷，世謂之唐新本草。蘇恭所釋雖明，亦多駁誤。禮部郎中孔志約序曰：天地之大德曰生，運陰陽以播物；含靈之所保曰命，資亭育以盡年。蟄穴棲巢，感物之情蓋寡；範金揉木，逐欲之道方滋。而五味或爽，時昧甘辛之節；六氣斯沴，易愆寒燠之宜。中外交侵，形神分戰。飲食伺釁，成腸胃之眚；風濕候隙，構手足之灾。機〔一〕纏膚腠，莫之救止，漸固膏肓，期於夭折。暨炎暉紀物，識藥石之功；雲瑞名官，窮診候之術。草木咸得其性，鬼神無所遁情。刳麝剸犀，驅洩邪惡；飛丹煉石，引納清和。大庇蒼生，普濟黔首，功侔造化，恩邁裁成。日用不知，于今是賴。岐、和、彭、緩，騰絶軌於前；李、華、張、吴，振英聲於後。昔秦政煨燔，茲經不預；永嘉喪亂，斯道尚存。梁陶弘景雅好攝生，研精藥術，以爲本草經者，神農之所作，不刊之書也。惜其年代浸遠，簡編殘蠹，與桐、雷衆記頗或踳駁。興言撰緝，勒成一家，亦以琱琢經方，潤色醫業。然而時鍾鼎峙，聞見闕於殊方；事非僉議，詮釋拘於獨學。至如重建平之防己，弃槐里之半夏。秋採榆仁，冬收雲實。謬粱米之黄白，混荆子之牡蔓。異繁

〔一〕機：證類卷一唐本序原夾注：「當作幾。」

續於雞腸，合由跋於鳶尾，防葵、狼毒妄曰同根，鉤吻、黃精引為連類。鉛錫莫辨，橙柚不分。凡此比例，蓋亦多矣。自時厥後，以迄于今，雖方技分鑣，名醫繼軌，更相祖述，罕能釐正。乃復採杜衡於及己，求忍冬於絡石，捨陟釐而取莂藤，退飛廉而用馬薊。承疑行妄，曾無有覺。疾瘵多殆，良深慨嘆。既而朝議郎行右監門府長史騎都尉臣蘇恭，摭陶氏之乖違，辨俗用之紕紊，遂表請修定，深副聖懷。乃詔太尉揚州都督監修國史上柱國趙國公臣無忌、大中大夫行尚藥奉御臣許孝崇等二十二人，與蘇恭詳撰。竊以動植形生，因方舛性；春秋節變，感氣殊功。離其本土，則質同而效異；乖于采摘，乃物是而時非。名實既爽，寒溫多謬。用之凡庶，其欺已甚；施之君父，逆莫大焉。於是上稟神規，下詢眾議，普頒天下，營求藥物。羽毛鱗介，無遠不臻；根莖花實，有名咸萃。遂乃詳探秘要，博綜方術。本經雖闕，有驗必書；別錄雖存，無稽必正。考其同異，擇其去取。鉛翰昭章，定群言之得失；丹青綺煥，備庶物之形容。撰本草并圖經、目錄等，凡成五十四卷。庶以網羅今古，開滌耳目。盡醫方之妙極，拯生靈之性命。傳萬祀而無昧，懸百王而不朽。

藥總訣 禹錫曰：梁陶隱居撰。凡二卷，論藥品五味寒熱之性，主療疾病及采蓄時月之法。一本題曰藥象口訣，不著撰人名。

藥性本草 禹錫曰：藥性論凡四卷，不著撰人名氏。分藥品之性味，君臣佐使，主病之效。一本云陶隱居撰。然其縷於雞腸，合由跋於鳶尾。防葵狼毒，妄曰同根；鉤吻黄精，引爲連類。鈆錫莫辨，橙柚不分。凡此比例，蓋亦多矣。自時厥後，以迄于今，雖方技分鑣，名醫繼軌，更相祖述，罕能釐正。乃復採杜衡于及己，求忍冬于絡石。捨陟釐而取莂藤，退飛廉而用馬薊。承疑行妄，曾無有覺。疾瘵多殆，良深慨嘆。既而朝議郎行右監門府長史騎都尉臣蘇恭，摭陶氏之乖違，辨俗用之紕紊。遂表請修定，深副聖懷。乃詔太尉揚州都督監修國史上柱國趙國公臣無忌、大中大夫行尚藥奉御臣許孝崇等二十二人，與蘇恭詳撰。竊以動植形生，因方舛性；春秋節變，感氣殊功。離其本土，則質同而效異；乖于采摘，乃物是而時非。名實既爽，寒温多謬。用之凡庶，其欺已甚；施之君父，逆莫大焉。於是上禀神規，下詢衆議，普頒天下，營求藥物。羽毛鱗介，無遠不臻；根莖花實，有名咸萃。遂乃詳探秘要，博綜方術。本經雖缺，有驗必書；别録雖存，無稽必正。考其同異，擇其去取。鉛翰昭章，定群言之得失；丹青綺焕，備庶物之形容。撰本草並圖經、目録等，凡成五十四卷。庶以網羅今古，開滌耳目。盡醫方之妙極，拯生靈之性命。傳萬祀而無昧，懸百工而不朽。

藥總訣

【禹錫曰】梁陶隱居撰，凡二卷，論藥品五味寒熱之性、主療疾病及采蓄時月之法。一本題曰藥象口訣，不著譔人名。

藥性本草

【禹錫曰】藥性論凡四卷，不著譔人名氏。分藥品之性味，君臣佐使、主病之效。一本云陶隱居撰。然其藥性之功，有與本草相反者，疑非隱居書也。時珍曰：藥性論即藥性本草，乃唐甄權所著也。權，扶溝人，仕隋為秘省正字。唐太宗時年百二十歲，帝幸其第，訪以藥性，因上此書，擢朝散大夫。其書論主治亦詳。又著脈經、明堂人形圖各一卷，詳見唐史。

千金食治 時珍曰：唐孫思邈撰千金備急方三十卷，采摭素問、扁鵲、華佗、徐之才等所論補養諸說，及本草關於食用者，分米穀、果、菜、鳥獸、蟲魚為食治附之，亦頗明悉。思邈隱於太白山，隋唐徵拜皆不就，年百餘歲卒。所著有千金翼方、枕中素書、攝生真錄、福祿論、三教論、老子莊子注諸書。

食療本草 禹錫曰：唐同州刺史孟詵撰，張鼎又補其不足者八十九種，并舊為二百二十七條，凡三卷。時珍曰：詵，梁人也。武后時舉進士，累遷鳳閣舍人，出為台州司馬，轉同州刺史，睿宗召用，固辭，卒年九十。因周禮食醫之義，著此書，多有增益。又撰必效方十卷、補養方三卷，唐史有傳。

本草拾遺 禹錫曰：唐開元中三原縣尉陳藏器撰。以神農本經雖有陶、蘇補集之說，然遺沉尚多，故別為序例一卷，拾遺六卷，解紛三卷，總曰本草拾遺。時珍曰：藏器，四明人。其所著述，博極群書，精覈物類，訂繩謬誤，搜羅幽隱，自本草以來，一人而已。膚譾之士，不察其該詳，惟誚其僻怪。宋人亦多刪削。豈知天地品物無窮，古今隱顯亦異，用舍有時，名藥性之功，有與本草相戾者，疑非隱居書也。【時珍曰】藥性論即藥性本草，乃唐甄權所著也。權，扶溝人，仕隋爲秘省正字。唐太宗時，年百二十歲，帝幸其第，訪以藥性，因上此書，授朝散大夫，其書論主治亦詳。又著脉經、明堂人形圖各一卷。詳見唐史。

千金食治　【時珍曰】唐孫思邈撰千金備急方三十卷，采摭素問、扁鵲、華佗、徐之才等所論補養諸説，及本草關于食用者，分米穀、果、菜、鳥獸、蟲魚爲食治附之，亦頗明悉。思邈隱于太白山，隋、唐徵拜皆不就，年百餘歲卒。所著有千金翼方、枕中素書、攝生真録、福禄論、三教論、老子、莊子注諸書。

食療本草　【禹錫曰】唐同州刺史孟詵撰。張鼎又補其不足者八十九種，并舊爲二百二十七條，凡三卷。【時珍曰】詵，梁人也。武后時舉進士，累遷鳳閣舍人，出爲台州司馬，轉同州刺史。睿宗召用，固辭。卒年九十。因周禮食醫之義，著此書，多有增益。又撰必效方十卷，補養方三卷。唐史有傳。

本草拾遺　【禹錫曰】唐開元中三原縣尉陳藏器撰。以神農本經雖有陶、蘇補集之説，然遺沉尚多，故别爲序例一卷，拾遺六卷，解紛三卷，總曰本草拾遺。【時珍曰】藏器，四明人。其所著述，博極群書，精覈物類，訂繩謬誤，搜羅幽隱，自本草以來，一人而已。膚謭之士，不察其該詳，惟誚其僻怪。宋人亦多删削。豈知天地品物無窮，古今隱顯亦異，用舍有時，名獨或變，豈可以一隅之見而遽譏多聞哉。如辟虺雷、海馬、胡豆之類，皆隱于昔而用于今；仰天皮、燈花、敗扇之類，皆方家所用者。若非此書收載，何從稽攷。此本草之書所以不厭詳悉也。

海藥本草 禹錫曰：南海藥譜二卷，不著撰人名氏，雜記南方藥物所產郡縣及療疾之功，頗無倫次。時珍曰：此即海藥本草也，凡六卷，唐人李珣所撰。珣蓋肅、代時人，收採海藥亦頗詳明。又鄭虔有胡本草七卷，皆胡中藥物，今不傳。

四聲本草 禹錫曰：唐蘭陵處士蕭炳撰。取本草藥名上一字，以平上去入四聲相從，以便討閱，無所發明。凡五卷，進士王收序之。

刪繁本草 禹錫曰：唐潤州醫博士兼節度隨軍楊損之撰。刪去本草不急及有名未用之類，凡五卷。開元以后人也。無所發明。

本草音義 時珍曰：凡二卷，唐李含光撰。又甄立言、殷子嚴皆有音義。

本草性事類 禹錫曰：京兆醫工杜善方撰，不詳何代人。凡一卷。以本草藥名隨類解釋，附以諸藥制使、畏惡、相反相宜、解毒者。

食性本草 禹錫曰：南唐陪戎副尉、劍州醫學助教陳士良撰。取神農、陶隱居、蘇恭、孟詵、陳藏器諸家藥關于飲稱或變，豈可以一隅之見而遽譏多聞哉。如辟虺雷、海馬、胡豆之類，皆隱于昔而用于今；仰天皮、燈花、敗扇之類，皆万[一]家所用者。若非此書收載，何從稽考？此本草之書，所以不厭詳悉也。

海藥本草

【禹錫曰】南海藥譜二卷，不著譔人名氏，雜記南方藥物所産郡縣及療疾之功，頗無倫次。【時珍曰】此即海藥本草也，凡六卷，唐人李珣所譔。珣，蓋肅代時人，收采海藥亦頗詳明。又鄭虔有胡本草七卷，皆胡中藥物。今不傳。

四聲本草

【禹錫曰】唐蘭陵處士蕭炳譔。取本草藥名上一字，以平、上、去、入四聲相從，以便討閱，無所發明，凡五卷。進士王收序之。

删繁本草

【禹錫曰】唐潤州醫博士兼節度隨軍楊損之譔。删去本草不急及有名未用之類，爲五卷。開元以後人也。無所發明。

本草音義

【時珍曰】凡二卷，唐李含光譔。又甄立言、殷子嚴皆有音義。

本草性事類

【禹錫曰】京兆醫工杜善方譔。不詳何代人。凡一卷。以本草藥名隨類解釋，附以諸藥制使、畏惡、相反、相宜、解毒者。

食性本草

【禹錫曰】南唐陪戎副尉劍州醫學助教陳士良譔。取神農、陶隱居、蘇恭、孟詵、陳藏器諸家藥關于飲

[一] 万：江西本作「萬」。「仰天皮」乃地衣類植物，非萬家當用。據金陵本字頂有一點者常脱去之弊（見毛莨、撒法即等名），故此「万」當爲「方」字脱首點。

一本作鈌

食者類之，附以食醫諸方及五時調養臟腑之法。［時珍曰］書凡十卷，總集舊說，無甚新義。古有淮南王食經一百二十卷，崔浩食經九卷，竺暄食經十卷，膳饈養療二十卷，昝殷食醫心鏡三卷，婁居中食治通說一卷，陳直奉親養老書二卷，並有食治諸方，皆祖食醫之意也。

蜀本草［禹錫曰］蜀主孟昶命翰林學士韓保昇等與諸醫上，取唐本草參校，增補註釋，別為圖經，凡二十卷，昶自為序，世謂之蜀本草。［時珍曰］其圖說藥物形狀，頗詳于陶、蘇也。

開寶本草［時珍曰］宋太祖開寶六年，命尚藥奉御劉翰、道士馬志等九人，取唐、蜀本草詳校，仍采陳藏器拾遺諸書相參，刊正別名，增藥一百三十三種，馬志為之註解，翰林學士盧多遜等刊正。七年，復詔志等重定，學士李昉等看詳。凡神農者白字，名醫所傳者墨字別之，并目錄共二十一卷。序曰：三墳之書，神農預其一；百藥既辨，本草存其錄。舊經三卷，世所流傳；名醫別錄，互為編纂。至梁正白先生陶弘景，乃以別錄參其本經，朱墨雜書，時謂明白；而又考彼功用，為之注釋，列為七卷，南國行焉。逮乎有唐，別加參校，增藥餘八百味，添注為二十一卷。本經漏功則補之，陶氏誤說則證之。然而載歷年祀，又逾四百，朱字墨字，無本得同；舊注新注，其文互缺。非聖主撫大同之運，永無疆之休，其何以改而正之哉！乃命盡考傳誤，刊為定本。類例非允，從而革焉。至于筆頭灰，兔毫也，而在草部，今移附兔頭骨之下；半天河、地漿，皆食者類之，附以食醫諸方，及五時調養臟腑之法。【時珍曰】書凡十卷，總集舊説，無甚新義。古有淮南王食經一百二十卷，崔浩食經九卷，竺暄食經十卷，膳饈養療二十卷，昝殷食醫心鑑三卷，婁居中食治通説一卷，陳直奉親養老書二卷，並有食治諸方，皆祖食醫之意也。

蜀本草

【時珍曰】蜀主孟昶命翰林學士韓保昇等與諸醫士，取唐本草參校增補註釋，别爲圖經，凡二十卷，昶自爲序，世謂之蜀本草。其圖説藥物形狀頗詳于陶、蘇也。

開寶本草

【時珍曰】宋太祖開寶六年，命尚藥奉御劉翰、道士馬志等九人，取唐、蜀本草詳校，仍取陳藏器拾遺諸書相參，刊正别名，增藥一百三十三種，馬志爲之註解，翰林學士盧多遜等刊正。七年，復詔志等重定，學士李昉等看詳。凡神農者白字，名醫所傳者墨字别之，并目録共二十一卷。序曰：三墳之書，神農預其一。百藥既辨，本草存其録。舊經三卷，世所流傳。名醫别録，互爲編纂。至梁，正〔一〕白先生陶弘景，乃以别録參其本經，朱墨雜書，時謂明白，而又攷彼功用，爲之註釋，列爲七卷，南國行焉。逮乎有唐，别加參校，增藥餘八百味，添註爲二十一卷，本經漏功則補之，陶氏誤説則證之。然而載歷年祀，又踰四百。朱字墨字，無本得同；舊註新註，其文互缺。非聖主撫大同之運，永無疆之休，其何以改而正之哉。乃命盡攷傳誤，刊爲定本。類例非允，從而革焉。至于筆頭灰，兔毫也，而在草部，今移附兔頭骨之下；半天河、地漿，皆水

〔一〕正：據上文名醫别録條當作「貞」。證類卷一開寶重定序避宋仁宗趙禎諱改作「正」。

也亦在草部今移附于石類之間皷皮移附于獸皮胡桐淚改從于木類紫鑛亦木也自玉石品而取焉伏翼實禽也由蟲魚部而移焉橘柚附于果實食鹽附于光明鹽生薑乾薑同歸一說至于雞腸蘩蔞陸英蒴藋以類相似從而附之采陳藏器拾遺李含光音義或討源于別本或傳效于醫參而較之辨其臧否至于突厥白舊說灰類也今定木根天麻根解以赤箭今之全異去非取是特立新條自餘刊正不可悉數下采衆議定爲印板乃以白字爲神農所說墨字爲名醫所傳唐附今附各加顯註詳其解釋審其形性證謬誤而辨之者署爲今註攷文記而述之者又爲今按義既刊定理亦詳明又以新舊藥合九百八十一種并目録二十一卷廣頒天下傳而行焉

嘉祐補註本草 時珍曰宋仁宗嘉祐二年詔光祿卿直秘閣掌禹錫尚書祠部郎中秘閣校理林億等同諸醫官重修本草新補八十二種新定十七種通計一千八十二條謂之嘉祐補註本草共二十卷其書雜合衆說無大發明其序略云神農本草經三卷藥止三百六十五種至陶隱居又進名醫別録亦三百六十五種因而注釋分爲七卷唐蘇恭等又增一百一十四種廣爲二十卷謂之唐本草國朝開寶中兩詔醫工劉翰道士馬志等修增一百三十三種爲開寶本草僞蜀孟昶亦嘗命其學士韓保昇等稍有增廣謂之蜀本草嘉祐二年八月詔臣禹錫臣億等再加校正臣等被命遂更研覈竊謂前世醫工原診用藥隨效輒記遂至增多槩見諸書浩博難究雖屢加刪定而去取非一或本

也，亦在草部，今移附玉石類之間。敗鼓皮移附于獸皮，胡桐淚改從于木類。紫鑛，亦木也，自玉石品而取焉；伏翼，實禽也，由蟲魚部而移焉。橘柚附于果實，食鹽附于光鹽。生薑、乾薑，同歸一說。至于雞腸、繁縷，陸英、蒴藋，以類相似，從而附之。仍采陳藏器拾遺、李含光音義，或討源于別本，或傳效于醫家，參而較之，辨其臧否。至于突厥白，舊說灰類也，今是木根；天麻根，解以赤箭，今又全異。去非取是，特立新條。自餘刊正，不可悉數。下采衆議，定爲印板。乃以白字爲神農所說，墨字爲名醫所傳。「唐附」、「今附」，各加顯註。詳其解釋，審其形性。證謬誤而辨之者，署爲「今註」；攷文記而述之者，又爲「今〔一〕按」。義既刊定，理亦詳明。又以新舊藥合九百八十三種，并目録二十一卷，廣頒天下，傳而行焉。

嘉祐補註本草

【時珍曰】宋仁宗嘉祐二年，詔光禄卿直秘閣掌禹錫、尚書祠部郎中秘閣校理林億等，同諸醫官重修本草。新補八十二種，新定一十七種，通計一千八十二條，謂之嘉祐補註本草，共二十卷。其書雖有校修，無大發明。其序略云：神農本草經三卷，藥止三百六十五種。至陶隱居又進名醫別録，亦三百六十五種，因而註釋，分爲七卷。唐蘇恭等又增一百一十四種，廣爲二十卷，謂之唐本草。國朝開寶中，兩詔醫工劉翰、道士馬志等修，增一百三十三種，爲開寶本草。僞蜀孟昶，亦嘗〔二〕命其學士韓保昇等稍〔三〕有增廣，謂之蜀本草。嘉祐二年八月，詔臣禹錫、臣億等再加校正。臣等被命，遂更研覈。竊謂前世醫工，原診用藥，隨效輒記，遂至增多。概見諸書，浩博難究。雖屢加删定，而去取非一。或本

〔一〕今：原作「令」。今據證類卷一開寶重定序改。
〔二〕嘗：原作「常」。今據證類卷一嘉祐補注總敘改。
〔三〕稍：原作「梢」。今據改同上。

經已載而所述粗畧或俚俗常用而太醫未聞嚮非因事詳著則遺散多矣乃請因其疏語更為補註因諸家醫書藥譜所載物品功用並從採掇惟名近迂僻類乎怪誕則所不收自餘經史百家雖非方餌之急其間或有參說藥驗較然可據者亦兼收載務從該洽以副詔意凡名本草者非一家今以開寶重定本為正其分布卷類經註雜揉間以朱墨並從舊例不復釐改凡補註並據諸書所說其意義與舊文相參者則從刪削以避重複其舊已著見而意有未完後書復言亦具存之欲詳而易曉仍每條並以朱書其端云臣等謹按其書云某事其別立條者則解于其末云見某書凡所引書唐蜀二本草為先他書則以所著先後為次第凡書舊名本草者今所引用但著其所作人名曰某書唐蜀本則曰唐本云蜀本云凡字朱墨之別所謂神農本經者以朱字名醫因神農舊條而有增補者以墨字間于朱字餘所增者皆別立條並以墨字凡陶隱居所進者謂之名醫別錄並以其註附於末凡顯慶所增者亦註其末曰唐本先附凡開寶所增者亦註其末曰今附凡今所增補舊經未有十逐條後開列云新補凡藥舊分上中下三品今之新補難于詳辨但以類附見如綠礬次于礬石山薑花次于豆蔻扶移次于水楊之類是也凡藥有功用本經未見而舊註已曾引據今之所增但涉相類更不立條並附本註之末曰續註如地衣附于垣衣燕覆附于通草馬藻附于海藻之類是也凡舊註出于陶隱居者曰陶隱居云出于顯慶者曰唐本註出于開寶者曰今註其開寶考據傳記者別曰今按今詳又按皆以朱字別書於端

經已載而所述粗略；或俚俗常用而太醫未聞。嚮非因事詳著，則遺散多矣。乃請因其疏捂〔一〕，更爲補註。因諸家醫書、藥譜所載物品功用，並從採掇。惟名近迂僻，類乎怪誕，則所不取。自餘經史百家，雖非方餌之急，其間或有參説藥驗較然可據者，亦兼收載，務從該洽，以副詔意。凡名「本草」者非一家，今以開寶重定本爲正。其分布卷類，經註雜糅，間以朱墨，並從舊例，不復釐改。凡補註並據諸書所説，其意義與舊文相參者，則從删削，以避重複。其舊已著見而意有未完，後書復言，亦具存之，欲詳而易曉。仍每條並以朱書其端，云「臣等謹按」某書云某事。其別立條者，則解于其末，云見某書。凡所引書，唐、蜀二本草爲先，他書則以所著先後爲次第。凡書舊名「本草」者，今所引用，但著其所作人名曰某，惟唐、蜀本則曰「唐本云」、「蜀本云」。凡字朱墨之別，所謂神農本經者，以朱字；名醫因神農舊條而有增補者，以墨字間于朱字；餘所增者，皆別立條，並以墨字。凡陶隱居所進者，謂之名醫別録，並以其註附於末。凡顯慶所增者，亦註其末曰「唐本先附」。凡開寶所增者，亦註其末曰「今附」。凡今所增補，舊經未有，于逐條後開列云「新補」。凡藥舊分上中下三品，今之「新補」難于詳辨，但以類附見。如緑礬次于礬石，山薑花次于豆蔻，扶栘次于水楊之類是也。凡藥有功用，本經未見，而舊註已曾引註，今之所增，但涉相類，更不立條，並附本註之末，曰「續註」。如地衣附于垣衣，燕覆附于通草，馬藻附于海藻之類是也。凡舊註出于陶氏者，曰「陶隱居云」。出于顯慶者，曰「唐本註」。出于開寶者，曰「今註」。其開寶考據傳記者，別曰「今按」、「今詳」、「又按」，皆以朱字別書于

〔一〕捂：原作「語」。今據證類卷一嘉祐補注總敘改。

其端凡藥名本經已見而功用未備今有所益者亦附于末
註之。凡藥有今世已嘗用而諸書未見无所辨證者如葫
蘆巴海帶之類則請從太醫衆論參議別立為條曰新定舊
藥九百八十三種新補八十二種附于註者不預焉新定一
十七種總新舊一千八十二條皆隨類附著之英公
陶氏開寶三序皆有義例所不可去仍載于首卷云

圖經本草 時珍曰宋仁宗既命掌禹錫等編繹本草累年成
書又詔天下郡縣圖上所產藥物用唐永徽故事專
命太常博士蘇頌撰述成此書凡二十一卷攷證詳明頗
有發揮但圖與說異兩不相應或有圖无說或有物失圖或
說是圖非如江州菝葜乃仙遺粮滁州青木香乃兜鈴根俱
混列圖棠毬子即赤爪木天花粉即括樓根乃重出條之類
亦其小小疏漏耳頌字子容同安人
舉進士哲宗朝位至丞相封魏國公

證類本草 時珍曰宋徽宗大觀二年蜀醫唐慎微取嘉祐補
註本草及圖經本草合為一書復拾唐本草陳藏
器本草孟詵食療本草舊本所遺者五百餘種附入各部并
增五種仍采雷公炮炙及唐本食療陳藏器諸說收未盡者
附于各條之後又采古今單方并經史百家之書有關藥物
者亦附之共三十一卷名證類本草上之朝廷改名大觀本
草慎微貌寢陋而學該博使諸家本草及各藥單方垂之千
古不致淪沒者皆其功也政和中復命醫官曹孝忠校正刊
行故又謂之政和本草

其端。凡藥名本經已見，而功用未備，今有所益者，亦附于本註之末。凡藥有今世已嘗用而諸書未見，無所辨證者，如胡盧巴、海帶之類，則請從太醫衆論參議，别立爲條，曰「新定」。舊藥九百八十三種，新補八十二種，附于註者不預焉。新定一十七種，總新舊一千八十二條，皆隨類附著之。英公、陶氏、開寶三序，皆有義例，所不可去，仍載于首卷云。

圖經本草

【時珍曰】宋仁宗既命掌禹錫等編繹本草，累年成書；又詔天下郡縣，圖上所産藥物，用唐永徽故事，專命太常博士蘇頌撰述成此書，凡二十一卷。考證詳明，頗有發揮。但圖與説異，兩不相應。或有圖無説，或有物失圖，或説是圖非。如江州菝葜乃仙遺粮，滁州青木香乃兜鈴根，俱混列圖；棠毬子即赤爪木，天花粉即栝樓根，乃重出條之類，亦其小小疏漏耳。頌，字子容，同安人。舉進士，哲宗朝位至丞相，封魏國公。

證類本草

【時珍曰】宋徽宗大觀二年，蜀醫唐慎微取嘉祐補註本草及圖經本草合爲一書，復拾唐本草、陳藏器本草、孟詵食療本草舊本所遺者五百餘種，附入各部，并增五種。仍采雷公炮炙及唐本、食療、陳藏器諸説收未盡者，附于各條之後。又采古今單方，并經史百家之書有關藥物者，亦附之。共三十一卷，名證類本草。上之朝廷，改名大觀本草。慎微貌寢陋而學該博，使諸家本草及各藥單方垂之千古，不致淪没者，皆其功也。政和中，復命醫官曹孝忠校正刊行，故又謂之政和本草。

本草別說［時珍曰］宋哲宗元祐中，閬中醫士陳承合本草及圖經二書為一，間綴數語，謂之別說。高宗紹興末，命醫官王繼先等校正本草，亦有所附，皆淺俚，無高論。

日華諸家本草［禹錫曰］國初開寶中，明人，不著姓氏，但云日華子大明序集諸家本草近世所用藥，各以寒溫性味華實蟲獸為類，其言功用甚悉，凡二十卷。［時珍曰］按千家姓大姓出東萊，日華子蓋姓大名明也。或云其姓田，未審然否。

本草衍義［時珍曰］宋政和中，醫官通直郎寇宗奭撰。以補註及圖經二書，參考事實，覈其情理，援引辯證，發明良多，東垣、丹溪諸公亦尊信之。但以蘭花為蘭草，卷丹為百合，是其誤也。書及序例凡三卷。平陽張魏卿以其說分附各藥之下，合為一書。

潔古珍珠囊［時珍曰］書凡一卷，金易州明醫張元素所著。元素字潔古，舉進士不第，去學醫，深闡軒岐秘奧，參悟天人幽微，言古方新病不相能，自成家法。辨藥性之氣味、陰陽、厚薄、升降、浮沉、補瀉、六氣、十二經及隨症用藥之法，立為主治、秘訣、心法、要旨，謂之珍珠囊，大揚醫理，靈素之下，一人而已。後人翻為韻語，以便記誦，謂之東垣珍珠囊，謬矣。惜乎止論百品，未及遍評。又著病機氣宜保命集四卷，一名活法機要。後人誤作河間劉元素所著，偽譔序文詞調[illegible]

本草别説

【時珍曰】宋哲宗元祐中，閬中醫士陳承，合本草及圖經二書爲一，間綴數語，謂之「别説」。高宗紹興末，命醫官王繼先等校正本草，亦有所附，皆淺俚，無高論。

日華諸家本草

【禹錫曰】國初開寶中，四〔一〕明人撰。不著姓氏，但云日華子大明序。集諸家本草近世所用藥，各以寒、温、性、味、華、實、蟲、獸爲類，其言功用甚悉，凡二十卷。【時珍曰】按千〔二〕家姓，大姓出東萊，日華子蓋姓大名明也。或云其姓田，未審然否。

本草衍義

【時珍曰】宋政和中，醫官通直郎寇宗奭撰。以補註及圖經二書，參攷事實，覈其情理，援引辨證，發明良多，東垣、丹溪諸公亦尊信之。但以蘭花爲蘭草，卷丹爲百合，是其誤也。書及序例凡三卷。平陽張魏卿以其説分附各藥之下，合爲一書。

潔古〔三〕珍珠囊

【時珍曰】書凡一卷，金易州明醫張元素所著。元素，字潔古，舉進士不第，去，學醫，深闡軒、岐秘奥，參悟天人幽微。言古方新病不相能，自成家法。辨藥性之氣味、陰陽、厚薄、升降、浮沉、補瀉，六氣、十二經及隨症用藥之法，立爲主治秘訣、心法要旨，謂之珍珠囊。大揚醫理，靈、素之下，一人而已。後人翻爲韻語，以便記誦，謂之東垣珍珠囊，謬矣。惜乎止論百品，未及偏評。又著病機氣宜保命集四卷，一名活法機要。後人誤作河間劉完〔四〕素所著，僞撰序文詞調于卷

〔一〕四：原脱。今據證類卷一補注所引書傳補。

〔二〕千：原作「十」。今據翰林記卷十三修書改。

〔三〕古：原作「苦」。今從江西本改。

〔四〕完：原作「元」。今據金史卷一百三十一劉完素傳改。

首以附會之其他繁古諸書多足後人依託故駁雜不倫

用藥法象 時珍曰書凡一卷元真定明醫李杲所著杲字明之號東垣通春秋書易忠信有守富而好施援例為濟源監税官受業于潔古老人盡得其學益加闡發人稱神醫祖潔古珍珠囊增以用藥凡例諸經嚮導綱要活法著為此書謂世人惑于內傷外感混同施治乃辨其脉證元氣陰火飲食勞倦有餘不足著辨惑論三卷脾胃論三卷推明素問難經本草脉訣及雜病方論著醫學發明九卷蘭室祕藏五卷辨析經絡脉法分比傷寒六經之則著此事難知二卷別有癰疽眼目諸書及試効方皆其門人所集述者也

湯液本草 時珍曰書凡二卷元醫學教授古趙王好古撰好古字進之號海藏東垣高弟醫之儒者也取本草及張仲景成無己張潔古李東垣之書間附己意集而為此別著湯液大法四卷醫壘元戎十卷陰證略例癍論萃英錢氏補遺各一卷

日用本草 時珍曰書凡八卷元海寧醫士吳瑞取本草之切于飲食者分為八門間增數品而已瑞字瑞卿元文宗時人

本草歌括 時珍曰元瑞州路醫學教授胡仕可取本草藥性圖形作歌以便童蒙者我明劉純熊宗立傅滋輩

首以附會之。其他潔古諸書，多是後人依托，故駁雜不倫。

用藥法象

【時珍曰】書凡一卷，元真定明醫李杲所著。杲，字明之，號東垣。通春秋、書、易，忠信有守，富而好施，援例爲濟源監税官。受業于潔古老人，盡得其學，益加闡發，人稱神醫。祖潔古珍珠囊，增以用藥凡例、諸經嚮導、綱要活法，著爲此書。謂世人惑于内傷外感，混同施治，乃辨其脉證、元氣陰火、飲食勞倦、有餘不足，著辨惑論三卷、脾胃論三卷。推明素問、難經、本草、脉訣及雜病方論，著醫學發明九卷、蘭室秘藏五卷。辨析經絡脉法，分比傷寒六經之則，著此事難知二卷。别有癰疽、眼目諸書及試效方，皆其門人所集述者也。

湯液本草

【時珍曰】書凡二卷，元醫學教授古趙王好古撰。好古，字進之，號海藏，東垣高弟，醫之儒者也。取本草及張仲景、成無己、張潔古、李東垣之書，間附己意，集而爲此。别著湯液大法四卷、醫壘元戎十卷、陰證略例、癍論萃英、錢氏補遺各一卷。

日用本草

【時珍曰】書凡八卷，元海寧醫士吴瑞，取本草之切于飲食者，分爲八門，間增數品而已。瑞，字瑞卿，元文宗時人。

本草歌括

【時珍曰】元瑞州路醫學教授胡仕可，取本草藥性圖形作歌，以便童蒙者。我明劉純、熊宗立、傅滋輩，

皆有詩括及藥性賦以授初學記誦

本草衍義補遺 時珍曰：元末朱震亨所著。震亨，義烏人，字彥修，從許白雲講道，世稱丹溪先生。嘗從羅太無學醫，遂得劉、張、李三家之旨而推廣之，為醫家宗主。此書蓋因寇氏衍義之義而推衍之，近二百種，多所發明。但蘭草之為蘭花，胡粉之為錫粉，未免泥于舊說，而以諸藥分配五行，失之牽強耳。所著有格致餘論、局方發揮、傷寒辨疑、外科精要新論、風水問答諸書。

本草發揮 時珍曰：書凡三卷。洪武時丹溪弟子山陰徐彥純用誠所集。取張潔古、李東垣、王海藏、朱丹溪、成無己數家之說，合成一書爾，別無增益。

救荒本草 時珍曰：洪武初，周憲王因念旱澇民飢，咨訪野老田夫，得草木之根苗花實可備荒者四百四十種，圖其形狀，著其出產、苗葉花子、性味食法，凡四卷，亦頗詳明可據。近人翻刻，削其大半，雖其見淺，亦書之一厄也。王號誠齋，性質聰敏，集普濟方一百六十八卷、袖珍方四卷、詩文樂府等書。嘉靖中，高郵王磐著野菜譜一卷，繪形綴語，以告救荒，畧而不詳。

庚辛玉冊 時珍曰：宣德中，寧獻王取崖州外丹本草、土宿真君造化指南、獨孤滔丹房鑑源、軒轅述寶藏論、青皆有歌括及藥性賦，以授初學記誦。

本草衍義補遺 【時珍曰】元末朱震亨所著。震亨，義烏人，字彦修，從許白雲講道，世稱丹溪先生。嘗從羅太無學醫，遂得劉、張、李三家之旨而推廣之，爲醫家宗主。此書蓋因寇氏衍義之義而推衍之，近二百種，多所發明。但蘭草之爲蘭花，胡粉之爲錫粉，未免泥于舊説。而以諸藥分配五行，失之牽强耳。所著有格致餘論、局方發揮、傷寒辨疑、外科精要新論、風木問答諸書。

本草發揮 【時珍曰】書凡三卷，洪武時丹溪弟子山陰徐彦純用誠所集。取張潔古、李東垣、王海藏、朱丹溪、成無己數家之説，合成一書爾，别無增益。

救荒本草 【時珍曰】洪武初，周憲〔一〕王因念旱澇民飢，咨訪野老田夫，得草木之根、苗、花、實可備荒者四百四十種，圖其形狀，著其出産、苗葉、花子、性味、食法，凡四卷，亦頗詳明可據。近人翻刻，削其大半。雖其見淺，亦書之一厄也。王號誠齋〔二〕，性質聰敏，集普濟方一百六十八卷、袖珍方四卷、詩文樂府等書。嘉靖中，高郵王磐著野菜譜一卷，繪形綴語，以告救荒，略而不詳。

庚辛玉册 【時珍曰】宣德中，寧獻王取崔昉外丹本草、土宿真君造化指南、獨孤滔丹房鑑源、軒轅述寶藏論、青

〔一〕憲：據明史卷一百十六周定王橚傳當作「定」，時珍誤作「憲」。
〔二〕王號誠齋：誠齋爲周定王橚長子周憲王朱有燉之號，然朱有燉並非救荒本草作者，時珍誤記。

賈于丹竈録諸書所載金石草木可備丹爐者以成此書分
爲金石部靈苗部靈芝部羽毛部鱗甲部飲饌部器用部通
計二卷凡五百四十一品所説出産形狀分別陰陽亦可考
據焉王號臞仙該通百家所著醫卜農圃琴棋仙學詩家諸
書凡數百卷造化指南三十三篇載靈草五十三種云是土
宿昆元真君所説抱朴子註解蓋亦宋元時方士假托者爾
古有太清草木方太清服食經太清丹藥録黄白
祕法三十六水法伏制草石論諸書皆此類也

本草集要 時珍曰弘治中禮部郎中慈溪王綸取本草常用
藥品及潔古東垣丹溪所論序例畧節爲八卷別
無增益斤斤泥古者也綸字汝
言號節齋舉進士仕至都御史

食物本草 時珍曰正德時九江知府江陵汪穎撰東陽盧和
字廉夫嘗取本草之繫于食品者編次此書穎得
其稿釐爲二卷分爲水穀
菜果禽獸魚味八類云

食鑑本草 時珍曰嘉靖時京口甯原所編取
可食之物畧載數語無所發明

本草會編 時珍曰嘉靖中祁門醫士汪機所編機字省之懲
王氏本草集要不收草木形狀乃削去本草上中
下三品以類相從菜穀通爲草部果品通爲木部并諸家序
例共二十卷其書撮約似乎簡便而混同反難檢閲之以
蕣識陋可知掩去諸家更覺零碎臆度
疑似殊無實見僅有數條自得可取爾

霞子丹臺録諸書所載金、石、草、木可備丹爐者，以成此書。分爲金石部、靈苗部、靈植部、羽毛部、鱗甲部、飲饌部、鼎器部，通計二卷，凡五百四十一品。所説出産形狀，分别陰陽，亦可考據焉。王號臞〔一〕仙，該通百家，所著醫卜、農圃、琴棋、仙學、詩家諸書，凡數百卷。造化指南三十三篇，載靈草五十三種，云是十宿昆元真君所説，抱朴子注解，蓋亦宋、元時方士假託者爾。古有太清草木方、太清服食經、太清丹藥録、黄白秘法、三十六水法、伏制草石論諸書，皆此類也。

本草集要

【時珍曰】弘治中，禮部郎中慈溪王綸，取本草常用藥品，及潔古、東垣、丹溪所論序例，略節爲八卷。别無增益，斤斤泥古者也。綸，字汝言，號節齋，舉進士，仕至都御史。

食物本草

【時珍曰】正德時，九江知府江陵汪穎撰。東陽盧和，字廉夫，嘗取本草之繫于食品者編次此書。穎得其稿，釐爲二卷，分爲水、穀、菜、果、禽、獸、魚、味八類云。

食鑑本草

【時珍曰】嘉靖時，京口寧原所編。取可食之物，略載數語，無所發明。

本草會編

【時珍曰】嘉靖中，祁門醫士汪機所編。機，字省之。懲王氏本草集要不收草木形狀，乃削去本草上、中、下三品，以類相從，菜穀通爲草部，果品通爲木部，并諸家序例共二十卷。其書撮約，似乎簡便，而混同反難檢閲。冠之以薺，識陋可知。掩去諸家，更覺零碎。臆度疑似，殊無實見，僅有數條自得可取爾。

〔一〕臞：原作「矐」。今據朱權現存著作神隱題「臞仙製」改。

本草綱目序例卷之一

本草蒙筌 時珍曰書凡十二卷祁門醫士陳嘉謨撰謨字廷采嘉靖末依王氏集要部次集成每品具氣味產采治療方法創成對語以便記誦閒附己意于後頗有發明便于初學名曰蒙筌誠稱其實

本草綱目 明楚府奉祠勑封文林郎蓬溪知縣蘄州李時珍東璧撰蒐羅百氏訪采四方始于嘉靖壬子終于萬曆戊寅稿凡三易分為五十二卷列為一十六部部各分類類凡六十標名為綱列事為目增藥三百七十四種方八千一百六十

本草蒙筌

【時珍曰】書凡十二卷，祁門醫士陳嘉謨撰。謨，字廷采。嘉靖末，依王氏集要部次集成。每品具氣味産采、治療方法，創成對語[一]，以便記誦。間附己意于後，頗有發明。便于初學，名曰蒙筌，誠稱其實。

本草綱目

明楚府奉祠敕封文林郎蓬溪知縣蘄州李時珍東璧撰。蒐羅百氏，訪采四方。始于嘉靖壬子，終于萬曆戊寅，稿凡三易。分爲五十二卷，列爲一十六部，部各分類，類凡六十。標名爲綱，列事爲目。增藥三百七十四種，方八千一百六十。

〔一〕語：原作「倍」。錢本作「語」，義長，今據改。

引據古今醫家書目

時珍曰：自陶弘景以下，唐宋諸本草引用醫書凡八十四家，而唐慎微居多。時珍今所引，除舊本外，凡一百七十六家。

黃帝素問 王冰注　　唐玄宗開元廣濟方

天寶單方圖　　唐德宗貞元廣利方

太倉公方　　宋太宗太平聖惠方

扁鵲方 三卷　　張仲景金匱玉函方

華佗方 十卷　　張仲景傷寒論 成無己註

支太醫方　　張文仲隨身備急方

徐文伯方　　初虞世古今錄驗方

秦承祖方　　王燾外臺秘要方

華佗中藏經　　姚和衆延齡至寶方

范汪東陽方　　孫真人千金備急方

引據古今醫家書目

【時珍曰】自陶弘景以下，唐、宋諸本草引用醫書凡八十四家，而唐慎微居多。時珍今所引，除舊本外，凡二百七十六家。

黄帝素問 王冰註
唐玄宗開元廣濟方
天寶單方圖
唐德宗貞元廣利方
太倉公方
宋太宗太平聖惠方
扁鵲方 三卷
張仲景金匱玉函方
華佗方十卷
張仲景傷寒論 成無己註
支太醫方
張文仲隨身備急方
徐文伯方
初虞世[一]古今録驗方
秦承祖方
王燾外臺秘要方
華佗中藏經
姚和衆延齡至寶方
范汪東陽方
孫真人千金備急方

[一] 初虞世：誤名。舊唐書經籍志載古今録驗方爲甄權撰。新唐書藝文志載爲甄立言撰。

孫真人食忌　孫真人千金翼方　孫真人枕中記
席延賞方　孫真人千金髓方　葉天師枕中記
篋中秘寶方　許孝宗篋中方　錢氏篋中方
劉禹錫傳信方　王紹顏續傳信方　延年秘錄
柳州救三死方　李絳兵部手集方　御藥院方
崔行功纂要方　劉涓子鬼遺方　秉閑集效方
陳延之小品方　葛洪肘後百一方　服氣精義方
謝士泰删繁方　胡洽居士百病方　孫兆口訣
梅師集驗方　崔元亮海上集驗方
深師脚氣論即梅師　姚僧坦集驗方　孫氏集驗方
孟詵必効方　王堯卿傷寒類要方　斗門方
韋宙獨行方　王琨傷寒身驗方　勝金方

孫真人食忌　孫真人千金翼方　孫真人枕中記

席延賞方　孫真人千金髓方　葉天師枕中記

篋中秘寶方　許孝宗篋中方　錢氏篋中方

劉禹錫傳信方　王紹顔[一]續[二]傳信方　延年秘録

柳州救三死方　李絳兵部手集方　御藥院方

崔行功纂要方　劉涓子鬼遺方　乘閒集效方

陳延之小品方　葛洪肘後百一方　服氣精義方

謝士泰删繁方　胡洽居士百病方　孫兆口訣

梅師集驗方　崔元亮海上集驗方

深師脚氣論即梅師　姚僧坦[三]集驗方　孫氏集驗方

孟詵必效方　平堯卿傷寒類要　斗門方

韋宙獨行方　王珉傷寒身驗方　勝金方

〔一〕王紹顔：此僅見宋本草圖經引。然宋本草圖經、通志藝文略、直齋書録解題等均引其名爲王顔。

〔二〕續：原作「縳」。今據宋本草圖經所引改。

〔三〕坦：據周書卷四十七姚僧垣傳，「坦」或爲「垣」之誤。然史志此二名常互見，故附註以備考。

文潞公藥準	周應簡要濟衆方	塞上方
王袞博濟方	沈存中靈苑方	救急方
張路大效方	崔知悌勞瘵方	近効方
陳抃經驗方	陳氏經驗後方	蘇沈良方 東坡 存中
十全博救方	昝殷食醫心鏡	必用方
張傑子母秘錄	楊氏產乳集驗方	昝殷產寶
譚氏小兒方	小兒宮氣方	萬全方
太清草木方	李翺何首烏傳	普救方
神仙服食方	嵩陽子威靈仙傳	寒食散方
賈相公牛經	賈誠馬經 已上八十四家 係舊本所引	
靈樞經	王冰玄珠密語	張杲醫說
黃帝書	褚氏遺書	李濂醫史

文潞公藥準
周應簡要濟衆方
塞上方
王衮博濟方
沈存中靈苑方
救急方
張潞〔一〕大效方〔二〕
崔知悌勞瘵方
近效方
陳抃經驗方
陳氏經驗後方
蘇沈良方東坡、存中
十全博救方
昝殷食醫心鏡
必用方
張傑子母秘録
楊氏産乳集驗方
昝殷産寶
譚氏小兒方
小兒宫氣方
萬全方
太清草木方
李翺何首烏傳
普救方
神仙服食方
嵩陽子威靈仙傳
寒食散方
賈相公牛經
賈誠馬經已上八十四家，係舊本所引
靈樞經
王冰玄珠密語
張杲醫説
黄帝書
褚氏遺書
李濂醫史

〔一〕潞：原作「路」。今據證類卷三丹砂改。

〔二〕大效方：同上引「烏髭鬢大效方」一方。故「大效方」乃方名，而非書名。

秦越人難經　聖濟總録　劉氏病機賦
皇甫謐甲乙經　宋徽宗聖濟經　劉克用藥性賦
王叔和脉經　張仲景金匱要略　彭祖服食經
巢元方病原論　神農食忌　神仙服食經
宋俠經心録　魏武帝食制　李氏食經
王執中資生經　婁居中食治通説　飲膳正要
劉河間原病式　太清靈寶方　玄明粉方
劉河間宣明方　戴起宗脉訣刊誤　吳猛服椒訣
許洪本草指南　黄氏本草權度　祝氏證治本草
土宿真君造化指南　醫餘録　月池人參傳李言聞
胡演升鍊丹藥祕訣　名醫録　月池艾葉傳
張子和儒門事親　張潔古醫啓源　葛滿傳　醫鑑

秦越人難經
聖濟總録
劉氏病機賦
皇甫謐甲乙經
宋徽宗聖濟經
劉克用藥性賦
王叔和脉經
張仲景金匱要略
彭祖服食經
巢元方病原論
神農食忌
神仙服食經
宋俠經心録
魏武帝食制
李氏食經
王執中資生經
婁居中食治通説
飲膳正要
劉河間原病式
太清靈寶方
玄明粉方
劉河間宣明方
戴起宗脉訣刊誤
吴猛服椒訣
許洪本草指南
黄氏本草權度
陸[一]氏證治本草
土宿真君造化指南
醫餘録
月池人參傳 李言聞
胡演升鍊丹藥秘訣
名醫録
月池艾葉傳
張子和儒門事親
張潔古醫學[二]啓源
菖蒲傳
醫鑑 龔氏

[一] 陸：原作「祝」。今據中國善本書提要載證治本草原題「桐城一航老人陸之柷輯」改。
[二] 學：原脱。今據明萬卷堂書目補。

活法機要　楊天惠附子傳　潔古家珍
一李東垣醫學發明　東垣辨惑論　東垣脾胃論
二東垣蘭室秘藏　東垣試効方　王海藏醫家大法
一海藏醫壘元戎　海藏此事難知　海藏陰證發明
羅天益衛生寶鑑　丹溪格致餘論　丹溪局方發揮
盧和丹溪纂要　丹溪醫案　楊珣丹溪心法、
方廣丹溪心法附餘　丹溪活套
程充丹溪心法　滑伯仁櫻寧心要　惠民和劑局方
陳言三因方　孫真人千金月令方
嚴用和濟生方　王氏易簡方王碩
楊子建萬全護命方　繼洪澹寮方
是齋指迷方王璆　楊士瀛仁齋直指方

活法機要
楊天惠附子傳
潔古家珍
李東垣醫學發明
東垣辨惑論
東垣脾胃論
東垣蘭室秘藏
東垣試效方
王海藏醫家大法
海藏醫壘元戎
海藏此事難知
海藏陰證發明
羅天益衛生寶鑑
丹溪格致餘論
丹溪局方發揮
盧和丹溪纂要
丹溪醫案
楊珣丹溪心法
方廣丹溪心法附餘
丹溪活套
程充丹溪心法
滑伯仁攖〔一〕寧心要
惠民和劑局方
陳言三因方
孫真人千金月令方
嚴用和濟生方
王氏易簡方 王碩
楊子建萬全護命方
繼洪澹寮方
是齋指迷方〔二〕 王貺
楊士瀛仁齋直指方

〔一〕攖：原作「櫻」。今據攖寧生五臟補瀉心要原書改。
〔二〕是齋指迷方：「是齋」乃王璆之號，非關王貺。宋史藝文志作「全生指迷方」。

余居士選奇方　黎居士易簡方　楊氏家藏方楊倓

濟生拔萃方杜思敬　胡濙衛生易簡方

朱端章衛生家寶方

許學士本事方許叔微　雞峰備急方張銳

孫用和傳家秘寶方　王隱君養生主論

真西山衛生謌　趙士衍九籥衛生方

王方慶嶺南方　嶺南衛生方

初虞世養生必用方

周憲王普濟方一百七十卷　虞摶醫學正傳

李仲南永類鈐方　周憲王袖珍方　傅滋醫學集成

薩謙齋瑞竹堂經驗方　王履溯洄集

葉氏醫學統旨　薊表積善堂經驗方

余居士選奇方　黎居士簡易〔一〕方　楊氏家藏方楊倓

濟生拔萃方杜思敬　胡濙衛生易簡方

朱端章衛生家寶方　雞峰備急方張鋭

許學士本事方許叔微

孫用和傳家秘寶方　王隱君養生主論

真西山衛生歌　趙士紆〔二〕九籥衛生方

王方慶嶺南方　嶺南衛生方

初虞世養生必用方

周憲〔三〕王普濟方一百七十卷　虞摶醫學正傳

李仲南永類鈐方　周憲〔四〕王袖珍方　傳滋醫學集成

薩謙齋瑞竹堂經驗方　王履溯洄集

葉氏醫學統旨　萬表積善堂經驗方

〔一〕簡易：原作「易簡」。今據現存元刊本黎居士簡易方論乙正。

〔二〕紆：原作「衍」。今據直齋書録解題卷十三九籥衛生方改。

〔三〕憲：據明史卷一百十六周定王橚傳當作「定」，李時珍誤作「憲」。

〔四〕憲：明史藝文志載李恒袖珍方四卷。是書乃周定王朱橚於洪武二十三年寓居滇陽時，知彼方瘴瘧甚多，里無良醫，乃命府中良醫李恒等編類。故云周定王編尚可成理，當作「定」，李時珍誤作「憲」。

戴原禮證治要訣　醫學綱目　戴原禮金匱鉤玄
孫氏仁存堂經驗方　楊氏頤真堂經驗方
醫學指南
劉純玉機微義　醫學切問
陸氏積德堂經驗方　劉純醫經小學
王璽醫林集要　德生堂經驗方　臞僊乾坤秘韞
饒氏醫林正宗　法生堂經驗方　臞僊乾坤生意
周良采醫方選要　劉松篁保壽堂經驗方
窺玄子法天生意　楊拱醫方摘要　陳日華經驗方
梁氏總要　醫方大成　王仲勉經驗方
吳球活人心統　方賢奇効良方　劉長春經驗方
吳球諸證辨疑　閻孝忠集効方　禹講師經驗方

戴原禮證治要訣
孫氏仁存堂經驗方
醫學指南
劉純玉機微義
陸氏積德堂經驗方
王璽醫林集要
饒氏醫林正宗
周文[一]采醫方選要
竆玄子法天生意
梁氏總要
吴球活人心統
吴球諸證辨疑

醫學綱目
楊氏頤真堂經驗方
醫學切問
德生堂經驗方
法生堂經驗方
劉松篁保壽堂經驗方
楊拱醫方摘要
醫方大成
方賢奇效良方
閻孝忠集效方

戴原禮金匱鉤玄
劉純醫經小學
臞僊乾坤秘韞
臞僊乾坤生意
陳日華經驗方
王仲勉經驗方
劉長春經驗方
禹講師經驗方

〔一〕文：原作「良」。今據濬生堂藏書目改。

趙氏儒醫集要　孫天仁集效方　戴古渝經驗方
瀕湖醫案　試效録驗方　龔氏經驗方
瀕湖集簡方　經驗濟世方　藺氏經驗方
楊起簡便方　孫一松試效方　阮氏經驗方
坦僊皆效方　董炳集驗方　趙氏經驗方
危氏得效方危亦林　朱端章集驗方　楊氏經驗方
居家必用方　經驗良方　唐瑶經驗方
鄧筆峯衛生雜興　救急易方　張氏經驗方
工英杏林摘要　急救良方　龔氏經驗方
白飛霞韓氏醫通　白飛霞方外奇方　徐氏家傳方
張三丰仙傳方　溫隱居海上方　鄭氏家傳方
王氏奇方　海上仙方　談野翁試驗方

趙氏儒醫精[一]要　孫天仁集效方　戴古渝經驗方
瀕湖醫案　試效録驗方　龔氏經驗方
瀕湖集簡方　經驗濟世方　藺氏經驗方
楊起簡便方　孫一松試效方　阮氏經驗方
坦僊皆效方　董炳集驗方　趙氏經驗方
危氏得效方危亦林　朱佐[二]集驗方　楊氏經驗方
居家必用方　經驗良方　唐瑤經驗方
鄧筆峰衛生雜興　救急易方　張氏經驗方
王[三]英杏林摘要　急救良方　龔氏經驗方[四]
白飛霞韓氏醫通　白飛霞方外奇方　徐氏家傳方
張三丰仙傳方　温隱居海上方　鄭氏家傳方
王氏奇方　海上仙方　談野翁試驗方

〔一〕精：原作「集」。今據卷十六麥門冬及趙繼宗儒醫精要原書改。
〔二〕佐：原作「端章」。今據現存類編朱氏集驗醫方所署作者名改。
〔三〕王：原作「工」。今據百川書志改。
〔四〕龔氏經驗方：此方書名重出。

仁壬峯群書日抄　海上名方　包會應驗方
何子元群書續抄　十便良方　孟氏詵詵方
張氏瀟江切要　李樓怪證奇方　生生編
邵真人青囊雜纂　夏子益奇疾方　摘玄方
趙宜真濟急仙方　纂要奇方　端効方
王永輔惠濟方　奚囊備急方　史堪指南方
王璆百一選方　臞仙壽域神方　陳直奉親養老書
世醫通變要法　吴旻扶壽精方
李延飛三元延壽書　何大英發明證治
王氏醫方捷徑　保慶集　保生餘録
神醫普救方　楊炎南行方　彭用光體仁彙編
傳信適用方　王氏究原方　王節齋明醫雜著

丘玉峰群書日抄　海上名方　包會應驗方

何子元群書續抄　十便良方　孟氏詵詵方〔一〕

張氏瀠江切要　李樓怪證奇方　生生編

邵真人青囊雜纂　夏子益奇疾方　摘玄方

趙宜真濟急仙方　纂要奇方　端效方

王永輔惠濟方　奚囊備急方　史堪指南方

王璆百一選方　臞仙壽域神方　陳直奉親養老書

世醫通變要法　吴旻扶壽精方

李廷〔二〕飛三元延壽書　何大英發明證治

王氏醫方捷徑　保慶集　保生餘録

神醫普救方　楊炎南行方　彭用光體仁彙編

傳信適用方　王氏〔三〕究原方　王節齋明醫雜著

〔一〕孟氏詵詵方：江西本作「孟氏詵方」。然黎居士簡易方引詵詵方。故不可妄删原書名。

〔二〕廷：元史卷一百九十七李鵬飛傳作「鵬」，李時珍誤作「廷」。

〔三〕王氏：據寶慶本草折衷卷二十，究原方作者爲張松。

攝生妙用方　艾元英如宜方　濟生祕覽
王氏手集　蕭静觀方　錦囊祕覽
唐仲舉方　楊堯輔方　金匱名方
嚴月軒方　鄭師甫方　芝隱方
通妙真人方　三十六黄方　葛可久十藥神書
蘇道玄感傳尸論　上清紫庭追勞方　朱肱南陽活人書
韓祗和傷寒書　龐安時傷寒總病論
吴綬傷寒蘊要　趙嗣真傷寒論
成無已傷寒明理論　劉河間傷寒直格
陶華傷寒十書　李知先活人書括　陳自明婦人良方
郭稽中婦人方　熊氏婦人良方補遺
胡氏濟陰方　婦人明理論　婦人千金家藏方

攝生妙用方　艾元英如宜方　濟生秘覽
王氏手集　蕭静觀方　錦囊秘覽
唐仲舉方　楊堯輔方　金匱名方
嚴月軒方　鄭師甫方　芝隱方
通妙真人方　三十六黄方　葛可久十藥神書
蘇游〔一〕玄感傳尸論　上清紫庭追勞方　朱肱南陽活人書
韓祗和傷寒書　龐安時傷寒總病論
吴綬傷寒蘊要　趙嗣真傷寒論
成無己傷寒明理論　劉河間傷寒直格
陶華傷寒十書　李知先活人書括　陳自明婦人良方
郭稽中婦人方　熊氏婦人良方補遺
胡氏濟陰方　婦人明理論　婦人千金家藏方

〔一〕游：原作「遒」。今據舊唐書經籍志載玄感傳尸方作者改。

便產須知　二難寶鑑　婦人經驗方
錢乙小兒直訣　劉昉幼幼新書　幼科類萃
陳文中小兒方　魯世榮活幼心書
徐用宣袖珍小兒方　張煥小兒方
寇衡全幼心鑑　演山活幼口議　阮氏小兒方
魯伯嗣嬰童百問　活幼全書　鄭氏小兒方
湯衡嬰孩寶鑑　衛生總微論即保幼大全　鮑氏小兒方
湯衡嬰孩妙訣　姚和衆童子秘訣　全嬰方
王日新小兒方　小兒宮氣集　魏直博愛心鑑
高武痘疹管見又名正宗　李言聞痘疹證治　痘疹要訣
李實痘疹淵源　聞人規痘疹八十一論　張清川痘疹便覽
陳自明外科精要　薛己外科心法　外科通玄論

便産須知　二難寶鑑　婦人經驗方
錢乙小兒直訣　劉昉幼幼新書　幼科類萃
陳文中小兒方　曾世榮活幼心書
徐用宣袖珍小兒方　張涣[一]小兒方
寇衡美[二]全幼心鑑　演山活幼口議　阮氏小兒方
魯伯嗣嬰童百問　活幼全書　鄭氏小兒方
湯衡嬰孩寶書[三]　衛生總微論即保幼大全　鮑氏小兒方
湯衡嬰孩妙訣　姚和衆童子秘訣　全嬰方
王日新小兒方　小兒宫氣集　魏直博愛心鑒
高武痘疹管見又名正宗　李言聞痘疹證治　痘疹要訣
李實痘疹淵源　聞人規痘疹八十一論　張清川痘疹便覽
陳自明外科精要　薛己外科心法　外科通玄論

[一] 涣：原作「焕」。今據宋史藝文志改。
[二] 美：原脱。今據八千卷樓書目補。醫藏書目載作者爲寇平，或即其名。
[三] 書：原作「鑑」。今據宋史藝文志載湯氏所著爲嬰孩寶書改。

齊德之外科精義　薛己外科發揮　薛己外科經驗方

楊清叟外科祕傳　李迅癰疽方論

周良釆外科集驗方　眼科龍木論

飛鴻集　倪惟德原機啓微集

明目經驗方　宣明眼科　眼科針鈎方

咽喉口齒方　已上二百七十六家時珍所引者

引據古今經史百家書目

時珍曰自陶弘景唐宋已下所引用者凡一百五十一家時珍所引用者除舊本外凡四百四十家

易經注疏　王弼　詩經注疏　毛萇　孔穎達

爾雅注疏　李巡　邢昺　郭璞　尚書注疏　孔安國　春秋左傳注疏　杜預

孔子家語　禮記注疏　鄭玄　周禮注疏

張湛注列子　郭象注莊子　楊倞注荀子

齊德之外科精義　薛己外科發揮　薛己外科經驗方
楊清叟外科秘傳　李迅癰疽方論
周文〔一〕采外科集驗方　眼科龍木論
飛鴻集〔二〕　倪維〔三〕德原機啓微集
明目經驗方　宣明眼科　眼科針鉤方
咽喉口齒方已上二百七十六家，時珍所引者。

引據古今經史百家書目

【時珍曰】自陶弘景、唐、宋已下所引用者，凡一百五十一家。時珍所引用者，除舊本外，凡四百四十家。

易經注疏王弼　詩經注疏孔穎達、毛萇
爾雅注疏李巡、邢昺、郭璞　尚書注疏孔安國　春秋左傳注疏杜預
孔子家語　禮記注疏鄭玄　周禮注疏
張湛注列子　郭象注莊子　楊倞注荀子

〔一〕文：原作「良」。今據觀海堂書目改。
〔二〕飛鴻集：正文引此名二處（其中一處云作者爲田日華），引鴻飛集六處。古代書目著録田日華鴻飛集論、胡大成鴻飛集論。今存明胡大成編鴻飛集論，其中有田日華序，然無綱目所引飛鴻集、鴻飛集諸方。
〔三〕維：原作「惟」。今據天一閣藏書總目改。

淮南子鴻烈解　呂氏春秋　葛洪抱朴子
戰國策　司馬遷史記　班固漢書
范曄後漢書　陳壽三國志　王隱晉書
沈約宋書　蕭顯明梁史　李延壽北史
魏徵隋書　歐陽修唐書　王瓘軒轅本紀
穆天子傳　秦穆公傳　蜀王本紀
魯定公傳　漢武故事　漢武內傳
壺居士傳　崔魏公傳　李寶臣傳
何君謨傳　李孝伯傳　李司封傳
柳宗元傳　梁四公子記　唐武后別傳
南岳魏夫人傳　三茅真君傳　葛洪神仙傳
[illegible]記　紫靈元君傳　劉向列仙傳

淮南子鴻烈解
戰國策
范曄後漢書
沈約宋書
魏徵隋書
穆天子傳
魯定公傳
壺居士傳
何君謨傳
柳宗元傳
南岳魏夫人傳
干〔四〕寶搜神記
呂氏春秋
司馬遷史記
陳壽三國志
蕭顯明梁史
歐陽修唐書
秦穆公傳
漢武故事
崔魏公傳
李孝伯傳
梁四公〔三〕記
三茅真君傳
紫靈元君傳
葛洪抱朴子
班〔一〕固漢書
王隱晉書
李延壽北史
王瓘軒轅本紀〔二〕
蜀王本紀
漢武内傳
李寶臣傳
李司封傳
唐武后別傳
葛洪神仙傳
劉向列仙傳

〔一〕班：原作「斑」。今據漢書藝文志改。
〔二〕軒轅本紀：新唐書藝文志作廣軒轅本紀。
〔三〕公：下衍「子」字。今據直齋書録解題等書目删。
〔四〕干：原作「千」。今據隋書經籍志改。

徐鉉稽神録　玄中記　洞微志
郭憲洞冥記　樂史廣異記　劉敬叔異苑
王子年拾遺記　太平廣記　吳均續齊諧記
段成式酉陽雜俎　異術　王建平典術
杜祐通典　異類　何承天纂文
張華博物志　魏畧　東方朔神異經
盛弘之荆州記　郭璞注山海經　何晏九州記
宗懍荆楚歲時記　華山記　顧微廣州記
徐表南州記　嵩山記　裴淵廣州記
萬震南州異物志　南蠻記　楊孚異物志
房千里南方異物志　太原地志
劉恂嶺表録　孟琯嶺南異物志　永嘉記

徐鉉稽神録　玄中記　洞微志
郭憲洞冥記　樂史廣異記〔一〕　劉敬叔異苑
王子年拾遺記　太平廣記　吴均續齊諧記
段成式酉陽雜俎　異術　建平王〔二〕典術
杜祐通典　異類　何承天纂文
張華博物志　魏略　東方朔神異經
盛弘之荆州記　郭璞注山海經　何晏九州記
宗懍荆楚歲時記　華山記　顧微廣州記
徐表南州記　嵩山記　裴淵廣州記
萬震南州異物志　南蠻記〔三〕　楊孚異物志
房千里南方異物志　太原地志
劉恂嶺表録〔四〕　孟琯嶺南異物志　永嘉記

〔一〕樂史廣異記：樂史所撰爲廣卓異記。證類所引廣異記文見太平廣記，乃唐戴君孚撰，非樂史之書。
〔二〕建平王：原作「王建平」。今據典術載「南朝劉宋劉宏撰」乙正。劉宏封爲建平王，故其書冠以王號。
〔三〕南蠻記：證類所引該名之文，出通典卷一百八十八南蠻，非别有書。
〔四〕嶺表録：新唐書藝文志作「嶺表録異」。本書正文此二書名均有，以嶺表録異爲全名。

朱應扶南記　張氏燕吳行紀　南城志
五溪記　王氏番禺記　白澤圖
軒轅述寶藏論　青霞子丹臺錄　斗門經
獨孤滔丹房鑑源　東華真人煑石法　房室圖
太清草木記　神仙芝草經　異魚圖
太清石壁記　靈芝瑞草經　狐剛子粉圖
魏王花木志　夏禹神仙經　四時纂要
賈思勰齊民要術　三洞要錄
郭義恭廣志　氾勝之種植書　八帝聖化經
崔豹古今注　丁謂天香傳　八帝玄變經
陸機詩義疏　陸羽茶經　神仙感應篇
李畋該聞錄　張鷟朝野僉載　神仙秘旨

朱應扶南記
張氏燕吴行役記〔一〕
南越〔二〕志
五溪記
王氏番禺記
白澤圖
軒轅述寶藏論
青霞子丹臺録
斗門經
獨孤滔丹房鑑源
東華真人煮石法
房室經〔三〕
太清草木記〔四〕
神仙芝草經
異魚圖
太清石壁記
靈芝瑞草經
狐剛子〔五〕粉圖
魏王花木志
夏禹神仙經
四時纂要
賈思勰音叶齊民要術
三洞要録
郭義恭廣志
氾勝之種植書
八帝聖化經
崔豹古今注
丁謂天香傳
八帝玄變經
陸機〔六〕詩義疏
陸羽茶經
神仙感應篇〔七〕
李畋該聞録
張鷟朝野僉載
神仙秘旨

〔一〕役記：「役」字原脱。「記」原作「紀」。今據新唐書藝文志等書志補改。
〔二〕越：原作「城」。今溯其引文，乃出證類所載南越志，因據改。
〔三〕經：原作「圖」。今據證類卷三十八弓弩弦改。
〔四〕太清草木記：前有太清草木方，此名當屬重出。
〔五〕狐剛子：此後原有一墨丁。今據證類卷五十一麝香删。
〔六〕陸機：此下詩疏與本條後鳥獸草木蟲魚疏爲同書異名。唐、宋諸書或謂其作者爲「陸璣」，清四庫全書總目亦考作「陸璣」。然綱目均作「陸機」，今仍其舊。
〔七〕感應篇：見記纂淵海等書。宋史藝文志等書作「感遇傳」。

楊億談苑　開元天寶遺事　修真秘旨
宣政録　鄭氏明皇雜録　穎陽子修真秘訣
五行書　孫光憲北夢瑣言　左慈秘訣
廣五行記　歐陽公歸田録　陶隱居登真隱訣
遁甲書　沈括夢溪筆談　耳珠先生訣
龍魚河圖　景煥野人閑話　韓終采藥詩
王充論衡　黃休復茆亭客話　仝光明經
顔氏家訓　范子計然　宋齊丘化書
楚辭　李善注文選　張協賦
本事詩　江淹集　宋王微讃
庾肩吾集　陳子昂集　陸龜蒙詩
梁簡文帝勸醫文　已上一百五十一家舊本所引者

楊億談苑　開元天寶遺事　修真秘旨
宣政録　鄭氏明皇雜録　潁〔一〕陽子修真秘訣
五行書〔二〕　孫光憲北夢瑣言　左慈秘訣
廣五行記　歐陽公歸田録　陶隱居登真隱訣
遁甲書　沈括夢溪筆談　耳珠先生訣
龍魚河圖　景焕野人閑話　韓終采藥詩
王充論衡　黄休復茆亭客話　金〔三〕光明經
顔氏家訓　范子計然　宋齊丘化書
楚辭　李善注文選　張協賦
本事詩　江淹集　宋王微讚
庾肩吾集　陳子昂〔四〕集　陸龜蒙詩
梁簡文帝勸醫文已上一百五十家，舊本所引者

〔一〕潁：原作「頴」。今據玉海卷六十三改。
〔二〕五行書：齊民要術卷二原作雜五行書。
〔三〕金：原作「全」。今據證類卷三十五訶梨勒改。
〔四〕昂：原作「昴」。今據四庫總目集部陳拾遺集改。

許愼説文解字　吕忱字林　周弼六書正譌
周弼説文字原　王安石字説　趙古則六書本義
顔野王玉篇　孫愐唐韻　魏子才六書精藴
倉頡解詁　丁度集韻　黄公武古今韻會
洪武正韻　陰氏韻府群玉　包氏續韻府群玉
急就章　張揖廣雅　孫炎爾雅正義
孔鮒小爾雅　曹憲博雅　羅願爾雅翼
楊雄方言　陸佃埤雅　埤雅廣義
劉熙釋名　司馬光名苑
陸機鳥獸草木蟲魚疏　師曠禽經
袁達禽蟲述　淮南八公相鶴經　黄省曾獸經
王元之蜂記　朱仲相貝經　龜經

許慎說文解字　呂忱字林　周弼〔一〕六書正譌

周弼說文字原　王安石字說　趙古則六書本義

顧野王玉篇　孫愐唐韻　魏子才六書精蘊

倉頡解詁　丁度集韻　黄公紹〔二〕古今韻會

洪武正韻　陰氏韻府群玉　包氏續韻府群玉

急就章　張揖廣雅　孫炎爾雅正義

孔鮒小爾雅　曹憲博雅　羅願爾雅翼

楊〔三〕雄方言　陸佃埤雅　埤雅廣義〔四〕

劉熙釋名　司馬光名苑

陸機鳥獸草木蟲魚疏〔五〕　師曠禽經

袁達禽蟲述　淮南八公相鶴經〔六〕　黄省曾獸經

王元之蜂記　朱仲相貝經　龜經

〔一〕周弼：四庫總目著録説文字原、六書正譌作者爲周伯琦。故此下説文字原作者亦當爲周伯琦。

〔二〕紹：原作「武」。今據四庫總目、千頃堂書目及本書卷十二萎蕤改。

〔三〕楊：漢書作「揚」。清人段玉裁考「揚」應作「楊」。本書「揚」、「楊」皆用。

〔四〕埤雅廣義：疑爲明牛衷埤雅廣要之誤。

〔五〕陸機鳥獸草木蟲魚疏：此即前陸機詩義疏。同書重出。

〔六〕淮南八公相鶴經：舊唐書經籍志作：「相鶴經一卷浮丘公撰」。御覽卷九百十六鶴引作「淮南八公相鶴經」。

張世南質龜論　鍾毓果然賦　馬經
傅肱蟹譜　李石續博物志　韓彥直橘譜
毛文錫茶譜　唐蒙博物志　蔡襄荔枝譜
蔡宗顔茶對　張華感應類從志　歐陽修牡丹譜
劉貢父芍藥譜　贊寧物類相感志　范成大梅譜
范成大菊譜　楊泉物理論　劉蒙泉菊譜
史正志菊譜　王佐格古論　陳翥桐譜
沈立海棠譜　天玄主物簿　陳仁玉菌譜
王西樓野菜譜　穆修靖靈芝記　戴凱之竹譜
葉庭珪香譜　李德裕平泉草木記
僧贊寧竹譜　洪駒父香譜　周叙洛陽花木記
蘇易簡紙譜　蘇氏筆譜　洛陽名園記

張世南質龜論〔一〕　鍾毓果然賦　馬經〔二〕

傅肱蟹譜　李石續博物志　韓彥直橘録〔三〕

毛文錫茶譜　唐蒙博物志　蔡襄荔枝譜

蔡宗顔茶對〔四〕　張華感應類從志　歐陽修牡丹譜

劉貢父芍藥譜　贊寧物類相感志　范成大梅譜

范成大菊譜　楊泉物理論　劉蒙〔五〕菊譜

史正志菊譜　王佐格古論　陳翥桐譜

沈立海棠記〔六〕　天玄主物簿　陳仁玉菌譜

王西樓野菜譜　穆修靖靈芝記　戴凱之竹譜

葉庭珪香譜　李德裕平泉草木記

僧贊寧竹譜　洪駒父香譜　周敘〔七〕洛陽花木記

蘇易簡紙譜　蘇氏筆譜　洛陽名園記

〔一〕張世南質龜論：宋史藝文志載此書乃李淳風得之石室，今存該書亦不言張世南撰，故作者之名當誤。

〔二〕馬經：本卷引據古今醫家書目載賈誠馬經。然本書僅卷五十一獮猴引馬經一次，疑此名重出。

〔三〕録：原作「譜」。今據直齋書録解題及今存韓彥直橘録原書改。

〔四〕茶對：本草衍義、直齋書録解題等均作茶山節對。

〔五〕蒙：下衍「泉」字。今據直齋書録解題卷十菊譜刪。

〔六〕記：原作「譜」。今據直齋書録解題改。

〔七〕周敘：宋史藝文志作「周序」，通志藝文略作「周師厚」。説郛卷一百四洛陽花木記作「周氏」。疑「敘」乃「序」之誤。

蘇氏硯譜　蘇氏墨譜　張杲丹砂秘訣
杜季陽雲林石譜　九鼎神丹秘訣　張杲玉洞要訣
李德裕黄冶論　昇玄子伏汞圖　桓譚鹽鐵論
大明一統志　韋述兩京記　寶貨辨疑
太平寰宇記　祝穆方輿要覽　嵇含南方草木狀
逸周書　酈道元注水經　沈瑩臨海水土記
汲冢竹書　陸禋續水經　臨海異物志
左氏國語　三輔黄圖　陳祈暢異物志
謝承續漢書　三輔故事　曹叔雅異物志
法盛晋中興書　張勃吴録　薛氏荆揚異物志
後魏書　環氏吴紀　萬震凉州異物志
南齊書　東觀秘記　劉欣期交州記

蘇氏硯譜
蘇氏墨譜
張果[一]丹砂秘[二]訣

杜季陽雲林石譜
九鼎神丹秘訣
張果玉洞要訣

李德裕黄冶論
昇玄子伏汞圖
桓寛[三]鹽鐵論

大明一統志
韋述兩京記
寶貨辨疑

太平寰宇記
祝穆方輿勝[四]覽
嵇含南方草木狀

逸周書
酈道元注水經
沈瑩臨海水土記

汲冢竹書
陸禋續水經
臨海異物志[五]

左氏國語
三輔黄圖
陳祈暢異物志

謝承續漢書
三輔故事
曹叔雅異物志

法盛晉中興書
張勃吴録
薛氏荆揚異物志

後魏書
環氏吴紀
萬震涼州異物志

南齊書
東觀秘記[六]
劉欣期交州記

〔一〕果：原作「杲」。今據道藏洞神部玉洞大神丹砂眞要訣及本書丹砂、北庭砂、石膽諸條所引改。下文玉洞要訣作者張果同此，徑改。

〔二〕秘：卷九丹砂作「要」。溯其引文，原出道藏洞神部玉洞大神丹砂眞要訣，故「要」字義長。

〔三〕寛：原作「譚」。今據隋書經籍志改。

〔四〕勝：原作「要」。今據天禄琳琅書目改。

〔五〕臨海異物志：卷三十三楊摇子引作者爲沈瑩。與前沈瑩臨海水土記爲同書（臨海水土異物志）重出。

〔六〕東觀秘記：卷八金引此名之文，源出御覽卷八百一十漢東園秘記。

唐會要　劉義慶世說
范成大桂海虞衡志　五代史
世本　東方朔林邑記　南唐書
類編　東方朔十洲記　宋史
逸史　任豫益州記　遼史
野史　宋祁劍南方物贊　元史
費信星槎勝覽　周達觀真臘記　吾學編
顧玠海槎録　劉郁出使西域記　大明會典
朱輔山溪蠻叢笑　袁滋雲南記　太平御覽
陳彭年江南別録　永昌志　冊府元龜
江南異聞録　蜀地志　集事淵海
李肇國史補　華陽國志　馬端臨文獻通考

唐會要
劉義慶世說
范成大桂海虞衡志
五代史
世本
東方朔林邑記
南唐書
類編
東方朔十洲記
宋史
逸史
任豫益州記
遼史
野史
宋祁劍南方物贊
元史
費信星槎勝覽
周達觀真臘記
吾學編
顧玠〔一〕海槎録
劉郁出使西域記〔二〕
大明會典
朱輔〔三〕溪蠻叢笑
袁滋雲南記
太平御覽
陳彭年江南別録
永昌志〔四〕
册府元龜
江南異聞録〔五〕
蜀地志
集事淵海
李肇國史補
華陽國志
馬端臨文獻通考

〔一〕玠：明史藝文志及海槎餘録原書序均作「岕」。
〔二〕出使西域記：千頃堂書目卷八及劉郁原書均作西使記。本書正文亦引作西使記。
〔三〕輔：下衍「山」字。今據千頃堂書目卷八及溪蠻叢笑原書删。
〔四〕永昌志：卷五十二人傀此書名下之文，乃出御覽所引永昌郡傳。
〔五〕江南異聞録：卷三十四龍腦香引此名之文，出白孔六帖卷十五江淮異人録。

楚國先賢傳　茅山記　白孔六帖
葛洪西京雜記　太和山志　古今事類合璧
周密齊東野語　西凉記　祝穆事文類聚
周密癸辛雜志　荆南記　歐陽詢藝文類聚
周密浩然齋日鈔　永州記　鄭樵通志
周密志雅堂雜鈔　南裔記　陶九成說郛
羅大經鶴林玉露　竺法真羅浮山疏　虞世南北堂書鈔
陶九成輟耕録　田九成西湖志　賈似道悦生隨鈔
葉盛水東日記　南郡記　徐堅初學記
徐氏總龜對類　伏深齊地記　文苑英華
邵桂子甕天語　郡國志　錦繡萬花谷
毛直方詩學大成　鄴中記　洪邁夷堅志

楚國先賢傳　茅山記　白孔六帖

葛洪西京雜記　太和山志　古今事類合璧

周密齊東野語　西凉記[一]　祝穆事文類聚

周密癸辛雜識[二]　荆南志[三]　歐陽詢藝文類聚

周密浩然齋日鈔[四]　永州記　鄭樵通志

周密志雅堂雜鈔　南裔志[五]　陶九成説郛

羅大經鶴林玉露　竺法真羅浮山疏[六]　虞世南北堂書鈔

陶九成輟耕録　田汝[七]成西湖志　賈似道悦生隨鈔

葉盛水東日記　南郡記[八]　徐堅初學記

徐氏總龜對類　伏琛[九]齊地記　文苑英華

邵桂子甕天語[一〇]　郡國志　錦繡萬花谷

毛直方詩學大成　鄴中記　洪邁夷堅志

〔一〕西凉記：卷十一戎鹽此書名下之文，乃出説郛卷六十一凉州記。

〔二〕識：原作「志」。今據千頃堂書目卷十二及癸辛雜識原書改。

〔三〕志：原作「記」。今據御覽卷四十九引荆南志改，與本書卷八雲母所引合。

〔四〕浩然齋日鈔：今説郛存浩然齋視聽鈔、浩然齋意抄，不見浩然齋日鈔一名。

〔五〕志：原作「記」。今據北户録卷一引南裔異物志、鉛丹總録卷十一韻語記異物引南裔志改。

〔六〕羅浮山疏：北户録、御覽引作登羅山疏，齊民要術引作登羅浮山疏。

〔七〕汝：原作「九」。今據千頃堂書目等書目及西湖遊覽志原書改。

〔八〕南郡記：無此書名。卷四十四鱸魚此書名下之文，可見隋唐嘉話。

〔九〕琛：原作「深」。今據御覽經史圖書綱目及齊地記原書改。

〔一〇〕甕天語：説郛（涵芬樓本）卷五十七引邵桂子雪舟脞語題下注云「先名甕天脞語」。

蘇子仇池筆記　廉州記　淮南萬畢術
鮮于樞鉤玄　辛氏三秦記　高氏事物紀原
松窗雜記　金門記　伏侯中華古今注
杜寶大業拾遺録　周處風土記　應劭風俗通
蘇鶚杜陽編　嵩高記　班固白虎通
方勺泊宅編　袁滂記　服虔通俗文
方鎮編年録　鄧顯明南康記　顏師古刊謬正俗
楊慎丹鉛録　方國志　杜臺卿玉燭寶典
劉績霏雪録　荀伯子臨川記　河圖玉版
葉夢得水雲録　洪邁松漠紀聞　河圖括地象
孫柔之瑞應圖記　江湖紀聞　春秋題辭
許善心符瑞記　王安貧武陵記　春秋運斗樞

蘇子仇池筆記　廉州記〔一〕　淮南萬畢術
鮮于樞鉤玄　辛氏三秦記　高氏事物紀原
松窗雜録〔二〕　金門記〔三〕　伏侯〔四〕中華古今注
杜寶大業拾遺録　周處風土記　應劭風俗通
蘇鶚杜陽編　嵩高記　班〔五〕固白虎通
方勺泊宅編　襄沔記　服虔通俗文
方鎮編年録　鄧德〔六〕明南康記　顏師古刊謬正俗
楊慎丹鉛録　方國志　杜臺卿玉燭寶典
劉績霏雪録　荀伯子臨川記　河圖玉版
葉夢得水雲録　洪皓〔七〕松漠紀聞　河圖括地象
孫柔之瑞應圖記　江湖紀聞　春秋題辭
許善心符瑞記　王安貧〔八〕武陵記　春秋運斗樞

〔一〕記：卷四十六真珠引作「志」。
〔二〕録：原作「記」。今據松窗雜録原書改。卷二十二胡麻引作「松窗録」。
〔三〕金門記：無此書名。卷五神水此書名下之文，可見於説郛卷一百十九下雲仙雜記引金門歲節。
〔四〕伏侯：「侯」原誤作「候」。今據後漢書伏湛傳改。隋書經籍志載伏侯古今注，非中華古今注。
〔五〕班：原作「斑」。今據後漢書班固傳改。
〔六〕德：原作「顯」。今據御覽經史圖書本書改。
〔七〕皓：原作「邁」。今據宋史藝文志改，與本書卷三十三西瓜引「洪忠宣」合。
〔八〕王安貧：此據西陽雜俎。南宋輿地紀勝卷六十八、方輿勝覽卷三十均載其姓名爲伍安貧。

夏小正	趙寀行營雜記	春秋元命包
崔寔四時月令	張匡業行程記	春秋考異郵
月令通纂	金幼孜北征録	禮斗威儀
王禎農書	張師正倦游録	孝經援神契
王旻山居録	段公路北戸録	周易通卦驗
山居四要	胡嶠陷虜記	京房易占
居家必用	隋煬帝開河記	劉向洪範五行傳
便民圖纂	王策記	遁甲開山圖
劉伯温多能鄙事	述征記	南宮從岣嶁神書
臞仙神隱書	任昉述異記	皇極經世書
務本新書	祖冲之述異記	性理大全
俞宗本種樹書	薛用弱集異記	五經大全

夏小正
趙葵行營雜録〔一〕
春秋元命包

崔寔四民〔二〕月令
張匡鄴〔三〕行程記
春秋考異郵

月令通纂
金幼孜北征録
禮斗威儀

王禎〔四〕農書
張師正倦游録
孝經援神契

王旻山居録〔五〕
段公路北戶録
周易通卦驗

山居四要
胡嶠陷虜〔六〕記
京房易占

居家必用
隋〔七〕煬帝開河記
劉向洪範五行傳

便民圖纂
玉策記
遁甲開山圖

劉伯温多能鄙事
述征記
南宮從岣嶁神書

臞〔八〕仙神隱書
任昉述異記
皇極經世書

務本新書
祖冲之述異記
性理大全

俞宗本種樹書
薛用弱集異記
五經大全

〔一〕趙葵行營雜録：「葵」原作「蔡」，「録」原作「記」。今據説郛卷四十七、千頃堂書目卷十二改，與本書卷二十二胡麻所引合。又通志藝文略、宋史藝文志，及證類卷一本草圖經序均以平居誨爲行程記作者。

〔二〕民：原作「時」。今據齊民要術、藝文類聚等書所引改，與本書卷三十五柳及卷四十二蟾蜍所引合。

〔三〕張匡鄴：「鄴」原作「業」。今據文獻通考卷三百三十七改。

〔四〕禎：原作「楨」。今據農書原序改。

〔五〕山居録：直齋書録解題卷十作山居要術。

〔六〕虜：原作「盧」。今據宋史藝文志改。

〔七〕隋：原作「惰」。今據改同上。

〔八〕臞：原作「矐」。今據神隱原書署名改。

起居雜記　陳翱卓異記　通鑑綱目
洞天保生録　神異記　程氏遺書
林洪山家清供　李元獨異志　朱子大全
閨閣事宜　録異記　老子
陳元靚事林廣記　戴祚甄異傳　鶡冠子
事海文山　異聞記　管子
萬寶事山　祖台之志怪　墨子
奚囊雜纂　陶氏續搜神記　晏子春秋
三洞珠囊　楊氏洛陽伽藍記　董子
陶隱居雜録　太上玄科　賈誼新書
西樵野記　太清外術　韓詩外傳
琅琊漫鈔　魯至剛俊靈機要　劉向說苑

起居雜記
洞天保生録
林洪山家清供
閨閣事宜
陳元靚事林廣記
事海文山
萬寶事山
奚囊雜纂
三洞珠囊
陶隱居雜録
西樵野記
琅琊漫鈔

陳翶卓異記
神異記
李元獨異志
録異記
戴祚甄異傳
異聞記
祖台之志怪
陶氏續搜神記
楊氏洛陽伽藍記
太上玄科
太清外術
魯至剛俊靈機要

通鑑綱目
程氏遺書
朱子大全
老子
鶡冠子
管子
墨子
晏子春秋
董子
賈誼新書
韓詩外傳
劉向説苑

姚福庚巳編　地鏡圖　杜恕篤論
王清明揮麈餘話　五雷經　盧諶祭法
景煥牧豎閑談　雷書　王叡炙轂子
陳霆兩山墨談　乾象占　葉世傑草木子
韋航細談　列星圖　梁元帝金樓子
孫升談圃　演禽書　蔡邕獨斷
龐元英談藪　吐納經　王浚川雅述
愛竹談藪　謝道人天空經　章俊卿山堂考索
彭乘墨客揮犀　魏伯陽參同契　洪邁容齋隨筆
蔡絛鐵圍山叢話　蕭了真金丹大成　百川學海
侯延賞退齋閑覽　許真君書　翰墨全書
遯齋閑覽　陶弘景真誥　文系

姚福〔一〕庚己編　地鏡圖　杜恕篤論
王明清〔二〕揮麈〔三〕餘話　五雷經　盧諶祭法
景焕牧豎閑談　雷書　王叡炙轂子
陳霆兩山墨談　乾象占　葉世傑草木子
葦航紀談〔四〕　列星圖　梁元帝金樓子
孫升談圃　演禽書　蔡邕獨斷
龐元英談藪　吐納經　王浚川雅述
愛竹談藪　謝道人天竺〔五〕經　章俊卿山堂考索
彭乘墨客揮犀　魏伯陽參同契　洪邁容齋隨筆
蔡絛鐵圍山叢談〔六〕　蕭了真金丹大成　百川學海
侯延慶〔七〕退齋閑覽〔八〕　許真君書　翰墨全書
遯齋閑覽　陶弘景真誥　史〔九〕系

〔一〕姚福：明史藝文志及庚己編原書均作「陸粲」。
〔二〕明清：原作「清明」。今據郡齋讀書志卷五及揮麈餘話原書乙正。
〔三〕麈：原作「塵」。今據改同上。
〔四〕葦航紀談：原作「韋航細談」，今據説郛（涵芬樓本）卷二十及千頃堂書目卷十五改。
〔五〕竺：原作「空」。今據外臺卷二十一引天竺經改。
〔六〕談：原作「話」。今據鐵圍山叢談原書改。
〔七〕慶：原作「賞」。今據郡齋讀書志卷五退齋居士文集改。
〔八〕退齋閑覽：「齋」原作「齊」。今據郡齋讀書志卷五載侯延慶號退齋改。另説郛存此書，名退齋雅聞録。
〔九〕史：原作「文」。今據御覽卷四百十四引史系改，與通志藝文略、宋史藝文志等書目所載合。

顧文薦負暄録　朱真人靈驗篇　朱子離騷辨證
陸文量菽園雜記　太上玄變經　何孟春餘冬録
王性之揮麈録　李筌太白經注　黄震慈溪日鈔
趙與時賓退録　八草靈變篇　類説
葉石林避暑録　鶴頂新書　吳淑事類賦
劉禹錫嘉話録　造化指南　左思三都賦
姚亮西溪叢話　修真指南　葛洪遐觀賦
俞琰席上腐談　周顛仙碑　魯褒錢神論
胡仔漁隱叢話　劉根別傳　綦毋錢神論
熊太古冀越集　法華經　嵇康養生論
王濟日詢手記　涅槃經　王之綱通微集
李氏仕學類鈔　圓覺經　儲詠祛疑説

顧文薦負暄録〔一〕
陸文量菽園雜記
王性之〔三〕揮麈〔四〕録
趙與時賓退録
葉石林避暑録
劉禹錫嘉話録
姚寬〔七〕西溪叢話
俞琰席上腐談
胡仔漁隱叢話
熊太古冀越集
王濟日詢手記〔九〕
李氏仕學類鈔
朱真人靈驗篇
太上玄變經
李筌太白經注〔五〕
八草靈變篇
鶴頂新書
造化指南〔六〕
修真指南
周顛仙碑
劉根別傳
法華經
涅槃經
圓覺經
朱子離騷辨證
何孟春餘冬録〔二〕
黃震慈溪日鈔
類説
吴淑事類賦
左思三都賦
葛洪遐觀賦
魯褒錢神論
綦母錢神論
嵇〔八〕康養生論
王之綱通微集
儲泳〔一〇〕祛疑説

〔一〕負暄録：説郛（宛委山堂本）作負暄雜録。
〔二〕餘冬録：弇山堂別集卷二十三引作餘冬敘録。鉛丹總録卷八灰釘引作餘冬緒録。四庫總目子部雜家類存目作餘冬序録。
〔三〕王性之：郡齋讀書志卷五作「王明清」。「性之」當誤。
〔四〕麈：原作「塵」。今據郡齋讀書志卷五改。
〔五〕太白經注：新唐書藝文志及太白陰經原書均作「太白陰經」。
〔六〕造化指南：前有土宿真君造化指南，此當重出。
〔七〕寬：原作「亮」。今據直齋書録解題卷十一改。
〔八〕嵇：原作「稽」。今據晉書嵇康傳改。
〔九〕記：千頃堂書目卷七及今存君子堂日詢手鏡原書均作「鏡」。
〔一〇〕泳：原作「詠」。今據千頃堂書目卷十二及祛疑説原書改。

周必太陰德錄　楞嚴經　文字指歸
翰苑叢記　變化論　造化權輿
解頤新語　自然論　潘塤楮記室
趙溍養痾漫筆　劉義慶幽明錄　仇遠稗史
江隣幾雜志　百感錄　魏武帝集
張耒明道雜志　海錄碎事　魏文帝集
唐小說　瑣碎錄　曹子建集
林氏小說　洽聞說　韓文公集
鼂以道客話　龍江錄　栁子厚文集
劉跂暇日記　靈仙錄　歐陽公文集
康譽之昨夢錄　白獺髓　三蘇文集
邢坦齋筆衡　異說　宛委錄

周必大陰德録　楞嚴經　文字指歸
翰苑叢記　變化論　造化權輿
解頤新語　自然論　潘塤楮記室
趙溍養疴漫筆　劉義慶幽明録　仇遠稗史
江鄰幾雜志　百感録　魏武帝集
張耒明道雜志　海録碎事　魏文帝集
唐小説　瑣碎録　曹子建集
林氏小説　治聞説〔一〕　韓文公集
晁以道客語〔二〕　龍江録　柳子厚文集
劉跂暇日記　靈仙録〔三〕　歐陽公文集
康譽之昨夢録　白獺髓　三蘇文集
坦〔四〕齋筆衡　異説　宛委録〔五〕

〔一〕治聞説：無此書名。或爲新唐書藝文志著録鄭遂洽聞記之誤。
〔二〕語：原作「話」。今據直齋書録解題卷十改。
〔三〕靈仙録：無此書名。卷八古鏡引雲仙録，或指此書。或考雲仙録即宋王性之僞作雲仙散録。
〔四〕坦：此前原衍「邢」字。今據千頃堂書目卷十二刪。
〔五〕宛委録：卷四十六海月引王氏宛委録之文，可見於明王世貞宛委餘編。

蘇黃手簡　張世南游宦紀聞　高氏蓼花洲閑錄
山谷刀筆　何遠春渚紀聞　畢氏幕府燕閑錄
李太白集　東坡詩集　吳澄草廬集
杜子美集　黃山谷集　吳萊淵潁集
王維詩集　宋徽宗詩　楊維禎鐵厓集
岑參詩集　王元之集　宋景濂潛溪集
錢起詩集　梅堯臣詩　方孝孺遜志齋集
白樂天長慶集　王荊公臨川集　吳玉崑山小稿
元稹長慶集　邵堯夫集　陳白沙集
劉禹錫集　周必大集　何仲默集
張籍詩集　楊萬里誠齋集　張東海集
李紳文集　范成大石湖集　楊升菴集

蘇黄手簡　張世南游宦紀聞　高氏蓼花洲閑録
山谷刀筆　何薳[一]春渚紀聞　畢氏幕府燕閑録
李太白集　東坡詩集　吴澄草廬集
杜子美集　黄山谷集　吴萊淵穎集
王維詩集　宋徽宗詩　楊維楨[二]鐵厓集
岑參詩集　王元之集[三]　宋景濂潛溪集
錢起詩集　梅堯臣集[四]　方孝孺遜志齋集
白樂天長慶集　王荆公臨川集　吴玉崑山小稿
元稹長慶集　邵堯夫集　陳白沙集
劉禹錫集　周必大集　何仲默集
張籍詩集　楊萬里誠齋集　張東海集
李紳文集[五]　范成大石湖集　楊升菴集

〔一〕薳：原作「遠」。今據直齋書録解題卷十一改。
〔二〕楨：原作「禎」。今據明史楊維楨傳改。
〔三〕王元之集：卷四十九啄木鳥引王元之詩，可見於王氏小畜集。
〔四〕集：原作「詩」。今據宋史藝文志改。
〔五〕李紳文集：無此集名。本書卷十七羊躑躅引此名，其文出李紳追昔遊集。

李義山集　陸放翁集　唐荊川集

左貴嬪集　陳止齋集　焦希程集

王梅溪集　張宛丘集　方虛谷集

葛氏韻語陽秋　蔡氏詩話　古今詩話

錦囊詩對　已上四百四十家時珍所引者

采集諸家本草藥品總數

神農本草經三百四十七種　除併入一十八種外　草部一百六十四種　穀部七種　菜部一十三種　果部一十一種　木部四十四種　土部二種　金石部四十一種　蟲部二十九種　介部八種　鱗部七種　禽部五種　獸部一十五種　人部一種

陶弘景名醫別錄三百六種　除併入五十九種外　草部一百三十種　穀部一十九種　菜部一十七種　果部一十七種　木部二十三種　服器部三種　水部二種　土部三種　金石部三十二種　蟲部一十七種　介部五種　鱗部十種　禽部一十一種　獸部一十二種　人部五種

李義山集　陸放翁集[一]　唐荊川集

左貴嬪集　陳止齋集　焦希程集

王梅溪集　張宛丘集　方虚谷集

葛氏韻語陽秋　蔡氏詩話　古今詩話

錦囊詩對已上四百四十家，時珍所引者。

采集諸家本草藥品總數

神農本草經三百四十七種。除併入一十八種外，草部一百六十四種，穀部七種，菜部一十三種，果部一十一種，木部四十四種，土部二種，金石部四十一種，蟲部一十九種，介部八種，鱗部七種，禽部五種，獸部一十五種，人部一種。

陶弘景名醫别録三百六種。除併入五十九種外，草部一百三十種，穀部一十九種，菜部一十七種，果部一十七種，木部二十三種，服器部三種，水部二種，土部三種，金石部三十二種，蟲部一十七種，介部五種，鱗部十種，禽部一十一種，獸一十二種，人部五種。

[一] 陸放翁集：無此集名。本書卷二十一翘摇引此名，其文出陸遊劍南詩藁。

李當之藥錄一種草部

吳普本草一種草部

雷斅炮炙論一種獸部

蘇恭唐本草一百一十一種草部三十四種　穀部二種　菜部七種　果部一十一種　木部二十二種　服器部三種　土部三種　金石部一十四種　蟲部一種　介部二種　鱗部一種　禽部二種　獸部八種　人部一種

甄權藥性本草四種草部一種　穀部一種　服器部一種　金石部一種

孫思邈千金食治二種菜部[illegible]

孟詵食療本草一十七種草部二種　穀部三種　菜部三種　果部一種　鱗部六種　介部二種

陳藏器本草拾遺三百六十九種草部六十八種　穀部一十一種　菜部一十三種　果部二十種　木部三十九種　服器部三十五種　火部[illegible]種　水部二十六種　土部二十八種　金石部一十七

李當之藥録一種。草部。

吴普本草一種。草部。

雷斅炮炙論一種。獸部。

蘇恭唐本草一百一十一種。草部三十四種，穀部二種，菜部七種，果部一十一種，木部二十二種，服器部三種，土部三種，金石部一十四種，蟲部一種，介部二種，鱗部一種，禽部二種，獸部八種，人部一種。

甄權藥性本草四種。草部一種，穀部一種，服器部一種，金石部一種。

孫思邈千金食治二種。菜部。

孟詵食療本草一十七種。草部二種，穀部三種，菜部三種，果部一種，鱗部六種，禽部二種。

陳藏器本草拾遺三百六十九種。草部六十八種，穀部一十一種，菜部一十三種，果部二十種，木部三十九種，服器部三十五種，火部一種，水部二十六種，土部二十八種，金石部一十七

種　蟲部二十四種　介部一十種　鱗部二十八種
禽部二十六種　獸部一十五種　人部八種

李珣海藥本草一十四種　草部四種　穀部一種
蟲部一種　果部一種　木部五種
介部二種

蕭炳四聲本草二種　草部一種
服器部一種

陳士良食性本草二種　菜部一種
果部一種

韓保昇蜀本草五種　菜部二種　木部一種
介部一種　獸部一種

馬志開寶本草一百一十一種　草部三十七種　穀部二種
菜部六種　果部一十九種
木部一十五種　服器部一種　土部一種　金石部九種
蟲部二種　介部二種　鱗部一十一種　禽部一種
獸部四種
人部一種

掌禹錫嘉祐本草七十八種　草部一十七種　穀部三種
菜部十種　果部二種　木部
六種　服器部一種　水部四種　金石部八種　介部八
種　禽部一十三種　獸部二種　人部四種

蘇頌圖經本草七十四種　草部五十四種　穀部二種
菜部四種　果部五種　木部一種

種，蟲部二十四種，介部一十種，鱗部二十八種，禽部二十六種，獸部一十五種，人部八種。

李珣海藥本草一十四種。草部四種，穀部一種，果部一種，木部五種，蟲部一種，介部二種。

蕭炳四聲本草二種。草部一種，服器部一種。

陳士良食性本草二種。菜部一種，果部一種。

韓保昇蜀本草五種。菜部二種，木部一種，介部一種，獸部一種。

馬志開寶本草一百一十一種。草部三十七種，穀部二種，菜部六種，果部一十九種，木部一十五種，服器部一種，土部一種，金石部九種，蟲部二種，介部二種，鱗部一十一種，禽部一種，獸部四種，人部一種。

掌禹錫嘉祐本草七十八種。草部一十七種，穀部三種，菜部十種，果部二種，木部六種，服器部一種，水部四種，金石部八種，介部八種，禽部一十三種，獸部一種，人部四種。

蘇頌圖經本草七十四種。草部五十四種，穀部二種，菜部四種，果部五種，木部一種，

金石部三種 蟲部二種 介部一種 禽部一種 獸部一種

大明日華本草二十五種 草部七種 菜部二種 果部二種 蟲部一種 鱗部一種 木部一種 禽部一種 人部一種 金石部八種

唐慎微證類本草八種 菜部二種 木部四種 土部一種 金石部一種 蟲部二種 獸部一種 種 人 部一種

寇宗奭本草衍義一種 獸部

李杲用藥法象一種 草部

朱震亨本草補遺三種 草部一種 木部一種 穀部

吳瑞日用本草七種 穀部一種 菜部三種 果部二種 獸部一種

周憲王救荒本草二種 穀部一種 菜部一種

汪穎食物本草一十七種 穀部三種 菜部二種 果部一種 禽部十種 獸部一種

甯原食鑑本草四種 穀部一種 菜部一種 鱗部一種 獸部一種

金石部三種，蟲部二種，介部一種，禽部一種，獸部一種。

大明日華本草二十五種。草部七種，菜部二種，果部二種，木部一種，金石部八種，蟲部一種，鱗部一種，禽部一種，人部一種。

唐慎微證類本草八種。菜部一種，木部一種，土部一種，金石部一種，蟲部二種，獸部一種，人部一種。

寇宗奭本草衍義一種。獸部。

李杲用藥法象一種。草部。

朱震亨本草補遺三種。草部一種，穀部一種，木部一種。

吴瑞日用本草七種。穀部一種，菜部三種，果部二種，獸部一種。

周憲〔一〕王救荒本草二種。穀部一種，菜部一種。

汪穎食物本草一十七種。穀部三種，菜部二種，果部一種，禽部十種，獸部一種。

寧原食鑑本草四種。穀部一種，菜部一種，鱗部一種，獸部一種。

〔一〕憲：據明史周定王橚傳當作「定」。

汪機本草會編三種草部一種　果部一種　蟲部一種

陳嘉謨本草蒙筌二種介部一種　人部一種

李時珍本草綱目三百七十四種草部八十六種　穀部一十五種　菜部一十七種　果部三十四種　木部二十一種　服器部三十五種　火部十種　水部十一種　土部二十一種　金石部三十六種　蟲部二十六種　介部五種　鱗部二十八種　禽部五種　獸部二十三種　人部一十一種

△神農本經名例

上藥一百二十種爲君，主養命以應天。無毒，多服久服不傷人。欲輕身益氣不老延年者，本上經。

中藥一百二十種爲臣，主養性以應人。無毒有毒，斟酌其宜。欲遏病補虛羸者，本中經。

下藥一百二十五種爲佐使，主治病以應地。多毒，不可久服。欲除寒熱邪氣，破積聚愈疾者，本下經。

汪機本草會編三種。草部一種，果部一種，蟲部一種。

陳嘉謨本草蒙筌二種。介部一種，人部一種。

李時珍本草綱目三百七十四種。草部八十六種，穀部一十五種，菜部一十七種，果部三十四種，木部二十一種，服器部三十五種，火部十種，水部十一種，土部二十一種，金石部二〔一〕十六種，蟲部二十六種，介部五種，鱗部二十八種，禽部五種，獸部二十三種，人部一十一種。

神農本經名例

上藥一百二十種爲君，主養命以應天，無毒，多服久服不傷人。欲輕身益氣，不老延年者，本上經。

中藥一百二十種爲臣，主養性以應人，無毒有毒，斟酌其宜。欲遏病補虛羸者，本中經。

下藥一百二十五種爲佐使，主治病以應地，多毒，不可久服。欲除寒熱邪氣，破積聚愈疾者，本下經。

〔一〕二：原作「三」。今據卷八目録所載「本草綱目二十六種」改。

三品合三百六十五種法三百六十五度一度應一日以成一歲倍其數合七百三十名也陶弘景曰今按上品藥性亦能遣疾但勢力和厚不為速效歲月常服必獲大益病既愈矣命亦兼申天道仁育故曰應天一百二十種者當謂寅卯辰巳之月法萬物生榮時也中品藥性療病之辭漸深輕身之說稍薄於患為速延齡為緩人懷性情故曰應人一百二十種當謂午未申酉之月法萬物成熟時也下品藥性專主攻擊毒烈之氣傾損中和不可常服疾愈即止地體收殺故曰應地一百二十五種者當謂戌亥子丑之月法萬物枯藏時也兼以閏之盈數焉若單服或配隸自隨人患參而行之不必偏執也掌禹錫曰陶氏本草例神農以朱書別錄以墨書本經藥止三百六十五種今此言倍其數合七百三十名是并別錄副品而言此一節乃別錄之文傳寫既久錯亂所致遂令後世據此類以為非神農之書率以此故也時珍曰神農本草藥分三品陶氏別錄倍增藥品始分部類唐宋諸家大加增補兼或退出雖有朱墨之別三品之名而實已紊矣或一藥而分數條或二物而同一處或木居草部或蟲入木部水土共居蟲魚雜處淄澠罔辨玉珷不分名已難尋實何由覓今則通合古今諸家之藥析為十六部當分者分當併者併當移者移當增者增不分三品惟逐各部物以類從目隨綱舉每藥標一總名正大綱也大書氣味主治正小綱也分註釋名集解發明詳其目也而辨疑正誤附錄附之備其體也單方又附于末

三品合三百六十五種，法三百六十五度，一度應一日，以成一歲。倍其數，合七百三十名也。

【陶弘景曰】今按上品藥性，亦能遣疾，但勢力和厚，不爲速效。歲月常服，必獲大益。病既愈矣，命亦兼申。天道仁育，故曰「應天」。一百二十種者，當謂寅、卯、辰、巳之月，法萬物生榮時也。中品藥性，療病之辭漸深，輕身之説稍薄。袪患爲速，延齡爲緩。人懷性情，故曰「應人」。一百二十種，當謂午、未、申、酉之月，法萬物成熟時也。下品藥性，專主攻擊，毒烈之氣，傾損中和，不可常服，疾愈即止。地體收殺，故曰「應地」。一百二十五種者，當謂戌、亥、子、丑之月，法萬物枯藏時也，兼以閏之盈數焉〔一〕。若單服或配隸，自隨人患，參而行之，不必偏執也。【掌禹錫曰】陶氏本草例，神農以朱書，別録以墨書。本經藥止三百六十五種。今此言倍其數，合七百三十名，是併別録副品而言，此〔二〕一節乃別録之文。傳寫既久，錯亂所致，遂令後世捃摭此類，以爲非神農之書，率以此故也。【時珍曰】神農本草藥分三品。陶氏別録倍增藥品，始分部類。唐、宋諸家大加增補，兼或退出。雖有朱、墨之別，三品之名，而實已紊矣。或一藥而分數條，或二物而同一處；或木居草部，或蟲入木部。水土共居，蟲魚雜處；淄澠罔辨，玉珷不分。名已難尋，實何由覓。今則通合古今諸家之藥，析爲十六部。當分者分，當併者併，當移者移，當增者增。不分三品，惟逐各部。物以類從，目隨綱舉。每藥標一總名，正大綱也。大書氣味、主治，正小綱也。分註釋名、集解、發明，詳其目也。而辨疑、正誤、附録附之，備其體也。單方又附于其末，

〔一〕焉：證類序例上作「加之」。
〔二〕此：同上此前有一「則」字。

詳其用也大綱之下明注本草及三品所以原始也小綱之下明注各家之名所以著實也附方之下注則各書人名一則古今之出處不没一則各家之是非有歸雖舊章似乎剖析而支脉更覓分明非敢僭越實便討尋爾

藥有君臣佐使以相宣攝合和宜一君二臣三佐五使又可一君三臣九佐使也

弘景曰用藥猶如立人之制若多君少臣多臣少佐則氣力不周也然檢仙經世俗諸方亦不必皆爾大抵養命之藥多君養性之藥多臣療病之藥多佐猶依本性所主而復斟酌之上品君中復有貴賤臣佐之中亦復如之所以門冬遠志別有君臣甘草國老大黃將軍明其優劣皆不同秩也岐伯曰方制君臣者主病之謂君佐君之謂臣應臣之謂使非上中下三品之謂也所以明善惡之殊貫也張元素曰為君者最多為臣者次之佐者又次之藥之于證所主同者則各等分或云力大者為君李杲曰凡藥之所用皆以氣味為主補瀉在味隨時換氣主病為君假令治風防風為君治寒附子為君治濕防已為君治上焦熱黃芩為君中焦熱黃連為君兼見何證以佐使藥分治之此制方之要也本草上品為君之說各從其宜爾

藥有陰陽配合子母兄弟

韓保昇曰凡天地万物皆有陰陽大小各有色類並有法象[illegible]毛之類皆生于陽而屬于陰鱗介之類皆生于陰而屬于陽以空青法木故色青而主肝丹砂法火故色赤而主心雲母

本草綱目序例 卷之一 十六

詳其用也。大綱之下，明注本草及三品，所以原始也。小綱之下，明注各家之名，所以著實也。分注則各書人名，一則古今之出處不没，一則各家之是非有歸。雖舊章似乎剖析，而支脉更覺分明。非敢僭越，實便討尋爾。

藥有君臣佐使，以相宣攝。合和宜一君、二臣、三佐、五使，又可一君、三臣、九佐使也。【弘景曰】用藥猶如立人之制，若多君少臣，多臣少佐，則氣力不周也。然檢仙經世俗諸方，亦不必皆爾。大抵養命之藥多君，養性之藥多臣，療病之藥多佐，猶依木性所主，而復斟酌之。上品君中，復有貴賤；臣佐之中，亦復如之。所以門冬、遠志，别有君臣。甘草國老，大黄將軍，明其優劣。皆不同秩也。【岐伯曰】方制君臣者，主病之謂君，佐君之謂臣，應臣之謂使，非上、中、下三品之謂也，所以明善惡之殊貫也。【張元素曰】爲君者最多，爲臣者次之，佐者又次之。藥之于證，所主同者，則各等分。或云力大者爲君。【李杲曰】凡藥之所用，皆以氣味爲主。補瀉在味，隨時换氣，主病爲君。假令治風，防風爲君；治寒，附子爲君；治濕，防己爲君。治上焦熱，黄芩爲君；中焦熱，黄連爲君。兼見何證，以佐使藥分治之，此制方之要也。本草上品爲君之説，各從其宜爾。

藥有陰陽配合，子母兄弟。【韓保昇曰】凡天地萬物，皆有陰陽、大小，各有色類，並有法象。故羽毛之類，皆生于陽而屬于陰；鱗介之類，皆生于陰而屬于陽。所以空青法木，故色青而主肝；丹砂法火，故色赤而主心；雲母法金故色白而主肺，雌黄法土故色黄而主脾，磁石法水故色黑而主腎。餘皆以此例推之。子母兄弟，若榆皮為母，厚[illegible]為子之類是也。

根莖花實苗皮骨肉

元素曰：凡藥根之在土中者，中半已上，氣脈之上行也，以生苗者為根；中半已下，氣脈之下行也，以入土者為稍。病在中焦與上焦者用根，在下焦者用稍，根升稍降。人之身半已上，天之陽也，用頭；在中焦用身；身半已下，地之陰也，用稍。乃述類象形者也。時珍曰：草木有單使一件者，如羌活之根、木通之莖、款冬之花、葶藶之實、敗醬之苗、大青之葉、大腹之皮、郁李之核、蘗木之皮、沉香之節、蘇木之肌、胡桐之淚、龍腦之膏是也。有全用者，枸杞、甘菊之類是也。有兼用者，遠志、小草、蜀漆、常山之類是也。有一物兩用者，當歸頭尾、麻黄根節、赤白伏苓、牛膝春夏用苗秋冬用根之類是也。羽毛鱗介玉石水火之屬，往往皆然，不可一律論也。

有單行者，有相須者，有相使者，有相畏者，有相惡者，有相反者，有相殺者。凡此七情，合和視之，當用相須相使者良，勿用相惡相反者。若有毒宜制，可用相畏相殺者，不爾勿合用也。

保昇曰：本經三百六十五種中，單行者七十一種，相須者十二種，相使者九十種，相畏者七十八種，相惡者六十一種，相反法金，故色白而主肺；雌黄法土，故色黄而主脾；磁石法水，故色黑而主腎。餘皆以此例推之。子母兄弟，若榆皮爲母，厚朴爲子之類是也。

根莖花實，苗皮骨肉。【元素曰】凡藥根之在土中者，中半已上，氣脉之上行也，以生苗者爲根；中半已下，氣脉之下行也，以入土者爲稍。病在中焦與上焦者用根，在下焦者用稍，根升稍降。人之身半已上，天之陽也，用頭；中焦用身；身半已下，地之陰也，用稍。乃述類象形者也。【時珍曰】草木有單使一件者，如羌活之根、木通之莖、款冬之花、葶藶之實、敗醬之苗、大青之葉、大腹之皮、郁李之核、蘗木之皮、沉香之節、蘇木之肌、胡桐之淚、龍腦之膏是也。有兼用者，遠志、小草，蜀漆、常山之類是也。有全用者，枸杞、甘菊之類是也。有一物兩用者，當歸頭、尾，麻黄根、節，赤、白伏苓，牛膝春夏用苗、秋冬用根之類是也。羽毛、鱗介、玉石、水火之屬，往往皆然，不可一律論也。

有單行者，有相須者，有相使者，有相畏者，有相惡者，有相反者，有相殺者。凡此七情，合和視之，當用相須、相使者良，勿用相惡、相反者。若有毒宜制，可用相畏、相殺者。不爾，勿合用也。【保昇曰】本經三百六十五種中，單行者七十一種，相須者十二種，相使者九十種，相畏者七十八種，相惡者六十種，相反寇賈，寇恂、賈復也；程周，程普、周瑜也。

者十八種，相殺者三十六種。凡此七情，合和視之。（弘景曰：今檢舊方用藥，亦有相惡、相反者，如仙方甘草丸有防己、細辛，俗方玉石散用栝樓、乾薑之類，服之乃不為害。或有制持之者，譬如寇、賈輔漢，程、周佐吳，大體既正，不得以私情為害。雖所不如今河乙良。半夏有毒，須用生薑，取其相畏相制也。宗奭曰：相反為害，深于相惡。相惡者，謂彼雖惡我，我無忿心，猶如牛黃惡龍骨，而龍骨得牛黃更良，此有以制伏故也。相反者，則彼我交讎，必不和合。今畫家用雌黃、胡粉相近，便自黯妬，可證矣。時珍曰：藥有七情：獨行者，單方不用輔也；相須者，同類不可離也，如人參、甘草，黃蘗、知母之類；相使者，我之佐使也；相惡者，奪我之能也；相畏者，受彼之制也；相反者，兩不相合也；相殺者，制彼之毒也。古方多有用相惡、相反者。蓋相須、相使同用者，帝道也；相畏、相殺同用者，王道也；相惡、相反同用者，霸道也。有經有權，在用者識悟爾。）

藥有酸鹹甘苦辛五味，又有寒熱溫涼四氣。（宗奭曰：凡稱氣者，是香臭之氣。其寒熱溫涼，是藥之性。且如鵝白脂性冷，不可言氣冷也。四氣則是香臭腥臊，如蒜、阿魏、鮑魚、汗襪，則其氣臭；雞、魚、鴨、蛇，則其氣腥；狐貍、白馬莖、人中白，則其氣臊；沉、檀、龍、麝，則其氣香是也。則氣字當改為性字，于義方允。時珍曰：寇氏言寒熱溫涼是性，香臭腥臊是氣，其說與《禮記》文合。但自《素問》以來，只以氣味言，卒難改易，姑從舊爾。〔好古〕曰：味有五，氣有四。五味之中，各有四氣，如辛則有石膏之寒，桂、附之熱，半夏之溫，薄荷之涼是也。氣者天也，溫熱者天之陽，寒涼者者十八種，相殺者三十六種。凡此七情，合和視之。【弘景曰】今檢舊方用藥，亦有相惡、相反者。如仙方甘草丸有防己、細辛，俗方玉石散用栝樓、乾薑之類，服之乃不爲害。或有制持之者，譬如寇、賈輔漢，程、周佐吳，大體既正，不得以私情爲害。雖爾，不如不用尤良。半夏有毒，須用生薑，取其相畏相制也。【宗奭曰】相反爲害深于相惡者，謂彼雖惡我，我無忿心。猶如牛黄惡龍骨，而龍骨得牛黄更良，此有以制伏故也。相反者，則彼我交讎，必不和合。今畫家用雌黄、胡粉相近，便自黯妬，可證矣。【時珍曰】藥有七情：獨行者，單方不用輔也。相須者，同類不可離也，如人參、甘草，黄蘗、知母之類。相使者，我之佐使也。相惡者，奪我之能也。相畏者，受彼之制也。相反者，兩不相合也。相殺者，制彼之毒也。古方多有用相惡、相反者。蓋相須、相使同用者，帝道也；相畏、相殺同用者，王道也；相惡、相反同用者，霸道也。有經有權，在用者識悟爾。

藥有酸、鹹、甘、苦、辛五味，又有寒、熱、温、凉四氣。【宗奭曰】凡稱氣者，是香臭之氣。其寒、熱、温、凉，是藥之性。且如鵝白脂，性冷，不可言氣冷也。四氣則是香、臭、腥、臊。如蒜、阿魏、鮑魚、汗襪，則其氣臭；雞、魚、鴨、蛇，則其氣腥；狐狸、白馬莖、人中白，則其氣臊；沉、檀、龍、麝，則其氣香是也。則「氣」字當改爲「性」字，于義方允。【時珍曰】寇氏言寒、熱、温、凉是性，香、臭、腥、臊是氣，其說與禮記文合。但自素問以來，只以氣味言，卒難改易，姑從舊爾。【好古曰】味有五，氣有四。五味之中，各有四氣。如辛則有石膏之寒，桂、附之熱，半夏之温，薄荷之凉是也。氣者，天也；味者，地也。温熱者，天之陽；寒凉者，

素問五常政大論

一本作衛

天之陰辛甘者地之陽鹹苦者地之陰本草五味不言淡四氣不言涼只言温大温熱大熱寒大寒微寒平小毒大毒有毒無毒何也淡附于甘微寒即涼也

及有毒無毒〔岐伯曰〕病有久新方有大小有毒無毒固宜常制大毒治病十去其六常毒治病十去其七小毒治病十去其八無毒治病十去其九穀肉果菜食養盡之無使過之傷其正也又曰耐毒者以厚藥不勝毒者以薄藥王冰云藥氣有偏勝則臟氣有偏絶故十分去其六七八九而止也

陰乾暴乾採造時月生熟〔弘景曰〕凡採藥時月皆是建寅歲首則從漢太初後所記也其根物多以二月八月採者謂春初津潤始萌未充枝葉勢力淳濃也至秋枝葉乾枯津潤歸流于下也大抵春寧宜早秋寧宜晩花実莖葉各隨其成熟爾歲月亦有早晏不必都依本文也所謂陰乾者就六甲陰中乾之也又依遁甲法甲子旬陰中在癸酉以藥著酉地也実不必然但露暴于陰影處乾之爲若可兩用益當爲善〔孫思邈曰〕古之醫者自解採取陰乾暴乾皆如法用藥必依土地所以治病十愈八九今之醫者不知採取時節至于出産土地新陳虚実所以治病十不得五也〔馬志曰〕今按法陰乾者多悪如鹿茸陰乾悉爛火乾且良草木根苗九月以前採者悉宜日乾十月以後採者陰乾乃好〔時珍曰〕生産有南北節氣有早遲根苗異收采制造法度故市之地黄以鍋煮熟大黄用火焙乾松黄和蒲黄樟

天之陰。辛甘者，地之陽；鹹苦者，地之陰。本草五味不言淡，四氣不言凉，只言温、大温、熱、大熱、寒、大寒、微寒、平、小毒、大毒、有毒、無毒，何也？淡附于甘，微寒即凉也。

及有毒無毒。

【岐伯曰】病有久新，方有大小，有毒無毒，固宜常制。大毒治病，十去其六；常毒治病，十去其七；小毒治病，十去其八；無毒治病，十去其九。穀、肉、果、菜，食養盡之，無使過之，傷其正也。【又曰】耐毒者以厚藥，不勝毒者以薄藥。【王冰云】藥氣有偏勝，則臟氣有偏絶，故十分去其六、七、八、九而止也。

陰乾暴乾，採造時月生熟。

【弘景曰】凡採藥時月，皆是建寅歲首，則從漢太初後所記也。其根物多以二月八月採者，謂春初津潤始萌，未充枝葉，勢力淳濃也。至秋枝葉乾枯，津潤歸流于下也。大抵春寧宜早，秋寧宜晚。花、實、莖、葉，各隨其成熟爾。歲月亦有早晏，不必都依本文也。所謂陰乾者，就六甲陰中乾之也。又依遁甲法，甲子旬陰中在癸酉，以藥著西地也。實不必然，但露暴于陰影處乾之爾。若可兩用，益當爲善。【孫思邈曰】古之醫者，自解採取，陰乾、暴乾皆如法，用藥必依土地，所以治病十愈八九。今之醫者，不知採取時節，至于出産土地，新陳虚實，所以治病十不得五也。【馬志曰】今按法陰乾者多惡，如鹿茸陰乾悉爛，火乾且良。草木根苗，九月以前採者，悉宜日乾；十月以後採者，陰乾乃好。【時珍曰】生産有南北，節氣有早遲，根苗異收采，制造異法度。故市之地黄以鍋煮熟，大黄用火焙乾，松黄和蒲黄，樟

一本作枝

按附子烏頭天雄謂是三建　改

按證類真字作貞字上有八方字

腦、雜龍腦，皆失制作僞者也。孔志約云：動植形生，因地殊性；春秋節變，感氣殊功。離其本土，則質同而效異；乖于採取，則物是而時非。名實既虚，寒温多謬，施于君父，逆莫大焉。嘉謨曰：醫藥貿易，多在市家。諺云：賣藥者兩眼，用藥者一眼，服藥者無眼，非虚語也。古壙灰云死龍骨，苜蓿根爲土黄耆，薺苨擣荔核，攙藿香采茄葉，雜煮半夏爲玄胡索，鹽松梢爲肉蓯蓉，草仁充草豆蔻，西呆代南木香，熬廣膠入蕎麵作阿膠，煮雞子及魚枕爲琥珀，枇杷蕊代款冬，驢脚脛作虎骨，松脂混麒麟竭，番硝和龍腦香，巧詐百般，甘受其侮，甚致殺人，歸咎用藥，乃大關係，非比尋常，不可不慎也。

土地所出真僞陳新並各有法（弘景曰：諸藥所生，皆的有境界。秦漢已前，當言列國，今郡縣之名，後人所增爾。江東以來，小小雜藥，多出近道，氣力性理，不及本邦。假令荆、益不通，則全用歷陽當歸、錢唐三建，豈得相似。所以療病不及往人，亦當緣此。又且醫不識藥，惟聽市人；市人又不辨究，皆委采送之家。傳習造作，真僞好惡並皆莫測。所以鍾乳醋煮令白，細辛水漬使直，黄耆蜜蒸爲甜，當歸酒灑取潤，蜈蚣朱足令赤，螵蛸膠于桑枝，以蛇牀當蘼蕪，以薺苨亂人參。此等既非事實，合藥不量剥除，只如遠志、牡丹，纔不收半；地黄、門冬，三分耗一。凡去皮除心之屬，分兩不應，不知取足。王公貴勝合藥之日，群下竊换好藥，終不能覓，以此療病，固难責效。宗奭曰：凡用藥必須擇土地所宜者，則真用之有據。如上黨人參、川西當歸、齊州半夏、華州細辛，東壁土、冬月灰、半天河水、熱湯漿水之類，其物至微，其用至腦雜龍腦，皆失制作僞者也。孔志約云：動植形生，因地舛性；春秋節變，感氣殊功。離其本土，則質同而效異；乖于採取，則物是而時非。名實既虚，寒温多謬。施于君父，逆莫大焉。【嘉謨曰】醫藥貿易多在市家。諺云：賣藥者兩眼，用藥者一眼，服藥者無眼。非虚語也。古壙灰云死龍骨，苜蓿根爲土黄耆。麝香搗荔核攙，藿香采茄葉雜。煮半夏爲玄胡索，鹽松稍爲肉蓯蓉。草仁充草豆蔻，西呆代南木香。熬廣膠入蕎麵作阿膠，煮雞子及魚枕爲琥珀。枇杷蕊代款冬，驢脚脛作虎骨。松脂混麒麟竭，番硝和龍腦香。巧詐百般，甘受其侮。甚致殺人，歸咎用藥。乃大關係，非比尋常，不可不慎也。

土地所出，真僞陳新，並各有法。

【弘景曰】諸藥所生，皆的有境界。秦、漢已前，當言列國。今郡縣之名，後人所增爾。江東以來，小小雜藥，多出近道，氣力性理，不及本邦。假令荆、益不通，則全用歷陽當歸、錢唐三建，豈得相似？所以療病不及往人，亦當緣此。又且醫不識藥，惟聽市人。市人又不辨究，皆委採送之家。傳習造作，真僞好惡，並皆莫測。所以鍾乳醋煮令白，細辛水漬使直。黄耆蜜蒸爲甜，當歸酒洒取潤。蜈蚣朱足令赤，螵蛸膠于桑枝。以虺牀當蘼蕪，以薺苨亂人參。此等既非事實，合藥不量剥除。只如遠志、牡丹，纔不收半；地黄、門冬，三分耗一。凡去皮、除心之屬，分兩不應，不知取足。王公貴勝合藥之日，群下竊换好藥，終不能覺。以此療病，固難責效。【宗奭曰】凡用藥，必須擇土地所宜者則真，用之有據。如上黨人參、川西當歸、齊州半夏、華州細辛。東壁土〔一〕、冬月灰、半天河水、熱湯、漿水之類，其物至微，其用至

〔一〕東壁土：證類卷一引本草衍義序例，此前有「又如」二字，義長。

唐註亦有理若不推究厥理治病徒費其功杲曰陶隱居本草言狼毒枳实橘皮半夏麻黃吳茱萸皆須陳久者良其餘須精新也然大黃木賊荊芥芫花槐花之類亦宜陳久不獨六陳也凡藥味須要專精至元庚辰六月許伯威年五十四中氣本弱病傷寒八九日熱甚醫以涼藥下之又食梨冷傷脾胃四肢逆冷時發昏憒心下悸動吃噫不止面色青黃目不欲開其脈動中有止時自還乃結脈也用仲景復脈湯加人參肉桂急扶正氣生地黃減半恐傷陽氣服二劑病不退再為診之脈證相對因念莫非藥欠專精陳腐耶再市新藥與服其證減半又服而安凡諸草木昆蟲產之有地根葉花实採之有時失其地則性味少異失其時則氣味不全又況新陳之不同精粗之不等倘不擇而用之其不效者醫之過也唐耿湋詩云老醫迷舊疾朽藥誤新方是矣○歲物專精見後

藥性有宜丸者宜散者宜水煮者宜酒漬者宜膏煎者亦有一物兼宜者亦有不可入湯酒者並隨藥性不得違越弘景曰又按病有宜服丸服散服湯服酒服膏煎者亦兼參用以為其制華佗曰病有宜湯宜丸者宜散者宜下者宜吐者宜汗者湯可以蕩滌臟腑開通經絡調品陰陽丸可以逐風冷破堅積進飲食散可以去風寒暑濕之邪散五臟之結伏開腸利胃可下而不下使人心腹脹滿煩亂可汗而不汗使人毛孔閉塞悶絕而終可吐而不吐使人結胸上喘水食不入而死

廣，蓋亦有理。若不推究厥理，治病徒費其功。【杲曰】陶隱居本草言狼毒、枳實、橘皮、半夏、麻黄、吴茱萸皆須陳久者良，其餘須精新也。然大黄、木賊、荆芥、芫花、槐花之類，亦宜陳久，不獨六陳也。凡藥味須要專精。至元庚辰六月，許伯威年五十四，中氣本弱，病傷寒八九日，熱甚，醫以凉藥下之。又食梨，冷傷脾胃，四肢逆冷，時發昏憒，心下悸動，吃噫不止，面色青黄，目不欲開。其脉動中有止，時自還，乃結脉也。用仲景復脉湯。加人參、肉桂，急扶正氣；生地黄減半，恐傷陽氣。服二劑，病不退。再爲診之，脉證相對。因念莫非藥欠專精，陳腐耶？再市新藥與服，其證減半，又服而安。凡諸草、木、昆蟲，產之有地；根、葉、花、實，採之有時。失其地則性味少異，失其時則氣味不全。又况新陳之不同，精粗之不等。倘不擇而用之，其不效者，醫之過也。唐耿湋詩云「老醫迷舊疾，朽藥誤新方」是矣。○歲物專精見後。

藥性有宜丸者，宜散者，宜水煮者，宜酒漬者，宜膏煎者，亦有一物兼宜者，亦有不可入湯酒者，並隨藥性，不得違越。【弘景曰】又按病有宜服丸、服散、服湯、服酒、服膏煎者，亦兼參用，以爲其制。【華佗曰】病有宜湯、宜丸者，宜散者，宜下者，宜吐者，宜汗者。湯可以蕩滌臟腑，開通經絡，調品陰陽。丸可以逐風冷，破堅積，進飲食。散可以去風寒暑濕之邪，散五藏之結伏，開腸利胃。可下而不下，使人心腹脹滿煩亂。可汗而不汗，使人毛孔閉塞，悶絶而終。可吐而不吐，使人結胸上喘，水食不入而死。

〔杲曰〕湯者蕩也，去大病用之。散者散也，去急病用之。丸者緩
也，舒緩而治之也。㕮咀者，古制也。古無鐵刃，以口咬細，煎汁
飲之，則易升易散而行經絡也。凡治至高之病，加酒煎；去濕
以生薑，補元氣以大棗，發散風寒以葱白，去膈上痰以蜜。細
末者，不循經絡，止去胃中及藏府之積。氣味厚者白湯調，氣
味薄者煎之和滓服。去下部之疾，其丸極大而光且圓；治中
焦者次之；治上焦者極小。稠麪糊取其遲化，直至下焦；或酒
或醋，取其散之意也。犯半夏、南星，欲去濕者，丸以薑汁稀糊，
取其易化也。水浸宿炊餅，又易化；滴水丸，又易化；煉蜜丸者，
取其遲化而氣循經絡也；蠟丸取其難化而旋旋取效，或毒
藥不傷脾胃也。〔元素曰〕病在頭面及皮膚者，藥須酒炒；在咽
下臍上者，酒洗之；在下者，生用。寒藥須酒浸，曝乾，恐傷胃也。
當歸酒浸，助發散之用也。〔嘉謨曰〕製藥貴在適中，不及則功
效難求，太過則氣味反失。火製四：煅、炮、炙、炒也。水製三：漬、泡、
洗也。水火共製二：蒸、煮者焉。法造雖多，不離于此。酒製升提；
薑製發散；入鹽走腎而軟堅；用醋注肝而住痛；童便製除劣
性而降下；米泔製去燥性而和中；乳製潤枯生血；蜜製甘緩
益元；陳壁土製竊真氣驟補中焦；麥麩皮製抑酷性勿傷上
膈；烏豆湯、甘草湯漬曝，並解毒致令平和；羊酥、猪脂油塗
燒，咸滲骨容易脆斷；去穰者免脹，抽心者除煩。大槩具陳，初
學熟玩。

欲療病，先察其源，先候病機。五藏未虚，六府未竭，血脈未亂，

【杲曰】湯者，蕩也，去大病用之。散者，散也，去急病用之。丸者，緩也，舒緩而治之也。㕮咀者，古制也。古無鐵刃，以口咬細，煎汁飲之，則易升易散而行經絡也。凡治至高之病加酒煎，去濕以生薑，補元氣以大棗，發散風寒以葱白，去膈上痰以蜜。細末者，不循經絡，止去胃中及藏府之積。氣味厚者，白湯調；氣味薄者，煎之和滓服。去下部之痰〔一〕，其丸極大而光且圓。治中焦者次之，治上焦者極小。稠麪糊取其遲化，直至中下。或酒或醋，取其散之意也。犯半夏、南星，欲去濕者，丸以薑汁稀糊，取其易化也。水浸宿炊餅，又易化；滴水丸，又易化。煉蜜丸者，取其遲化而氣循經絡也。蠟丸，取其難化而旋旋取效，或毒藥不傷脾胃也。【元素曰】病在頭面及皮膚者，藥須酒炒；在咽下臍上者，酒洗之；在下者，生用。寒藥須酒浸曝乾，恐傷胃也。當歸酒浸，助發散之用也。【嘉謨曰】製藥貴在適中，不及則功效難求，太過則氣味反失。火製四：煅、炮、炙、炒也。水製三：漬、泡、洗也。水火共製，蒸、煮二者焉。法造雖多，不離于此。酒製升提，薑製發散。入鹽走腎而軟堅，用醋注肝而住痛。童便製，除劣性而降下；米泔製，去燥性而和中。乳製潤枯生血，蜜製甘緩益元。陳壁土製，竊真氣驟補中焦；麥麩皮製，抑酷性勿傷上膈。烏豆湯、甘草湯漬曝，並解毒致令平和；羊酥油、猪脂油塗燒，咸滲骨容易脆斷。去穰者免脹，抽心者除煩。大概具陳，初學孰玩。

欲療病先察其源，先候病機。五藏未虚，六府未竭，血脉未亂，

〔一〕痰：湯液本草用丸散药例作「疾」，義長。

精神未散服藥必活若病已成可得半愈病勢已過愈將難全
弘景曰自非明醫聽声察色診脈孰能知未病之病乎且未病之人亦無肯自療故齊侯怠于皮膚之微以致骨髓之痼非但識悟之為难亦乃信受之弗易倉公有言信巫不信醫死不治也時珍曰素問云上古作湯液故為而弗服中古道德稍衰邪氣時至服之万全當今之世必齊毒藥攻其中鑱石針艾治其外又曰中古治病至而治之湯液十日不已治以草蘇荄枝本末為助標本已得邪氣乃服暮世之病不本四時不知日月不審逆從病形已成以為可救故病未已新病復起淳于意曰病有六不治驕恣不論于理一不治輕身重財二不治衣食不適三不治陰陽臟氣不定四不治形羸不能服藥五不治信巫不信醫六不治六者有一則难治也宗奭曰病有六失失于不審失于不信失于過時失于不擇醫失于不識病失于不知藥六失有一即為难治又有八要一曰虛二曰實三曰冷四曰熱五曰邪六曰正七曰内八曰外也素問言凡治病察其形氣色澤觀人勇怯骨肉皮膚能知其情以為診法若患人脉病不相應既不得見其形醫止據脉供藥其可得乎今豪富之家婦人居帷幔之内復以帛幪手臂既無望色之神聽声之聖又不能盡切脉之巧未免詳問病家厭繁以為術疎往往得藥不服是四診之術不得其一矣可謂难也嗚呼

若用毒藥療病先起如黍粟病去即止不去倍之不去十之

蘇者葉也 荄者根也

命

病下失于不識病六字脫

精神未散，服藥必活。若病已成，可得半愈。病勢已過，愈將難全。【弘景曰】自非明醫聽聲、察色、診脉，孰能知未病之病乎？且未病之人，亦無肯自療。故齊侯怠于皮膚之微，以致骨髓之痼。非但識悟之爲難，亦乃信受之弗易。倉公有言：信巫不信醫，死不治也。【時珍曰】素問云：上古作湯液，故爲而弗服。中古道德稍衰，邪氣時至，服之萬全。當今之世，必齊毒藥攻其中，鑱石針艾治其外。又曰：中古治病，至而治之湯液。十日不已，治以草蘇荄枝，本末爲助，標本已得，邪〔一〕氣乃服。暮世之病，不本四時，不知日月，不審逆從，病形已成，以爲可救，故病未已，新病復起。淳于意曰：病有六不治：驕恣不論于理，一不治；輕身重財，二不治；衣食不適，三不治；陰陽臟氣不定，四不治；形羸不能服藥，五不治；信巫不信醫，六不治。六者有一，則難治也。【宗奭曰】病有六失：失于不審，失于不信，失于過時，失于不擇醫，失于不識病，失于不知藥〔二〕。六失有一，即爲難治。又有八要：一曰虚，二曰實，三曰冷，四曰熱，五曰邪，六曰正，七曰内，八曰外也。素問言：凡治病，察其形氣色澤，觀人勇怯、骨肉、皮膚，能知其情，以爲診法。若患人脉病不相應，既不得見其形，醫止據脉供藥，其可得乎？今豪富之家，婦人居帷幔之内，復以帛幪手臂，既無望色之神，聽聲之聖，又不能盡切脉之巧，未免詳問。病家厭繁，以爲術疏，往往得藥不服。是四診之術，不得其一矣，可謂難也。嗚呼！

若用毒藥療病，先起如黍粟，病去即止，不去倍之，不去十之，

〔一〕邪：原作「神」。今據素問移精变氣論改。

〔二〕失于不知藥：原脱。今據本草衍義卷一序例上補。

將軍二字大觀作之軍

大觀復字下有亦字

取去爲度（弘景曰）今藥中單行一兩種有毒只如巴豆甘遂將軍不可便令盡劑如經所云一物一毒服一丸如細麻二物一毒服二丸如大麻三物一毒服三丸如胡豆四物一毒服四丸如小豆五物一毒服五丸如大豆六物一毒服六丸如梧子從此至十皆以梧子為數其中又有輕重且如狼毒鈎吻豈如附子芫花輩耶此類皆須量宜（宗奭曰）雖有此例更合論人老少虛実病之新久藥之多毒少毒斟量之不可執為定法

療寒以熱藥療熱以寒藥飲食不消以吐下藥鬼疰蠱毒以毒藥癰腫瘡瘤以瘡藥風濕以風濕藥各隨其所宜（弘景曰）藥性一物兼主十餘病者取其偏長為本復○觀人之虛実補瀉男女老少苦樂榮悴鄉壤風俗並各不同褚澄療寡婦尼僧異乎妻妾此是達其性懷之所致也（時珍曰）氣味有厚薄性用有躁靜治体有多少力化有淺深正者正治反者反治用熱遠熱用寒遠寒用涼遠涼用溫遠溫發表不遠熱攻裏不遠寒不遠熱則熱病至不遠寒則寒病至治熱以寒溫而行之治寒以熱涼而行之治溫以清冷而行之治清以溫熱而行之木鬱達之火鬱發之土鬱奪之金鬱泄之水鬱折之氣之勝也微者隨之甚者制之氣之復也和者平之暴者奪之高者抑之下者舉之有餘折之不足補之堅者削之客者除之勞者溫之結者散之留者行之燥者濡之急者緩之散者收之損者益之逸者行之驚者平之吐之汗之下之補之瀉之久

取去爲度。【弘景曰】今藥中單行一兩種有毒，只如巴豆、甘遂、將軍，不可便令盡劑。如經所云：一物一毒，服一丸如細麻；二物一毒，服二丸如大麻；三物一毒，服三丸如胡豆；四物一毒，服四丸如小豆；五物一毒，服五丸如大豆；六物一毒，服六丸如梧子。從此至十，皆以梧子爲數。其中又有輕重，且如狼毒、鉤吻，豈如附子、芫花輩耶？此類皆須量宜。【宗奭曰】雖有此例，更合論人老少虛實，病之新久，藥之多毒少毒，斟量之，不可執爲定法。

療寒以熱藥，療熱以寒藥，飲食不消以吐下藥，鬼疰蠱毒以毒藥，癰腫瘡瘤以瘡藥，風濕以風濕藥，各隨其所宜。【弘景曰】藥性一物兼主十餘病者，取其偏長爲本。復觀人之虛實補瀉，男女老少，苦樂榮悴，鄉壤風俗，並各不同。褚澄療寡婦尼僧，異乎妻妾，此是達其性懷之所致也。【時珍曰】氣味有厚薄，性用有躁静，治體有多少，力化有淺深。正者正治，反者反治。用熱遠熱，用寒遠寒，用凉遠凉，用温遠温。發表不遠熱，攻裏不遠寒。不遠熱則熱病至，不遠寒則寒病至。治熱以寒，温而行之；治寒以熱，凉而行之；治温以清，冷而行之；治清以温，熱而行之。木鬱達之，火鬱發之，土鬱奪之，金鬱泄之，水鬱折之。氣之勝也，微者隨之，甚者制之；氣之復也，和者平之，暴者奪之。高者抑之，下者舉之，有餘折之，不足補之，堅者削之，客者除之，勞者温之，結者散之，留者行之，燥者濡之，急者緩之，散者收之，損者益之，逸者行之，驚者平之。吐之、汗之、下之、補之、瀉之，久

一本作人

一本作驚邪 癲癇

新同法又曰逆者正治從者反治反治者熱因寒用寒因熱用塞因塞用通因通用必伏其所主而先其所因其始則同其終則異可使破積可使潰堅可使氣和可使必已又曰諸寒之而熱者取之陰熱之而寒者取之陽所謂求其屬以衰之也此皆約取素問之粹言

病在胸膈已上者先食後服藥病在心腹已下者先服藥而後食病在四肢血脉者宜空腹而在旦病在骨髓者宜飽滿而在夜弘景曰今方家先食後食蓋此義也又有須酒服者飲服者冷服者熱服者服湯則有疎有數煑湯則有生有熟各有法用並宜詳審杲曰古人服藥活法病在上者不厭頻而少病在下者不厭頓而多少服則滋榮于上多服則峻補于下凡云分再服三服者要令勢力相及并視人之強弱病之輕重以為進退增減不必泥法

夫大病之主有中風傷寒寒熱温瘧中惡霍亂大腹水腫腸澼下痢大小便不通奔豚上氣欬逆嘔吐黄疸消渴留飲癖食堅積癥瘕癲邪驚癇鬼疰喉痺齒痛耳聾目盲金瘡踒折癰腫惡瘡痔瘻癭瘤男子五勞七傷虚乏羸瘦女子帶下崩

新同法。又曰：逆者正治，從者反治。反治者，熱因寒用，寒因熱用，塞因塞用，通因通用。必伏其所主，而先其所因。其始則同，其終則異。可使破積，可使潰堅，可使氣和，可使必已。又曰：諸寒之而熱者取之陰，熱之而寒者取之陽，所謂求其屬以衰之也。此皆約取素問之粹言。

病在胸膈已上者，先食後服藥；病在心腹已下者，先服藥而後食。病在四肢血脉者，宜空腹而在旦；病在骨髓者，宜飽滿而在夜。【弘景曰】今方家先食後食，蓋此義也。又有須酒服者、飲服者、冷服者、熱服者。服湯則有疏有數，煮湯則有生有熟。各有法用，並宜詳審。【杲曰】古人服藥活法：病在上者，不厭頻而少；病在下者，不厭頓而多。少服則滋榮于上，多服則峻補于下。凡云分再服、三服者，要令勢力相及，并視人之强弱，病之輕重，以爲進退增減，不必泥法。

夫大病之主，有中風傷寒，寒熱温瘧，中惡霍亂，大腹水腫，腸澼下痢，大小便不通，奔豚上氣，欬逆嘔吐，黄疸消渴，留飲癖食，堅積癥瘕，癲邪驚癇鬼疰，喉痺齒痛，耳聾目盲，金瘡踒折，癰腫惡瘡，痔瘻癭瘤。男子五勞七傷，虚乏羸瘦；女子帶下崩

中血閉陰蝕蟲蛇蠱毒所傷此大略宗兆其間變動枝葉各宜依端緒以收之

弘景曰藥之所主止說病之一名假令中風乃有數十種傷寒證候亦有二十餘條更復就中求其類例大體歸其始終以本性為根宗然後配證以合藥耳病之變狀不可一一緊言之所以醫方千卷猶未盡其理春秋已前及和緩之書蔑聞而道經略載扁鵲數法其用藥猶是本草家意至漢淳于意及華陀等方今時有存者亦皆條理藥性惟張仲景一部最為眾方之祖又悉依本草但其善診脈明氣候以意消息之爾至于刳腸剖臆刮骨續筋之法乃別術所得非神農家事自晉代以來有張苗宮泰劉德史脫靳邵趙泉李子豫等一代良醫其貴勝阮德如張茂先輩逸民皇甫士安及江左葛洪蔡謨殷仲堪諸名人等並研精藥術宋有羊欣元徽胡洽秦承祖齊有尚書褚澄徐文伯嗣伯群從兄弟療病亦十愈八九凡此諸人各有所撰用方觀其指趣莫非本草者或時用別藥亦循其性度非相喻越范汪方百餘卷及葛洪肘後其中有細碎單行經用者或田舍試驗之法或殊域異識之術如藕皮散血起自庖人牽牛逐水近出野老餅店蒜齏乃是下蛇之藥路邊地菘而為金瘡所秘此蓋天地間物莫不為天地間用觸遇則會非其主對矣顏光祿亦云道經仙方服食斷穀延年却老乃至飛丹鍊石之奇雲騰羽化之妙莫不以藥道為先用藥之理一同本草但制御之途小異世法所用不多遠至二十餘物或單行數種歲月深積便致大益即本草所云久服之效

中，血閉陰蝕。蟲蛇蠱毒所傷。此大略宗兆，其間變動枝葉，各宜依端緒以取〔一〕之。【弘景曰】藥之所主，止説病之一名。假令中風，乃有數十種。傷寒證候亦有二十餘條。更復就中求其類例，大體歸其始終，以本性爲根宗，然後配證以合藥爾。病之變狀，不可一概言之。所以醫方千卷，猶未盡其理。春秋已前及和、緩之書蔑聞，而道經略載扁鵲數法，其用藥猶是本草家意。至漢淳于意及華佗等方，今時有存者，亦皆條理藥性。惟張仲景一部，最爲衆方之祖，又悉依本草。但其善診脉，明氣候，以意消息之爾。至于刳腸剖臆，刮骨續筋之法，乃別術所得，非神農家事。自晉代以來，有張苗、宫泰、劉德、史脱、靳邵、趙泉、李子豫等，一代良醫。其貴勝阮德如、張茂先、裴〔二〕逸民、皇甫士安及江左葛洪、蔡謨、殷仲堪諸名人等，並研精藥術。宋有羊欣、元徽〔三〕、胡洽、秦承祖，齊有尚書褚澄、徐文伯、嗣伯群從兄弟，療病亦十愈八九。凡此諸人，各有所撰用方。觀其指趣，莫非本草者。或時用別藥，亦循其性度，非相踰越。范汪方百餘卷及葛洪肘後，其中有細碎單行經用者，或田舍試驗之法，或殊域異識之術。如藕皮散血，起自庖人；牽牛逐水，近出野老。麵店蒜虀，乃是下蛇之藥；路邊地菘，而爲金瘡所秘。此蓋天地間物，莫不爲天地間用。觸遇則會，非其主對矣。顔光禄亦云：道經仙方，服食斷穀，延年却老。乃至飛丹鍊石之奇，雲騰羽化之妙，莫不以藥道爲先。用藥之理，一同本草，但制御之途，小異世法。所用不多，遠至二十餘物，或單行數種。歲月深積，便致大益，即本草所云久服之效，

〔一〕取：原作「收」。今據證類卷一引神農本草經改。
〔二〕裴：原作「輩」。今據敦煌本本草經集注改。
〔三〕元徽：此據證類所引。敦煌本本草經集注作「王微」。當以後者爲正。

不如俗人儆竟便止今庸醫處療皆恥看本草或倚約旧方
或聞人傳說便攬筆疏之以此表奇其畏惡相反故自寡昧
而藥類遠僻分兩參差不以為疑偶爾值瘥則自信方驗旬
月未瘳則言病源深結了不反求諸己虛構聲稱自應貽譴
矣其五經四部軍國礼服少有乖越止于事迹非宜而至于
湯藥一物有謬使性命及之千乘之君百金之長可不深思
戒慎耶宗奭曰人有貴賤少長病當別論病有新久虛實理
當別藥蓋人心如面各各不同惟其心不同藏府亦異欲以
一藥通治衆人之病其可得乎張仲景曰有土地高下不同
物性剛柔食居亦異是故黃帝興四方之問岐伯举四治之
能且如貴豪之家形樂志苦者也衣食足則形樂而外實思
慮多則志苦而內虛故病生於脉與貧下異當因人而治後
世醫者委此不行所失甚矣又此人少長老其氣血有盛壯
衰二等故岐伯曰少火之氣壯壯火之氣衰蓋少火生氣壯
火散氣況衰火乎故治法亦當分三等其少日服餌之藥于
壯老之時皆須別處疾不可忽〇又云人以氣血為本世有
童男室女積想在心思慮過當多致勞損男則神色先散女
則月水先閉蓋憂愁思慮則傷心心傷則血逆竭故神色先
散而月水先閉也火既受病不能營養其子故不嗜食脾既
虛則金氣虧故發嗽嗽既作水氣絕故四肢乾木氣不充故
多怒鬢髮焦筋痿後五藏傳遍故卒不能死然終死矣此于
諸勞最為難治或辭良易心志用藥扶接間得九死一生耳
〇有人病久嗽肺虛生寒熱以款冬花焚三兩芽俟烟出以
筆管吸其烟滿口則嚥之至倦乃已日作五七次遂瘥[illegible]

不如俗人微覺便止。今庸醫處療，皆耻看本草。或倚約舊方，或聞人傳説，便攬筆疏之，以此表奇。其畏惡相反，故自寡昧，而藥類違〔一〕僻，分兩參差，不以爲疑。偶爾值瘥，則自信方驗。旬月未瘳，則言病源深結。了不反求諸己，虚搆聲稱，自應貽譴矣。其五經四部，軍國禮服，少有乖越，止于事迹非宜爾。至于湯藥，一物有謬，便性命及之。千乘之君，百金之長，可不深思戒慎耶。【宗奭曰】人有貴賤少長，病當別論；病有新久虚實，理當別藥。蓋人心如面，各各不同。惟其心不同，藏府亦異。欲以一藥通治衆人之病，其可得乎？張仲景曰：有土地高下不同，物性剛柔，食居亦異。是故黄帝興四方之問，岐伯舉四治之能。且如貴豪之家，形樂志苦者也。衣食足則形樂而外實，思慮多則志苦而内虚，故病生於脉，與貧下異，當因人而治。後世醫者，委此不行，所失甚矣。又凡人少、長、老，其氣血有盛、壯、衰三等。故岐伯曰：少火之氣壯，壯火之氣衰。蓋少火生氣，壯火散氣，況衰火乎。故治法亦當分三等。其少日服餌之藥，于壯老之時，皆須別處，決不可忽。○又云：人以氣血爲本。世有童男室女，積想在心，思慮過當，多致勞損。男則神色先散，女則月水先閉。蓋憂愁思慮則傷心，心傷則血逆竭，故神色先散而月水先閉也。火既受病，不能營養其子，故不嗜食。脾既虚則金氣虧，故發嗽。嗽既作，水氣絶，故四肢乾。木氣不充，故多怒，鬢髮焦，筋痿。俟五藏傳遍，故卒不能死，然終死矣。此于諸勞最爲難治。或能改易心志，用藥扶接，間得九死一生耳。○有人病久嗽，肺虚生寒熱。以款冬花焚三兩芽，俟烟出，以筆管吸其烟，滿口則嚥之，至倦乃已。日作五七次，遂瘥。○有

〔一〕違：原作「遠」。今據證類卷一引本草經集注改。

人病瘧月餘又以藥吐下之氣遂弱疚其脈病乃夏傷暑秋
又傷風因與柴胡湯一劑安後又飲食不節寒熱復作吐逆
不食脇下急痛此名痰癖以十棗湯一服下痰水數升服理
中散二錢遂愈○有婦人病吐逆大小便不通煩亂四肢冷
漸無脈凡一日半與大承氣湯二劑至夜半大便漸通脉漸
生翼日乃安此閉格之病極難治經曰閉則吐逆格則不得
小便亦有不得大便者○有人苦風痰頭痛顫掉吐逆飲食
減医以為傷冷物溫之不愈又以丸下之遂厥復與金液丹
後譫言吐逆顫掉不省人狂若見鬼循衣摸床手足冷脈伏
此胃中有結熱故昏瞀不省人以陽氣不能布于外陰氣不
持于內即顫掉而厥遂與大承氣湯至一劑乃愈○有婦人
病溫已十二日診其脈六七至而溢寸稍大尺稍小發寒熱
頰赤口乾不了了耳聾問之病後數日經水乃行此屬少陽
熱入血室治不對病必死乃與小柴胡湯二日又加桂枝乾
薑湯一日寒熱止但云我臍下急痛與抵當丸微利痛止身
涼尚不了了復與小柴胡湯次日云我胷中熱燥口鼻乾又
少與調胃承氣湯不利與大陷胸丸半服利三行次日虛煩
不寧妄有所見狂言知有燥屎以其極虛不敢攻之與竹葉
湯去其煩熱其大便自通中有燥屎數枚狂煩盡解惟欬嗽
唾沫此肺虛也不治恐乘虛作肺痿以小柴胡去人參薑棗
加乾薑五味子湯一日欬減二日悉痊○有人年六十脚腫
生瘡忽食猪肉不安医以藥下之稍愈時出外中風汗出頭
面暴腫起紫黑色多睡耳輪上有浮泡小瘡黃汁出乃與小
續命湯倍加羌活服之遂愈○有人年五十四素羸多中寒

人病瘧月餘，又以藥吐下之，氣遂弱。觀其脉病，乃夏傷暑，秋又傷風。因與柴胡湯一劑安。後又飲食不節，寒熱復作，吐逆不食，脇下急痛，此名痰瘧。以十棗湯一服，下痰水數升，服理中散二錢，遂愈。○有婦人病吐逆，大小便不通，煩亂，四肢冷，漸無脉，凡一日半。與大承氣湯二劑，至夜半大便漸通，脉漸生，翌〔一〕日乃安。此關格之病，極難治。經曰：關則吐逆，格則不得小便。亦有不得大便者。○有人苦風痰頭痛，顫掉吐逆，飲食減。醫以爲傷冷物，温之不愈，又以丸下之，遂厥。復與金液丹後，譫言吐逆，顫掉，不省人，狂若見鬼，循衣摸床，手足冷，脉伏。此胃中有結熱，故昏瞀不省人。以陽氣不能布于外，陰氣不持于内，即顫掉而厥。遂與大承氣湯，至一劑，乃愈。○有婦人病温，已十二日。診其脉，六七至而澀，寸稍大，尺稍小，發寒熱，頰赤口乾，不了了，耳聾。問之，病後數日，經水乃行。此屬少陽熱入血室，治不對病，必死。乃與小柴胡湯二日，又加桂枝乾薑湯一日，寒熱止。但云：我臍下急痛。與抵當〔二〕丸，微利，痛止身凉，尚不了了，復與小柴胡湯。次日云：我胸中熱燥，口鼻乾。又少與調胃承氣湯，不利。與大陷胸丸半服，利三行。次日虚煩不寧，妄有所見，狂言。知有燥屎，以其極虚，不敢攻之，與竹葉湯，去其煩熱，其大便自通，中有燥屎數枚。狂煩盡解，惟欬嗽唾沫，此肺虚也，不治，恐乘虚作肺痿。以小柴胡去人參、薑、棗，加乾薑五味子湯，一日欬減，二日悉痊。○有人年六十，脚腫生瘡，忽食猪肉，不安。醫以藥下之，稍愈。時出外，中風汗出，頭面暴腫，起紫黑色，多睡，耳輪上有浮泡小瘡，黄汁出，乃與小續命湯倍加羌活，服之遂愈。○有人年五十四，素羸，多中寒，

〔一〕翌：原作「翼」。今據本草衍義卷三改。
〔二〕當：原作「党」。今據傷寒論卷三「抵當丸」改。

小年常服主疏黄数斤近服兎絲有効脉左上二部右下二
部弦緊有力五七年來病右手足筋急拘攣言語稍遲遂與
仲景小續命湯加薏苡仁一兩以治筋急減黄芩人參芍藥
各半以避中寒杏仁只用一百五枚後云尚覺大冷因盡去
人參芩芍加當歸一兩半遂安小續命湯今人
多用不能逐證加減遂至危殆故舉以為例

陶隱居名醫别録合藥分劑法則

古秤惟有銖兩而無分名今則以十黍爲一銖六銖爲一分
四分成一兩十六兩爲一斤雖有子穀秬黍之制從來均之
已久依此用之 蘇恭曰古秤皆複今南秤是也後漢以來分
一斤為二斤一兩為二兩古方惟張仲景而
已汲今秤若用古秤則水為殊少矣杲曰六銖為一分即二
錢半也二十四銖為一兩古云三兩即今之一兩云二兩即
今之六錢半也時珍曰蠶初吐絲曰忽十忽曰絲十絲曰氂四
四氂曰絫音壘十氂曰分四絫曰字二分半也十絫曰銖四銖曰
分也四字曰錢十分也六銖曰一分去聲二錢半也四分曰
兩二十四銖也八兩曰錙二錙曰斤二十四兩曰鎰一斤半
也准官秤十二兩三十斤曰鈞四鈞曰石一百二十斤也方
中有曰少許者些子也今古異制古之一兩今用一錢可也
今方家云等分者非分兩之分謂諸藥斤兩多少皆同爾多

小年常服生硫黄數斤，近服兔絲有效。脉左上二部、右下二部弦緊有力。五七年來，病右手足筋急拘攣，言語稍遲。遂與仲景小續命湯，加薏苡仁一兩，以治筋急；減黄芩、人參、芍藥各半，以避中寒。杏仁只用一百五枚。後云尚覺大冷，因盡去人參、芩、芍，加當歸一兩半，遂安。小續命湯今人多用，不能逐證加減，遂至危殆，故舉以爲例。

陶隱居名醫别録合藥分劑法則

古秤惟有銖兩而無分名。今則以十黍爲一銖，六銖爲一分，四分成一兩，十六兩爲一斤。雖有子穀秬黍之制，從來均之已久，依此用之。【蘇恭〔一〕曰】古秤皆複，今南秤是也。後漢以來，分一斤爲二斤，一兩爲二兩。古方惟張仲景，而已涉今秤。若用古秤，則水爲殊少矣。【杲曰】六銖爲一分，即二錢半也。二十四銖爲一兩。古云三兩，即今之一兩；云二兩，即今之六錢半也。【時珍曰】蠶初吐絲曰忽，十忽曰絲，十絲曰氂，四氂曰絫，音壘。十氂曰分，四絫曰字，二分半也。十絫曰銖，四分也。四字曰錢，十分也。六銖曰一分，去聲，二錢半也。四分曰兩，二十四銖也。八兩曰錙，二錙曰斤。二十四兩曰鎰，一斤半也，准官秤十二兩。三十斤曰鈞。四鈞曰石，一百二十斤也。方中有曰少許者，些子也。今古異制，古之一兩，今用一錢可也。

今方家云等分者，非分兩之分，謂諸藥斤兩多少皆同爾，多

〔一〕蘇恭：此依嘉祐所引之誤。據敦煌本本草經集注，此當爲陶隱居之言。

是丸散用之

丸散云刀圭者十分方寸匕之一准如梧桐子大也方寸匕者作匕正方一寸抄散取不落爲度五匕者即今五銖錢邊五字者抄之不落爲度一撮者四刀圭也匕即匙也

藥以升合分者謂藥有虛實輕重不得用斤兩則以升平之十撮爲一勺十勺爲一合十合爲一升升方作上徑一寸下徑六分深八分内散藥物按抑之正爾微動令平爾時珍曰古之一升即今之二合半也量之所起爲圭四圭爲撮十撮爲勺十勺爲合十合爲升十升爲斗五斗曰斛二斛曰石

凡湯酒膏藥云㕮咀者謂秤畢擣之如大豆又吹去細末藥有易碎難碎多末少末令皆細切如㕮咀也恭曰㕮咀商量斟酌之也宗奭曰㕮咀有含味之意如人以口齒咀嚙雖破而不塵古方多言㕮咀此義也杲曰㕮咀古制也古無鐵刃以口咬細令如麻豆煎之今人以刀剉細爾

是丸散用之。

凡[一]散云刀圭者，十分方寸匕之一，准如梧桐子大也。方寸匕者，作匕正方一寸，抄散取不落爲度。錢[二]五匕者，即今五銖錢邊五字者，抄之不落爲度。一撮者，四刀圭也。匕即匙也。

藥以升合分者，謂藥有虛實輕重，不得用斤兩，則以升平之。十撮爲一勺，十勺爲一合，十合爲一升。升方作[三]，上徑一寸，下徑六分，深八分。内散藥，勿[四]按抑之，正爾微動，令平爾。【時珍曰】古之一升，即今之二合半也。量之所起爲圭，四圭爲撮，十撮爲勺，十勺爲合，十合爲升，十升爲斗，五斗曰斛，二斛曰石。

凡湯酒膏藥云㕮咀者，謂秤畢擣之如大豆，又吹去細末。藥有易碎難碎，多末少末，今皆細切如㕮咀也。【恭曰】㕮咀，商量斟酌之也。【宗奭曰】㕮咀有含味之意，如人以口齒咀齧，雖破而不塵。古方多言㕮咀，此義也。【杲曰】㕮咀，古制也。古無鐵刃，以口咬細，令如麻豆，煎之。今人以刀剉細爾。

〔一〕凡：原作「丸」。今據本草經集注卷一改。
〔二〕錢：原脱。今據補同上。
〔三〕升方作：敦煌本本草經集注原作「藥升合方寸作」，謂藥升製作成方形。
〔四〕勿：原作「物」。今據敦煌本本草經集注改。

一本作穰

一凡丸藥云如細麻者即胡麻也不必扁扁略相稱爾黍粟亦然云如大麻子者准三細麻也如胡豆者即今青斑豆也以二大麻准之如小豆者今赤小豆也以三大麻准之如大豆者以二小豆准之如梧子者以二大豆准之如彈丸及雞子黄者以四十梧子准之宗奭曰今人用古方多不效者何也不知古人之意爾如仲景治胷痺心中痞堅逆氣搶心用治中湯人參术乾薑甘草四物共一十二兩水八升煑取三升每服一升日三服以知爲度或作丸須雞子黄大皆奇效今人以一丸如楊梅許服之病既不去乃曰藥不神非藥之罪用藥者之罪也

一凡方云巴豆若干枚者粒有大小當去心皮秤之以一分准十六枚附子烏頭若干枚者去皮畢以半兩准一枚枳實若干枚者去穰畢以一分准二枚橘皮一分准三枚棗大小三枚准一兩乾薑一累者以一兩爲正

一凡方云半夏一升者洗畢秤五兩爲正蜀椒一升三兩爲正

凡丸藥云如細麻者，即胡麻也，不必扁扁，略相稱爾。黍粟亦然。云如大麻子者，准三細麻也。如胡豆者，即今青斑豆也，以二大麻准之。如小豆者，今赤小豆也，以三大麻准之。如大豆者，以二小豆准之。如梧子者，以二大豆准之。如彈丸及雞子黄者，以四十梧子准之。【宗奭曰】今人用古方多不效者，何也？不知古人之意爾。如仲景治胸痺，心中痞堅，逆氣搶心，用治中湯。人參、术、乾薑、甘草四物，共一十二兩，水八升，煮取三升，每服一升，日三服，以知爲度。或作丸，須雞子黄大，皆奇效。今人以一丸如楊梅許服之，病既不去，乃曰藥不神。非藥之罪，用藥者之罪也。

凡方云巴豆若干枚者，粒有大小，當去心皮秤之，以一分准十六枚。附子、烏頭若干枚者，去皮畢，以半兩准一枚。枳實若干枚者，去穰畢，以一分准二枚。橘皮一分准三枚。棗大小三枚准一兩。乾薑一累者，以一兩爲正。

凡方云半夏一升者，洗畢秤，五兩爲正。蜀椒一升，三兩爲正。

吳茱萸一升五兩爲正兔絲子一升九兩爲正菴蕳子一升四兩爲正蛇牀子一升三兩半爲正地膚子一升四兩爲正其子各有虛實輕重不可秤准者取平升爲正

凡方云用桂一尺者削去皮重半兩爲正甘草一尺者二兩爲正云某草一束者三兩爲正云一把者二兩爲正

凡方云蜜一斤者有七合猪膏一斤者有一升二合也

凡丸散藥亦先切細暴燥乃擣之有各擣者有合擣者並隨方其潤濕藥如天門冬地黃輩皆先增分兩切暴獨擣碎更暴若逢陰雨微火烘之既燥停冷擣之時珍曰凡諸草木藥及滋補藥並忌鐵器金性尅木之生發之氣肝腎受傷也惟宜銅刀竹刀修治乃佳亦有忌銅器者並宜如法丸散須用青石碾石磨石臼其砂石者不良

凡篩丸散用重密絹各篩畢更合于臼中擣數百遍色理和

吴茱萸一升，五兩爲正。兔絲子一升，九兩爲正。菴蕳子一升，四兩爲正。蛇牀子一升，三兩半爲正。地膚子一升，四兩爲正。其子各有虚實輕重，不可秤准者，取平升爲正。

凡方云用桂一尺者，削去皮，重半兩爲正。甘草一尺者，二兩爲正。云某草一束者，三兩爲正。云一把者，二兩爲正。

凡方云蜜一斤者，有七合。猪膏一斤者，有一升二合也。

凡丸散藥，亦先切細暴燥乃擣之。有各擣者，有合擣者，並隨方。其潤濕藥，如天門冬、地黄輩，皆先增分兩切暴。獨擣碎，更暴。若逢陰雨，微火烘之，既燥，停冷擣之。【時珍曰】凡諸草木藥及滋補藥，並忌鐵器，金性剋木之生發之氣，肝腎受傷也。惟宜銅刀、竹刀修治乃佳。亦有忌銅器者，並宜如法。丸散須用青石碾、石磨、石臼，其砂石者不良。

凡篩丸散，用重密絹，各篩畢，更合于臼中，擣數百遍，色理和

一本作硝芒消大黄

同乃佳也巴豆杏仁胡麻諸膏膩藥皆先熬黄擣令如膏指攪莫結切視泯泯乃稍稍入散中合研擣散以輕疎絹篩度之再合擣勻

凡煑湯欲微火令小沸其水依方大略二十兩藥用水一斗煑取四升以此爲准然利湯欲生少水而多取汁補湯欲熟多水而少取汁不得令水多少用新布兩人以尺木絞之澄去垽濁紙覆令密温湯勿用鐵器服湯寧小沸熱則易下冷則嘔涌之才曰湯中用酒須歸熟乃下之時珍曰陶氏所說乃古法也今之小小湯劑每一兩用水二甌爲准多則加少則減之如劑多水少則藥味不出劑少水多又煎耗藥力也凡煎藥並忌銅鐵器宜用銀器瓦罐洗淨封固令小心者看守須識火候不可太過不及火用木炭蘆葦爲佳其水須新汲味甘者流水井水沸湯等各依方詳見水部若發汗藥必用緊火熱服攻下藥亦用緊火煎熟下消黄再煎温服補中藥宜慢火温服陰寒急病亦宜緊火急煎服之又有陰寒煩躁及暑月伏陰在内者宜水中沉冷服

同，乃佳也。巴豆、杏仁、胡麻諸膏膩藥，皆先熬黄，擣合如膏。指攠莫結切。視泯泯，乃稍稍入散中。合研擣散[一]，以輕疏絹篩度之，再合擣勻。

凡煮湯，欲微火令小沸。其水依方，大略二十兩藥，用水一斗，煮取四升，以此爲准。然利湯欲生，少水而多取汁；補湯欲熟，多水而少取汁。不得令水多少。用新布，兩人以尺木絞之，澄去垽濁，紙覆令密。温湯勿用鐵器。服湯家小[二]熱則易下，冷則嘔涌。【之才[三]曰】湯中用酒，須臨熟乃下之。【時珍曰】陶氏所説，乃古法也。今之小小湯劑，每一兩用水二甌爲准，多則加，少則減之。如劑多水少，則藥味不出；劑少水多，又煎耗藥力也。凡煎藥並忌銅鐵器，宜用銀器、瓦罐，洗淨封固，令小心者看守。須識火候，不可太過不及。火用木炭、蘆葦爲佳。其水須新汲味甘者，流水、井水、沸湯等，各依方。詳見水部。若發汗藥，必用緊火，熱服。攻下藥，亦用緊火煎熟，下消、黄再煎，温服。補中藥，宜慢火，温服。陰寒急病，亦宜緊火急煎服之。又有陰寒煩躁及暑月伏陰在内者，宜水中沉冷服。

[一] 擣散：本草經集注卷一作「擣，令消散」。
[二] 家小：原作「寧小沸」。敦煌本本草經集注卷一作「家小」，義長，今據改。
[三] 之才：今據證類卷一及千金方卷一合和，當作「思邈」。

凡漬藥酒，皆須細切，生絹袋盛，入酒密封，隨寒暑日數，漉出滓，可暴燥微擣，更漬，亦可爲散服。（時珍曰：別有釀酒者，或以藥煑汁和飯，或以藥袋安置酒中，或煑物和飯同釀，皆隨方法。又有煑酒者，以生絹袋藥入罈密封，置大鍋中，水煑一日，埋土中七日，出火毒乃飲。）

凡建中、腎瀝諸補湯，滓合兩劑，加水煑竭飲之，亦敵一劑，皆先暴燥。（陳藏器曰：凡湯中用麝香、牛黃、犀角、羚羊角、蒲黃、丹砂、芒消、阿膠輩，須細末如粉，臨時納湯中，攪和服之。）

凡合膏，初以苦酒漬，令淹浹，不用多汁，密覆勿洩。云晬時者，周時也，從今旦至明旦。亦有止一宿者。煑膏當三上三下，以洩其熱勢，令藥味得出。上之使匝匝沸，乃下之，使沸靜良久乃止。中有薤白者，以兩頭微焦黃爲候；有白芷、附子者，以小黃色爲度。以新布絞去滓，滓亦可酒煑飲之。摩膏滓可傅病上。膏中有雄黃、朱砂、麝香輩，皆別擣如麪，絞膏畢乃投中，疾攪，勿使沉聚在下。有水銀、胡粉者，於凝膏中研令消散。（時珍曰：凡凡漬藥酒，皆須細切，生絹袋盛，入酒密封，隨寒暑日數，漉出。滓可暴燥，微擣更漬，亦可爲散服。【時珍曰】别有釀酒者，或以藥煮汁和飯，或以藥袋安置酒中，或煮物和飯同釀，皆隨方法。又有煮酒者，以生絹袋藥入壜密封，置大鍋中，水煮一日，埋土中七日，出火毒乃飲。

凡建中、腎瀝諸補湯，滓合兩劑，加水煮，竭飲之，亦敵一劑，皆先暴燥。【陳藏器〔一〕曰】凡湯中用麝香、牛黄、犀角、羚羊角、蒲黄、丹砂、芒消、阿膠輩，須細末如粉，臨時納湯中，攪和服之。

凡合膏，初以苦酒漬，令淹浹，不用多汁，密覆勿洩。云晬時者，周時也，從今旦至明旦。亦有止一宿者。煮膏，當三上三下，以洩其熱勢，令藥味得出。上之使匝匝沸乃下之，使沸静良久乃止。中有薤白者，以兩頭微焦黄爲候。有白芷、附子者，以小黄色爲度。以新布絞去滓，滓亦可酒煮飲之。摩膏滓可傅病上。膏中有雄黄、朱砂、麝香輩，皆别擣如麪，絞膏畢乃投中疾攪，勿使沉聚在下。有水銀、胡粉者，於凝膏中研令消散。【時珍曰】凡

〔一〕陳藏器：據證類卷一及千金卷一合和，當作「孫思邈」。

熬貼癰疽風濕諸病膏者，先以藥浸油中三日，乃煎之，煎至滓枯，以絹濾淨，煎熱下黃丹或胡粉或密陀僧，三上三下，煎至滴水成珠不散，傾入器中，以水浸三日，去火毒用。若用松脂者，煎至成絲，傾入水中，拔扯數百遍乃止。俱宜謹守火候，勿令太過不及也。其有朱砂、雄黃、龍腦、麝香、血竭、乳香、沒藥等料者，並待膏成時投之。黃丹、胡粉、密陀僧並須水飛瓦炒過，松脂須鍊數遍乃良。

凡丸中用蠟，皆烊投少蜜中，攪調以和藥。（杲曰：丸藥用蠟，取其固護藥之氣味勢力，以過關膈而作效也。若投以蜜，下咽亦易散化，如何得到臟中？若有毒藥，反又害之，非用蠟之本意也。）

凡用蜜，皆先火煎，掠去其沫，令色微黃，則丸藥經久不壞。（斅曰：凡鍊蜜每一斤止得十二兩半是數，火少火過並不得用也。修合丸藥用蜜只用蜜，用餳只用餳，用糖只用糖，勿交雜用，必瀉人也。）

采藥分六氣歲物

岐伯曰：厥陰司天爲風化，在泉爲酸化，清毒不生。少陰司天爲熱化，在泉爲苦化，寒毒不生。太陰司天爲濕化，在泉爲甘熬貼癰疽、風濕諸病膏者，先以藥浸油中三日乃煎之。煎至藥枯，以絹濾淨，煎熱下黄丹，或胡粉，或密陀僧，三上三下，煎至滴水成珠不散，傾入器中，以水浸三日，去火毒用。若用松脂者，煎至成絲，傾入水中，拔扯數百遍乃止。俱宜謹守火候，勿令太過不及也。其有朱砂、雄黄、龍腦、麝香、血竭、乳香、没藥等料者，並待膏成時投之。黄丹、胡粉、密陀僧並須水飛瓦炒過。松脂須煉數遍乃良。

凡丸中用蠟，皆烊，投少蜜中攪調以和藥。【杲曰】丸藥用蠟，取其固護藥之氣味勢力，以過關膈而作效也。若投以蜜，下咽亦易散化，如何得到臟中？若有毒藥，反又害之，非用蠟之本意也。

凡用蜜，皆先火[一]煎，掠去其沫，令色微黄，則丸藥經久不壞。【雷斆曰】凡鍊蜜，每一斤止得十二兩半是數，火少、火過並不得用也。修合丸藥，用蜜只用蜜，用餳只用餳，用糖只用糖，勿交雜用，必瀉人也。

采藥分六氣歲物

岐伯曰：厥陰司天爲風化，在泉爲酸化，清毒不生。少陰司天爲熱化，在泉爲苦化，寒毒不生。太陰司天爲濕化，在泉爲甘

〔一〕火：原作「大」。證類卷一引本草經集注作「火」，敦煌本本草經集注同。今據改。

化燥毒不生少陽司天爲火化在泉爲苦化寒毒不生陽明司天爲燥化在泉爲辛化濕毒不生太陽司天爲寒化在泉爲鹹化熱毒不生治病者必明六化分治五味所生五臟所宜乃可言盈虚病生之緒本乎天者天之氣本乎地者地之氣謹候氣宜無失病機司歲備物則無遺主矣歲物者天地之專精也非司歲物則氣散質同而異等也氣味有厚薄性用有躁靜治保有多少力化有淺深上淫于下所勝平之外淫于内所勝治之（王冰曰）化于天者爲天氣化于地者爲地氣五毒皆五行之氣所爲故所勝者不生惟司天在泉之所生者其味正故藥工專司歲氣所收藥物則所主無遺畧矣五運有餘則專精之氣藥物肥濃使用當其正氣味也不足則藥不專精而氣散物不純形質雖同力用則異矣故天氣淫于下地氣淫于内者皆以所勝平治之如風勝濕酸勝甘之類是也

七方

化，燥毒不牛。少陽司天爲火化，在泉爲苦化，寒毒不生。陽明司天爲燥化，在泉爲辛化，濕毒不生。太陽司天爲寒化，在泉爲鹹化，熱毒不生。治病者，必明六化分治、五味所生、五臟所宜，乃可言盈虚病生之緒。本乎天者，天之氣；本乎地者，地之氣。謹候氣宜，無失病機。司歲備物，則無遺主矣。歲物者，天地之專精也。非司歲物則氣散，質同而異等也。氣味有厚薄，性用有躁静，治保有多少，力化有淺深。上淫于下，所勝平之；外淫于内，所勝治之。【王冰曰】化于天者爲天氣，化于地者爲地氣。五毒皆五行之氣所爲，故所勝者不生，惟司天在泉之所生者其味正。故藥工專司歲氣，所收藥物，則所主無遺略矣。五運有餘，則專精之氣，藥物肥濃，使用當其正氣味也。不足則藥不專精而氣散，物不純，形質雖同，力用則異矣。故天氣淫于下，地氣淫于内者，皆以所勝平治之。如風勝濕，酸勝甘之類是也。

七方

岐伯曰：氣有多少，形有盛衰，治有緩急，方有大小。又曰：病有遠近，證有中外，治有輕重。近者奇之，遠者偶之。汗不以奇，下不以偶。補上治上治以緩，補下治下制以急。近而奇偶，制小其服；遠而奇偶，制大其服。大則數少，小則數多。多則九之，少則一之。奇之不去則偶之，偶之不去則反佐以取之，所謂寒熱溫涼，反從其病也。（王冰曰）臟位有高下，腑氣有遠近，病證有表裏，藥用有輕重。單方為奇，複方為偶。心肺為近，肝腎為遠，脾胃居中。腸脂胞膽，亦有遠近。識見高遠，權以合宜。方奇而分兩偶，方偶而分兩奇。近而偶制，多數服之；遠而奇制，少數服之。則肺服九，心服七，脾服五，肝服三，腎服一，為常制也。方與其重也寧輕，與其毒也寧善，與其大也寧小。是以奇方不去，偶方主之；偶方不去，則反佐以同病之氣而取之。夫微小之熱，折之以寒；微小之冷，消之以熱。甚大寒熱，則必能與異氣相格。声不同不相應，氣不同不相合。是以反其佐以同其氣，復令寒熱參合，使其始同終異也。時珍曰：逆者正治，從者反治。反佐，即從治也。謂熱在下而上有寒邪拒格，則寒藥中入熱藥為佐，下膈之後，熱氣既散，寒性隨發也。寒在下而上有浮火拒格，則熱藥中入寒藥為佐，下膈之後，寒氣既消，熱性隨發也。此寒因熱用，熱因寒用之妙也。

岐伯曰：氣有多少，形有盛衰，治有緩急，方有大小。又曰：病有遠近，證有中外，治有輕重。近者奇之，遠者偶之。汗不以奇，下不以偶。補上治上制〔一〕以緩，補下治下制以急。近而奇偶，制小其服；遠而奇偶，制大其服。大則數少，小則數多。多則九之，少則二〔二〕之。奇之不去則偶之，偶之不去則反佐以取之，所謂寒熱温凉，反從其病也。【王冰曰】臟位有高下，腑氣有遠近，病證有表裏，藥用有輕重。單方爲奇，複方爲偶。心肺爲近，肝腎爲遠，脾胃居中。三〔三〕腸膗胞膽，亦有遠近。識見高遠，權以合宜。方奇而分兩偶，方偶而分兩奇。近而偶制，多數服之；遠而奇制，少數服之。則肺服九，心服七，脾服五，肝服三，腎服一，爲常制也。方與其重也寧輕，與其毒也寧善，與其大也寧小。是以奇方不去，偶方主之；偶方不去，則反佐以同病之氣而取之。夫微小之熱，折之以寒；微小之冷，消之以熱。甚大寒熱，則必能與異氣相格。聲不同不相應，氣不同不相合。是以反其佐以同其氣，復令寒熱參合，使其始同終異也。【時珍曰】逆者正治，從者反治。反佐即從治也。謂熱在下而上有寒邪拒格，則寒藥中入熱藥爲佐，下膈之後，熱氣既散，寒性隨發也。寒在下而上有浮火拒格，則熱藥中入寒藥爲佐，下膈之後，寒氣既消，熱性隨發也。此寒因熱用，熱因寒用之妙也。

〔一〕制：原作「治」。今據素問至真要大論改。
〔二〕二：原作「一」。今據改同上。
〔三〕三：原脱。今據素問至真要大論王冰注補。新校正云：「三陽膗胞膽，一本作三腸膗胞膽。再詳三陽无義，三腸亦未爲得」。

見至真要大論類注論治類

見至真要大論類注運氣類

濕；元素曰：流變在乎病，主病在乎方，制方在乎人。方有七：大、小、緩、急、奇、偶、複也。制方之體，本於氣味。寒、熱、溫、涼，四氣生於天；酸、苦、辛、鹹、甘、淡，六味成於地。是以有形為味，無形為氣。氣為陽，味為陰。辛甘發散為陽，酸苦涌泄為陰；鹹味涌泄為陰，淡味滲泄為陽。或收或散，或緩或急，或燥或潤，或耎或堅，各隨臟腑之證，而施藥之品味，乃分七方之制也。故奇偶複者，三方也；大、小、緩、急者，四制之法也。故曰：治有緩急，方有大小。

大方岐伯曰：君一臣二佐九，制之大也；君一臣三佐五，制之中也；君一臣二，制之小也。又曰：遠而奇偶，制大其服；近而奇偶，制小其服。大則數少，小則數多。多則九之，少則二之。完素曰：身表為遠，裏為近。大小者，制奇偶之法也。假如小承氣湯、調胃承氣湯，奇之小方也；大承氣湯、抵當湯，奇之大方也，所謂因其攻裏而用之也。桂枝、麻黃，偶之小方也；葛根、青龍，偶之大方也，所謂因其發表而用之也。故曰：汗不以奇，下不以偶。張從正曰：大方有二。有君一臣三佐九之大方，病有兼證而邪不一，不可以一二味治者宜之；有分兩大而頻服之大方，肝腎及下部之病道遠者宜之。王太僕以心肺為近，腎肝為遠，脾胃為中。劉河間以身表為遠，身裏為近。以予觀之，身半以上其氣三，天之分也；身半以下其氣三，地之分也。中脘，人之分也。

小方從正曰：小方有二。有君一臣二之小方，病無兼證，邪氣專一，可一二味治者宜之；有分兩少而頻服之小方，心温凉倣此。【完素曰】流變在乎病，主病在乎方，制方在乎人。方有七：大、小、緩、急、奇、偶、複也。制方之體，本于氣味。寒、熱、温、凉，四氣生于天；酸、苦、辛、鹹、甘、淡，六味成于地。是以有形爲味，無形爲氣。氣爲陽，味爲陰。辛甘發散爲陽，酸苦涌泄爲陰，鹹味涌泄爲陰，淡味滲泄爲陽。或收或散，或緩或急，或燥或潤，或耎或堅，各隨臟腑之證，而施藥之品味，乃分七方之制也。故奇、偶、複者，三方也。大、小、緩、急者，四制之法也。故曰：治有緩急，方有大小。

大方。【岐伯曰】君一臣二佐九，制之大也。君一臣三佐五，制之中也。君一臣二，制之小也。又曰：遠而奇偶，制大其服；近而奇偶，制小其服。大則數少，小則數多。多則九之，少則二之。【完素曰】身表爲遠，裏爲近。大小者，制奇偶之法也。假如小承氣湯、調胃承氣湯，奇之小方也；大承氣湯、抵當湯，奇之大方也。所謂因其攻裏而用之也。桂枝、麻黄，偶之小方也；葛根、青龍，偶之大方也，所謂因其發表而用之也。故曰：汗不以奇，下不以偶。【張從正曰】大方有二：有君一臣三佐九之大方，病有兼證而邪不一，不可以一二味治者宜之；有分兩大而頓服之大方，肝腎及下部之病道遠者宜之。王太僕以心肺爲近，腎肝爲遠，脾胃爲中。劉河間以身表爲遠，身裏爲近。以予觀之，身半以上其氣三，天之分也。身半以下其氣三，地之分也。中脘，人之分也。

小方。【從正曰】小方有二：有君一臣二之小方，病無兼證，邪氣專一，可一二味治者宜之；有分兩少而頻服之小方，心

見至眞論治類

肺及在上之病者宜之徐徐細呷是也(完素曰)肝腎位遠數多則其氣緩不能速達于下必大劑而數少取其迅急下走也心肺位近數多則其氣急下走不能升發于上必小劑而數多取其易散而上行也王氏所謂肺服九心服七脾服五肝服三腎服一乃五臟生成之數也

緩方(岐伯曰)補上治上制以緩補下治下制以急急則氣味厚緩則氣味薄適其病所遠而中道氣味之者食而過之無越其制度也(王冰曰)假如病在腎而心氣不足服藥宜急過之不以氣味飼心腎藥凌心心復益衰矣餘上下遠近例同(完素曰)聖人治上不犯下治下不犯上治中上下俱無犯故曰誅伐無過命曰大惑(好古曰)治上必妨下治表必違裏用黃芩以治肺必妨脾用蓯蓉以治腎必妨心服乾薑以治中必僭上服附子以補火必涸水(從正曰)緩方有五有甘以緩之之方甘草糖蜜之屬是也病在胸膈取其留戀也有丸以緩之之方比之湯散其行遲慢也有品件衆多之緩方藥衆則遞相拘制不得各騁其性也有無毒治病之緩方無毒則性純功緩也有氣味俱薄之緩方氣味薄則長于補上治上比至其下藥力已衰矣

急方(完素曰)味厚者為陰味薄者為陰中之陽故味厚則下泄味薄則通氣〻厚者為陽氣薄為陽中之陰故氣厚則發熱氣薄則發汗是也(好古曰)治主宜緩緩則治其本也治客宜急急則治其標也表裏汗下皆有所當緩所當急

肺及在上之病者宜之，徐徐細呷是也。【完素曰】肝腎位遠，數多則其氣緩，不能速達于下，必大劑而數少，取其迅急下走也。心肺位近，數少〔一〕則其氣急，下走不能升發于上，必小劑而數多，取其易散而上行也。王氏所謂肺服九、心服七、脾服五、肝服三、腎服一，乃五臟生成之數也。

緩方。【岐伯曰】補上治上制以緩，補下治下制以急。急則氣味厚，緩則氣味薄，適其所至〔二〕。病所遠而中道氣味之者，食而過之，無越其制度也。【王冰曰】假如病在腎而心氣不足，服藥宜急過之，不以氣味飼心。腎藥凌心，心復益衰矣。餘上下遠近例同。【完素曰】聖人治上不犯下，治下不犯上。治中，上下俱無犯。故曰：誅伐無過，命曰大惑。【好古曰】治上必妨下，治表必連裏。用黄芩以治肺必妨脾，用蓯蓉以治腎必妨心，服乾薑以治中必僭上，服附子以補火必涸水。【從正曰】緩方有五：有甘以緩之之方，甘草、糖、蜜之屬是也。病在胸膈，取其留戀也。有丸以緩之之方，比之湯散，其行遲慢也。有品件衆多之緩方，藥衆則遞相拘制，不得各騁其性也。有無毒治病之緩方，無毒則性純功緩也。有氣味俱薄之緩方，氣味薄則長于補上治上。比至其下，藥力已衰矣。

急方。【完素曰】味厚者爲陰，味薄者爲陰中之陽。故味厚則下泄，味薄則通氣。氣厚者爲陽，氣薄爲陽中之陰。故氣厚則發熱，氣薄則發汗是也。【好古曰】治主宜緩，緩則治其本也；治客宜急，急則治其標也。表裏汗下，皆有所當緩、所當急。【從

〔一〕少：原作「多」。今據保命集卷上本草論改。
〔二〕所至：原脱。今據素問至真要大論補。

正曰急方有四有急病急攻之急方中風關格之病是也有湯散蕩滌之急方下咽易散而行速也有毒藥之急方毒性能上涌下泄以奪病勢也有氣味俱厚之急方氣味俱厚直趨于下而力不衰也

奇方（王冰曰單方也從正曰奇方有二有獨用一物之奇方病在上而近者宜之有藥合陽數一三五七九之奇方宜下不宜汗完素曰假如小承氣奇之小方也大承氣抵當湯奇之大方也所謂因其攻下而爲之也桂枝麻黃偶之小方也葛根青龍偶之大方也所謂因其發散而用之也）

偶方（從正曰偶方有三有兩味相配之偶方有古之二方相合之偶方古謂之複方皆病在下而遠者宜之有藥合陽數二四六八十之偶方宜汗不宜下王太僕言汗藥不以偶則氣不足以外發下藥不以奇則藥毒攻而致過意者下本易行故單行則力孤而微汗或難出故併行則力齊而大乎而仲景制方桂枝汗藥反以五味爲奇大承氣下藥反以四味爲偶何也豈臨事制宜復有增損乎）

複方（岐伯曰奇之不去則偶之是謂重方好古曰奇之不去複以偶偶之不去複以奇故曰複複者再也重也所謂十補一泄數泄一補也又傷寒見風脉傷風得寒脉爲脉證不相應宜以複方主之從正曰複方有三有二方三方及數方相合之複方如桂枝二越婢一湯五積散之屬是也有本方之外別加餘藥如調胃承氣加連翹薄荷黃芩巵子爲凉

正曰】急方有四：有急病急攻之急方，中風關格之病是也。有湯散蕩滌之急方，下咽易散而行速也。有毒藥之急方，毒性能上涌下泄以奪病勢也。有氣味俱厚之急方，氣味俱厚，直趨于下而力不衰也。

奇方。【王冰曰】單方也。【從正曰】奇方有二：有獨用一物之奇方，病在上而近者宜之；有藥合陽數一、三、五、七、九之奇方，宜下不宜汗。【完素曰】假如小承氣，奇之小方也；大承氣、抵當湯，奇之大方也。所謂因其攻下而爲之也。桂枝、麻黄，偶之小方也；葛根、青龍，偶之大方也。所謂因其發散而用之也。

偶方。【從正曰】偶方有三：有兩味相配之偶方；有古之二方相合之偶方，古謂之複方，皆病在下而遠者宜之；有藥合陰〔一〕數二、四、六、八、十之偶方，宜汗不宜下。王太僕言：「汗藥不以偶，則氣不足以外發；下藥不以奇，則藥毒攻而致過。」意者下本易行，故單行則力孤而微；汗或難出，故併行則力齊而大乎。而仲景制方，桂枝汗藥，反以五味爲奇；大承氣下藥，反以四味爲偶。何也？豈臨事制宜，復有增損乎？

複方。【岐伯曰】奇之不去則偶之〔二〕，是謂重方。【好古曰】奇之不去複以偶，偶之不去複以奇，故曰複。複者，再也，重也。所謂十補一泄，數泄一補也。又傷寒見風脉，傷風得寒脉，爲脉證不相應，宜以複方主之。【從正曰】複方有三：有二方、三方及數方相合之複方，如桂枝二越婢一湯、五積散之屬是也。有本方之外别加餘藥，如調胃承氣加連翹、薄荷、黄芩、巵子爲凉

〔一〕陰：原作「陽」。今據儒門事親卷一七方十劑繩墨訂改。
〔二〕之：原作「方」。今據素問至真要大論改。

脾散之屬是也有分兩均齊之複方如胃風湯各等分之屬是也王太僕以偶爲複方今七方有偶又有複豈非偶乃二方相合複乃數方相合之謂乎

十劑

徐之才曰藥有宣通補洩輕重澀滑燥濕十種是藥之大體而本經不言後人未述凡用藥者審而詳之則靡所遺失矣

宣劑（之才曰宣可去壅生薑橘皮之屬是也杲曰外感六淫之邪欲傳入裏三陰尚實而不受逆于胸中天分氣分窒塞不通而或噦或嘔所謂壅也三陰者脾也故必破氣藥如薑橘藿香半夏之類瀉其壅塞從正曰俚人以宣爲瀉又以宣爲通不知十劑之中已有瀉與通矣仲景曰春病在頭大法宜吐是宣劑即涌劑也經曰高者因而越之木鬱則達之宣者升而上也以君召臣曰宣是矣凡風癎中風胸中諸實痰飲寒結胸中熱鬱上而不下久則嗽喘滿脹水腫之病生焉非宣劑莫能愈也吐中有汗如引涎追淚嚏鼻凡上行者皆吐法也完素曰鬱而不散爲壅必宣以散之如痞滿不通之類是矣攻其裏則宣者上也泄者下也涌劑則瓜蔕梔豉之屬是矣發汗通表亦同好古曰經有五鬱木鬱達之火鬱發之土鬱奪之金鬱泄之水鬱折之皆宣也教曰宣揚制曰宣朗君召臣曰宣喚臣奉君命宣佈上意皆宣之意也（時珍曰

膈散之屬是也。有分兩均齊之複方，如胃風湯各等分之屬是也。王太僕以偶爲複方，今七方有偶又有複，豈非偶乃二方相合，複乃數方相合之謂乎？

十劑

徐之才〔一〕曰：藥有宣、通、補、洩、輕、重、澀、滑、燥、濕十種，是藥之大體，而本經不言，後人未述。凡用藥者，審而詳之，則靡所遺失矣。

宣劑。【之才曰】宣可去壅，生薑、橘皮之屬是也。【杲曰】外感六淫之邪，欲傳入裏，三陰實而不受，逆于胸中，天分、氣分窒塞不通，而或噦、或嘔，所謂壅也。三陰者，脾也。故必破氣藥，如薑、橘、藿香、半夏之類，瀉其壅塞。【從正曰】俚人以宣爲瀉，又以宣爲通，不知十劑之中已有瀉與通矣。仲景曰「春病在頭，大法宜吐」，是宣劑即涌劑也。經曰：高者因而越之，木鬱則達之。宣者，升而上也，以君召臣曰宣是矣。凡風癎中風，胸中諸實，痰飲寒結，胸中熱鬱，上而不下，久則嗽喘滿脹，水腫之病生焉，非宣劑莫能愈也。吐中有汗，如引涎、追淚、嚏鼻，凡上行者，皆吐法也。【完素曰】鬱而不散爲壅，必宣以散之，如痞滿不通之類是矣。攻其裏，則宣者上也，泄者下也。涌劑則瓜蒂、巵子之屬是矣。發汗通表亦同。【好古曰】經有五鬱：木鬱達之，火鬱發之，土鬱奪之，金鬱泄之，水鬱折之，皆宣也。教曰宣，揚制曰宣朗，君召臣曰宣喚，臣奉君命宣布上意，皆宣之意也。【時珍

〔一〕徐之才：按證類卷一載徐之才藥對、孫思邈千金方、陳藏器本草拾遺序例之先後，此十劑之文當出陳藏器，下不另注。

曰壅者塞也宣者布也散也鬱塞之病不升不降傳化失常或鬱久生病或病久生鬱必藥以宣布敷散之如承流宣化之意不獨涌越為宣也是以氣鬱有餘則香附撫芎之屬以開之不足則補中益氣以運之火鬱微則山梔青黛以散之甚則升陽解肌以發之濕鬱微則蒼朮白芷之屬以燥之甚則風藥以勝之痰鬱微則南星橘皮之屬以化之甚則瓜蒂藜蘆之屬以涌之血鬱微則桃仁紅花以行之甚則或吐或利以逐之食鬱微則山查神麯以消之甚則上涌下利以去之皆宣劑也

通劑（之才）曰通可去滯通草防已之屬是也（完素）曰留而不行必通以行之如水病為痰澼之類以木通防已之屬攻其內則留者行也滑石茯苓芫花甘遂大戟牽牛之類是也（從正）曰通者流通也前後不得溲便宜木通海金沙琥珀大黃之屬通之痺痛鬱滯經隧不利亦宜通之（時珍）曰滯留滯也濕熱之邪留于氣分而為痛痺癃閉者宜淡味之藥上助肺氣下降通其小便而泄氣中之滯木通豬苓之類是也濕熱之邪留于血分而為痺痛腫注二便不通者宜苦寒之藥下引通其前後而泄血中之滯防已之類是也經曰味薄者通故淡味之藥謂之通劑

補劑（之才）曰補可去弱人參羊肉之屬是也（杲）曰人參甘溫能補氣虛羊肉甘熱能補血虛羊肉補形人參補氣凡氣味與二藥同者皆是也（從正）曰五臟各有補瀉五味各補其臟有表虛裏虛上虛下虛陰虛陽虛氣虛血虛經曰精不

曰】壅者，塞也；宣者，布也，散也。鬱塞之病，不升不降，傳化失常。或鬱久生病，或病久生鬱。必藥以宣布敷散之，如承流宣化之意，不獨涌越爲宣也。是以氣鬱有餘，則香附、撫芎之屬以開之，不足則補中益氣以運之。火鬱微則山巵、青黛以散之，甚則升陽解肌以發之。濕鬱則蒼朮、白芷之屬以燥之，甚則風藥以勝之。痰鬱微則南星、橘皮之屬以化之，甚則瓜蒂、藜蘆之屬以涌之。血鬱微則桃仁、紅花以行之，甚則或吐或利以逐之。食鬱微則山查、神麯以消之，甚則上涌下利以去之。皆宣劑也。

通劑。【之才曰】通可去滯，通草、防己之屬是也。【完素曰】留而不行，必通以行之，如水病爲痰澼之類，以木通、防己之屬攻其内則留者行也，滑石、伏苓、芫花、甘遂、大戟、牽牛之類是也。【從正曰】通者，流通也。前後不得溲便，宜木通、海金沙、琥珀、大黄之屬通之。痺痛鬱滯，經隧不利，亦宜通之。【時珍曰】滯，留滯也。濕熱之邪留于氣分而爲痛痺癃閉者，宜淡味之藥上助肺氣下降，通其小便，而洩氣中之滯，木通、猪苓之類是也。濕熱之邪留于血分而爲痺痛腫注、二便不通者，宜苦寒之藥下引，通其前後，而洩血中之滯，防己之類是也。經曰「味薄者通」，故淡味之藥謂之通劑。

補劑。【之才曰】補可去弱，人參、羊肉之屬是也。【杲曰】人參甘温，能補氣虚；羊肉甘熱，能補血虚。羊肉補形，人參補氣，凡氣味與二藥同者皆是也。【從正曰】五臟各有補瀉，五味各補其臟，有表虚、裏虚、上虚、下虚、陰虚、陽虚，氣虚、血虚。經曰：精不足者補之以味形不足者補之以氣五穀五菜五果五肉皆補養之物也（時珍曰）經云不足者補之又云虛則補其母生薑之辛補肝炒鹽之鹹補心甘草之甘補脾五味子之酸補肺黃蘗之苦補腎又如伏神之補心氣生地黃之補心血人參之補脾氣白芍藥之補脾血黃芪之補肺氣阿膠之補肺血杜仲之補腎氣熟地黃之補腎血芎藭之補肝氣當歸之補肝血之類皆補劑不特人參羊肉為補也

泄劑（之才曰）泄可去閉葶藶大黃之屬是也（杲曰）葶藶苦寒氣味俱厚不減大黃能泄肺中之閉又泄大腸大黃走而不守能泄血閉腸胃渣穢之物一泄氣閉利小便一泄血閉利大便凡與二藥同者皆然（從正曰）實則瀉之諸痛為實痛隨利減芒硝大黃牽牛甘遂巴豆之屬皆瀉劑也其催生下乳磨積逐水破經泄氣凡下行者皆下法也（時珍曰）去閉當作去實經云實者瀉之實則瀉其子是矣五臟五味皆有瀉不獨葶藶大黃也肝實瀉以芍藥之酸心實瀉以甘草之甘脾實瀉以黃連之苦肺實瀉以石膏之辛腎實瀉以澤瀉之鹹是矣

輕劑（之才曰）輕可去實麻黃葛根之屬是也（從正曰）風寒之邪始客皮膚頭痛身熱宜解其表內經所謂輕而揚之也癰瘡疥痤俱宜解表汗以泄之毒以熏之皆輕劑也凡薰洗蒸炙熨烙刺砭導引按摩皆汗法也（時珍曰）當作輕可去閉有表閉裏閉上閉下閉表閉者風寒傷營腠理閉密陽氣怫鬱不能外出而為發熱惡寒頭痛脊強諸病宜輕揚之劑

足者補之以味，形不足者補之以氣。五穀、五菜、五果、五肉，皆補養之物也。【時珍曰】經云：不足者補之。又云：虚則補其母。生薑之辛補肝，炒鹽之鹹補心，甘草之甘補脾，五味子之酸補肺，黄蘗之苦補腎。又如，伏神之補心氣，生地黄之補心血；人參之補脾氣，白芍藥之補脾血；黄芪之補肺氣，阿膠之補肺血；杜仲之補腎氣，熟地黄之補腎血；芎藭之補肝氣，當歸之補肝血之類，皆補劑。不特人參、羊肉爲補也。

洩劑。【之才曰】洩可去閉，葶藶、大黄之屬是也。【杲曰】葶藶苦寒，氣味俱厚，不減大黄，能洩肺中之閉，又泄大腸。大黄走而不守，能洩血閉、腸胃渣穢之物。一洩氣閉，利小便；一洩血閉，利大便。凡與二藥同者皆然。【從正曰】實則瀉之。諸痛爲實，痛隨利減。芒硝、大黄、牽牛、甘遂、巴豆之屬，皆瀉劑也。其催生下乳，磨積逐水，破經洩氣，凡下行者，皆下法也。【時珍曰】「去閉」當作「去實」。經云「實者瀉之」，「實則瀉其子」是矣。五臟五味皆有瀉，不獨葶藶、大黄也。肝實瀉以芍藥之酸，心實瀉以甘草之甘，脾實瀉以黄連之苦，肺實瀉以石膏之辛，腎實瀉以澤瀉之鹹，是矣。

輕劑。【之才曰】輕可去實，麻黄、葛根之屬是也。【從正曰】風寒之邪，始客皮膚，頭痛身熱，宜解其表，内經所謂「輕而揚之」也。癰瘡疥痤，俱宜解表，汗以泄之，毒以薰之，皆輕劑也。凡薰洗蒸炙，熨烙刺砭，導引按摩，皆汗法也。【時珍曰】當作「輕可去閉」。有表閉，裏閉，上閉，下閉。表閉者，風寒傷營，腠理閉密，陽氣怫鬱，不能外出，而爲發熱惡寒，頭痛脊强諸病，宜輕揚之劑發其汗而表自解也裏閉者火熱鬱抑津液不行皮膚乾閉而為肌熱煩熱頭痛目腫昏瞀瘡瘍諸病宜輕揚之劑以解其肌而火自散也上閉有二一則外寒內熱上焦氣閉發為咽喉閉痛之證宜辛凉之劑以揚散之則閉自開一則飲食寒冷抑遏陽氣在下發為胸膈痞滿閉塞之證宜揚其清而抑其濁則痞自泰也下閉亦有二有陽氣陷下發為裏急後重數至圊而不行之證但升其陽而大便自順所謂下者舉之也有燥熱傷肺金氣膹鬱竅閉于上而膀胱閉于下為小便不利之證以升麻之類探而吐之上竅通而小便自利矣所謂病在下取之上也

重劑（之才曰）重可去怯磁石鐵粉之屬是也（從正曰）重者鎮縋之謂也怯則氣浮如喪神守而驚悸氣上朱砂水銀沉香黃丹寒水石之倫皆體重也久病咳嗽涎潮于上形羸不可攻者以此縋之經云重者因而減之貴其漸也（時珍曰）重劑凡四有驚則氣亂而魂氣飛揚如喪神守者有怒則氣逆而肝火激烈病狂善怒者並鐵粉雄黃之類以平其肝有神不守舍而多驚健忘迷惑不寧者宜朱砂紫石英之類以鎮其心有恐則氣下精志失守而畏如人將捕者宜磁石沉香之類以安其腎大抵重劑壓浮火而墜痰涎不獨治怯也故諸風掉眩及驚癇痰喘之病吐逆不止及反胃之病皆浮火痰涎為害俱宜重劑以墜之

滑劑（之才曰）滑可去著冬葵子榆白皮之屬是也（完素曰）澀則氣著必滑劑以利之滑能養竅故潤利也（從正曰）大

發其汗，而表自解也。裏閉者，火熱鬱抑，津液不行，皮膚乾閉，而爲肌熱煩熱，頭痛目腫，昏瞀瘡瘍諸病，宜輕揚之劑以解其肌，而火自散也。上閉有二。一則外寒内熱，上焦氣閉，發爲咽喉閉痛之證，宜辛凉之劑以揚散之，則閉自開。一則飲食寒冷，抑遏陽氣在下，發爲胸膈痞滿閉塞之證，宜揚其清而抑其濁，則痞自泰也。下閉亦有二。有陽氣陷下，發爲裏急後重，數至圊而不行之證，但升其陽而大便自順，所謂下者舉之也。有燥熱傷肺，金氣膹鬱，竅閉于上，而膀胱閉于下，爲小便不利之證，以升麻之類探而吐之，上竅通而小便自利矣，所謂病在下取之上也。

重劑。【之才曰】重可去怯，磁石、鐵粉之屬是也。【從正曰】重者，鎮縋之謂也。怯則氣浮，如喪神守而驚悸氣上，朱砂、水銀、沉香、黄丹、寒水石之倫，皆體重也。久病咳嗽，涎潮于上，形羸不可攻者，以此縋之。經云：重者因而減之。貴其漸也。【時珍曰】重劑凡四。有驚則氣亂而魂氣飛揚，如喪神守者。有怒則氣逆而肝火激烈、病狂善怒者，並鐵粉、雄黄之類以平其肝。有神不守舍而多驚健忘、迷惑不寧者，宜朱砂、紫石英之類以鎮其心。有恐則氣下，精志失守而畏如人將捕者，宜磁石、沉香之類以安其腎。大抵重劑壓浮火而墜痰涎，不獨治怯也。故諸風掉眩及驚癇痰喘之病，吐逆不止及反胃之病，皆浮火痰涎爲害，俱宜重劑以墜之。

滑劑。【之才曰】滑可去著，冬葵子、榆白皮之屬是也。【完素曰】澀則氣著，必滑劑以利之。滑能養竅，故潤利也。【從正曰】大便燥結宜麻仁郁李之類小便淋瀝宜葵子滑石之類前後不通兩陰俱閉也名曰三焦約約者束也宜先以滑劑潤養其燥然後攻之時珍曰著者有形之邪留著于經絡臟腑之間也便尿濁帶痰涎胞胎癰腫之類是矣皆宜滑藥以引去其留著之物此與木通豬苓通以去滯相類而不同木通豬苓淡滲之物去濕熱無形之邪葵子榆皮甘滑之類去濕熱有形之邪故彼曰滯此曰著也大便澀者波稜牽牛之屬小便澀者車前榆皮之屬精竅澀者黄蘗葵花之屬胞胎澀者黄葵子王不留行之屬引痰涎自小便去者則半夏伏苓之屬引瘡毒自小便去者則五葉藤萱草根之屬皆滑劑也半夏南星皆辛而涎滑能洩濕氣通大便蓋辛能潤能走氣能化液也或以為燥物謬矣濕去則土燥非二物性燥也

澀劑之才曰澀可去脱牡蠣龍骨之屬是也完素曰滑則氣脱如開腸洞泄便溺遺失之類必澀劑以收斂之從正曰寝汗不禁澀以麻黄根防風滑泄不已澀以豆蔻枯礬木賊罌粟殼喘嗽上奔澀以烏梅訶子凡酸味同乎澀者收斂之義也然此種皆宜先攻其本而後收之可也時珍曰脱者氣脱也血脱也精脱也神脱也脱則散而不收故用酸澀温平之藥以斂其耗散汗出亡陽精滑不禁泄痢不止大便不固小便自遺久嗽亡津皆氣脱也下血不已崩中暴下諸大亡血皆血脱也牡蠣龍骨海螵蛸五倍子五味子烏梅榴皮訶黎勒罌粟殼蓮房棕灰赤石脂麻黄根之類皆澀藥也氣脱兼以氣藥血脱兼以血藥及兼氣藥氣者血之帥也脱陽者見鬼脱陰者目盲此神脱也非澀藥所能收也

便燥結，宜麻仁、郁李之類；小便淋瀝，宜葵子、滑石之類。前後不通，兩陰俱閉也，名曰三焦約。約者，束也。宜先以滑劑潤養其燥，然後攻之。【時珍曰】著者，有形之邪，留著于經絡臟腑之間也，便尿、濁帶、痰涎、胞胎、癰腫之類是矣，皆宜滑藥以引去其留著之物。此與木通、猪苓通以去滯相類而不同。木通、猪苓，淡洩之物，去濕熱無形之邪；葵子、榆皮，甘滑之類，去濕熱有形之邪。故彼曰滯，此曰著也。大便澀者，波稜、牽牛之屬；小便澀者，車前、榆皮之屬；精竅澀者，黄蘗、葵花之屬；胞胎澀者，黄葵子、王不留行之屬；引痰涎自小便去者，則半夏、伏苓之屬；引瘡毒自小便去者，則五葉藤、萱草根之屬，皆滑劑也。半夏、南星皆辛而涎滑，能洩濕氣、通大便。蓋辛能潤，能走氣，能化液也。或以爲燥物，謬矣。濕去則土燥，非二物性燥也。

澀劑。

【之才曰】澀可去脱，牡蠣、龍骨之屬是也。【完素曰】滑則氣脱，如開腸洞泄，便溺遺失之類，必澀劑以收斂之。【從正曰】寢汗不禁，澀以麻黄根、防風。滑泄不已，澀以豆蔻、枯礬、木賊、罌粟殼。喘嗽上奔，澀以烏梅、訶子。凡酸味同乎澀者，收斂之義也。然此種皆宜先攻其本，而後收之可也。【時珍曰】脱者，氣脱也，血脱也，精脱也，神脱也。脱則散而不收，故用酸澀温平之藥，以斂其耗散。汗出亡陽，精滑不禁，泄痢不止，大便不固，小便自遺，久嗽亡津，皆氣脱也。下血不已，崩中暴下，諸大亡血，皆血脱也。牡蠣、龍骨、海螵蛸、五倍子、五味子、烏梅、榴皮、訶黎勒、罌粟殼、蓮房、椶灰、赤石脂、麻黄根之類，皆澀藥也。氣脱兼以氣藥，血脱兼以血藥及兼氣藥，氣者血之帥也。脱陽者見鬼，脱陰者目盲，此神脱也，非澀藥所能收也。

燥劑（之才曰燥可去濕桑白皮赤小豆之屬是也（完素曰濕氣淫勝腫滿脾濕必燥劑以除之桑皮之屬濕勝于上以苦吐之以淡滲之是也（從正曰積寒久冷吐利腥穢上下所出水液澄澈清冷此大寒之病宜薑附胡椒輩以燥之若病濕氣則白朮陳皮木香蒼朮之屬除之亦燥劑也而黃連黃蘗梔子大黃其味皆苦苦屬火皆能燥濕此內經之本旨也豈獨薑附之儔為燥劑乎（好古曰濕有在上在中在下在經在皮在裏（時珍曰濕有外感有內傷外感之濕雨露嵐霧地氣水濕襲于皮肉筋骨經絡之間內傷之濕生于水飲酒食及脾弱腎強固不可一例言也故風藥可以勝濕燥藥可以除濕淡藥可以滲濕泄小便可以引濕利大便可以逐濕吐痰涎可以祛濕濕而有熱苦寒之劑燥之濕而有寒辛熱之劑燥之不獨桑皮小豆為燥劑也濕去則燥故謂之燥

濕劑（之才曰濕可去枯白石英紫石英之屬是也（從正曰濕者潤濕也雖與滑類少有不同經云辛以潤之辛走氣能化液故也鹽消味雖鹹屬真陰之水誠濡枯之上藥也人有枯涸皴揭之病非獨金化蓋有火以乘之故非濕劑不能愈（完素曰津耗為枯五臟痿弱榮衛涸流必濕劑以潤之（好古曰有減氣而枯有減血而枯（時珍曰濕劑當作潤劑枯者燥也陽明燥金之化秋令也風熱怫甚則血液枯涸而為燥病上燥則渴下燥則結筋燥則強皮燥則揭肉燥則裂骨燥則枯肺燥則痿腎燥則消凡麻仁阿膠膏潤之屬皆潤劑也養血則當歸地黃之屬生津則麥門冬栝樓根之屬益精

燥劑。【之才曰】燥可去濕，桑白皮、赤小豆之屬是也。【完素曰】濕氣淫勝，腫滿脾濕，必燥劑以除之，桑皮之屬。濕勝于上，以苦吐〔一〕之，以淡滲之是也。【從正曰】積寒久冷，吐利腥穢，上下所出水液澄澈清冷，此大寒之病，宜薑、附、胡椒輩以燥之。若病濕氣，則白术、陳皮、木香、蒼术之屬除之，亦燥劑也。而黄連、黄蘗、巵子、大黄，其味皆苦，苦屬火，皆能燥濕，此内經之本旨也，豈獨薑、附之儔爲燥劑乎。【好古曰】濕有在上、在中、在下、在經、在皮、在裏。【時珍曰】濕有外感，有内傷。外感之濕，雨露嵐霧，地氣水濕，襲于皮肉筋骨經絡之間；内傷之濕，生于水飲酒食及脾弱腎强，固不可一例言也。故風藥可以勝濕，燥藥可以除濕，淡藥可以滲濕，泄小便可以引濕，利大便可以逐濕，吐痰涎可以祛濕。濕而有熱，苦寒之劑燥之；濕而有寒，辛熱之劑燥之，不獨桑皮、小豆爲燥劑也。濕去則燥，故謂之燥。

潤劑。【之才曰】濕可去枯，白石英、紫石英之屬是也。【從正曰】濕者，潤濕也。雖與滑類，少有不同。經云「辛以潤之」，辛主走氣、主化液故也。鹽、消味雖鹹，屬真陰之水，誠濡枯之上藥也。人有枯涸皴揭之病，非獨金化，蓋有火以乘之，故非濕劑不能愈。【完素曰】津耗爲枯。五臟痿弱，榮衛涸流，必濕劑以潤之。【好古曰】有减氣而枯，有减血而枯。【時珍曰】濕劑當作潤劑。枯者燥也。陽明燥金之化，秋令也，風熱怫甚，則血液枯涸而爲燥病。上燥則渴，下燥則結，筋燥則强，皮燥則揭，肉燥則裂，骨燥則枯，肺燥則痿，腎燥則消。凡麻仁、阿膠膏潤之屬，皆潤劑也。養血則當歸、地黄之屬，生津則麥門冬、栝樓根之屬，益精

〔一〕吐：保命集卷上本草论原作「燥」。

則蓯蓉枸杞之屬若但以石英爲潤藥則偏矣古人以服石爲滋補故爾

劉完素曰制方之體欲成七方十劑之用者必本于氣味也寒熱温凉四氣生于天酸苦辛鹹甘淡六味成乎地是以有形爲味無形爲氣氣爲陽味爲陰陽氣出上竅陰味出下竅氣化則精生味化則形長故地產養形形不足者温之以氣天產養精精不足者補之以味辛甘發散爲陽酸苦涌泄爲陰鹹味涌泄爲陰淡味滲泄爲陽辛散酸收甘緩苦堅鹹耎各隨五臟之病而制藥性之品味故方有七劑有十方不七不足以盡方之變劑不十不足以盡劑之用方不對證非方也劑不蠲疾非劑也此乃太古先師設繩墨而取曲直叔世方士乃出規矩以爲方圓夫物各有性制而用之變而通之施于品劑其功用豈有窮哉如是有因其性爲用者有因其

則蓯蓉、枸杞之屬。若但以石英爲潤藥則偏矣，古人以服石爲滋補故爾。

劉完素曰：制方之體，欲成七方十劑之用者，必本于氣味也。寒、熱、温、凉，四氣生于天；酸、苦、辛、鹹、甘、淡，六味成乎地。是以有形爲味，無形爲氣。氣爲陽，味爲陰。陽氣出上竅，陰味出下竅。氣化則精生，味化則形長。故地産養形，形不足者温之以氣；天産養精，精不足者補之以味。辛甘發散爲陽，酸苦涌泄爲陰；鹹味涌泄爲陰，淡味滲洩爲陽。辛散、酸收、甘緩、苦堅、鹹耎，各隨五臟之病，而制藥性之品味。故方有七，劑有十。方不七，不足以盡方之變；劑不十，不足以盡劑之用。方不對證，非方也；劑不蠲疾，非劑也。此乃太古先師，設繩墨而取曲直；叔世方士，乃出規矩以爲方圓。夫物各有性，制而用之，變而通之，施于品劑，其功用豈有窮哉。如是有因其性爲用者，有因其

所勝而爲制者有氣同則相求者有氣相剋則相制者有氣
有餘而補不足者有氣相感則以意使者有質同而性異者
有名異而實同者故蛇之性上竄而引藥蟬之性外脫而退
翳虻飲血而用以治血鼠善穿而用以治漏所謂因其性而
爲用者如此弩牙速產以機發而不括也杵糠下噎以杵築
下也所謂因其用而爲使者如此浮萍不沉水可以勝酒獨
活不搖風可以治風所謂因其所勝而爲制也如此麻木穀
而治風豆水穀而治水所謂氣相同則相求者如此牛土畜
乳可以止渴疾豕水畜心可以鎮恍惚所謂因其氣相剋則
相制也如此熊肉振羸兎肝明視所謂其氣有餘補不足也
如此鯉之治水鶩之利水所謂因其氣相感則以意使者如
此蜜成於蜂蜜溫而蜂寒油生於麻麻溫而油寒茲同質而

所勝而爲制者，有氣同則相求者，有氣相剋則相制者，有氣有餘而補不足者，有氣相感則以意使者，有質同而性異者，有名異而實同者。故蛇之性上竄而引藥，蟬之性外脱而退翳，虻飲血而用以治血，鼠善穿而用以治漏，所謂因其性而爲用者如此。弩牙速産，以機發而不括也；杵糠下噎，以杵築下也。所謂因其用而爲使者如此。浮萍不沉水，可以勝酒；獨活不揺風，可以治風。所謂因其所勝而爲制也如此。麻，木穀而治風；豆，水穀而治水。所謂氣相同則相求者如此。牛，土畜，乳可以止渴疾；豕，水畜，心可以鎮恍惚。所謂因其氣相剋則相制也如此。熊肉振羸，兔肝明視，所謂其氣有餘補不足也如此。鯉之治水，鶩之利水，所謂因其氣相感則以意使者如此。蜜成於蜂，蜜温而蜂寒；油生於麻，麻温而油寒。兹同質而異性也蘼蕪生於芎藭蓬蘽生於覆盆茲名異而實同者也所以如此之類不可勝舉故天地賦形不離陰陽形色自然皆有法象毛羽之類生於陽而屬於陰鱗甲之類生於陰而屬於陽空青法木色青而主肝丹砂法火色赤而主心雲母法金色白而主肺磁石法水色黑而主腎黄石脂法土色黄而主脾故觸類而長之莫不有自然之理也欲爲醫者上知天文下知地理中知人事三者俱明然後可以語人之疾病不然則如無目夜遊無足登涉動致顛殞而欲愈疾者未之有也

雷斅炮炙論序曰若夫世人使藥豈知自有君臣既辨君臣寧分相制秪如𣯛毛（今盐草也）霑溺立銷班腫之毒象膽揮黏乃知藥有情異鮭魚插樹立便乾枯用狗塗之（以犬膽灌之插魚處立如故也）

異性也。蘼蕪生於芎藭，蓬虆生於覆盆，兹名異而實同者也。所以如此之類，不可勝舉。故天地賦形，不離陰陽；形色自然，皆有法象。毛羽之類，生於陽而屬於陰；鱗甲之類，生於陰而屬於陽。空青法木，色青而主肝；丹砂法火，色赤而主心；雲母法金，色白而主肺；磁石法水，色黑而主腎；黄石脂法土，色黄而主脾。故觸類而長之，莫不有自然之理也。欲爲醫者，上知天文，下知地理，中知人事，三者俱明，然後可以語人之疾病。不然，則如無目夜遊，無足登涉，動致顛殞，而欲愈疾者，未之有也。

雷斅炮炙論序曰：若夫世人使藥，豈知自有君臣。既辨君臣，寧分相制。秖如栨毛今鹽草也。沾溺，立銷班腫之毒；象膽揮黏，乃知藥有情異。鮭魚插樹，立便乾枯。用狗塗之，以犬膽灌之，插魚處立如故也。

聖石、光明塩也見于十一卷

水下作大作
火作汞

邦當榮盛無名〔無名異形似玉柳石又如石灰味別〕止楚截指而似去甲毛聖
石開盲明目而如雲離日當歸止血破血頭尾効各不同〔頭止
血尾破血〕蕤子熟生足睡不眠立據弊箄淡鹵〔常使者甑中箄能淡塩味〕如酒
霑交〔今蠶記繳枝又云交加枝〕鐵遇神砂如泥似粉石經鶴糞化作塵飛
㭝見橘花似髓斷絃折劔遇鸞血而如初〔以鸞血燒作膠粘折處鐵物永不斷〕
海竭江枯投游波〔鷰子是也〕而立泛令鉛拒火須仗修天〔今呼為補天石〕
如要形堅豈忘紫背〔有紫背天葵如常食葵菜紙是背紫面青能堅鉛形〕留砒住鼎全
賴宗心〔別有宗心草今呼石竹不是食者粳米恐誤其草出欵州生處多虫獸〕雌得芹花〔其草名為立起〕
〔其形如芍藥花色青可長三尺已來葉上黄斑色味若澁堪用煑雌黄立住火〕立便成庚硇遇赤鬚
〔其草名赤鬚今呼為虎鬚草是用煑硇砂即生火〕水留金鼎水中生火非猾髓而莫
能〔海中有獸名曰猾以髓入在油中粘水水中火生不可救之用酒噴之即止勿於屋下收〕長齒生牙賴
雄鼠之骨末〔其齒若年多不生者取雄鼠脊骨作末揩折處齒立生如故〕髮眉墮落塗半

却當榮盛。無名無名異形似玉柳石〔一〕，又如石炭〔二〕，味别。止楚，截指而似去甲毛；聖石開盲，明目而如雲離日。當歸止血破血，頭尾效各不同。頭止血，尾破血。蕤子熟、生，足睡、不眠立據。弊箄〔三〕淡鹵，常使者甑中箄，能淡鹽味，如酒霑交。今蜜枳〔四〕繳枝，又云交加枝。鐵遇神砂，如泥似粉。石經鶴糞，化作塵飛。㭊見橘，花似髓。斷絃折劍，遇鸞血而如初；以鸞血煉〔五〕作膠，粘折處，鐵物永不斷。海竭江枯，投游波燕子是也。而立泛。今鈆拒火，須仗修天；今呼爲補天石。如要形堅，豈忘紫背。有紫背天葵，如常食葵菜，秖是背紫面青，能堅鈆形。留砒住鼎，全賴宗心。别有宗心草，今呼石竹，不是食者糉心，恐誤。其草出欶州，生處多蟲獸。雌得芹花，其草名爲立起，其形如芍藥，花色青，可長三尺已來，葉上黄班色，味苦澀，堪用煮雌黄，立住火。立便成庚〔六〕；硇遇赤鬚，其草名赤鬚，今呼爲虎鬚草是，用煮硇砂即生火。水留金鼎。水中生火，非猾〔七〕髓而莫能；海中有獸名曰猾，以髓入在油中，其油〔八〕粘水，水中火生，不可救之，用酒噴之即止。勿於屋下收。長齒生牙，賴雄鼠之骨末。其齒若折〔九〕，年多不生者，取雄鼠脊骨作末，揩折處，齒立生如故。髮眉墮落，塗半

〔一〕石：原作「面」。今據證類卷一雷公炮炙論序改。
〔二〕炭：原作「灰」。證類卷三無名異云「狀如黑石炭」。「炭」字義長，今據改。
〔三〕箄：原作「箄」。説文竹部：「箄，篧罩。」即小篩子。又：「箅，蔽也，所以蔽甑底。」故甑中箅當取後者。今據改。下同徑改。
〔四〕枳：原作「祝」。今據證類卷一引雷公炮炙論序改。
〔五〕煉：原作「燒」。今據改同上。
〔六〕庚：原作「庚」。今據改同上。
〔七〕猾：本書依政和（成化系統）本。大觀、政和（晦明軒本）作「猾」。下同。
〔八〕其油：原脱。今據證類卷一引雷公炮炙論序補。
〔九〕折：原脱。今據補同上。

序文作竹

夏而立生眉髮墮落者以生半夏莖杵之取涎塗髮落處立生目辟眼䀹有五花而自正五加皮其葉有雄雌三葉為雄五葉為雌須使五葉者作末酒浸飲之其目䀹者正腳生肉栨裩繫菪根腳有肉栨者取莨菪根於裩帶上繫之感應永不痛囊皺漩多夜煎竹木多小便者夜煎萆薢一片服之永不夜起也體寒腹大全賴鸕鷀若患腹大如鼓米飲調鸕鷀末服立枯如故也血泛經過飲調瓜子甜瓜子內仁搗作末去油飲調服之立絕咳逆數數酒服熟雄天雄炮過以酒調一錢服立定也遍體疹風冷調生側附子傍生者為側子作末冷酒服立瘥也腸虛瀉痢須假草零搗五倍子作末以熟水下之立止也久渴心煩宜投竹瀝除癥去塊全仗硝硇硝硇即硇砂硝石二味於乳鉢中研作粉同鍛了酒服神効也益食加觴須煎蘆朴不食者并飲酒少者煎逆水蘆根并厚朴二味湯服強筋健骨須是蓯鱓蓯蓉并鱓魚二味作末以黃精汁丸服之可力倍常也出乾寧記中駐色延年精蒸神錦黃精自然汁拌細研神錦於柳木甑中蒸七日了以木蜜丸服顏貌可如幼女之容色也知瘡所在口點陰膠陰膠即是甑中氣垢少許於口中可知臟腑所起直至住處知痛乃可醫也產後肌浮甘皮酒服

夏而立生：眉髮墮落者，以生半夏莖杵〔一〕之取涎，塗髮落處立生。目辟眼瞴，有五花而自正。五加皮，其葉有雄雌，三葉爲雄，五葉爲雌，須使五葉者。作末酒浸飲之，其目瞴者正。脚生肉枕，裩繫菪根：脚有肉枕者，取莨菪根於裩帶上繫之，感應永不痛。囊皺漩多，夜煎竹木。多小便者，夜煎萆薢一件〔二〕服之，永不夜起也。體寒腹大，全賴鸕鷀：若患腹大如鼓，米飲調鸕鷀末服，立枯如故也。血泛經過，飲調瓜子。甜瓜子內仁擣作末，去油，飲調服之，立絶。咳逆數數，酒服熟雄：天雄炮過，以酒調一錢服，立定也。遍體癮風，冷調生側。附子旁生者爲側子，作末冷酒服，立差也。腸虛瀉痢，須假草零：擣五倍子作末，以熟水下之，立止也。久渴心煩，宜投竹瀝。除癥去塊，全仗硝、硇：硝、硇即硇砂、硝石二味，於乳鉢中研作粉，同鍛了，酒服，神效也。益食加觴，須煎蘆〔三〕、朴。不食者，并飲酒少者，煎逆水蘆根并厚朴二味湯服。强筋健骨，須是蓯、鱓。蓯蓉并鱓魚二味，作末，以黄精汁丸服之，可力倍常十〔四〕也。出乾寧記中。駐色延年，精蒸神錦。黄精自然汁拌細研神錦，於柳木甑中蒸七日了，以木蜜丸服，顔貌可如幼女之容色也。知瘡所在，口點陰膠。陰膠即甑中氣垢，少許於口中，可知臟腑所起，直至住處。知痛，乃可醫也。産後肌浮，甘皮酒服。

〔一〕杵：證類卷一引雷公炮炙論序作「煉」。「杵」亦通。
〔二〕件：原作「片」。今據證類卷一引雷公炮炙論序改。
〔三〕蘆：原作「盧」。今據改同上。下同徑改。
〔四〕十：原脱。今據補同上。

產後肌浮酒服井皮立愈口瘡舌拆立愈黄蘇（口瘡舌拆以根黄塗 蘇灸作末含之立差）腦痛欲亡鼻投硝末（頭痛者以硝石作末內鼻中立止）心痛欲死速覓延胡（以延胡索作散酒服之立愈）如斯百種是藥之功某忝遇明時謬看醫理雖尋法難可窮微略陳藥餌之功能豈溺仙人之要術其制藥炮熬煮炙不能記年月哉欲審元由須看海集某不量短見直録炮熬煮炙列藥制方分爲上中下三卷有三百件名具陳于後

氣味陰陽

陰陽應象論曰積陽爲天積陰爲地陰靜陽躁陽生陰長陽殺陰藏陽化氣陰成形陽爲氣陰爲味味歸形形歸氣氣歸精精歸化精食氣形食味化生精氣生形味傷形氣傷精精化爲氣氣傷於味陰味出下竅陽氣出上竅清陽發腠理濁

產後肌浮，酒服甘皮立愈。口瘡舌拆，立愈黄蘇。口瘡舌拆，以根黄塗蘇炙作末，含之立差。腦痛欲亡，鼻投硝末。頭痛者，以硝石作末内鼻中，立止。心痛欲死，速覓延胡。以延胡索作散，酒服之立愈。如斯百種，是藥之功。某忝遇明時，謬看醫理，雖尋聖[一]法，難可窮微。略陳藥餌之功能，豈溺仙人之要術。其制藥炮、熬、煮、炙，不能記年月哉。欲審元由，須看海集。某不量短見，直録炮、熬、煮、炙，列藥制方，分爲上、中、下三卷，有三百件名，具陳于後。

氣味陰陽

陰陽應象論曰：積陽爲天，積陰爲地。陰静陽躁，陽生陰長，陽殺陰藏。陽化氣，陰成形。陽爲氣，陰爲味。味歸形，形歸氣，氣歸精，精歸化。精食氣，形食味，化生精，氣生形。味傷形，氣傷精，精化爲氣，氣傷於味。陰味出下竅，陽氣出上竅。清陽發腠理，濁

〔一〕聖：原脱。今據證類卷一引雷公炮炙論序補。

陰走五臟，清陽實四肢，濁陰歸六腑。味厚者爲陰，薄者爲陰中之陽；氣厚者爲陽，薄者爲陽中之陰。味厚則泄，薄則通；氣薄則發泄，厚則發熱。辛甘發散爲陽，酸苦涌泄爲陰；鹹味涌泄爲陰，淡味滲洩爲陽。六者或收或散，或緩或急，或潤或燥，或耎或堅，以所利而行之，調其氣使之平也。〔元素曰〕清之清者發腠理，清之濁者實四肢；濁之濁者歸六腑，濁之清者走五臟。附子氣厚，爲陽中之陽；大黃味厚，爲陰中之陰；伏苓氣薄，爲陽中之陰，所以利小便，入手太陽，不離陽之體也；麻黃味薄，爲陰中之陽，所以發汗，入手太陰，不離陰之體也。凡同氣之物必有諸味，同味之物必有諸氣，氣味各有厚薄，故性用不等。〔杲曰〕味之薄者則通，酸苦鹹平是也；味之厚者則泄，鹹苦酸寒是也。氣之厚者發熱，辛甘溫熱是也；氣之薄者滲泄，甘淡平涼是也。滲謂小汗，泄謂利小便也。〔宗奭曰〕天地既判，生萬物者五氣耳。五氣定位則五味生，五味生則生成，故曰生物者氣也，成之者味也。以奇生則成而耦，以耦生則成而奇。寒氣堅，故其味可用以耎；熱氣耎，故其味可用以堅；風氣散，故其味可用以收；燥氣收，故其味可用以散。土者中氣之所生，中氣則無所不和，故其味可用以緩。氣堅則壯，故苦可以養氣；脉耎則和，故鹹可以養脉；骨收則強，故酸可以養骨；筋散則不攣，故辛可以養筋；肉陰走五臟；清陽實四肢，濁陰歸六腑。味厚者爲陰，薄者爲陰中之陽。氣厚者爲陽，薄者爲陽中之陰。味厚則泄，薄則通；氣薄則發泄，厚則發熱。辛甘發散爲陽，酸苦涌泄爲陰；鹹味涌泄爲陰，淡味滲泄爲陽。六者或收，或散，或緩，或急，或潤，或燥，或耎，或堅，以所利而行之，調其氣，使之平也。

【元素曰】清之清者發腠理，清之濁者實四肢；濁之濁者歸六腑，濁之清者走五臟。附子氣厚，爲陽中之陽；大黄味厚，爲陰中之陰。茯苓氣薄，爲陽中之陰，所以利小便，入手太陽，不離陽之體也；麻黄味薄，爲陰中之陽，所以發汗，入手太陰，不離陰之體也。凡同氣之物必有諸味，同味之物必有諸氣。氣味各有厚薄，故性用不等。【杲曰】味之薄者則通，酸苦鹹平是也。味之厚者則泄，鹹苦酸寒是也。氣之厚者發熱，辛甘温熱是也。氣之薄者滲泄，甘淡平凉是也。滲謂小汗，泄謂利小便也。【宗奭曰】天地既判，生萬物者，五氣耳。五氣定位，則五味生。故曰生物者氣也，成之者味也。以奇生則成而耦，以耦生則成而奇。寒氣堅，故其味可用以耎；熱氣耎，故其味可用以堅；風氣散，故其味可用以收；燥氣收，故其味可用以散。土〔一〕者，冲氣之所生，冲氣則無所不和，故其味可用以緩。氣堅則壯，故苦可以養氣。脉耎則和，故鹹可以養脉。骨收則强，故酸可以養骨。筋散則不攣，故辛可以養筋。肉

〔一〕土：原作「上」。今據證類卷一引衍義序例改。

緩則不熱故丹可以養肉堅之而後可以耎收之而後可以
散欲緩則用甘不欲則弗用用之不可太過太過亦病矣古
之養生治疾者必先通乎此
否則能已人之疾者蓋寡矣

李杲曰夫藥有温凉寒熱之氣辛甘淡酸苦鹹之味也升降浮沉之相互厚薄陰陽之不同一物之内氣味兼有一藥之中理性具焉或氣一而味殊或味同而氣異氣象天温熱者天之陽凉寒者天之陰天有陰陽風寒暑濕燥火三陰三陽上奉之也味象地辛甘淡者地之陽酸苦鹹者地之陰地有陰陽金木水火土生長化收藏下應之氣味薄者輕清成象本乎天者親上也氣味厚者重濁成形本乎地者親下也（好古

曰本草之味有五氣有四然一味之中有四氣如辛味則石膏寒桂附熱半夏温薄荷凉之類是也夫氣者天也温熱天之陽寒凉天之陰陽則升陰則降味者地也辛甘淡地之陽酸苦鹹地之陰陽則浮陰則沉有使氣者使味者氣味俱使者先使氣而後使味者先使味而後使氣者有一物一味者一物三味者一物一氣者一物二氣者或生熟異氣味或根

緩則不壅，故甘可以養肉。堅之而後可以耎，收之而後可以散。欲緩則用甘，不欲則弗用。用之不可太過，太過亦病矣。古之養生治疾者，必先通乎此，否則能已人之疾者蓋寡矣。

李杲曰：夫藥有温、凉、寒、熱之氣，辛、甘、淡、酸、苦、鹹之味也。升、降、浮、沉之相互，厚、薄、陰、陽之不同。一物之内，氣味兼有；一藥之中，理性具焉。或氣一而味殊，或味同而氣異。氣象天，温熱者天之陽，凉寒者天之陰。天有陰陽，風、寒、暑、濕、燥、火，三陰、三陽上奉之也。味象地，辛、甘、淡者地之陽，酸、苦、鹹者地之陰；地有陰陽，金、木、水、火、土，生、長、化、收、藏下應之。氣味薄者，輕清成象，本乎天者親上也；氣味厚者，重濁成形，本乎地者親下也。【好古曰】本草之味有五，氣有四。然一味之中有四氣，如辛味則石膏寒，桂、附熱，半夏温，薄荷凉之類是也。夫氣者天也，温熱天之陽，寒凉天之陰。陽則升，陰則降。味者地也，辛、甘、淡地之陽，酸、苦、鹹地之陰。陽則浮，陰則沉。有使氣者，使味者，氣味俱使者，先使氣而後使味者，先使味而後使氣者。有一物一味者，一物三味者；一物一氣者，一物二氣者。或生熟異氣味，或根苗異氣味或温多而成熱或凉多而成寒或寒熱各半而成温或熱者多寒者少寒不爲之寒或寒者多熱者少熱不爲之熱不可一途而取也或寒熱各半晝服則從熱之屬而升夜服則從寒之屬而降或晴則從熱陰則從寒變化不一如此况四時六位不同五運六氣各異可以輕用爲哉

六節臟象論云天食人以五氣地食人以五味五氣入鼻藏於心肺上使五色修明音聲能彰五味入口藏于腸胃味有所藏以養五氣氣和而生津液相成神乃自生又曰形不足者温之以氣精不足者補之以味王冰曰五氣者臊氣奏肝焦氣奏心香氣奏脾腥氣奏肺腐氣奏腎也心榮色肺主音故氣藏于肺而明色彰聲也氣爲水之母故味藏于腸胃而養五氣孫思邈曰精以食氣氣養精以榮色形以食味味養形以生力精順五氣以靈形受五味以成形食氣相反則傷精食味不調則損形是以聖人先用食禁以存生後制藥以防命氣味温補以存精形

五味宜忌

陰陽應象大論　藏氣法時論

岐伯曰木生酸火生苦土生甘金生辛水生鹹辛散酸收甘

苗異氣味。或温多而成熱，或凉多而成寒，或寒熱各半而成温。或熱者多，寒者少，寒不爲之寒；或寒者多，熱者少，熱不爲之熱，不可一途而取也。或寒熱各半，晝服則從熱之屬而升，夜服則從寒之屬而降。或晴則從熱，陰則從寒。變化不一如此，况四時六位不同，五運六氣各異，可以輕用爲哉。

六節臟象論云：天食人以五氣，地食人以五味。五氣入鼻，藏於心肺，上使五色修明，音聲能彰。五味入口，藏于腸胃。味有所藏，以養五氣。氣和而生，津液相成，神乃自生。又曰：形不足者，温之以氣；精不足者，補之以味。【王冰曰】五氣者，臊氣凑肝，焦氣凑心，香氣凑脾，腥氣凑肺，腐氣凑腎也。心榮色，肺主音，故氣藏于心〔一〕肺而明色彰聲也。氣爲水之母，故味藏于腸胃而養五氣。【孫思邈曰】精以食氣，氣養精以榮色；形以食味，味養形以生力。精順五氣以靈，形受五味以成。若食氣相反則傷精，食味不調則損形。是以聖人先用食禁以存生，後制藥物以防命。氣味温補，以存精形。

五味宜忌

岐伯曰：木生酸，火生苦，土生甘，金生辛，水生鹹。辛散，酸收，甘

〔一〕心：原脱。今據素問六節藏象論王冰注補。

此段文義多差互吳本卷五味篇可參考

緩若堅鹹耎毒藥攻邪五穀爲養五果爲助五畜爲益五菜爲充氣合而服之以補精益氣此五味各有所利四時五臟病隨所宜也又曰陰之所生本在五味陰之五宫傷在五味骨正筋柔氣血以流腠理以密骨氣以清長有天命又曰聖人春夏養陽秋冬養陰以從其根二氣常存春食凉夏食寒以養陽秋食温冬食熱以養陰

五欲肝欲酸心欲苦脾欲甘肺欲辛腎欲鹹此五味合五臟之氣也

五宜青色宜酸肝病宜食麻犬李韭赤色宜苦心病宜食麥羊杏薤黄色宜甘脾病宜食粳牛棗葵白色宜辛肺病宜食黄黍雞桃葱黑色宜鹹腎病宜食大豆黄卷猪栗藿

酸

五禁肝病禁辛宜食甘粳牛棗葵心病禁鹹宜食酸麻犬李韭脾病禁酸宜食鹹大豆豕栗藿肺病禁苦宜食麥羊杏薤腎病禁甘宜食辛黄黍雞桃葱思邈曰春宜省酸增甘以養脾夏宜省苦增辛以養肺秋宜省辛增酸以養肝冬宜省鹹增苦以養心四季宜省甘增鹹以養腎時珍曰五欲者五味入胃喜歸本臟有餘之病宜本味以通之五禁者五臟

緩，苦堅，鹹耎。毒藥攻邪，五穀爲養，五果爲助，五畜爲益，五菜爲充，氣味〔一〕合而服之，以補精益氣。此五味各有所利，四時五臟，病隨所宜也。又曰：陰之所生，本在五味；陰之五宮，傷在五味。骨正筋柔，氣血以流，腠理以密，骨氣以清，長有天命。又曰：聖人春夏養陽，秋冬養陰，以從其根，二氣常存。春食凉，夏食寒，以養陽；秋食温，冬食熱，以養陰。

五欲。肝欲酸，心欲苦，脾欲甘，肺欲辛，腎欲鹹，此五味合五臟之氣也。

五宜。青色宜酸，肝病宜食麻、犬、李、韭。赤色宜苦，心病宜食麥、羊、杏、薤。黄色宜甘，脾病宜食粳、牛、棗、葵。白色宜辛，肺病宜食黄黍、雞、桃、葱。黑色宜鹹，腎病宜食大豆黄卷、猪、栗、藿。

五禁。肝病禁辛，宜食甘，粳、牛、棗、葵。心病禁鹹，宜食酸，麻、犬、李、韭。脾病禁酸，宜食鹹，大豆、豕、栗、藿。肺病禁苦，宜食麥、羊、杏、薤。腎病禁甘，宜食辛，黄黍、雞、桃、葱。【思邈曰】春宜省酸增甘以養脾，夏宜省苦增辛以養肺，秋宜省辛增酸以養肝，冬宜省鹹增苦以養心，四季宜省甘增鹹以養腎。【時珍曰】五欲者，五味入胃，喜歸本臟，有餘之病，宜本味以通之。五禁者，五臟

〔一〕味：原脱。今據素問藏氣法時論補。

主氣通天論
五藏生成篇

凝字上有凝字

不足之病，畏其所勝，而宜其所不勝也。

五走 酸走筋，筋病毋多食酸，多食令人癃。酸氣澀收，胞得酸而縮卷，故水道不通也。苦走骨，骨病毋多食苦，多食令人變嘔。苦入下脘，三焦皆閉，故變嘔也。甘走肉，肉病毋多食甘，多食令人悗心。甘氣柔潤，胃柔則緩，緩則蟲動，故悗心也。辛走氣，氣病毋多食辛，多食令人洞心。辛走上焦，與氣俱行，久留心下，故同心也。鹹走血，血病毋多食鹹，多食令人渴。血與鹹相得則凝，則胃汁注之，故咽路焦而舌本乾。○九鍼論作鹹走骨，骨病毋多食鹹；苦走血，血病毋多食苦。

五傷 酸傷筋，辛勝酸。苦傷氣，鹹勝苦。甘傷肉，酸勝甘。辛傷皮毛，苦勝辛。鹹傷血，甘勝鹹。

五過 味過于酸，肝氣以津，脾氣乃絕，肉胝傷腸而脣揭。味過于苦，脾氣不濡，胃氣乃厚，皮槁而毛拔。味過于甘，心氣喘滿，色黑，腎氣不平，骨痛而髮落。味過于辛，筋脉沮絕，精神乃失，筋急而爪枯。味過于鹹，大骨氣勞，短，心氣抑，脉凝澁而變色。〔時珍曰〕五走、五傷者，本臟之味自傷也，即陰之五宮傷在五味也。五過者，本臟之味伐其所勝也，即臟氣偏勝也。

五味偏勝

岐伯曰：五味入胃，各歸所喜。酸先入肝，苦先入心，甘先入脾，辛先入肺，鹹先入腎。久而增氣，物化之常；氣增而久，夭之由不足之病，畏其所勝，而宜其所不勝也。

五走。酸走筋，筋病毋多食酸，多食令人癃。酸氣濇收，胞得酸而縮卷，故水道不通也。苦走骨，骨病毋多食苦，多食令人變嘔。苦入下脘，三焦皆閉，故變嘔也。甘走肉，肉病毋多食甘，多食令人悗心。甘氣柔潤，胃柔則緩，緩則蟲動，故悗心也。辛走氣，氣病毋多食辛，多食令人洞心。辛走上焦，與氣俱行，久留心下，故洞〔一〕心也。鹹走血，血病毋多食鹹，多食令人渴。血與鹹相得則凝，凝〔二〕則胃汁注之，故咽路焦而舌本乾。○九鍼論作：鹹走骨，骨病毋多食鹹。苦走血，血病毋多食苦。

五傷。酸傷筋，辛勝酸。苦傷氣，鹹勝苦。甘傷肉，酸勝甘。辛傷皮毛，苦勝辛。鹹傷血，甘勝鹹。

五過。味過于酸，肝氣以津，脾氣乃絶，肉胝傷〔三〕䐢而唇揭。味過于苦，脾氣不濡，胃氣乃厚，皮槁而毛拔。味過于甘，心氣喘滿，色黑，腎氣不平，骨痛而髮落。味過于辛，筋脉沮絶，精神乃失，筋急而爪枯。味過于鹹，大骨氣勞，短肌〔四〕，心氣抑，脉凝濇而變色。

【時珍曰】五走五傷者，本臟之味自傷也，即陰之五宫，傷在五味也。五過者，本臟之味伐其所勝也，即臟氣偏勝也。

五味偏勝

岐伯曰：五味入胃，各歸所喜。酸先入肝，苦先入心，甘先入脾，辛先入肺，鹹先入腎。久而增氣，物化之常。氣增而久，夭之由

〔一〕洞：原作「同」。今據靈樞五味論改。
〔二〕凝：原脱。今據補同上。
〔三〕傷：素問五藏生成篇無此字，疑衍。
〔四〕肌：原脱。今據素問生氣通天論補。

也王水曰入肝爲溫入心爲熱入肺爲清入腎爲寒入脾爲至陰而四氣兼之皆爲增其味而益其氣故各從本臟之氣久則從化故久服黃連苦參反熱從苦化亦餘味倣此氣增不已則臟氣偏勝必有偏絕臟有偏絕必有暴夭是以藥不具五味不備四氣而久服之雖暫獲勝久必致夭故絕粒服餌者不暴亡無五味資助也杲曰一陰一陽之謂道偏陰偏陽之謂疾陽劑剛勝積若燎原爲消狂癰疽之屬則天癸竭而榮涸陰劑柔勝積若凝水爲洞泄寒中之病則真火微而衛散故大寒大熱之藥當從權用之氣平而止有所偏助令人臟氣不平夭之由也

標本陰陽

李杲曰夫治病者當知標本以身論之外爲標内爲本陽爲標陰爲本故六腑屬陽爲標五臟屬陰爲本臟腑在内爲本十二經絡在外爲標而臟腑陰陽氣血經絡又各有標本焉以病論之先受爲本後傳爲標故百病必先治其本後治其標否則邪氣滋甚其病益蓄縱先生輕病後生重病亦先治其輕後治其重則邪氣乃伏有中滿及病大小便不利則無

也。【王冰曰】入肝爲温，入心爲熱，入肺爲清，入腎爲寒，入脾爲至陰而四氣兼之，皆爲增其味而益其氣。故各從本臟之氣，久則從化。故久服黄連、苦參反熱，從苦化也。餘味倣此。氣增不已，則臟氣偏勝，必有偏絶。臟有偏絶，必有暴夭。是以藥不具五味，不備四氣，而久服之，雖暫獲勝，久必致夭。故絶粒服餌者不暴亡，無五味資助也。【杲曰】一陰一陽之謂道，偏陰偏陽之謂疾。陽劑剛勝，積若燎原，爲消狂癰疽之屬，則天癸竭而榮涸。陰劑柔勝，積若凝冰[一]，爲洞泄寒中之病，則真火微而衛散。故大寒大熱之藥，當從權用之，氣平而止。有所偏助，令人臟氣不平，夭之由也。

標本陰陽

李杲曰：夫治病者，當知標本。以身論之，外爲標，内爲本，陽爲標，陰爲本。故六腑屬陽爲標，五臟屬陰爲本。臟腑在内爲本，十二經絡在外爲標。而臟腑、陰陽、氣血、經絡又各有標本焉。以病論之，先受爲本，後傳爲標。故百病必先治其本，後治其標。否則邪氣滋甚，其病益蓄。縱先生輕病，後生重病，亦先治其輕，後治其重，則邪氣乃伏。有中滿及病大小便不利，則無

[一] 冰：原作「水」。今據圣濟經卷二精神内守章改。

間先後標本必先治滿及大小便爲其急也故曰緩則治其本急則治其標又從前來者爲實邪後來者爲虚邪實則瀉其子虚則補其母假如肝受心火爲前來實邪當於肝經刺滎穴以瀉心火爲先治其本於心經刺滎穴以瀉心火爲後治其標用藥則入肝之藥爲引用瀉心之藥爲君經云本而標之先治其本後治其標是也又如肝受腎水爲虚邪當於腎經刺井穴以補肝木爲先治其標後于肝經刺合穴以瀉腎水爲後治其本用藥則入腎之藥爲引補肝之藥爲君經云標而本之先治其標後治其本是也

升降浮沉

李杲曰藥有升降浮沉化生長收藏成以配四時春升夏浮秋收冬藏土居中化是以味薄者升而生氣薄者降而收氣

問先後標本，必先治滿及大小便，爲其急也。故曰，緩則治其本，急則治其標。又從前來者爲實邪，後來者爲虛邪。實則瀉其子，虛則補其母。假如肝受心火，爲前來實邪，當於肝經刺榮穴以瀉心火，爲先治其本。於心經刺榮穴以瀉心火，爲後治其標。用藥則入肝之藥爲引，用瀉心之藥爲君。經云「本而標之，先治其本，後治其標」是也。又如肝受腎水爲虛邪，當於腎經刺井穴以補肝木，爲先治其標。後于肝經刺合穴以瀉腎水，爲後治其本。用藥則入腎之藥爲引，補肝之藥爲君。經云「標而本之，先治其標，後治其本」是也。

升降浮沉

李杲曰：藥有升降浮沉化，生長收藏成，以配四時。春升夏浮，秋收冬藏，土居中化。是以味薄者升而生，氣薄者降而收，氣厚者浮而長味厚者沉而藏氣味平者化而成但言補之以辛甘温熱及氣味之薄者即助春夏之升浮便是瀉秋冬收藏之藥也在人之身肝心是矣但言補之以酸苦鹹寒及氣味之厚者即助秋冬之降沉便是瀉春夏生長之藥也在人之身肺腎是矣淡味之藥滲即爲升泄即爲降佐使諸藥者也用藥者循此則生逆此則死縱令不死亦危困矣○王好古曰升而使之降須知抑也沉而使之浮須知載也辛散也而行之也橫甘發也而行之也上苦泄也而行之也下酸收也其性縮鹹耎也其性舒其不同如此鼓掌成聲沃火成沸二物相合象在其間矣五味相制四氣相和其變可輕用哉

本草不言淡味凉氣亦缺文也

味薄者升　甘平辛平辛微温微苦平之藥是也

厚者浮而長，味厚者沉而藏，氣味平者化而成。但言補之以辛、甘、温、熱及氣味之薄者，即助春夏之升浮，便是瀉秋冬收藏之藥也。在人之身，肝心是矣。但言補之以酸、苦、鹹、寒及氣味之厚者，即助秋冬之降沉，便是瀉春夏生長之藥也。在人之身，肺腎是矣。淡味之藥，滲即爲升，泄即爲降，佐使諸藥者也。用藥者，循此則生，逆此則死，縱令不死，亦危困矣。〇王好古曰：升而使之降，須知抑也；沉而使之浮，須知載也。辛，散也，而行之也横；甘，發也，而行之也上；苦，泄也，而行之也下。酸，收也，其性縮；鹹，耎也，其性舒。其不同如此。鼓掌成聲，沃火成沸，二物相合，象在其間矣。五味相制，四氣相和，其變可輕用哉。本草不言淡味、凉氣，亦缺文也。

味薄者升：甘平、辛平、辛微温、微苦平之藥是也。

氣薄者降　甘寒甘凉甘淡寒凉酸温酸平鹹平之藥是也
氣厚者浮　甘熱辛熱之藥是也
味厚者沉　苦寒鹹寒之藥是也
氣味平者兼四氣四味甘平甘温甘凉甘辛平甘微苦平之藥是也

李時珍曰酸鹹無升甘辛無降寒無浮熱無沉其性然也而升者引之以鹹寒則沉而直達下焦沉者引之以酒則浮而上至巔頂此非窺天地之奥而達造化之權者不能至此一物之中有根升稍降生升熟降是升降在物亦在人也

四時用藥例

李時珍曰經云必先歲氣毋伐天和又曰升降浮沉則順之寒熱温凉則逆之故春月宜加辛温之藥薄荷荆芥之類以

氣薄者降：甘寒、甘凉、甘淡寒凉、酸温、酸平、鹹平之藥是也。

氣厚者浮：甘熱、辛熱之藥是也。

味厚者沉：苦寒、鹹寒之藥是也。

氣味平者，兼四氣四味：甘平、甘温、甘凉、甘辛平、甘微苦平之藥是也。

李時珍曰：酸鹹無升，甘辛無降。寒無浮，熱無沉，其性然也。而升者引之以鹹寒，則沉而直達下焦。沉者引之以酒，則浮而上至顛頂。此非窺天地之奥而達造化之權者，不能至此。一物之中，有根升稍降，生升熟降，是升降在物亦在人也。

四時用藥例

李時珍曰：經云：必先歲氣，毋伐天和。又曰：升降浮沉則順之，寒熱温凉則逆之。故春月宜加辛温之藥，薄荷、荆芥之類，以

肝 心

順浮升之氣夏月宜加辛熱之藥香薷生薑之類以順夏浮之氣長夏宜加甘苦辛溫之藥人參白朮蒼朮黃蘗之類以順化成之氣秋月宜加酸溫之藥芍藥烏梅之類以順秋降之氣冬月宜加苦寒之藥黃芩知母之類以順冬沉之氣所謂順時氣而養天和也經又云春省酸增甘以養脾氣夏省苦增辛以養肺氣長夏省甘增鹹以養腎氣秋省辛增酸以養肝氣冬省鹹增苦以養心氣此則既不伐天和而又防其太過所以體天地之大德也昧者捨本從標春用辛涼以伐木夏用鹹寒以抑火秋用苦溫以泄金冬用辛熱以涸水謂之時藥殊背素問逆順之理以夏月伏陰冬月伏陽推之可知矣雖然月有四時日有四時或春得秋病夏得冬病神而明之機而行之變通權宜又不可泥一也○王好古曰四時

順春升之氣。夏月宜加辛熱之藥，香薷、生薑之類，以順夏浮之氣。長夏宜加甘苦辛温之藥，人參、白术、蒼术、黄蘗之類，以順化成之氣。秋月宜加酸温之藥，芍藥、烏梅之類，以順秋降之氣。冬月宜加苦寒之藥，黄芩、知母之類，以順冬沉之氣。所謂順時氣而養天和也。經又云：春省酸增甘以養脾氣，夏省苦增辛以養肺氣，長夏省甘增鹹以養腎氣，秋省辛增酸以養肝〔一〕氣，冬省鹹增苦以養心〔二〕氣。此則既不伐天和，而又防其太過，所以體天地之大德也。味者捨本從標，春用辛凉以伐木，夏用鹹寒以抑火，秋用苦温以泄金，冬用辛熱以涸水，謂之時藥，殊背素問逆順之理。以夏月伏陰，冬月伏陽，推之可知矣。雖然月有四時，日有四時，或春得秋病，夏得冬病，神而明之，機而行之，變通權宜，又不可泥一也。○王好古曰：四時

〔一〕肝：原作「肺」。今據千金方卷二一六食治方改。
〔二〕心：原作「腎」。今據改同上。

總以芍藥爲脾劑蒼术爲胃劑柴胡爲時劑十一臟皆取決于少陽爲發生之始故也凡用純寒純熱之藥及寒熱相雜並宜用甘草以調和之惟中滿者禁用甘爾

五運六淫用藥式

厥陰司天（巳亥年）風淫所勝平以辛凉佐以苦甘以甘緩之以酸瀉之（王注云厥陰氣未爲盛熱故以凉藥平之）○清反勝之治以酸溫佐以甘苦

少陰司天（子午年）熱淫所勝平以鹹寒佐以苦甘以酸收之○寒反勝之治以甘溫佐以苦酸辛

太陰司天（丑未年）濕淫所勝平以苦熱佐以酸辛以苦燥之以淡泄之○濕上甚而熱治以苦溫佐以甘辛以汗爲故（身半以上）（濕氣有餘火氣復鬱則宜解表流汗而祛之也）○熱反勝之治以苦寒佐以苦酸

總以芍藥爲脾劑，蒼术爲胃劑，柴胡爲時劑。十一臟皆取决于少陽，爲發生之始故也。凡用純寒純熱之藥，及寒熱相雜，並宜用甘草以調和之，惟中滿者禁用甘爾。

五運六淫用藥式

厥陰司天，巳亥年。風淫所勝，平以辛凉，佐以苦甘，以甘緩之，以酸瀉之。王注云：厥陰氣未爲盛熱，故以凉藥平之。○清反勝之，治以酸温，佐以甘苦。

少陰司天，子午年。熱淫所勝，平以鹹寒，佐以苦甘，以酸收之。○寒反勝之，治以甘温，佐以苦酸辛。

太陰司天，丑未年。濕淫所勝，平以苦熱，佐以酸辛，以苦燥之，以淡泄之。○濕上甚而熱，治以苦温，佐以甘辛，以汗爲故。身半以上，濕氣有餘，火氣復鬱，則宜解表流汗而祛之也。○熱反勝之，治以苦寒，佐以苦酸。

少陽司天子午年　火淫所勝平以酸冷佐以苦甘以酸收之以苦發之以酸復之（熱氣已退時發動者是為心虛氣散不斂以酸收之仍兼寒助乃能除根熱見太甚則以苦發之汗已便凉是邪氣盡汗已猶熱是邪未盡則以酸收之已汗又熱又汗復熱是臟虛也則補其心可也）

○寒反勝之治以甘熱佐以苦辛

陽明司天卯酉年　燥淫所勝平以苦溫佐以酸辛以苦下之（燥制之法以苦溫宜下必以苦宜補蔘宜瀉必以辛）○熱反勝之治以辛寒佐以苦甘

太陽司天辰戌年　寒淫所勝平以辛熱佐以甘苦以鹹瀉之○熱反勝之治以鹹冷佐以苦辛

厥陰在泉寅申年　風淫于內治以辛凉佐以苦以甘緩之以辛散之（風喜溫而惡清故以辛凉勝之以苦隨所利也木苦急以甘緩之木苦抑以辛散之）○清反勝之治以酸溫佐以苦甘以辛平之

少陰在泉卯酉年　熱淫于內治以鹹寒佐以甘苦以酸收之以

少陽司天，寅申[一]年。火淫所勝，平以酸冷，佐以苦甘，以酸收之，以苦發之，以酸復之。熱氣已退時發動者，是爲心虚。氣散不斂，以酸收之，仍兼寒助，乃能除根。熱見太甚，則以苦發之。汗已便凉，是邪氣盡。汗已猶熱，是邪未盡，則以酸收之。已汗又熱，又汗復熱，是臟虚也，則補其心可也。○寒反勝之，治以甘熱，佐以苦辛。

陽明司天，卯酉年。燥淫所勝，平以苦温，佐以酸辛，以苦下之。制燥之法以苦温。宜下必以苦，宜補必以酸，宜瀉必以辛。○熱反勝之，治以辛寒，佐以苦甘。

太陽司天，辰戌年。寒淫所勝，平以辛熱，佐以甘苦，以鹹寫之。○熱反勝之，治以鹹冷，佐以苦辛。

厥陰在泉，寅申年。風淫于内，治以辛凉，佐以苦，以甘緩之，以辛散之。風喜温而惡清，故以辛凉勝之，佐[二]以苦，隨所利也。木苦急，以甘緩之。木苦抑，以辛散之。○清反勝之，治以酸温，佐以苦甘，以辛平之。

少陰在泉，卯酉年。熱淫于内，治以鹹寒，佐以甘苦，以酸收之，以

[一] 寅申：原作「子午」。今據素問至真要大論改。

[二] 佐：原脱。今據素問至真要大論王冰注補。

苦發之熱性惡寒故以鹹寒熱甚于表以苦發之不盡復寒制之寒制不盡復苦發之以酸收之甚者再方微者一方可使必已時發時止亦以酸收之○寒反勝之治以甘熱佐以苦辛以鹹平之

太陰在泉辰戌年濕淫于內治以苦熱佐以酸淡以苦燥之以淡泄之濕與燥反故以苦熱佐以酸淡利竅也○熱反勝之治以苦冷佐以鹹甘以苦平之

少陽在泉巳亥年火淫于內治以鹹冷佐以苦辛以酸收之以苦發之火氣大行于心腹鹹性柔耎以制之以酸收其散氣大法須汗者以辛佐之○寒反勝之治以甘熱佐以苦辛以鹹平之

陽明在泉子午年燥淫于內治以甘辛以苦下之溫利凉性故以苦下之○熱反勝之治以辛寒佐以苦甘以酸平之以和爲利

太陽在泉丑未年寒淫于內治以甘熱佐以苦辛以鹹瀉之以

苦發之。熱性惡寒，故以鹹寒。熱甚于表，以苦發之。不盡，復寒制之。寒制不盡，復苦發之，以酸收之。甚者再方，微者一方，可使必已。時發時止，亦以酸收之。○寒反勝之，治以甘熱，佐以苦辛，以鹹平之。

太陰在泉，辰戌年。濕淫于内，治以苦熱，佐以酸淡，以苦燥之，以淡泄之。濕與燥反，故以苦熱，佐以酸淡，利竅也。○熱反勝之，治以苦冷，佐以鹹甘，以苦平之。

少陽在泉，巳亥年。火淫于内，治以鹹冷，佐以苦辛，以酸收之，以苦發之。火氣大行于心腹，鹹性柔耎以制之，以酸收其散氣。大法須汗者，以辛佐之。○寒反勝之，治以甘熱，佐以辛苦，以鹹平之。

陽明在泉，子午年。燥淫于内，治以苦温，佐以〔一〕甘辛，以苦下之。温利凉性，故以苦下之。○熱反勝之，治以辛寒，佐以苦甘，以酸平之，以和爲利。

太陽在泉，丑未年。寒淫于内，治以甘熱，佐以苦辛，以鹹瀉之，以

〔一〕苦温佐以：原脱。今據素問至真要大論補。

辛潤之以苦堅之（以熱治寒是爲摧勝折其氣也）○熱反勝之治以鹹冷佐以甘辛以苦平之

李時珍曰司天主上半年天氣司之故六淫謂之所勝上淫于下也故曰平之在泉主下半年地氣司之故六淫謂之于內外淫于內也故曰治之當其時而反得勝已之氣者謂之反勝六氣之勝何以徵之燥甚則地乾暑勝則地熱風勝則地動濕勝則地泥寒勝則地裂火勝則地涸是也其六氣勝復主客證治病機甚詳見素問至真要大論文多不載

六腑六臟用藥氣味補瀉

肝 膽（溫補涼瀉 辛補酸瀉）　心 小腸（熱補寒瀉 鹹補甘瀉）

肺 大腸（涼補溫瀉 酸補辛瀉）　腎 膀胱（寒補熱瀉 苦補鹹瀉）

脾 胃（溫熱補寒涼瀉 甘補苦瀉）各從其宜　三焦 命門（同心）

辛潤之，以苦堅之。以熱治寒，是爲摧勝，折其氣也。〇熱反勝之，治以鹹冷，佐以甘辛，以苦平之。

李時珍曰：司天主上半年，大氣司之，故六淫謂之所勝，上淫于下也，故曰平之。在泉主下半年，地氣司之，故六淫謂之于內，外淫于內也，故曰治之。當其時而反得勝己之氣者，謂之反勝。六氣之勝，何以徵之？燥甚則地乾，暑勝則地熱，風勝則地動，濕勝則地泥，寒勝則地裂，火勝則地涸是也。其六氣勝復主客、證治、病機甚詳，見素問至真要大論，文多不載。

六腑六臟用藥氣味補瀉

心小腸　熱補寒瀉，鹹補甘瀉。

肝膽　溫補涼瀉，辛補酸瀉。

腎膀胱　寒補熱瀉，苦補鹹瀉。

肺大腸　涼補溫瀉，酸補辛瀉。

三焦命門　同心。

脾胃　溫熱補，寒涼瀉，各從其宜。甘補苦瀉。

張元素曰：五臟更相平也。一臟不平，所勝平之。故云：安穀則昌，絶穀則亡。水去則營散，穀消則衛亡，神无所居。故血不可不養，衛不可不温，血温氣和，營衛乃行，常有天命。

五臟五味補瀉

肝 苦急，急食甘以緩之甘草，以酸瀉之赤芍藥，實則瀉子甘草。
欲散，急食辛以散之川芎，以辛補之細辛，虚則補母地黄、黄檗。

心 苦緩，急食酸以收之五味子，以甘瀉之甘草、參、芪，實則瀉子甘草。
欲耎，急食鹹以耎之芒消，以鹹補之澤瀉，虚則補母生薑。

脾 苦濕，急食苦以燥之白朮，以苦瀉之黄連，實則瀉子桑白皮。
欲緩，急食甘以緩之炙甘草，以甘補之人參，虚則補母炒鹽。

肺 苦氣逆，急食苦以泄之訶子，以辛瀉之桑白皮，實則瀉子澤瀉。
欲收，急食酸以收之白芍藥，以酸補之五味子，虚則補母五味子。

張元素曰：五臟更相平也。一臟不平，所勝平之。故云：安穀則昌，絶穀則亡。水去則營散，穀消則衛亡。神無所居。故血不可不養，衛不可不温。血温氣和，營衛乃行，常有天命。

五臟五味補瀉

肝：苦急，急食甘以緩之，甘草。以酸瀉之，赤芍藥。實則瀉子。甘草。

欲散，急食辛以散之，川芎。以辛補之，細辛。虚則補母。地黄、黄蘗。

心：苦緩，急食酸以收之，五味子。以甘瀉之，甘草、參、芪。實則瀉子。甘草。

欲耎，急食鹹以耎之，芒消。以鹹補之，澤瀉。虚則補母。生薑。

脾：苦濕，急食苦以燥之，白术。以苦瀉之，黄連。實則瀉子。桑白皮。

欲緩，急食甘以緩之，炙甘草。以甘補之，人參。虚則補母。炒鹽。

肺：苦氣逆，急食苦以泄之，訶子。以辛瀉之，桑白皮。實則瀉子。澤瀉。

欲收，急食酸以收之，白芍藥。以酸補之，五味子。虚則補母。五味子。

腎苦燥急食辛以潤之（知母 黃蘗）以鹹瀉之（澤瀉）實則瀉子（芍藥）
欲堅急食苦以堅之（知母）以苦補之（黃蘗）虛則補母（五味）

張元素曰凡藥之五味隨五臟所入而爲補瀉亦不過因其性而調之酸入肝苦入心甘入脾辛入肺鹹入腎辛主散酸主收甘主緩苦主堅鹹主耎辛能散結潤燥致津液通氣酸能收緩斂散甘能緩急調中苦能燥濕堅耎鹹能耎堅淡能利竅〇李時珍曰甘緩酸收苦燥辛散鹹耎淡滲五味之本性一定而不變者也其或補或瀉則因五臟四時而迭相施用者也溫涼寒熱四氣之本性也其于五臟補瀉亦迭相施用也此特潔古張氏因素問飲食補瀉之義舉數藥以爲例耳學者宜因意而充之

臟腑虛實標本用藥式

腎：苦燥，急食辛以潤之，黄蘗、知母。以鹹瀉之，澤瀉。實則瀉子。芍藥。

欲堅，急食苦以堅之，知母。以苦補之，黄蘗。虚則補母。五味子。

張元素曰：凡藥之五味，隨五臟所入而爲補瀉，亦不過因其性而調之。酸入肝，苦入心，甘入脾，辛入肺〔一〕，鹹入腎。辛主散，酸主收，甘主緩，苦主堅，鹹主耎。辛能散結潤燥，致津液，通氣。酸能收緩斂散。甘能緩急調中。苦能燥濕堅耎。鹹能耎堅。淡能利竅。○李時珍曰：甘緩、酸收、苦燥、辛散、鹹耎、淡滲，五味之本性，一定而不變者也。其或補或瀉，則因五臟四時而迭相施用者也。温、凉、寒、熱，四氣之本性也，其于五臟補瀉亦迭相施用也。此特潔古張氏因素問飲食補瀉之義，舉數藥以爲例耳，學者宜因意而充之。

臟腑虚實標本用藥式

〔一〕肺：原作「腑」。今據素問宣明五氣篇改。

肝藏血屬木膽火寄于中主血主目主筋主呼主怒

本病諸風眩運僵仆強直驚癇兩脇腫痛胸肋滿痛嘔血小腹疝痛痃瘕女人經病

標病寒熱瘧頭痛吐涎目赤面青多怒耳閉頰腫筋攣卵縮丈夫㿗疝女人少腹腫痛陰病

有餘瀉之

瀉子　甘草

行氣　香附　芎藭　瞿麥　牽牛　青橘皮

行血　紅花　鱉甲　桃仁　莪茂　京三稜　穿山甲　大黃　水蛭　虻蟲　蘇木　牡丹皮

鎮驚　雄黃　金薄　鐵落　真珠　代赭石　夜明砂　胡粉　銀薄　鉛丹　龍骨　石決明

搜風　羌活　荊芥　薄荷　槐子　蔓荊子　白花蛇　獨活　防風　皂莢　烏頭　白附子　僵蠶　蟬蛻

不足補

補母　枸杞　杜仲　狗脊　熟地黃　苦參　萆薢　阿膠　菟絲子

補血　當歸　牛膝　續斷　白芍藥　血竭　沒藥　芎藭

肝：藏血[一]，屬木，膽火寄于中。主血，主目，主筋，主呼，主怒。

本病：諸風眩運，僵仆强直，驚癇，兩脇腫痛，胸肋滿痛，嘔血，小腹疝痛痃瘕，女人經病。

標病：寒熱瘧，頭痛吐涎，目赤面青，多怒，耳閉頰腫，筋攣卵縮，丈夫㿗疝，女人少腹腫痛陰病。

【有餘瀉之】

瀉子。甘草。

行氣。香附、芎藭、瞿麥、牽牛、青橘皮。

行血。紅花、鱉甲、桃仁、莪蒁、京三稜、穿山甲、大黄、水蛭、虻蟲、蘇木、牡丹皮。

鎮驚。雄黄、金薄、鐵落、真珠、代赭石、夜明砂、胡粉、銀薄、鉛丹、龍骨、石决明。

搜風。羌活、荆芥、薄荷、槐子、蔓荆子、白花蛇、獨活、防風、皂莢、烏頭、白附子、僵蠶、蟬蜕。

【不足補之】

補母。枸杞、杜仲、狗脊、熟地黄、苦參、萆薢、阿膠、兔絲子。

補血。當歸、牛膝、續斷、白芍藥、血竭、没藥、芎藭。

[一] 血：此下四臟所藏多與素問宣明五氣篇「五臟所藏」合，據此肝之所藏當爲「魂」。然肝藏血亦通。

之補氣 天麻 柏子仁 白朮 菊花 細辛 密蒙花 決明 穀精草 生薑

本瀉木 芍藥 烏梅 澤瀉

本熱寒之瀉火 黃連 龍膽草 黃芩 苦茶 猪膽

攻裏 大黃

標熱發之和解 柴胡 半夏

解肌 桂枝 麻黃

心藏神爲君火包絡爲相火代君行令主血主言主汗主笑

本病諸熱瞀瘛驚惑譫妄煩亂啼笑罵詈怔忡健忘自汗諸痛

痒瘡瘍

標病肌熱畏寒戰慄舌不能言面赤目黃手心煩熱胸脇滿痛

引腰背肩胛肘臂

火瀉子 黃連 大黃

補氣。天麻、柏子仁、白朮、菊花、細辛、密蒙花、决明、穀精草、生薑。

【本熱寒之】

瀉木。芍藥、烏梅、澤瀉。

瀉火。黄連、龍膽草、黄芩、苦茶、猪膽。

攻裏。大黄。

【標熱發之】

和解。柴胡、半夏。

解肌。桂枝、麻黄。

心：藏神，爲君火，包絡爲相火，代君行令。主血，主言，主汗，主笑。

本病：諸熱瞀瘛，驚惑譫妄煩亂，啼笑駡詈，怔忡健忘，自汗，諸痛痒瘡瘍。

標病：肌熱，畏寒戰慄，舌不能言，面赤目黄，手心煩熱，胸脇滿痛，引腰背肩胛肘臂。

【火實瀉之】

瀉子。黄連、大黄。

實氣 甘草 人參 赤伏苓 木通 黃蘗
瀉血 丹參 牡丹 生地黃 玄參
◎之鎮驚 朱砂 牛黃 紫石英
神補母 細辛 烏梅 酸棗仁 生薑 陳皮
虛補之氣 桂心 澤瀉 白伏苓 伏神 遠志 石菖蒲
血 當歸 乳香 熟地黃 沒藥
本熱寒之瀉火 黃芩 竹葉 麥門冬 芒消 炒鹽
涼血 地黃 巵子 天竺黃
標熱發之散火 甘草 獨活 麻黃 柴胡 龍腦
脾藏智屬土爲萬物之母主營衛主味主肌肉主四肢
本病諸濕腫脹痞滿噫氣大小便閉黃疸痰飲吐瀉霍亂心腹
痛飲食不化

氣。甘草、人參、赤伏苓、木通、黄蘗。

血。丹參、牡丹、生地黄、玄參。

鎮驚。朱砂、牛黄、紫〔一〕石英。

【神虚補之】

補母。細辛、烏梅、酸棗仁、生薑、陳皮。

氣。桂心、澤瀉、白伏苓、伏神、遠志、石菖蒲。

血。當歸、乳香、熟地黄、没藥。

【本熱寒之】

瀉火。黄芩、竹葉、麥門冬、芒消、炒鹽。

涼血。地黄、巵子、天竺黄。

【標熱發之】

散火。甘草、獨活、麻黄、柴胡、龍腦。

脾：藏智〔二〕，屬土，爲萬物之母。主營衛，主味，主肌肉，主四肢。

本病：諸濕腫脹，痞滿噫氣，大小便閉，黄疸痰飲，吐瀉霍亂，心腹痛，飲食不化。

〔一〕紫：原作「柴」。無「柴石英」之藥名。今據卷八紫石英改。

〔二〕智：素問宣明五氣篇作「意」。

標病身體胕腫重困嗜卧四肢不舉舌本強痛足大趾不用九竅不通諸痓項強

土實瀉之
瀉子　訶子　防風　桑白皮　葶藶
吐　豆豉　梔子　蘿蔔子　常山　瓜蒂　鬱金　虀汁　藜蘆　苦參　赤小豆　鹽湯　苦茶
下　大黃　芒消　青礞石　大戟　甘遂　續隨子　芫花

土虛補之
補母　桂心　茯苓
氣　人參　黃芪　升麻　葛根　甘草　陳橘皮　藿香　葳蕤　縮砂仁　木香　扁豆
血　白朮　蒼朮　白芍藥　膠飴　大棗　乾薑　木瓜　烏梅　蜂蜜

本濕除之
燥中宮　白朮　蒼朮　橘皮　半夏　吳茱萸　南星　草豆蔻　白芥子
潔淨府　木通　赤茯苓　豬苓　藿香

標濕滲之
開鬼門　葛根　蒼朮　麻黃　獨活

肺藏魄屬金總攝一身元氣主聞主哭主皮毛

標病：身體胕腫，重困嗜卧，四肢不舉，舌本强痛，足大趾不用，九竅不通。諸痙項强。

【土實瀉之】

瀉子。訶子、防風、桑白皮、葶藶。

吐。豆豉、巵子、蘿蔔子、常山、瓜蒂、鬱金、虀汁、藜蘆、苦參、赤小豆、鹽湯、苦茶。

下。大黄、芒消、青礞石、大戟、甘遂、續隨子、芫花。

【土虚補之】

補母。桂心、伏苓。

氣。人參、黄芪、升麻、葛根、甘草、陳橘皮、藿香、葳蕤、縮砂仁、木香、扁豆。

血。白术、蒼术、白芍藥、膠飴、大棗、乾薑、木瓜、烏梅、蜂蜜。

【本濕除之】

燥中宫。白术、蒼术、橘皮、半夏、吴茱萸、南星、草豆蔻、白芥子。

潔淨府。木通、赤伏苓、猪苓、藿香〔一〕。

【標濕滲之】

開鬼門。葛根、蒼术、麻黄、獨活。

肺：藏魄，屬金，總攝一身元氣。主聞，主哭，主皮毛。

〔一〕藿香：原作「香藿」。今據江西本乙正。

本病諸氣膹鬱諸痿喘嘔氣短欬嗽上逆欬唾膿血不得卧小便数而欠遺失不禁

標病洒淅寒熱傷風自汗肩背痛冷臑臂前廉痛

氣瀉子　澤瀉　葶藶　桑白皮　地骨皮

實除湿　半夏　白礬　白伏苓　薏苡仁　木瓜　橘皮

瀉火　粳米　石膏　寒水石　知母　訶子

之通滯　枳殼　皂莢　薄荷　桔梗　乾生薑　紫蘇梗　木香　厚朴　杏仁

氣補母　甘草　人参　升麻　黄芪　山藥

虚潤燥　蛤蚧　人門冬　阿膠　麥門冬　貝母　百合　天花粉

補之斂肺　烏梅　粟殼　五味子　芍藥　五倍子

本熱清之清金　黄芩　紫菀　知母　天門冬　麥門冬　巵子　沙参

標寒温之温肺　丁香　益智　藿香　縮砂　欵冬花　糯米　檀香　百部　白豆蔻

本病：諸氣膹鬱，諸痿喘嘔，氣短，欬嗽上逆，欬唾膿血，不得卧，小便數而欠，遺失不禁。

標病：洒淅寒熱，傷風自汗，肩背痛冷，臑臂前廉痛。

【氣實瀉之】

瀉子。澤瀉、葶藶、桑白皮、地骨皮。

除濕。半夏、白礬、白伏苓、薏苡仁、木瓜、橘皮。

瀉火。粳米、石膏、寒水石、知母、訶子。

通滯。枳殼、薄荷、乾生薑、木香、厚朴、杏仁、皂莢、桔梗、紫蘇梗。

【氣虚補之】

補母。甘草、人參、升麻、黄芪、山藥。

潤燥。蛤蚧、阿膠、麥門冬、貝母、百合、天花粉、天[一]門冬。

斂肺。烏梅、粟殼、五味子、芍藥、五倍子。

【本熱清之】

清金。黄芩、知母、麥門冬、巵子、沙參、紫菀、天門冬。

【本寒温之】

温肺。丁香、藿香、款冬花、檀香、白豆蔻、益智、縮砂、糯米、百部。

[一] 天：原作「人」。今從江西本改。

標寒散之　解表　麻黄　葱白　紫蘇

腎藏志屬水爲天一之源主聽主骨主二陰

本病諸寒厥逆骨痿腰痛腰冷如氷足胻腫寒少腹滿急疝瘕

大便閉泄吐利腥穢水液澄澈清冷不禁消渴引飲

標病發熱不惡熱頭眩頭痛咽痛舌燥脊股後廉痛

水强瀉之　瀉子　大戟　牽牛

瀉腑　澤瀉　猪苓　車前子　防已　伏苓

水弱補之　補母　人參　山藥

氣　知母　玄參　補骨脂　砂仁　苦參

補之　血　黄蘗　枸杞　熟地黄　瑣陽　肉蓯蓉　山茱萸
阿膠　五味子

本熱攻之　下　傷寒少陰證口燥咽乾大承氣湯

本寒温之　温裏　附子　乾薑　官桂　蜀椒　白术

【標寒散之】

解表。麻黄、葱白、紫蘇。

腎：藏志，屬水，爲天一之源。主聽，主骨，主二陰。

本病：諸寒厥逆，骨痿腰痛，腰冷如冰，足胻腫寒，少腹滿急，疝瘕，大便閉泄，吐利腥穢，水液澄徹清冷不禁，消渴引飲。

標病：發熱不惡熱，頭眩頭痛，咽痛舌燥，脊股後廉痛。

【水强瀉之】

瀉子。大戟、牽牛。

瀉腑。澤瀉、猪苓、車前子、防己、伏苓。

【水弱補之】

補母。人參、山藥。

氣。知母、玄參、補骨脂、砂仁、苦參。

血。黄蘗、枸杞、熟地黄、瑣陽、肉蓯蓉、山茱萸、阿膠、五味子。

【本熱攻之】

下。傷寒少陰證，口燥咽乾，大承氣湯。

【本寒温之】

温裏。附子、乾薑、官桂、蜀椒、白术。

標寒解之　解表　麻黄　細辛　獨活　桂枝
標熱涼之　清熱　玄参　連翹　甘草　猪膚

命門爲相火之原，天地之始，藏精生血，降則爲漏，升則爲鉛，主三焦元氣。

本病：前後癃閉，氣逆裏急，疝痛奔豚，消渴膏淋，精漏精寒，赤白濁溺，血崩中帶漏。

火強瀉之　瀉相火　黄蘗　知母　牡丹皮　地骨皮　生地黄　伏苓　玄参　寒水石
火弱補之　益陽　附子　肉桂　益智子　破故紙　沉香　川烏頭　硫黄　天雄　烏藥　陽起石　舶茴香　胡桃　巴戟天　丹砂　當歸　蛤蚧　覆盆
精脱固之　澀滑　牡蠣　芡實　金櫻子　五味子　遠志　山茱萸　蛤粉　五味

三焦爲相火之用，分布命門元氣，主升降出入，遊行天地之間，總領五臟六腑營衛經絡内外上下左右之氣，號中清之府。上

【標寒解之】

解表。麻黄、細辛、獨活、桂枝。

【標熱凉之】

清熱。玄參、連翹、甘草、猪膚。

命門：爲相火之原，天地之始，藏精生血。降則爲漏，升則爲鈆。主三焦元氣。

本病：前後癃閉，氣逆裏急，疝痛奔豚，消渴膏淋，精漏精寒，赤白濁，溺血，崩中帶漏。

【火强瀉之】

瀉相火。黄蘗、知母、牡丹皮、地骨皮、生地黄、伏苓、玄參、寒水石。

【火弱補之】

益陽。附子、肉桂、益智子、破故紙、沉香、川烏頭、硫黄、天雄、烏藥、陽起石、舶茴香、胡桃、巴戟天、丹砂、當歸、蛤蚧、覆盆。

【精脱固之】

澀滑。牡蠣、芡實、金櫻子、五味子、遠志、山茱萸、蛤粉、五味。

三焦：爲相火之用，分布命門元氣，主升降出入，遊行天地之間，總領五臟六腑、營衛經絡、内外上下左右之氣，號中清之府。上

上納中主化下主出
本病諸熱瞀瘛暴病暴死暴瘖躁擾狂越譫妄驚駭諸血溢血
泄諸氣逆衝上諸瘡瘍疸疹瘤核
上熱則喘滿諸嘔吐酸胸痞脇痛食飲不消頭上出汗
中熱則善飢而瘦解㑊中滿諸脹腹大諸病有聲鼓之如鼓上
下關格不通霍亂吐利
下熱則暴注下迫水液渾濁下部腫滿小便淋瀝或不通大便
閉結下痢
上寒則吐飲食痰水胸痺前後引痛食已還出
中寒則飲食不化寒脹反胃吐水濕瀉不渴
下寒則二便不禁臍腹冷疝痛
標病惡寒戰慄如喪神守耳鳴耳聾嗌腫喉痺諸病胕腫疼酸

主納，中主化，下主出。

本病：諸熱瞀瘛，暴病、暴死、暴瘖，躁擾狂越，譫妄驚駭，諸血溢血泄，諸氣逆衝上，諸瘡瘍痘疹瘤核。

上熱則喘滿，諸嘔吐酸，胸痞脇痛，食飲不消，頭上出汗。

中熱則善飢而瘦，解㑊中滿，諸脹腹大，諸病有聲，鼓之如鼓，上下關格不通，霍亂吐利。

下熱則暴注下迫，水液渾濁，下部腫滿，小便淋瀝或不通，大便閉結下痢。

上寒則吐飲食痰水，胸痹，前後引痛，食已還出。

中寒則飲食不化，寒脹，反胃吐水，濕瀉不渴。

下寒則二便不禁，臍腹冷，疝痛。

標病：惡寒戰慄，如喪神守，耳鳴耳聾，嗌腫喉痹，諸病胕腫，疼酸

實火瀉之　虛火補之　本熱寒之　標熱散之

驚駭手小指次指不用

汗　麻黄　石膏　柴胡　葛根　荊芥　升麻　薄荷　羌活

吐　瓜蒂　滄鹽　虀汁

下　大黄　芒消

上　人參　天雄　桂心

中　人參　黄芪　丁香　木香　草果

下　附子　桂心　硫黄　人參　沉香　烏藥　破故紙

上　黄芩　連翹　梔子　知母　玄參　石膏　生地黄

中　黄連　連翹　生苄　石膏

下　黄檗　知母　生苄　石膏　牡丹　地骨皮

標熱之解表　柴胡　細辛　荊芥　羌活　葛根　石膏

膽屬木爲少陽相火發生萬物爲決斷之官十一臟之主

驚駭，手小指、次指不用。

【實火瀉之】

汗。麻黄、柴胡、葛根、荆芥、升麻、薄荷、羌活、石膏。

吐。瓜蒂、滄鹽、虀汁。

下。大黄、芒消。

【虚火補之】

上。人參、天雄、桂心。

中。人參、黄芪、丁香、木香、草果。

下。附子、桂心、硫黄、人參、沉香、烏藥、破故紙。

【本熱寒之】

上。黄芩、連翹、巵子、知母、玄參、石膏、生地黄。

中。黄連、連翹、生苄、石膏。

下。黄蘗、知母、生苄、石膏、牡丹、地骨皮。

【標熱散之】

解表。柴胡、細辛、荆芥、羌活、葛根、石膏。

膽：屬木，爲少陽相火，發生萬物，爲决斷之官，十一臟之主。主同肝。

後

本病口苦嘔苦汁善太息澹澹如人將捕狀目昏不眠

標病寒熱往來痁瘧胸脇痛頭額痛耳痛鳴聾瘰癧結核馬刀

足小指次指不用

實火瀉之 瀉膽 龍膽 牛膽 猪膽 生蕤仁 生酸棗仁 黄連 苦茶

虛火補之 溫膽 人參 細辛 半夏 炒蕤仁 炒酸棗仁 當歸 地黄

本熱降火 降火 黄芩 黄連 芍藥 連翹 甘草

平之 鎮驚 黑鉛 水銀

標熱和之 和解 柴胡 芍藥 黄芩 半夏 甘草

胃屬土主容受爲水穀之海 胛主同

本病噎膈反胃中滿腫脹嘔吐瀉痢霍亂腹痛消中善飢不消

食傷飲食胃管當心痛支兩脇

標病發熱蒸蒸身前熱身前寒發狂譫語咽痺上齒痛口眼喎

本病：口苦，嘔苦汁，善太息，澹澹如人將捕狀，目昏不眠。

標病：寒熱往來，痁瘧，胸脇痛，頭額痛，耳痛鳴聾，瘰癧結核馬刀，足小指、次指不用。

【實火瀉之】

瀉膽。龍膽、牛膽、猪膽、生蕤仁、生酸棗仁、黄連、苦茶。

【虚火補之】

温膽。人參、細辛、半夏、炒蕤仁、炒酸棗仁、當歸、地黄。

【本熱平之】

降火。黄芩、黄連、芍藥、連翹、甘草。

鎮驚。黑鉛、水銀。

【標熱和之】

和解。柴胡、芍藥、黄芩、半夏、甘草。

胃：屬土，主容受，爲水穀之海。主同脾。

本病：噎膈反胃，中滿腫脹，嘔吐瀉痢，霍亂腹痛，消中善飢，不消食，傷飲食，胃管當心痛，支兩脇。

標病：發熱蒸蒸，身前熱，身前寒，發狂譫語，咽痺，上齒痛，口眼喎

斜鼻痛鼽衄赤瘡

胃實　瀉之　濕熱　大黄　芒消
　　　　　　飲食　巴豆　神麯　山查　阿魏　硇砂　鬱金　三稜
　　　　　　　　　輕粉

胃虚　補之　濕熱　蒼术　白术　半夏　茯苓　橘皮　生薑
　　　　　　寒濕　乾薑　附子　草果　官桂　丁香　肉豆蔻
　　　　　　　　　人參　黄芪

本熱　寒之　降火　石膏　地黄　犀角　黄連

標熱　解之　解肌　升麻　葛根　豆豉

大腸屬金主變化爲傳送之官

本病大便閉結泄痢下血裏急後重疽痔脫肛腸鳴而痛

標病齒痛喉痺頸腫口乾咽中如核鼽衄目黄手大指次指痛

宿食發熱寒慄

腸實　熱　大黄　芒消　桃花　牽牛　巴豆　郁李人
　　　　　石膏

斜，鼻痛衄衄，赤瘡。

【胃實瀉之】

濕熱。大黄、芒消。

飲食。巴豆、神麴、山查、阿魏、硇砂、鬱金、三稜、輕粉。

【胃虚補之】

濕熱。蒼术、白术、半夏、伏苓、橘皮、生薑。

寒濕。乾薑、附子、草果、官桂、丁香、肉豆蔻、人參、黄芪。

【本熱寒之】

降火。石膏、地黄、犀角、黄連。

【標熱解之】

解肌。升麻、葛根、豆豉。

大腸：屬金，主變化，爲傳送之官。

本病：大便閉結，泄痢下血，裏急後重，疽痔脱肛，腸鳴而痛。

標病：齒痛喉痺，頸腫口乾，咽中如核，衄衄目黄，手大指、次指痛，宿食，發熱寒慄。

【腸實瀉之】

熱。大黄、芒消、桃花、牽牛、巴豆、郁李仁、石膏。

瀉之 氣 枳殼 木香 橘皮 檳榔

氣 皂莢

燥 桃仁 麻仁 杏仁 地黃 乳香 松子 當歸 肉蓯蓉

濕 白术 蒼术 半夏 硫黃

陷 升麻 葛根

脫 龍骨 白堊 訶子 粟殼 烏梅 白礬 赤石脂 禹餘粮 石榴皮

腸虛補之

本熱寒之 清熱 秦艽 槐角 地黃 黃芩

本寒溫之 溫裏 乾薑 附子 肉豆蔻

標熱散之 解肌 石膏 白芷 升麻 葛根

小腸主分泌水穀爲受盛之官

本病大便水穀利小便短小便閉小便血小便自利大便後血

小腸氣痛宿食夜熱旦止

氣。枳殼、木香、橘皮、檳榔。

【腸虚補之】

氣。皂莢。

燥。桃仁、麻仁、杏仁、地黄、乳香、松子、當歸、肉蓯蓉。

濕。白术、蒼术、半夏、硫黄。

陷。升麻、葛根。

脱。龍骨、白堊、訶子、粟殼、烏梅、白礬、赤石脂、禹餘粮、石榴皮。

【本熱寒之】

清熱。秦艽、槐角、地黄、黄芩。

【本寒温之】

温裏。乾薑、附子、肉豆蔻。

【標熱散之】

解肌。石膏、白芷、升麻、葛根。

小腸：主分泌水穀，爲受盛之官。

本病：大便水穀利，小便短，小便閉，小便血，小便自利，大便後血，小腸氣痛，宿食，夜熱旦止。

標病身熱惡寒嗌痛頷腫口糜耳聾

實熱瀉之氣　木通　豬苓　滑石　瞿麥　澤瀉　燈草

瀉之血　地黃　蒲黃　赤伏苓　巵子　牡丹皮

虛寒補之氣　白朮　楝實　茴香　砂仁　神麴　扁豆

補之血　桂心　玄胡索

本熱寒之降火　黃蘗　黃芩　黃連　連翹　巵子

標熱散之解肌　蒼朮　羌活　防風　蔓荆

膀胱主津液爲胞之府氣化乃能出號州都之官諸病皆干之

本病小便淋瀝或短數或黃赤或白或遺失或氣痛

標病發熱惡寒頭痛腰脊強鼻窒足小指不用

實熱瀉之泄火　滑石　豬苓　澤瀉　茯苓

下虛熱　黃蘗　知母

標病：身熱惡寒，嗌痛頷腫，口麋耳聾。

【實熱瀉之】

氣。木通、猪苓、滑石、瞿麥、澤瀉、燈草。

血。地黄、蒲黄、赤伏苓、巵子、牡丹皮。

【虚寒補之】

氣。白术、楝實、茴香、砂仁、神麴、扁豆。

血。桂心、玄胡索。

【本熱寒之】

降火。黄蘗、黄芩、黄連、連翹、巵子。

【標熱散之】

解肌。藁本、羌活、防風、蔓荆。

膀胱：主津液，爲胞之府，氣化乃能出，號州都之官，諸病皆干之。

本病：小便淋瀝，或短數，或黄赤，或白，或遺失，或氣痛。

標病：發熱惡寒，頭痛，腰脊强，鼻窒，足小指不用。

【實熱瀉之】

泄火。滑石、猪苓、澤瀉、伏苓。

【下虚補之】

熱。黄蘗、知母。

寒　桔梗　升麻　益智　烏藥　山茱萸

補之

本熱利之　降火　地黃　巵子　茵陳　黃蘗　牡丹皮　地骨皮

標寒發之　發表　麻黃　桂枝　羌活　蒼朮　防己　黃芪　木賊

引經報使潔古珍珠囊

手少陰心　黃連　細辛　手太陽小腸　藁本　黃蘗

足少陰腎　獨活　桂　知母　細辛　足太陽膀胱　羌活

手太陰肺　桔梗　升麻　葱白　白芷　手陽明大腸　白芷　升麻　石膏

足太陰脾　升麻　蒼朮　葛根　白芍藥　足陽明胃　白芷　升麻　葛根　石膏

手厥陰心主　柴胡　牡丹皮　手少陽膽　柴胡　青皮

足厥陰肝　青皮　吳茱萸　川芎　柴胡　足少陽三焦　連翹　柴胡　上地骨皮　中青皮　下附子

寒。桔梗、升麻、益智、烏藥、山茱萸。

【本熱利之】

降火。地黄、巵子、因蔯、黄蘗、牡丹皮、地骨皮。

【標寒發之】

發表。麻黄、桂枝、羌活、蒼术、防己、黄芪、木賊。

引經報使 潔古珍珠囊

手少陰心。黄連、細辛。

足少陰腎。獨活、桂、知母、細辛。

手太陰肺。桔梗、升麻、葱白、白芷。

足太陰脾。升麻、蒼术、葛根、白芍藥。

手厥陰心主。柴胡、牡丹皮。

足厥陰肝。青皮、吴茱萸、川芎、柴胡。

手太陽小腸。藁本、黄蘗。

足太陽膀胱。羌活。

手陽明大腸。白芷、升麻、石膏。

足陽明胃。白芷、升麻、石膏、葛根。

足〔一〕少陽膽。柴胡、青皮

手〔二〕少陽三焦。連翹、柴胡。上地骨皮、中青皮、下附子。

〔一〕足：原作「手」。今據潔古老人珍珠囊通經以爲使改。

〔二〕手：原作「足」。今據改同上，與下文分上、中、下合。

本草綱目第二卷

序例下

本草綱目第二卷目録

序例下

序例下

藥名同異

五物同名獨搖草 羌活 鬼臼 鬼督郵 天麻 薇銜

四物同名堇 堇菜 蒴藋 烏頭 石龍芮

苦菜 貝母 龍葵 苦苣 敗醬

鬼目 白英 羊蹄 紫葳 麂目

紅豆 赤小豆 紅豆蔻 相思子 海紅豆

白藥 桔梗 白藥子 栝樓 會州白藥

豚耳 豬耳 菘菜 馬齒莧 車前

三物同名美草 甘草 旋花 山薑

山薑 美草 蒼朮 杜若

蜜香 木香 多香木 沉香

女萎 萎蕤 蔓楚 紫葳

鬼督郵 徐長卿 赤箭 獨搖草

土孫 黃芪 猢猻 杜蒙

百枝 萆薢 防風 狗脊

接骨草 山蒴藋 續斷 攀倒甑

虎鬚 款冬花 沙參 燈心草

鹿腸 敗醬 玄參 斑龍腸

解毒子 苦藥子 鬼臼 山豆根

羊乳 羖羊乳 沙參 枸杞

豕首 豬頭 蠡實 天門冬

山石榴 金罌子 小蘗 杜鵑花

狗骨 犬骨 鬼箭 貓兒刺木

苦識 敗醬 苦參 酸漿草

仙人杖 枸杞 仙人草 立死竹

本草綱目第二卷

序例下

藥名同異

【五物同名】獨搖草羌活、鬼臼、鬼督郵、天麻、薇銜。
【四物同名】堇堇菜、蒴藋、烏頭、石龍芮。
鬼目白英、羊蹄、紫葳、麂目。
白藥桔梗、白藥子、栝樓、會州白藥。
【三物同名】美草甘草、旋花、山薑。
蜜香木香、多香木、沉香。
王[一]孫黄芪、猢猻、牡蒙。
虎鬚款冬花、沙參、燈心草。
羊乳羚羊乳、沙參、枸杞。
狗骨犬骨、鬼箭、猫兒刺木。

苦菜貝母、龍葵、苦苣、敗醬。
紅豆赤小豆、紅豆蔻、相思子、海紅豆。
豚耳猪耳、菘菜、馬齒莧、車前。
山薑美草、蒼术、杜若。
女萎萎蕤、蔓楚、紫葳。
百枝萆薢、防風、狗脊。
鹿腸敗醬、玄參、斑龍腸。
豕首猪頭、蠡實、天門冬。
苦蘵敗醬、苦參、酸漿草。

鬼督郵徐長卿、赤箭、獨搖草。
接骨草山蒴藋、續斷、攀倒甑。
解毒子苦藥子、鬼臼、山豆根。
山石榴金罌子、小蘗、杜鵑花。
仙人杖枸杞、仙人草、立死竹。

〔一〕王：原作「土」。今據卷十二王孫『釋名』改。

木蓮木饅頭 木蘭 木芙蓉　白幕天雄 白英 白薇　立制石理石 礜石 石膽
守田半夏 茵草 狼尾草　水玉半夏 玻瓈 水精石　芑地黃 薏苡 白黍
黃牙金 流黃 金牙石　石花瓊枝菜 烏韭 鍾乳 白汁　淡竹葉水竹葉 碎骨子 鴨跖草 燈籠草
牛舌牛之舌 車前 羊蹄　虎膏虎脂 豨薟 天南星　酸漿米漿水 三葉酸草
石龍蜥蜴 絡石 菥草　木蜜大棗 蜜香 枳椇　石蜜乳糖 櫻桃 蜂蜜

〔三物同名〕

淫羊藿仙靈脾 天門冬　黃芝芝草 黃精　黑三稜京三稜 烏芋
知母蝭母 沙參　地精人參 何首烏　龍銜蛇含 黃精　金釵股釵子股 忍冬藤
薺苨桔梗 杏葉沙參　神草人參 赤箭　芰草黃耆 菱　長生草羌活 紅茂草
仙茅長松 婆羅門參　水香蘭草 澤蘭　兒草知母 芫花　千兩金淫羊藿 續隨子
墻蘼蛇牀 營實　香草蘭草 零陵草　逐馬玄參 丹參　百兩金牡丹 百兩金草
牡蒙紫參 王孫　香菜香薷 羅勒　地筋白茅根 菅茅根　都梁香蘭草 澤蘭
杜衡杜若 馬蹄香　香蘇爵牀 水蘇　鼠姑牡丹 鼠婦蟲　孩兒菊蘭草 澤蘭

木蓮木饅頭、木蘭、木芙蓉。
白幕天雄、白英、白薇。
立制石理石、礐石、石膽。

守田半夏、萵草、狼尾草。
水玉半夏、玻瓈、水精石。
芑地黃、薏苡、白黍。

黃牙金、流黃、金牙石。
石花璚枝菜、烏韭、鍾乳石汁。
淡竹葉水竹葉、碎骨子、鴨跖草。

牛舌牛之舌、車前、羊蹄。
虎膏虎脂、稀薟、天南星。
酸漿米漿水、燈籠草、三葉酸草。

石龍蜥蜴、葒草、絡石。
木蜜大棗、蜜香、枳椇。
石蜜乳糖、櫻桃、蜂蜜。

【二物同名】

淫羊藿仙靈脾、天門冬。
黃芝芝草、黃精。
黑三稜京三稜、烏芋。

知母蝭母、沙參。
地精人參、何首烏。
龍銜蛇含、黃精。
金釵股釵子股、忍冬藤。

薺苨桔梗、杏葉沙參。
神草人參、赤箭。
芰草黃芪、菱。
長生草羌活、紅茂草。

仙茅長松、婆羅門參。
水香蘭草、澤蘭。
兒草知母、芫花。
千兩金淫羊藿、續隨子。

墻蘼蛇牀、營實。
香草蘭草、零陵草。
逐馬玄參、丹參。
百兩金牡丹、百兩金草。

牡蒙紫參、王〔一〕孫。
香菜香薷、羅勒。
地筋白茅根、菅茅根。
都梁香蘭草、澤蘭。

杜蘅杜若、馬蹄香。
香蘇爵牀、水蘇。
鼠姑牡丹、鼠婦蟲。
孩兒菊蘭草、澤蘭。

〔一〕王：原作「土」。今據卷十二紫參「釋名」改。

漏蘆 飛廉 鬼油麻　蘭根 蘭草 白茅　地血 紫草 茜草　木芍藥 牡丹 赤芍藥
白及 連及 黃精　蕳根 蘭草 防風　藥實 貝母 黃藥子　夏枯草 乃東 茺蔚草
黃昏 合歡 王孫　夜合 合歡 何首烏　鼓椹 茵芋 旋覆花　甘露子 地蠶 斗蕉子
雷丸 竹苓 兔葵　馬薊 术 大薊　龍珠 赤珠 石龍芮　不死草 卷柏 麥門冬
苦薏 野菊 蓮子心　烏韭 石髮 麥門冬　地葵 蒼耳 地膚子　紫河車 蚤休 人胞衣
伏兔 飛廉 伏苓　草蒿 青蒿 青葙子　黃蒿 鼠麴 黃花蒿　馬肝石 何首烏 烏鬚石
火杴 茺蔚 豨薟　露葵 葵菜 蓴　益明 茺蔚 地膚　千金藤 解毒之草 陳思岌
忍冬 金銀藤 麥門冬　香茅 鼠麴草　麗春 罌粟 仙女蒿　仙人掌草 射干
旱蓮 鱧腸 連翹　石髮 烏韭 陟釐　蘭華 蘭草 連翹　羊婆奶 沙參 蘿摩子
大蓼 葒草 馬蓼　石衣 烏韭 陟釐　鬼鍼 鬼釵草 鬼齒爛竹　血見愁 茜草 地錦
山葱 茖葱 藜蘆　地椒 野小椒 水楊梅　斑杖 虎杖 攀倒甑　雞腸草 繁縷之類 鵝不食草
鹿葱 萱草 藜蘆　地節 萎蕤 枸杞　芒草 芭茅 莽草　鳳尾草 金星草 貫衆

漏蘆飛廉、鬼油麻。
白及連及、黄精。
黄昏合歡、王孫。
雷丸竹苓、菟葵。
苦薏野菊、蓮子心。
伏兔飛廉、伏苓。
火杴茺蔚、豨薟。
忍冬金銀藤、麥門冬。
旱蓮鱧腸、連翹。
大蓼葒草、馬蓼。
山葱茖葱、藜蘆。
鹿葱萱草、藜蘆。

蘭根蘭草、白茅。
葍根蘭草、防風。
夜合合歡、何首烏。
馬薊朮、大薊。
烏韭石髮、麥門冬。
草蒿青蒿、青葙子。
露葵葵菜、蓴。
香茅鼠麴草、茅香〔一〕。
石髮烏韭、陟釐。
石衣烏韭、陟釐。
地椒野小椒、水楊梅。
地節葳蕤、枸杞。

地血紫草、茜草。
藥實貝母、黄藥子。
戴椹黄芪、旋覆花。
龍珠赤珠、石龍芻。
地葵蒼耳、地膚子。
黄蒿鼠麴、黄花蒿。
益明茺蔚、地膚。
麗春罌粟、仙女蒿。
蘭華蘭草、連翹。
鬼鍼鬼釵草、鬼齒爛竹。
斑杖虎杖、攀倒甑。
芒草芭茅、莽草。

木芍藥牡丹、赤芍藥。
夏枯草乃東草、茺蔚。
甘露子地蠶、甘蕉子。
不死草卷柏、麥門冬。
紫河車蚤休、人胞衣。
馬肝石何首烏、烏鬚石。
千金藤解毒之草、陳思岌。
仙人掌草〔二〕、射干。
羊婆奶沙參、蘿藦子。
血見愁茜草、地〔三〕錦。
鷄腸草蘩縷之類、鵝不食草。
鳳尾草金星草、貫衆。

〔一〕茅香：原脱。卷十三白茅「集解」下：「香茅一名菁茅一名瓊茅」。又卷十四茅香，時珍曰：「此即香茅也」。今據後者補「茅香」。
〔二〕草：此即「仙人掌草」省略前名也。
〔三〕地：原作「也」。今據卷二十地錦「釋名」改。

扁竹（扁蓄　射干）	莞草（白芷　菌芋）	妓女（萱草　地膚苗）	紫金牛（草根似巴戟　射干）
通草（木通　通脫木）	天豆（雲實　石龍芮）	重臺（蚤休　玄參）	臙脂菜（藜　落葵）
羊腸（羊之腸　羊韭）	白草（白歛　白英）	更生（菊）	燕尾草（蘭草　慈姑）
白昌（商陸　水菖蒲）	臭草（雲實　茺蔚）	地菍（草　赤地利）	紅內消（紫荊皮　何首烏）
龍鬚（鹿草　海藻）	水萍（浮萍　慈姑）	林蘭（石斛　木蘭）	承露仙（人肝藤　失雄子根）
象膽（象之膽　盧薈）	水葵（水苔　蓴）	杜蘭（石斛　木蘭）	冬葵子（葵菜　姑活）
馬尾（馬之尾　商陸）	水芝（芡實　冬瓜）	屏風（防風　水萍）	三白草（候農之草　牽牛）
鵶臼（烏桕木　鵶鵲烏）	天葵（菟葵　落葵）	赤葛（何首烏　烏歛母）	猢猻頭（鱧腸　地錦）
鹿藿（野綠豆　葛苗）	水花（浮萍　浮石）	酸母（酸模　酢漿草）	菩提子（薏苡子　無患子）
景天（愼火草　螢火蟲）	山芋（山藥　旱芋）	鬼蓋（人參　地菌）	相思子（木紅豆　郎君子蟲）
王瓜（土瓜　菝葜）	石南（風藥　南藤）	蘿摩（雀瓢　百合）	雞骨香（沉香　降真香）
黃瓜（胡瓜　栝樓）	胡菜（胡荽　芸薹）	甜藤（甘藤　忍冬）	白馬骨（獸之骨　又木名）

扁竹扁蓄、射干。
通草木通、通脱木。
羊腸羊之腸、羊桃。
白昌商陸、水菖蒲。
龍鬚席草、海菜。
象膽象之膽、蘆薈。
馬尾馬之尾、商陸。
鵶臼烏柏木、鵶鳩鳥。
鹿藿野緑豆、葛苗。
景天慎火草、螢火蟲。
王瓜土瓜、菝葜。
黄瓜胡瓜、栝樓。

莞草白芷、茵芋。
天豆雲實、石龍芮。
白草白斂、白英。
臭草雲實、茺蔚。
水萍浮萍、慈姑。
水葵水荇、蓴。
水芝芡實、冬瓜。
天葵兔葵、落葵。
水花浮萍、浮石。
山芋山藥、旱芋。
石南風藥、南藤。
胡菜胡荽、芸薹。

妓女萱草、地膚苗。
重臺蚤休、玄參。
更生菊、雀翹〔一〕。
蛇〔二〕菵草、赤地利。
林蘭石斛、木蘭。
杜蘭石斛、木蘭。
屏風防風、水荇。
赤葛何首烏、烏斂苺〔三〕。
酸母酸模、酢漿草。
鬼蓋人參、地菌。
蘿藦雀瓢、百合〔四〕。
甜藤甘藤、忍冬。

紫金牛草，根似巴戟。射干。
臙脂菜藜、落葵。
燕尾草蘭草、慈姑。
紅内消紫荆皮、何首烏。
承露仙人肝藤、伏雞子根。
冬葵子葵菜、姑活。
三白草候農之草、牽牛。
猢猻頭鱧腸、地錦。
菩提子薏苡、無患子。
相思子木紅豆、郎君子蟲。
雞骨香沉香、降真香。
白馬骨獸之骨，又木名。

〔一〕雀翹：原脱。今據卷十六青黛後附雀翹補。
〔二〕蛇：原作「地」。今據卷十八赤地利改。
〔三〕苺：原作「母」。今據卷十八烏蘞苺改。
〔四〕蘿藦雀瓢百合：卷二十七百合釋名「一名摩羅」，非蘿藦。寶慶折衷卷二敘名實異同之分載「蘿藦子女青皆名雀瓢」，核之無誤。故本條當爲：「雀瓢蘿藦子女青」。

金罌金櫻子安石榴　胡豆蠶豆豌豆　杭子山查楊梅　金盞銀臺水仙花上木部行
木綿古貝杜仲　水栗芡實萍蓬草根　陽桃獼猴桃五斂子　胡王使者羌活白頭翁
猗頭猗肖土菌　獨搖白楊扶移　蘇蕒大蓼白槿　桑上寄生桑耳
鼠矢鼠糞山茱萸　苦心知母沙參　日及木槿扶桑　茇蓮烏頭
烏犀犀角皂莢　梫木桂又木名　大青大青草扁青石　荊葶
文蛤海蛤五倍子　樺木樺皮木芙蓉　絡石草石　榛榛子厚朴
果蠃蠮螉栝樓　風藥石南澤蘭　將軍大黃流黃　椑鼠李漆柿
石鯪絡石藤穿山甲　冬青凍青女貞　石芝石芝草石腦　櫬梧桐木槿
鉛華胡粉黃丹　處石慈石玄石　石腦石芝大一餘糧　寒水石石膏凝水石
石綠綠青綠鹽　石英紫石英水晶　石鹽礬石光明鹽　蜃車螯蜃蛟
石蠶沙虱甘露子　占斯樟寄生雀甕蟲　鷂田間小鳥魚狗鳥　地蠶蠐螬甘露子
地雞土菌　沙虱水蟲石蠶　鵃伯勞斑鳩　青蚨蚨蟬銅錢

金罌金櫻子、安石榴。
木綿古貝、杜仲。
獐頭獐首、土菌。
鼠矢鼠糞、山茱萸。
烏犀犀角、皂莢。
文蛤海蛤、五倍子。
果蠃蠮螉、栝樓。
石鯪絡石藤、穿山甲。
鉛華胡粉、黄丹。
石緑緑青、緑鹽。
石蠶沙虱、甘露子。
地雞土菌、鼠婦〔三〕。

胡豆蠶豆、豌豆。
水栗芰實、萍蓬草根。
獨搖白楊、扶移。
苦心知母、沙參。
梫木桂，又木名。
樺木樺皮、木芙蓉。
風欒石南、澤蘭。
冬青凍青、女貞。
處石慈石、玄石。
石英紫石英、水晶。
占斯樟寄生、雀甕蟲。
沙虱水蟲、石蠶。

杭子山查、楊梅。
陽桃獼猴桃、五斂子。
菥蓂大薺、白棘。
日及木槿、扶桑。
大青大青草、扁青石。
終石草、石〔二〕。
將軍大黄、流黄。
石芝芝草、石腦。
石腦石芝、太一餘粮。
石鹽礜石、光明鹽。
鷂田間小鳥、魚狗鳥。
鳩伯勞、杜鵑。

金盞銀臺水仙花、王不留行。
胡王使者羌活、白頭翁。
桑上寄生桑耳。
芨堇、烏頭。
茆蓴、女菀〔一〕。
榛榛子、厚朴。
椑鼠李、漆柿。
櫬梧桐、木槿。
寒水石石膏、凝水石。
蜃車螯、蜃蛟。
地蠶蠐螬、甘露子。
青蚨蚨蟬、銅錢。

〔一〕女菀：原脱。今據卷十六女菀「釋名」補。
〔二〕終石草石：終石見卷十一附録諸石，無同名者。「終」字類「絡」。考地錦爲草，絡石而生之絡石亦名地錦。故此條或指地錦與絡石同名。
〔三〕鼠婦：原脱。今據卷四十一鼠婦「釋名」補。

蟪蛄 蟬 螻蛄　　鼯鼠 螻蛄 鼺鼠　　飛生 飛生蟲 鼯鼠　　蝸蠃 蝸牛 螺螄

負蠜 鼠負 螽蠜　　負盤 蜚蠊 行夜　　黃頰魚 鱨魚 黃顙魚　　土龍 蚯蚓 鼉龍

白魚 鮊魚 衣魚　　魚師 有毒之魚 魚狗鳥　　魚虎 土奴魚 狗鳥　　人魚 鰨魚 鯢魚

鯊魚 吹沙魚 鮫魚　　天狗 貛 魚狗鳥　　水狗 獺 魚狗鳥　　山鷄 翟雉 鷩雉

扶老 [illegible] 靈壽木　　鬼鳥 姑獲鳥 鬼車鳥　　醴泉 [illegible]水名 人口中津　　無心 薇銜 鼠麴草

朝開暮落花 木槿 [illegible]　　上青木香 馬兜鈴　　野天麻 茺蔚　　鬼油麻 漏盧

比類隱名

甜桔梗 薺苨　　山牛蒡 大薊　　草續斷 石龍芻　　杜牛膝 天名精

野脂麻 玄參　　甜葶藶 菥蓂　　木羊乳 丹參　　天蔓菁 天名精

草甘遂 蚤休　　茵芫花 蕘花　　杏葉沙參 薺苨　　野雞冠 青葙子

山莧菜 牛膝　　黃大戟 芫花　　胡薄荷 積雪草　　龍腦薄荷 水蘇

青蛤粉 青黛　　野紅花 大戟　　竹園荽 海金沙　　野園荽 鵝不食草

螓蛄蟬、螻蛄。
鼯鼠螻蛄、鸓鼠。
飛生飛生蟲、鼯鼠。
蝸蠃蝸牛、螺螄。

負蠜鼠負、蟲螽。
負盤蜚蠊、行夜。
黃頰魚鱤魚、黃顙魚。
土龍蚯蚓、鼉龍。

白魚鱊魚、衣魚。
魚師有毒之魚、魚狗鳥。
魚虎土奴魚、魚狗鳥。
人魚鯑〔一〕魚、鯢魚。

鯊魚吹沙魚、鮫魚。
天狗貛、魚狗鳥。
水狗獺、魚狗鳥。
山鷄翟雉、鷩雉。

扶老禿鶖、靈壽木。
鬼鳥姑獲鳥、鬼車鳥。
醴泉瑞水名、人口中津。
無心薇銜、鼠麴草。

朝開暮落花木槿、狗溺臺。
野天麻茺蔚
鬼油麻漏蘆

【比類隱名】

土青木香馬兜鈴
草續斷石龍芻
杜牛膝天名精
甜桔梗薺苨
山牛蒡大薊
木羊乳丹參
天蔓菁天名精
野脂麻玄參
甜葶藶菥蓂
杏葉沙參薺苨
野雞冠青〔二〕葙子
草甘遂蚤休
黃芫花蕘花
胡薄荷積雪草
龍腦薄荷水蘇
山莧菜牛膝
黃大戟芫花
竹園荽海金沙
野園荽鵝不食草
青蛤粉青黛
野紅花大戟

〔一〕鯑：原字右邊殘損，今據卷四十四鯑魚確定該字。
〔二〕青：原作「清」。今從江西本改。

野胡蘿蔔　草鵶頭貫衆　野茴香馬芹　野甜瓜土瓜
野萱花射干　野天門冬百部　黑狗脊貫衆　草血竭地錦
水巴戟香附　土細辛杜衡　獐耳細辛及已　草烏頭鳶尾
草天雄狀草如蘭　草附子香附　土附子草烏頭　木藜蘆鹿驪
山蕎麥赤地利　金蕎麥羊蹄　鬼蒟蒻天南星　山大黃酸模
牛舌大黃羊蹄　土萆薢土伏苓　刺猪苓土伏苓　白菝葜萆薢
赤薜荔赤地利　龍鱗薜荔常春藤　夜牽牛紫菀　便牽牛牛蒡
山甘草紫金藤　水甘草　木甘草　草雲母雲實
草流黃茨實　草鍾乳韭菜　草鼈甲乾茄　山地栗土伏苓
羞天草海芋　羞天花鬼臼　土質汗茺蔚　茅質汗
野蘭漏蘆　木天蓼　木芙蓉拒霜　木蓮蓬木饅頭
胡韭子補骨脂　野槐苦參　草麝香鬱金香　石菴蕳骨碎補

野胡蘿蔔〔一〕
草鵶頭 貫衆
野茴香 馬芹
野甜瓜 土瓜
野萱花 射干
野天門冬 百部
黑狗脊 貫衆
草血竭 地錦
水巴戟 香附
土細辛 杜衡
獐耳細辛 及己
草鳶頭 鳶尾
草天雄 草如蘭狀
草附子 香附
土附子 草烏頭
木藜蘆 鹿驪
山蕎麥 赤地利
金蕎麥 羊蹄
鬼蒟蒻 天南星
山大黄 酸模
牛舌大黄 羊蹄
土萆薢 土伏苓
刺猪苓 土伏苓
白菝葜 萆薢
赤薜荔 赤地利
龍鱗薜荔 常春藤
夜牽牛 紫菀
便牽牛 牛蒡
山甘草 紫金藤
水甘草
木甘草
草雲母 雲實
草流黄 芡實
草鍾乳 韭菜
草鼈甲 乾茄
山地栗 土伏苓
羞天草 海芋
羞天花 鬼臼
土質汗 茺蔚
茅質汗
野蘭 漏蘆
木天蓼
木芙蓉 拒霜
木蓮蓬 木饅頭
胡韭子 補骨脂
野槐 苦參
草麝香 鬱金香
石菴蕳 骨碎補

〔一〕野胡蘿蔔：原缺正名。本書亦未見有此隱名之藥，僅屬比類爲名。下文水甘草、木甘草、茅質汗、木天蓼、木半夏均同此。

硬石膏長石　白靈砂粉霜　野茄蒼耳　木半夏
野生薑黃精

相須相使相畏相惡諸藥（出徐之才藥對，今益以諸家本草續增者）

甘草　朮、苦參、乾漆為之使。惡遠志。忌豬肉。　黃耆　伏苓為之使。惡白鮮、龜甲。
人參　伏苓、馬藺為之使。惡鹵鹹、溲疏。畏五靈脂。　沙參　惡防已。
桔梗　節皮為之使。畏白及、龍膽、龍眼。忌豬肉。伏砒。　黃精　忌梅實。
葳蕤　畏鹵鹹。　知母　得黃蘗及酒良。伏蓬砂、鹽。
朮　防風、地榆為之使。忌桃、李、雀肉、菘菜、青魚。　狗脊　萆薢為之使。惡莎草、敗醬。
貫眾　雚菌、赤小豆為之使。伏石鍾乳。　巴戟天　覆盆子為之使。惡雷丸、丹參、朝生。
遠志　得伏苓、龍骨、冬葵子良。畏真珠、飛廉、藜蘆、齊蛤。　淫羊藿　薯蕷、紫芝為之使。得酒良。
玄參　惡黃耆、乾薑、大棗、山茱萸。　地榆　得髮良。惡麥門冬。伏丹砂、雄黃、流黃。
丹參　畏鹹水。　紫參　畏辛夷。

硬石膏長石　白靈砂粉霜　野茄蒼耳　木半夏

野生薑黃精

相須相使相畏相惡諸藥

出徐之才藥對，今益以諸家本草續增者。

甘草朮、苦參、乾漆爲之使。惡遠志。忌猪肉。

黃耆伏苓爲之使。惡白鮮、龜甲。

人參伏苓、馬藺爲之使。惡鹵鹹、溲疏。畏五靈脂。

沙參惡防己。

桔梗節皮爲之使。畏白及、龍膽、龍眼。忌猪肉。伏砒。

黃精忌梅實。

葳蕤畏鹵鹹。

知母得黃蘗及酒良。伏蓬砂、鹽。

朮防風、地榆爲之使。忌桃、李、雀肉、菘菜、青魚。

狗脊萆薢爲之使。惡莎草、敗醬。

貫衆雚菌、赤小豆[一]爲之使。伏石鍾乳。

巴戟天覆盆子爲之使。惡雷丸、丹參、朝生。

遠志得伏苓、龍骨、冬葵子良。畏真珠、飛廉、藜蘆、齊蛤。

淫羊藿薯蕷、紫芝爲之使。得酒良。

玄參惡黃耆、乾薑、大棗、山茱萸。

地榆得髮良。惡麥門冬。伏丹砂、雄黃、流黃。

丹參畏鹼水。

紫參畏辛夷。

[一] 豆：原脱。今據證類卷二草藥下部「貫眾」補。

白頭翁 蠡實為之使得酒良

白及 紫石英為之使 惡理石 畏杏仁李核仁

右草之二

黃連 黃芩龍骨理石為之使 惡冷水菊花玄參白僵蠶白鮮芫花 忌猪肉 畏牛膝款冬

胡黃連 忌猪肉 惡菊花玄參白鮮

黃芩 龍骨山茱萸為之使 惡葱實 畏丹砂牡丹藜蘆

秦艽 菖蒲為之使 畏牛乳

柴胡 半夏為之使 惡皂莢 畏女菀藜蘆

前胡 半夏為之使 惡皂莢 畏藜蘆

防風 惡乾薑藜蘆白歛芫花 畏萆薢

羌獨活 蠡實為之使

苦參 玄參為之使 惡貝母漏蘆菟絲子 伏汞雌黃焰消

白鮮 惡桔梗茯苓萆薢螵蛸

貝母 厚朴白微為之使 惡桃花 畏秦艽莽草礬石

龍膽 貫衆赤小豆為之使 惡地黃防葵

細辛 曾青棗根為之使 忌生菜狸肉 惡黃芪狼毒山茱萸 畏滑石消石

白微 惡黃耆乾薑大棗山茱萸大黃大戟乾漆

右草之二

白頭翁蠡實爲之使。得酒良。

【右草之一】

黄連黄芩、龍骨、理石爲之使。忌猪肉。畏牛膝、款冬。惡冷水、菊花、玄參、白殭蠶、白鮮、芫花。

胡黄連忌猪肉。惡菊花、玄參、白鮮。

秦艽菖蒲爲之使。畏牛乳。

前胡半夏爲之使。惡皂莢。畏藜蘆。

羌獨活蠡實爲之使。

白鮮惡桔梗、茯苓、萆薢、螵蛸。

龍膽貫衆、赤小豆爲之使。惡地黄、防葵。

白微惡黄耆、乾薑、大棗、山茱萸、人黄、大戟、乾漆。

【右草之二】

白及紫石英爲之使。惡理石。畏杏仁、李核仁。

黄芩龍骨、山茱萸爲之使。惡葱實。畏丹砂、牡丹、藜蘆。

柴胡半夏爲之使。惡皂莢。畏女菀、藜蘆。

防風畏萆薢。惡乾薑、藜蘆、白斂、芫花。

苦參玄參爲之使。惡貝母、漏蘆、兔絲子。伏汞、雌黄、焰消。

貝母厚朴、白微爲之使。惡桃花。畏秦艽、莽草、礜石。

細辛曾青、棗根爲之使。忌生菜、狸肉。惡黄芪、狼毒、山茱萸。畏滑石、消石。

當歸惡藺茹濕麪 制雄黃　芎藭白芷為之使 伏雌黃
畏菖蒲生薑海藻牡蒙　畏黃連

蛇牀惡牡丹貝母巴豆　藁本惡藺茹 畏青葙子

白芷惡當歸為之使　忌蒜胡荽 伏砒
惡旋復花 制雄黃流黃　牡丹畏兔絲子貝母大黃

芍藥須丸烏藥沒藥為之使　惡石斛芒消
畏消石鼈甲小薊

杜若得辛夷細辛良　補骨脂得胡桃胡麻良
惡柴胡前胡　惡甘草 忌諸血芸薹

縮砂蜜白檀香豆蔻人參益智　黃蘗伏苓赤白石脂為之使
得訶子鼈甲白蕪荑良

蓬莪茂得酒醋良　香附子得芎藭蒼朮醋童子小
便良

零陵香伏三黃朱砂　澤蘭防己為之使

積雪草伏流黃　香薷忌山白桃

（右草之三）

菊花朮枸杞根桑根白皮青蘘　菴䕡荊子薏苡為之使
藥為之使

艾葉苦酒香附為之使　茺蔚制三黃砒石

當歸惡蕳茹、濕麪。制雄黄。畏昌蒲、生薑、海藻、牡蒙。

蛇牀惡牡丹、貝母、巴豆。

白芷當歸爲之使。惡旋復花。制雄黄、流黄。

芍藥須丸、烏藥、没藥爲之使。惡石斛、芒消。畏消石、鼈甲、小薊。

杜若得辛夷、細辛良。惡柴胡、前胡。

縮砂蜜白檀香、豆蔻、人參、益智、黄蘗、伏苓、赤白石脂爲之使。

蓬莪茂得酒、醋良。

零陵香伏三黄、朱砂。

積雪草伏流黄。

【右草之二】

菊花术、枸杞根、桑根白皮、青蘘葉爲之使。

艾葉苦酒、香附爲之使。

芎藭白芷爲之使。畏黄連。伏雌黄。

藁本惡蕳茹。畏青葙子。

牡丹忌蒜、胡荽。伏砒。畏兔絲子、貝母、大黄。

補骨脂得胡桃、胡麻良。惡甘草。忌諸血、芸薹。

得訶子、鼈甲、白蕪荑良。

香附子得芎藭、蒼术、醋、童子小便良。

澤蘭防己爲之使。

香薷忌白山〔一〕桃。

菴蕳荆子、薏苡爲之使。

茺蔚制三黄、砒石。

〔一〕白山：原作「山白」。今據卷十四香薷乙正。

薇銜 得秦皮良
夏枯草 土瓜為之使 伏汞砂
紅藍花 得酒良
續斷 地黃為之使 惡雷丸
漏蘆 連翹為之使
飛廉 得烏頭良 忌麻黃
枲耳 忌猪肉馬肉米泔
天名精 垣衣地黃為之使
蘆笋 忌巴豆
麻黃 厚朴白微為之使 惡辛夷石韋

石草之四

地黃 得酒麥門冬薑汁縮砂良 畏蕪荑 忌葱蒜蘿蔔諸血 惡貝母
牛膝 惡螢火龜甲陸英 畏白前 忌牛肉
紫菀 款冬為之使 惡天雄藁本雷丸遠志瞿麥 畏茵蔯
女菀 畏鹵鹹
冬葵子 黃芩為之使
麥門冬 地黃車前為之使 惡款冬苦芙苦瓠 畏苦參青蘘木耳 伏石鍾乳
款冬花 杏仁為之使 得紫菀良 惡玄參皂莢消石 畏貝母麻黃辛夷黃芩黃耆連翹青葙
佛耳草 款冬為之使
決明子 蓍實為之使 惡大麻子

薇銜得秦皮良。

紅藍花得酒良。

漏蘆連翹爲之使。

葈耳忌猪肉、馬肉、米泔。

蘆笋忌巴豆。

夏枯草土瓜爲之使。伏汞、砂。

續斷地黄爲之使。惡雷丸。

飛廉得烏頭良。忌麻黄。

天名精垣衣、地黄爲之使。

麻黄厚朴、白微爲之使。惡辛夷、石韋。

【右草之四】

地黄得酒、麥門冬、薑汁、縮砂良。惡貝母。畏蕪荑。忌葱、蒜、蘿蔔〔一〕、諸血。

牛膝惡螢火、龜甲、陸英。畏白前。忌牛肉。

女菀畏鹵鹹。

麥門冬地黄、車前爲之使。惡款冬、苦芺、苦瓠。畏苦參、青蘘、木耳。伏石鍾乳。

款冬花杏仁爲之使。得紫菀良。惡玄參、皂莢、消石。畏貝母、麻黄、辛夷、黄芩、黄芪、連翹、青葙。

佛耳草款冬爲之使。

紫菀款冬爲之使。惡天雄、藁本、雷丸、遠志、瞿麥。畏茵蔯。

冬葵子黄芩爲之使。

決明子蓍實爲之使。惡大麻子。

〔一〕蔔：原脱。今據卷十六地黄補。

瞿麥 牡丹蘘草為之使 惡螵蛸 伏丹砂

車前子 常山為之使

藎草 畏鼠負

〔石草之五〕

大黃 黃芩為之使 惡乾漆 忌冷水

狼毒 大豆為之使 畏醋 占斯 密陀僧 惡麥句薑

蕳茹 甘草為之使 惡麥門冬

澤漆 小豆為之使 惡薯蕷

莨菪 畏蟹 犀角 甘草 升麻 綠豆

常山 畏玉札 忌葱菜 伏砒石

附子 地膽為之使 得蜀椒食鹽下達命門 畏防風甘草人參黃耆綠豆烏韭童溲犀角 惡蜈蚣 豉汁

天雄 遠志為之使 惡腐婢

葶藶 榆皮為之使 得酒大棗良 惡白殭蠶石龍芮

女青 蛇銜為之使

蒺藜 烏頭為之使

商陸 得大蒜良 忌犬肉 伏硇砂砒石雌黃

狼牙 蕪荑為之使 惡地榆棗肌

大戟 小豆為之使 得棗良 惡薯蕷 畏昌蒲蘆葦鼠屎

甘遂 瓜蒂為之使 惡遠志

蓖麻 忌炒豆 伏丹砂粉霜

藜蘆 黃連為之使 惡大黃 畏葱白

白附子 得火良

瞿麥牡丹、蘘草爲之使。惡螵蛸。伏丹砂。

車前子常山爲之使。

藎草畏鼠負。

【右草之五】

大黄黄芩爲之使。惡乾漆。忌冷水。

狼毒大豆爲之使。惡麥句薑。畏醋、占斯、密陀僧。

蔄茹甘草爲之使。惡麥門冬。

澤漆小豆爲之使。惡薯蕷。

莨菪畏蟹、犀角、甘草、升麻、绿豆。

常山畏玉札。忌葱、菘菜。伏砒石。

附子地膽爲之使。得蜀椒、食鹽，下達命門。惡蜈蚣、豉汁。畏防風、甘草、人參、黄耆、绿豆、烏韭、童溲、犀角。

天雄遠志爲之使。惡腐婢、豉汁。

葶藶榆皮爲之使。得酒、大棗良。惡白殭蠶、石龍芮。

女青蛇銜爲之使。

蒺藜烏頭爲之使。

商陸得大蒜良。忌犬肉。伏硇砂、砒石、雌黄。

狼牙蕪荑爲之使。惡地榆、棗肌。

大戟小豆爲之使。得棗良。惡薯蕷。畏昌蒲、蘆葦、鼠屎。

甘遂瓜蒂爲之使。惡遠志。

蓖麻忌炒豆。伏丹砂、粉霜。

藜蘆黄連爲之使。惡大黄。畏葱白。

白附子得火良。

烏頭 遠志莽草為之使 惡藜蘆豉汁 畏飴糖黑豆冷水 伏丹砂砒石

天南星 蜀漆為之使得火牛膽良 惡莽草 畏附子乾薑防風生薑 伏雄黃丹砂焰消

半夏 射干柴胡為之使 惡皂莢海藻飴糖羊血 畏生薑乾薑秦皮龜甲雄黃

鬼臼 畏垣衣

羊躑躅 畏巵子 惡諸石及麪 伏丹砂硇砂雌黃

芫花 決明為之使得醋良

莽草 畏黑豆紫河車

石龍芮 巴戟為之使 畏蛇蛻皮吳茱萸

蕁麻 畏人溺

鉤吻 半夏為之使 惡黃芩

右草之六

菟絲子 薯蕷松脂為之使得酒良 惡雚菌

五味子 蓯蓉為之使 惡萎蕤 勝烏頭

牽牛子 得乾薑青木香良

紫葳 畏鹵鹹

栝樓根 枸杞為之使 惡乾薑 畏牛膝乾漆

黃環 鳶尾為之使 惡伏苓防己乾薑

天門冬 地黃貝母垣衣為之使 畏曾青浮萍 制雌黃硇砂 忌鯉魚

本草綱目序例卷之二

烏頭遠志、莽草爲之使。惡藜蘆、豉汁。畏飴糖、黑豆、冷水。伏丹砂、砒石。

天南星蜀漆爲之使。得火、牛膽良。惡莽草。畏附子、乾薑、防風、生薑。伏雄黃、丹砂、焰消。

半夏射干、柴胡爲之使。惡皂莢。忌[一]海藻、飴糖、羊血。畏生薑、乾薑、秦皮、龜甲、雄黃。

鬼臼畏垣衣。

羊躑躅畏巵子。惡諸石及麪。伏丹砂、硇砂、雌黃。

芫花決明爲之使。得醋良。

石龍芮巴戟爲之使。畏蛇蜕皮、吴茱萸。

莽草畏黑豆、紫河車。

鉤吻半夏爲之使。惡黄芩。

蕁麻畏人溺。

【右草之六】

兔絲子薯蕷、松脂爲之使，得酒良，惡雚菌。

五味子蓯蓉爲之使，惡葳蕤，勝烏頭。

牽牛子得乾薑、青木香良。

紫葳畏鹵鹹。

栝樓根枸杞爲之使，惡乾薑，畏牛膝、乾漆。

黃環鳶尾爲之使，惡伏苓、防己、乾薑。

天門冬地黄、貝母、垣衣爲之使，忌鯉魚，畏曾青、浮萍，制雄黄、硇砂。

[一] 忌：原脱。今據卷十七半夏「忌羊血海藻飴糖」補。

何首烏 伏苓為之使 忌葱蒜蘿蔔諸血無鱗魚

萆薢 薏苡為之使 畏前胡柴胡牡蠣大黃葵根

土茯苓 忌茶

白歛 代赭為之使

威靈仙 忌茶麪湯

茜根 畏鼠姑 制雄黃

防已 殷孽為之使 畏萆薢女菀鹵鹹 惡細辛 殺雄黃硇石毒

絡石 杜仲牡丹為之使 畏貝母昌蒲 惡鐵落 殺殷孽毒

〔右草之七〕

澤瀉 畏海蛤文蛤

石菖蒲 秦皮秦艽為之使 惡麻黃地膽 忌飴糖羊肉鐵器

石斛 陸英為之使 惡凝水石巴豆 畏雷丸僵蠶

石韋 滑石杏仁射干為之使 得昌蒲良 制丹砂礬石

烏韭 垣衣為之使

〔右草之八〕

柏葉栢實 瓜子桂心牡蠣為之使 畏菊花羊蹄諸石及麪麴

桂 得人參甘草麥門冬大黃黃芩調中益氣 得柴胡紫石英乾地黃療吐逆 畏生葱石脂

何首烏伏苓爲之使，忌葱、蒜、蘿蔔、諸血、無鱗魚。

萆薢薏苡爲之使，畏前胡、柴胡、牡蠣、大黄、葵根。

土茯苓忌茶。

白斂代赭爲之使。

威靈仙忌茶、麪湯。

茜根畏鼠姑。制雄黄。

防己殷孽爲之使。惡細辛。畏萆薢、女菀、鹵鹹。殺雄黄、硝石毒。

絡石杜仲、牡丹爲之使。惡鐵落。畏貝母、昌蒲。殺殷〔一〕孽毒。

【右草之七】

澤瀉畏海蛤、文蛤。

石菖蒲秦皮、秦艽爲之使。惡麻黄、地膽。忌飴糖、羊肉、鐵器。

石斛陸英爲之使。惡凝水石、巴豆。畏雷丸、僵蠶。

石韋滑石、杏仁、射干爲之使。得昌蒲良。制丹砂、礬石。

烏韭垣衣爲之使。

【右草之八】

柏葉、柏實瓜子、桂心、牡蠣爲之使。畏菊花、羊蹄、諸石及麪麴。

桂得人參、甘草、麥門冬、大黄、黄芩，調中益氣。得柴胡、紫石英、乾地黄，療吐逆。畏生葱、石脂。

〔一〕殷：原脱。今據卷十八絡石補。

辛夷　芎藭為之使　惡五石脂　畏昌蒲黃連蒲黃石膏黃環
沈香　檀香　忌見火
騏驎竭　得密陀僧良
丁香　畏鬱金　忌火

〔右木之一〕

黃蘗木　惡乾漆　伏硫黃
厚朴　乾薑為之使　惡澤瀉消石寒水石　忌豆
杜仲　惡玄參蛇蛻皮
乾漆　半夏為之使　畏雞子紫蘇杉木漆姑草蟹　忌猪脂
桐油　畏酒　忌烟
楝實　茴香為之使
槐實　景天為之使
秦皮　苦瓠防葵大戟為之使　惡吳茱萸
皂莢　柏實為之使　惡麥門冬　畏人參苦參空青　伏丹砂粉霜硫黃硇砂
巴豆　芫花為之使　得火良　惡蘘草牽牛　畏大黃藜蘆黃連蘆筍醬豉豆汁冷水
欒華　決明為之使

〔右木之二〕

桑根白皮　續斷桂心麻子為之使
酸棗　惡防己

辛夷芎藭爲之使。惡五石脂。畏昌蒲、黃連、蒲黃、石膏、黃環。

騏驎竭得密陀僧良。

【右木之一】

黃蘗木惡乾漆。伏硫黃。

杜仲惡玄參、蛇蜕皮。

桐油畏酒。忌烟。

槐實景天爲之使。

皂莢柏實爲之使。惡麥門冬。畏人參、苦參、空青。伏丹砂、粉霜、硫黃、硇砂。

巴豆芫花爲之使。得火良。惡蘘草、牽牛。畏大黃、藜蘆、黃連、蘆笋、醬、豉、豆汁、冷水。

欒華决明爲之使。

【右木之二】

桑根白皮桂心、續斷、麻子爲之使。

沈香、檀香忌見火。

丁香畏鬱金。忌火。

厚朴乾薑爲之使。惡澤瀉、消石、寒水石。忌豆。

乾漆半夏爲之使。畏雞子、紫蘇、杉木、漆姑草、蟹。忌猪脂。

楝實茴香爲之使。

秦皮苦瓠、防葵、大戟爲之使。惡吴茱萸。

酸棗惡防己。

山茱萸 蓼實爲之使 惡桔梗防風防己　五加皮 遠志爲之使 畏玄參蛇皮

溲疏 漏蘆爲之使　牡荆實 防己爲之使 惡石膏

蔓荆子 惡烏頭石膏　欒荆子 決明爲之使 惡石膏

石南 五加皮爲使 惡小薊

〔右木之三〕

伏苓伏神 馬間爲之使 得甘草防風芍藥麥門冬紫石英療五臟 惡白歛米醋酸物 畏地榆秦艽牡蒙龜甲雄黄

雷丸 厚朴芫花蓄根荔實爲之使 惡葛根　桑寄生 忌火

竹瀝 薑汁爲之使　占斯 茱萸爲之使

〔右木之四〕

杏仁 得火良 惡黄芩黄耆葛根 畏蘘草　桃仁 香附爲之使

榧實 殼反綠豆殺人　秦椒 惡栝樓防葵 畏雌黄

蜀椒 杏仁爲之使 得鹽良 畏款冬花防風附子雄黄橐吾冷水麻仁漿

山茱萸蓼實爲之使。惡桔梗、防風、防己。

溲疏漏蘆爲之使。

蔓荊子惡烏頭、石膏。

石南五加皮爲之使。惡小薊。

五加皮遠志爲之使。畏玄參，蛇皮。

牡荊實防己爲之使。惡石膏。

欒荊子決明爲之使。惡石膏。

【右木之三】

伏苓、伏神馬間〔一〕爲之使。得甘草、防風、芍藥、麥門冬、紫石英，療五臟。惡白斂、米醋、酸物。畏地榆、秦艽、牡蒙、龜甲、雄黄。

雷丸厚朴、芫花、蓄根、荔實爲之使。惡葛根。

竹瀝薑汁爲之使。

桑寄生忌火。

占斯茱萸爲之使。

【右木之四】

杏仁得火良。惡黄芩、黄耆、葛根。畏蘘草。

桃仁香附爲之使

楰實殼反緑豆，殺人。

秦椒惡栝樓、防葵。畏雌黄。

蜀椒杏仁爲之使。得鹽良。畏款冬花、防風、附子、雄黄、槖吾、冷水、麻仁、漿。

〔一〕間：原作「問」。今據卷三十七茯苓改。

吳茱萸 蓼實為之使 惡丹參消石白堊 畏紫石英

食茱萸 畏紫石英

石蓮子 得伏苓山藥白朮枸杞

蓮蘂鬚 忌地黃葱蒜

荷葉 畏桐油

石果部

麻花 麋蟲為之使

麻仁 畏伏苓牡蠣白微

小麥麪 畏漢椒蘿蔔

大麥 石蜜為之使

罌粟殼 得醋烏梅橘皮良

大豆 得前胡杏仁牡蠣烏喙諸膽汁良 惡五參龍膽猪肉

大豆黃卷 得前胡杏子牡蠣天雄烏喙鼠屎石蜜良 惡海藻龍膽

諸豆粉 畏杏仁

石穀部

生薑 秦椒為之使 殺半夏南星莨菪毒 惡黃芩黃連天鼠糞

乾薑同

蘹香 得酒良

菥蓂子 得荊實細辛良 惡乾薑苦參

吴茱萸蓼實爲之使。惡丹參、消石、白堊。畏紫石英。

石蓮子得伏苓、山藥、白术、枸杞子良。

食茱萸畏紫石英。

荷葉畏桐油。

蓮蕊鬚忌地黃、葱、蒜。

【右果部】

麻花䗪蟲爲之使。

麻仁畏伏苓、牡蠣、白微。

小麥麪畏漢椒、蘿蔔。

大麥石蜜爲之使。

罌粟殼得醋、烏梅、橘皮良。

大豆得前胡、杏仁、牡蠣、烏喙、諸膽汁良。惡五參、龍膽、猪肉。

大豆黃卷得前胡、杏子、牡蠣、天雄、烏喙、鼠屎、石蜜良。惡海藻、龍膽。

諸豆粉畏杏仁。

【右穀部】

生薑秦椒爲之使。惡黃芩、黃連、天鼠糞。殺半夏、南星、莨菪毒。

乾薑同。

蘹香得酒良。

菥蓂子得荆實、細辛良。惡乾薑、苦參。

薯蕷 紫芝為之使 惡甘遂　雚菌 得酒良 畏雞子

六芝 薯蕷為之使 得髮良 得麻子仁牡桂白瓜子益人 畏扁青茵陳蒿

（右菜部）

金 惡錫 畏水銀翡翠石餘甘子驢馬脂　朱砂銀 畏石亭脂慈石鐵 忌諸血

生銀 惡錫 畏石亭脂慈石荷葉蕈灰羚羊角烏賊骨黄連甘草飛廉鼠尾龜甲生薑地黄羊脂蘇子油 惡羊血馬目毒公

赤銅 畏荅木巴豆乳香胡桃慈姑牛脂

黑鉛 惡紫背天葵　胡粉 惡雌黄

錫 畏五靈脂伏龍肝羖羊角馬鞭草地黄巴豆蓖麻盆汁砒石硇砂

諸鐵 制石亭脂 畏慈石皂莢乳香灰炭朴消硇砂鹽滷猪犬脂荔枝

右金石之一

玉屑 惡鹿角 畏蟾肪　玉泉 畏款冬花青竹

青琅玕 得水銀良 畏雞骨 殺錫毒　白石英 惡馬目毒公

薯蕷紫芝爲之使。惡甘遂。

藋菌得酒良。畏雞子。

六芝並薯蕷爲之使。得髮良。得麻子仁、牡桂、白瓜子，益人。畏扁青、茵蔯蒿。

【右菜部】

金惡錫。畏水銀、翡翠石、餘甘子、驢馬脂。

朱砂銀畏石亭脂、慈石、鐵。忌諸血。

生銀惡錫。畏石亭脂、慈石、荷葉[一]、蕈灰、羚羊角、烏賊骨、黄連、甘草、飛廉、鼠尾、龜甲、生薑、地黄、羊脂、蘇子油。惡羊血、馬目毒公。

赤銅畏蒼朮、巴豆、乳香、胡桃、慈姑、牛脂。

黑鉛畏紫背天葵。

胡粉惡雌黄。

錫畏五靈脂、伏龍肝、羖羊角、馬鞭草、地黄、巴豆、蓖麻、薑汁、砒石、硇砂。

諸鐵制石亭脂。畏慈石、皂莢、乳香、灰炭、朴消、硇砂、鹽滷、猪犬脂、荔枝。

【右金石之一】

玉屑惡鹿角。畏蟾肪。

玉泉畏款冬花、青竹。

青琅玕得水銀良。殺錫毒。畏雞骨。

白石英惡馬目毒公。

〔一〕葉：原作「菓」。今據卷八銀改。

紫石英 長石為之使。得伏苓、人參、芍藥，主心中結氣。得天雄、昌蒲，主霍亂。惡鮀甲、黃連、麥句薑。畏扁青、附子及酒

雲母 澤瀉為之使。惡徐長卿、羊血。畏鮀甲、礬石、東流水、百草上露、茅屋漏水。制汞，伏丹砂

丹砂 惡慈石。畏鹹水、車前、石韋、皂莢、決明、瞿麥、南星、烏頭、地榆、桑椹、紫河車、地丁、馬鞭草、地骨皮、陰地厥、白附子。忌諸血

水銀 畏慈石、砒石、黑鉛、硫黃、大棗、蜀椒、紫河車、松脂、松葉、荷葉、穀精草、金星草、萱草、夏枯草、莨菪子、雁來紅、馬蹄香、獨脚蓮、水慈姑、瓦松、忍冬

汞粉 畏慈石、石黃、黑鉛、鐵漿、陳醬、黃連、土伏苓。忌一切血

粉霜 畏硫黃、蕎麥稈灰

〔石石之二〕

雄黃 畏南星、地黃、萵苣、地榆、黃芩、白芷、當歸、地錦、苦參、五加皮、紫河車、五葉藤、鵝腸草、雞腸草、鵞不食草、圓桑葉、蝟脂

雌黃 畏黑鉛、胡粉、芎藭、地黃、獨帚、益母、羊不食草、地榆、瓦松、五加皮、冬瓜汁

石膏 雞子為之使。惡莽草、巴豆、馬目毒公。畏鐵

理石 滑石為之使。惡麻黃

方解石 惡巴豆

滑石 石韋為之使。惡曾青。制雄黃

不灰木 制三黃、水銀

五色石脂 畏黃芩、大黃、官桂

紫石英長石爲之使。得伏苓、人參、芍藥，主心中結氣。得天雄、昌蒲，主霍亂。惡鮀甲、黄連、麥句薑。畏扁青、附子及酒。

雲母澤瀉爲之使。惡徐長卿。忌[一]羊血。畏鮀甲、礬石、東流水、百草上露、茅屋漏水。制汞。伏丹砂。

丹砂惡慈石。畏鹹水、車前、石韋、皁莢、決明、瞿麥、南星、烏頭、地榆、桑椹、紫河車、地丁、馬鞭草、地骨皮、陰地厥、白附子。忌諸血。

水銀畏慈石、砒石、黑鈆、硫黄、大棗、蜀椒、紫河車、松脂、松葉、荷葉、穀精草、金星草、萱草、夏枯草、莨菪子、雁來紅、馬蹄香、獨脚蓮、水慈姑、瓦松、忍冬。

汞粉畏慈石、石黄、黑鈆、鐵漿、陳醬、黄連、土伏苓。忌一切血。

粉霜畏硫黄、蕎麥稈灰。

【右石之二】

雄黄畏南星、地黄、萵苣、地榆、黄芩、白芷、當歸、地錦、苦參、五加皮、紫河車、五葉藤、鵝腸草、雞腸草、鵝不食草、圓桑葉、猬脂。

雌黄畏黑鈆、胡粉、芎藭、地黄、獨帚、益母、羊不食草、地榆、瓦松、五加皮、冬瓜汁。

石膏雞子爲之使。畏鐵。惡莽草、巴豆、馬目毒公。

理石滑石爲之使。惡麻黄。

方解石惡巴豆。

滑石石韋爲之使。惡曾青。制雄黄。

不灰木制三黄、水銀。

五色石脂畏黄芩、大黄、官桂。

[一] 忌：原脱。今據卷八雲母補。

赤石脂 惡大黃松脂 畏芫花豉汁

白石脂 燕屎為之使 惡松脂 畏黃芩黃連甘草飛廉毒公

黃石脂 曾青為之使 惡細辛 畏蜚蠊黃連甘草 忌卵朱

石鍾乳 蛇牀為之使 惡牡丹玄石牡蒙人參朮 忌羊血 畏紫石英蘘草韭實獨蒜胡葱胡荽麥門冬貓兒眼草

孔公孽 木蘭為之使 忌羊血 惡朮細辛

殷孽 惡防己 畏朮

〔右石之三〕

陽起石 桑螵蛸為之使 惡澤瀉雷丸菌桂石葵蛇蛻皮 畏菟絲子 忌羊血

慈石 柴胡為之使 惡牡丹莽草 畏黃石脂 殺鐵毒 消金 伏丹砂 養水銀

玄石 畏松脂柏實菌桂

代赭石 乾薑為之使 畏天雄附子

禹餘粮 牡丹為之使 制五金三黃

太一餘粮 杜仲為之使 畏貝母菖蒲鐵落

空青曾青 畏菟絲子

石膽 水英為之使 畏牡桂菌桂辛夷白微芫花

礜石 得火良棘針為之使 惡馬目毒公虎掌細辛鶩屎 畏水 忌羊血

赤石脂惡大黃、松脂。畏芫花、豉汁。　白石脂燕屎爲之使。惡松脂。畏黃芩、黃連、甘草、飛廉、毒公。

黃石脂曾青爲之使。惡細辛。畏蜚蠊、黃連、甘草。忌卵味〔一〕。

石鍾乳蛇牀爲之使。惡牡丹、玄石、牡蒙、人參、术。忌羊血。　孔公孽木蘭爲之使。惡术、細辛。忌羊血。

殷孽惡防己。畏术。畏紫石英、蘘草、韭實、獨蒜、胡葱、胡荽、麥門冬、猫兒眼草。

【右石之二】

陽起石桑螵蛸爲之使。惡澤瀉、雷丸、菌桂、石葵、蛇蜕皮。畏兔絲子。忌羊血。

慈石柴胡爲之使。惡牡丹、莽草。畏黃石脂。殺鐵毒。消金。伏丹砂。養水銀。

玄石畏松脂、柏實、菌桂。　代赭石乾薑爲之使。畏天雄、附子。

禹餘粮牡丹爲之使。制五金、三黃。　太一餘粮杜仲爲之使。畏貝母、昌蒲、鐵落。

空青、曾青畏兔絲子。　石膽水英爲之使。畏牡桂、菌桂、辛夷、白微、芫花。

礜石得火良。鈆丹、棘鍼爲之使。畏水。惡馬目毒公、虎掌、細辛、鶩屎。忌羊血。

〔一〕味：原作「末」。今據卷九五色石脂改。

砒石 畏冷水綠豆醋青鹽蒜消石水蓼常山益母獨帚烏韭、律波稜萵苣鶴頂草三角酸鵝不食草

礞石 得焰消良

〔右石之四〕

大鹽 漏蘆為之使

凝水石 畏地榆

硇砂 制五金八石　忌羊血　畏一切酸漿水醋烏梅牡蠣卷柏蘿蔔獨帚羊蹄商陸冬瓜蒼耳蠶沙海螵蛸羊䯒骨羊躑躅魚腥草河豚魚膠

石流黃 曾青石亭脂為之使　畏細辛朴消鐵醋黑錫豬肉鴨汁餘甘子桑灰益母天鹽車前黃蘗石韋蕎麥獨帚地骨皮地榆蛇牀蓖麻菟絲蠶沙紫荷菠稜桑白皮馬鞭草

綠礬 畏醋

〔右石之五〕

蜜蠟 惡芫花齊蛤

朴消 石葦為之使　畏麥句薑京三稜

消石 火為之使　惡曾青苦參苦菜　畏女菀杏仁竹葉粥

蓬砂 畏知母芸薹紫蘇甑帶何首烏鵝不食草

礬石 甘草為之使　惡牡蠣　畏麻黃紅心灰藋

蜂子 畏黃芩芍藥白前牡蠣紫蘇生薑冬瓜苦蕒

砒石畏冷水、綠豆、醋、青鹽、蒜、消石、水蓼、常山、益母、獨帚、菖蒲、木律、波稜、萵苣、鶴頂草、三角酸、鵝不食草。

礞石得焰消良。

【右石之四】

大鹽漏蘆爲之使。

凝水石畏地榆。

硇砂制五金、八石。忌羊血。畏一切酸漿水、醋、烏梅、牡蠣、卷柏、蘿蔔、獨帚、羊蹄、商陸、冬瓜、蒼耳、蠶沙、海螵蛸、羊䯗骨、羊躑躅、魚腥草、河豚、魚膠。

石流黃曾青、石亭脂爲之使。畏細辛、朴消、鐵、醋、黑錫、猪肉、鴨汁、餘甘子、桑灰、益母、天鹽、車前、黃蘗、石韋、蕎麥、獨帚、地骨皮、地榆、蛇牀、蓖麻、兔絲、蠶沙、紫荷、波稜、桑白皮、馬鞭草。

綠礬畏醋。

【右石之五】

蜜蠟惡芫花、齊蛤。

朴消石韋爲之使。畏麥句薑、京三稜。

消石火爲之使。惡曾青、苦參、苦菜。畏女菀、杏仁、竹葉、粥。

蓬砂畏知母、蕓薹、紫蘇、甑帶、何首烏、鵝不食草。

礬石甘草爲之使。惡牡蠣。畏麻黃、紅心灰藋。

蜂子畏黃芩、芍藥、白前、牡蠣、紫蘇、生薑、冬瓜、苦蕒。

露蜂房 惡乾薑丹參黃芩芍藥牡蠣　桑螵蛸 得龍骨止精 畏旋覆花戴椹

白殭蠶 惡桔梗茯苓茯神萆薢桑螵蛸　晚蠶沙 制硇砂焰消粉霜

斑蝥 馬刀為之使 畏巴豆丹參空青黃連黑豆靛汁葱茶醋 得糯米小麻子良 惡膚青豆花甘草

芫青地膽葛上亭長 並同斑蝥　蜘蛛 畏蔓青雄黃

水蛭 畏石灰食鹽　蠐螬 惡附子 蜚蠊為之使

蜣蜋 畏石膏羊角羊肉　衣魚 畏芸草莽草蔿芭

䗪蟲 畏皂莢菖蒲屋遊　蜚䖟 惡麻黃

蜈蚣 畏蛞蝓蜘蛛白鹽雞屎桑白皮　蚯蚓 畏葱鹽

蝸牛蛞蝓 畏鹽

鱗部

龍骨龍齒 得人參牛黃黑豆良 畏石膏鐵器 忌魚　龍角 畏蜀椒理石乾漆

鼉甲 蜀漆為之使 畏芫花甘遂狗膽　蜥蜴 惡硫黃斑蝥蕪荑

露蜂房惡乾薑、丹參、黄芩、芍藥、牡蠣。

桑螵蛸得龍骨，止精。畏旋覆花、戴椹。

白殭蠶惡桔梗、伏苓、伏神、萆薢、桑螵蛸。

晚蠶沙制硇砂、焰消、粉霜。

斑蝥馬刀爲之使。得糯米、小麻子良。惡膚青、豆花、甘草。畏巴豆、丹參、空青、黄連、黑豆、靛汁、葱、茶、醋。

芫青、地膽、葛上亭長並同斑蝥。

蜘蛛畏蔓菁、雄黄。

水蛭畏石灰、食鹽。

蠐螬蜚蠊爲之使。惡附子。

蛻螂畏石膏、羊角、羊肉。

衣魚畏芸草、莽草、莔苣。

䗪蟲畏皂莢、昌蒲、屋遊。

蜚虻惡麻黄。

蜈蚣畏蛞蝓、蜘蛛、白鹽、雞屎、桑白皮。

蚯蚓畏葱、鹽。

蝸牛、蛞蝓畏鹽。

【右蟲部】

龍骨、龍齒得人參、牛黄、黑豆良。畏石膏、鐵器。忌魚。

龍角畏蜀椒、理石、乾漆。

鼉甲蜀漆爲之使。畏芫花、甘遂、狗膽。

蜥蜴惡硫黄、斑蝥、蕪荑。

蛇蛻 畏磁石及酒得火良　白花蛇烏蛇 得酒良

鯉魚膽 蜀漆為之使　烏賊魚骨 惡白及白斂附子

河豚魚 畏橄欖甘蔗蘆根糞汁魚茗木鳥莔草根

（右鱗部）

龜甲 惡沙參蜚蠊畏狗膽　鼉甲 惡礬石理石

牡蠣 貝母為之使得甘草牛膝遠志蛇牀子良惡麻黄吳茱萸辛夷伏硇砂

蚌粉 制石亭脂流黄　馬刀 得火良

海蛤 蜀漆為之使畏狗膽甘遂芫花

（右介部）

伏翼 莧實雲實為之使　夜明沙 惡白斂白微

五靈脂 惡人參

（右禽部）

蛇蛻得火良。畏慈石及酒。

鯉魚膽蜀漆爲之使。

河豚魚畏橄欖、甘蔗、蘆根、糞汁、魚茗木、烏蓲草根。

白花蛇、烏蛇得酒良。

烏賊魚骨惡白及、白斂、附子。

【右鱗部】

龜甲惡沙參、蜚蠊。畏狗膽。

牡蠣貝母爲之使。得甘草、牛膝、遠志、蛇牀子良。惡麻黄、吴茱萸、辛夷。伏硇砂。

蚌粉制石亭脂、流黄。

海蛤蜀漆爲之使。畏狗膽、甘遂、芫花。

鼈甲惡礬石、理石。

馬刀得火良。

【右介部】

伏翼莧實、雲實爲之使。

五靈脂惡人參。

夜明沙惡白斂、白微。

【右禽部】

羖羊角 兎絲子為之使

羊脛骨 伏硇砂

羖羊屎 制粉霜

牛乳 制秦艽不灰木

馬脂駝脂 柔五金

阿膠 得火良 薯蕷為之使 畏大黄

牛黄 人參為之使 得牡丹昌蒲利耳目 惡龍骨龍膽地黄常山蜚蠊 畏牛膝乾漆

犀角 松脂升麻為之使 惡雷丸雚菌烏頭烏喙

熊膽 惡防己地黄

鹿茸 麻勃為之使

鹿角 杜仲為之使

鹿角膠 得火良 畏大黄

麋脂 忌桃李 畏大黄

麝香 忌大蒜

猬皮 得酒良 畏桔梗麥門冬

猬脂 制五金八石 伏雄黄

（右獸部）

相反諸藥凡三十六種

甘草 反大戟芫花甘遂海藻

大戟 反芫花海藻

羖羊角兔絲子爲之使。

羖羊屎制粉霜。

馬脂、駝脂柔五金。

牛黄人參爲之使。得牡丹、昌蒲，利耳目。惡龍骨、龍膽、地黄、常山、蜚蠊。畏牛膝、乾漆。

犀角松脂、升麻爲之使。惡雷丸、雚菌、烏頭、烏喙。

鹿茸麻勃爲之使。

鹿角膠得火良。畏大黄。

麝香忌大蒜。

猬脂制五金、八石。伏雄黄。

羊脛骨伏硇砂。

牛乳制秦艽、不灰木。

阿膠得火良。薯蕷爲之使。畏大黄。

熊膽惡防己、地黄。

鹿角杜仲爲之使。

麋脂忌桃、李。畏大黄。

猬皮得酒良。畏桔梗、麥門冬。

【右獸部】

相反諸藥凡三十六種

甘草反大戟、芫花、甘遂、海藻。

大戟反芫花、海藻。

烏頭反貝母栝樓半夏　藜蘆反人參沙參丹參玄參苦參細辛芍藥狸肉

河豚反煤炲荊芥防風菊花桔梗甘草烏頭附子　蜜反生葱

柿反蟹

服藥食忌

甘草忌猪肉菘菜海菜　黃連胡黃連忌猪肉冷水

蒼耳忌猪肉馬肉米泔　桔梗烏梅忌猪肉

仙茅忌牛肉牛乳　半夏菖蒲忌羊肉羊血飴糖

牛膝忌牛肉　陽起石雲母鍾乳硇砂礬石忌羊血

商陸忌犬肉

丹砂空青輕粉並忌一切血　吳茱萸忌猪心猪肉

地黃何首烏忌一切血葱蒜蘿蔔　補骨脂忌諸血芸薹

細辛藜蘆忌狸肉生菜　荊芥忌驢肉反河豚一切無鱗魚蟹

烏頭反貝母、栝樓、半夏、白斂、白及。

河豚反煤炲、荆芥、防風、菊花、桔梗、甘草、烏頭、附子。

柿反蟹。

服藥食忌

甘草忌猪肉、菘菜、海菜。

蒼耳忌猪肉、馬肉、米泔。

仙茅忌牛肉、牛乳。

牛膝忌牛肉。

丹砂、空青、輕粉並忌一切血。

地黄、何首烏忌一切血、葱、蒜、蘿蔔。

細辛、藜蘆忌狸肉、生菜。

藜蘆反人參、沙參、丹參、玄參、苦參、細辛、芍藥、狸肉。

蜜反生葱。

黄連、胡黄連忌猪肉、冷水。

桔梗、烏梅忌猪肉。

半夏、昌蒲忌羊肉、羊血、飴糖。

陽起石、雲母、鍾乳、硇砂、礜石並忌羊血。

商陸忌犬肉。

吴茱萸忌猪心、猪肉。

補骨脂忌諸血、芸薹。

荆芥忌驢肉。反河豚、一切無鱗魚、蟹。

紫蘇天門冬丹砂龍骨忌鯉魚 巴豆忌野猪肉菰笋蘆笋醬豉冷水

蒼朮白朮忌雀肉青魚菘菜桃李 薄荷忌鼈肉

麥門冬忌鯽魚 常山忌生葱生菜

附子烏頭天雄忌豉汁稷米 牡丹忌蒜胡荽

厚朴蓖麻忌炒豆 鼈甲忌莧菜

威靈仙土伏苓忌麪湯茶 當歸忌溼麪

丹參伏苓伏神忌醋及一切酸

凡服藥不可雜食肥猪犬肉油膩羹鱠腥臊陳臭諸物

凡服藥不可多食生蒜胡荽生葱諸果諸滑滯之物

凡服藥不可見死尸産婦淹穢等事

妊娠禁忌

烏頭 附子 天雄 烏喙 側子 野葛 羊躑躅 桂

紫蘇、天門冬、丹砂、龍骨忌鯉魚。

蒼朮、白朮忌雀肉、青魚、菘菜、桃、李。

麥門冬忌鯽魚。

附子、烏頭、天雄忌豉汁、稷米。

厚朴、蓖麻忌炒豆。

威靈仙、土伏苓忌麪湯、茶。

丹參、伏苓、伏神忌醋及一切酸。

巴豆忌野猪肉、菰笋、蘆笋、醬、豉、冷水。

薄荷忌鱉肉。

常山忌生葱、生菜。

牡丹忌蒜、胡荽。

鱉甲忌莧菜。

當歸忌濕麪。

凡服藥，不可雜食肥猪犬肉、油膩羹鱠、腥臊陳臭諸物。

凡服藥，不可多食生蒜、胡荽、生葱、諸果、諸滑滯之物。

凡服藥，不可見死尸、産婦、淹穢等事。

妊娠禁忌

烏頭　附子　天雄　烏喙　側子　野葛　羊躑躅　桂

南星　半夏　巴豆　大戟　芫花　藜蘆　薏苡仁　薇銜
牛膝　皂莢　牽牛　厚朴　槐子　桃仁　牡丹皮　㯶根
茜根　茅根　乾漆　瞿麥　䕡茹　赤箭　草三稜　䒗草
鬼箭　通草　紅花　蘇木　麥蘗　葵子　代赭石　常山
水銀　錫粉　硇砂　砒石　芒消　硫黄　石蠶　雄黄
水蛭　䖟蟲　芫青　斑蝥　地膽　蜘蛛　螻蛄　葛上亭長
蜈蚣　衣魚　蛇蜕　蜥蜴　飛生　䗪蟲　樗雞　蚱蟬
蠐螬　蝟皮　牛黄　麝香　雌黄　兔肉　蟹爪甲　犬肉
馬肉　驢肉　羊肝　鯉魚　蝦蟇　鰍鱓　龜鼈　蟹
生薑　小蒜　雀肉　馬刀

飲食禁忌

猪肉忌生薑　蕎麥　葵菜　胡荽　梅子　炒豆　牛肉
馬肉　羊肝　麋鹿　龜鼈　鵪鶉　驢肉

南星　半夏　巴豆　大戟　芫花　藜蘆　薏苡仁　薇蘅
牛膝　皂莢　牽牛　厚朴　槐子　桃仁　牡丹皮　欓根
茜根　茅根　乾漆　瞿麥　蔄茹　赤箭　草三棱　菵草
鬼箭　通草　紅花　蘇木　麥蘖〔一〕　葵子　代赭石　常山
水銀　錫粉　硇砂　砒石　芒消　硫黄　石蠶　雄黄
水蛭　䖟蟲　芫青　斑蝥　地膽　蜘蛛　螻蛄　葛上亭長
蜈蚣　衣魚　蛇蜕　蜥蜴　飛生　䗪蟲　樗雞　蚱蟬
蠐螬　猬皮　牛黄　麝香　雌黄　兔肉　蟹爪甲　犬肉
馬肉　驢肉　羊肝　鯉魚　蝦蟆　鰍鱓　龜鼈　蟹
生薑　小蒜　雀肉　馬刀

飲食禁忌

猪肉忌生薑、蕎麥、葵菜、胡荽、梅子、炒豆、牛肉、馬肉、羊肝、麋鹿、龜、鼈、鵪鶉、驢肉。

〔一〕蘖：原作「孽」。今據卷二十五蘖米改。

猪肝忌 魚鱠 鯉魚腸子 鵪鶉
猪心肺忌 飴 白花菜 吳茱萸
羊肉忌 梅子 小豆 豆醬 蕎麥 魚鱠 猪肉 醋 酪 鮓
羊心肝忌 梅 小豆 生椒 苦笋
白狗血忌 羊 雞
犬肉忌 菱角 蒜 牛腸 鯉魚 鱔魚
驢肉忌 鳧茈 荊芥茶 猪肉
牛肉忌 黍米 韭薤 生薑 猪肉 犬肉 栗子
牛肝忌 鮎魚
牛乳忌 生魚 酸物
馬肉忌 倉米 生薑 蒼耳 粳米 猪肉 鹿肉
兔肉忌 生薑 橘皮 芥末 雞肉 鹿肉 獺肉
麞肉忌 梅 李 生菜 鵠 蝦
麋鹿忌 生菜 菰蒲 雞 鮠魚 雉 蝦 犬肉 鯉魚 兔肉 獺肉 鼈肉 野雞
雞肉忌 胡蒜 芥末 生葱 糯米 李子 魚汁
雞子忌 同雞
雉肉忌 蕎麥 木耳 蘑菰 鯽魚 猪肝 鮎魚 胡桃 鹿肉
野鴨忌 胡桃 木耳
鴨子忌 李子 鼈肉
鵪鶉忌 菌子 木耳
雀肉忌 李子 醬 諸肝

猪肝忌魚鱠、鵪鶉、鯉魚腸子。

羊肉忌梅子、小豆、豆醬、蕎麥、魚鱠、猪肉、醋、酪、鮓。

羊心肝忌梅、小豆、生椒、苦笋。

犬肉忌菱角、蒜、牛腸、鯉魚、鱓魚。

牛肉忌黍米、韭、薤、生薑、猪肉、犬肉、栗子。

牛乳忌生魚、酸物。

兔肉忌生薑、橘皮、芥末、雞肉、鹿肉、獺肉。

麋鹿忌生菜、菰蒲、雞、鮠魚、雉、蝦。

雉肉忌蕎麥、木耳、蘑菰、胡桃、鯽魚、猪肝、鮎魚、鹿肉。

野鴨忌胡桃、木耳。

鵪鶉忌菌子、木耳。

猪心肺忌飴、白花菜、吴茱萸。

白狗血忌羊、雞。

驢肉忌鳧茈、荆芥茶、猪肉。

牛肝忌鮎魚。

馬肉忌倉米、生薑、蒼耳、粳米、猪肉、鹿肉。

麞肉忌梅、李、生菜、鵠〔一〕、蝦。

雞肉忌胡蒜、芥末、生葱、糯米、李子、魚汁、犬肉、鯉魚、兔肉、獺肉、鼈肉、野雞。

雞子忌同雞。

鴨子忌李子、鼈肉。

雀肉忌李子、醬、生肝。

〔一〕鵠：原作「鴿」。今據卷五十一麞改。

鯉魚忌豬肝 雞肉 葵菜 犬肉
青魚忌豆藿
黃魚忌蕎麥
鱘魚忌乾筍
鮎魚忌牛肝 野豬 鹿肉
鱉肉忌莧菜 雞子 薄荷 鴨肉 芥末 豬肉
螃蟹忌荊芥 軟棗 柿子 橘子
李子忌蜜 雀肉 漿水 雞子 鴨 痒
桃子忌鼈肉
枇杷忌熱麪
銀杏忌鰻鱺
諸瓜忌油餅

鯽魚忌芥末 雞雉 蒜 鹿肉 糖 猴肉
魚鮓忌豆藿 綠豆 麥醬 蒜葵
鱸魚忌乳酪
鮰魚忌野豬 野雞
鰍鱔忌犬肉 桑柴煑
桃子 兔肉
蝦子忌豬肉 雞肉
橙橘忌檳榔 獺肉
棗子忌葱 魚
楊梅忌生葱
慈姑忌茱萸
沙糖忌鯽魚 葵菜 筍

鯉魚忌猪肝、葵菜、犬肉、雞肉。

青魚忌豆藿。

黄魚忌蕎麥。

鱘魚忌乾笋。

鮎魚忌牛肝、鹿肉、野猪。

鼈肉忌莧菜、薄荷、芥末、桃子、雞子、鴨肉、猪肉、兔肉。

螃蟹忌荆芥、柿子、橘子、軟棗。

李子忌蜜、漿水、鴨、雀肉、雞、獐。

桃子忌鼈肉。

枇杷忌熱麪。

銀杏忌鰻鱺。

諸瓜忌油餅。

鯽魚忌芥末、蒜、糖、猪肝、雞、雉、鹿肉、猴肉。

魚鮓忌豆藿、麥醬、蒜、葵、緑豆。

鱸魚忌乳酪。

鮰魚忌野猪、野雞。

鰍、鱓忌犬肉。桑柴煮。

蝦子忌猪肉、雞肉。

橙、橘忌檳榔、獺肉。

棗子忌葱、魚。

楊梅忌生葱。

慈姑忌茱萸。

沙糖忌鯽魚、笋、葵菜。

蕎麥忌猪肉　羊肉　雉肉
綠豆忌榧子殺人　鯉魚鮓
生葱忌蜜　犬肉　雞　楊梅　棗
胡荽忌猪肉
莧菜忌蕨　鼈
梅子忌猪肉　羊肉　獐肉
生薑忌猪肉　牛肉　馬肉　兔肉
乾筍忌沙糖　鮓魚　羊心肝
胡桃忌野鴨　酒　雉

黍米忌葵菜　蜜
炒豆忌猪肉
韭薤忌蜜　牛肉
胡蒜忌魚鱠　魚鮓　鯽魚　犬肉　雞
白花菜忌猪心肺
鳧茈忌驢肉
芥末忌鯽魚　兔肉　雞肉　鼈
木耳忌雉肉　野鴨　鵪鶉
栗子忌牛肉

李東垣隨證用藥凡例

風中六府，手足不遂，先發其表，羌活、防風為君，隨證加藥，然後行經養血，當歸、秦艽、獨活之類，隨經用之。

風中五臟，耳聾目昏，先疏其裏，三化湯，然後行經，獨活、防風、柴胡、白芷、川芎，隨經用之。

蕎麥忌猪肉、羊肉、雉肉、黄魚。
緑豆忌榧子，殺人。鯉魚鮓。
生葱忌蜜、雞、棗、犬肉、楊梅。
胡荽忌猪肉。
莧菜忌蕨、鱉。
梅子忌猪肉、羊肉、獐肉。
生薑忌猪肉、牛肉、馬肉、兔肉。
乾笋忌沙糖、鱘魚、羊心肝。
胡桃忌野鴨、酒、雉。
黍米忌葵菜、蜜、牛肉。
炒豆忌猪肉。
韭、薤忌蜜、牛肉。
胡蒜忌魚鱠、魚鮓、鯽魚、犬肉、雞。
白花菜忌猪心肺。
梟茈忌驢肉。
芥末忌鯽魚、兔肉、雞肉、鱉。
木耳忌雉肉、野鴨、鵪鶉。
栗子忌牛肉。

李東垣隨證用藥凡例

風中六府。手足不遂，先發其表，羌活、防風爲君，隨證加藥。然後行經養血，當歸、秦艽、獨活之類，隨經用之。

風中五臟。耳聾目瞀，先疏其裏，三化湯。然後行經，獨活、防風、柴胡、白芷、川芎，隨經用之。

破傷中風 脉浮在表，汗之；脉沉在裏，下之。背搐，羌活、防風；前搐，升麻、白芷；兩傍搐，柴胡、防風；右搐，加白芷。

傷風惡風 防風為君，麻黃、甘草佐之。

傷寒惡寒 麻黃為君，防風、甘草佐之。

六經頭痛 須用川芎，加引經藥：陰半夏，少陰細辛，太陽蔓荊，陽明白芷，厥陰吳茱萸，巔頂藁本。

眉稜骨痛 羌活、白芷、黃芩。

風濕身痛 羌活。

嗌痛頷腫 黃芩、鼠粘子、甘草、桔梗。

肢節腫痛 羌活。

眼暴赤腫 防風、芩、連瀉火，當歸佐之，酒煎服。

眼久昏暗 熟芐、當歸為君，羌活、防為臣，甘草、甘菊之類佐之。

風熱牙疼 喜冷惡熱，生芐、當歸、升麻、黃連、牡丹皮、防風。

腎虛牙疼 桔梗、升麻、細辛、吳茱萸。

風濕諸病 須用羌活、白朮。

風冷諸病 須用川烏。

一切痰飲 須用半夏，風加南星，熱加黃芩，濕加白朮、陳皮，寒加乾薑。

風熱諸病 須用荊芥、薄荷。

諸欬嗽病 五味為君，痰用半夏，喘加阿膠佐之，不拘有熱無熱，少加黃芩，春加川芎、芍藥，夏加卮子、知母，秋加防風，冬加麻黃、桂枝之類。

諸嗽有痰 半夏、白朮、五味、防風、枳殼、甘草。

破傷中風。脉浮在表，汗之；脉沉在裏，下之。背搐，羌活、防風；前搐，升麻、白芷；兩傍搐，柴胡、防風；右搐，加白芷。

傷風惡風。防風爲君，麻黃、甘草佐之。傷寒惡寒。麻黃爲君，防風、甘草佐之。

六經頭痛。須用川藭，加引經藥。太陽，蔓荆；陽明，白芷；太陰，半夏；少陰，細辛；厥陰，吴茱萸；巔頂，藁本。

眉稜骨痛。羌活、白芷、黄芩。風濕身痛。羌活。

嗌痛頷腫。黄芩、鼠粘子、甘草、桔梗。肢節腫痛。羌活。

眼暴赤腫。防風、芩、連，瀉火，當歸佐之，酒煎服。眼久昏暗。熟苄、當歸爲君，羌、防爲臣，甘草、甘菊之類佐之。

風熱牙疼。喜冷惡熱，生苄、當歸、升麻、黄連、牡丹皮、防風。

腎虚牙疼。桔梗、升麻、細辛、吴茱萸。風濕諸病。須用羌活、白术。

風冷諸病。須用川烏。一切痰飲。須用半夏。風加南星，熱加黄芩，濕加白术、陳皮，寒加乾薑。

風熱諸病。須用荆芥、薄荷。

諸欬嗽病。五味爲君，痰用半夏，喘加阿膠佐之。不拘有熱無熱，少加黄芩。春加川芎、芍藥，夏加巵子、知母，秋加防風，冬加麻黄、桂枝之類。諸嗽有痰。半夏、白术、五味、防風、枳殼、甘草。

欬嗽無痰五味杏仁貝母生薑防風
寒喘痰急麻黄杏仁
水飲濕喘白礬皂莢葶藶
氣短虛喘人參黄芪五味
脾胃困倦參芪蒼术
脾胃有濕嗜卧有痰白术蒼术伏苓猪苓半夏防風
中焦濕熱黄連瀉心火
下焦濕腫酒洗漢防已龍膽草為君甘草黄蘗為佐
腹中窄狹須用蒼术
過傷飲食熱物大黄為君冷物巴豆為丸散
胷中煩熱須用梔子仁伏苓
連半夏寒用附子乾薑

有聲有痰半夏白术五味防風
熱喘欬嗽桑白皮黄芩訶子
熱喘燥喘阿膠五味麥門冬
諸瘧寒熱柴胡為君
不思飲食木香藿香
上焦濕熱黄芩瀉肺火
下焦濕熱酒洗黄蘗知母防已
腹中脹滿須用薑制厚朴木香
腹中實熱大黄芒硝
宿食不消須用黄連枳實
胷中痞塞實用厚朴枳實虛用芍藥陳皮痰熱用黄
六鬱痞滿香附撫芎濕加蒼术痰加陳皮熱加

欬嗽無痰。五味、杏仁、貝母、生薑、防風。

寒喘痰急。麻黄、杏仁。

水飲濕喘。白礬、皂莢、葶藶。

氣短虚喘。人參、黄芪、五味。

脾胃困倦。參、芪、蒼术。

脾胃有濕。嗜卧有痰，白术、蒼术、伏苓、猪苓、半夏、防風。

中焦濕熱。黄連瀉心火。

下焦濕腫。酒洗漢防己、龍膽草爲君，甘草、黄蘗爲佐。

腹中窄狹。須用蒼术。

過傷飲食熱物。大黄爲君。冷物，巴豆爲丸散。

胸中煩熱。須用巵子仁、伏苓。

連、半夏，寒用附子、乾薑。

有聲有痰。半夏、白术、五味、防風。

熱喘欬嗽。桑白皮、黄芩、訶子。

熱喘燥喘。阿膠、五味、麥門冬。

諸瘧寒熱。柴胡爲君。

不思飲食。木香、藿香。

上焦濕熱。黄芩瀉肺火。

下焦濕熱。酒洗黄蘗、知母、防己。

腹中脹滿。須用薑制厚朴、木香。

腹中實熱。大黄、芒硝。

宿食不消。須用黄連、枳實。

胸中痞塞。實用厚朴、枳實，虚用芍藥、陳皮，痰熱用黄

六鬱痞滿。香附、撫芎。濕加蒼术，痰加陳皮，熱加巵子，

食加神麯
血加桃仁

諸血刺痛 須加當歸詳上下用根梢

胃脘寒痛 須加草豆蔻吳茱萸

臍腹疼痛 加熟芐烏藥

○先痢後便黃蘗為君地榆佐之○先便後痢黃芩為君當歸佐之○裏急消黃下之後重加木香藿香檳榔和之○腹痛用芍藥惡寒加桂惡熱加黃芩不痛芍藥減半

化加防風

小便不利 黃蘗知母為君伏苓澤瀉為使

小便餘瀝 黃蘗杜仲

肌熱有痰 須用黃芩

虛熱無汗 用牡丹皮地骨皮

升麻辰戌加羌活亥加當歸

諸氣刺痛 枳殼香附加引經藥

脇痛寒熱 須用柴胡

少腹疝痛 須加青皮川楝子

諸痢腹痛 下後當歸白芍甘草為君當歸白朮佐之

水瀉不止 須用白朮伏苓為君芍藥甘草佐之穀不

小便黃澀 黃蘗澤瀉

心煩口渴 乾薑伏苓天花粉烏梅茯半夏葛根

莖中刺痛 生甘草梢

虛熱有汗 須用黃芪地骨皮知母也

潮熱有時 黃芩午下加黃連末加石膏申加柴胡酉加

自汗盜汗 須用黃芪麻黃根

食加神麴，血加桃仁。

諸氣刺痛。枳殼、香附，加引經藥。

諸血刺痛。須加當歸，詳上下用根稍。

脇痛寒熱。須用柴胡。

胃脘寒痛。須加草豆蔻、吴茱萸。

少腹疝痛。須加青皮、川楝子。

臍腹疼痛。加熟苄、烏藥。

諸痢腹痛。下後，白芍〔一〕、甘草爲君，當歸、白术佐之。○先痢後便，黄蘗爲君，地榆佐之。○先便後痢，黄芩爲君，當歸佐之。○裏急，消、黄下之。後重，加木香、藿香、檳榔和之。○腹痛用芍藥，惡寒加桂，惡熱加黄芩，不痛芍藥減半。

水瀉不止。須用白术、伏苓爲君，芍藥、甘草佐之。穀不化，加防風。

小便黄澀。黄蘗、澤瀉。

心煩口渴。乾薑、茯苓、天花粉、烏梅。禁半夏、葛根。

小便不利。黄蘗、知母爲君，伏苓、澤瀉爲使。

莖中刺痛。生甘草稍。

小便餘瀝。黄蘗、杜仲。

虚熱有汗。須用黄芪、地骨皮、知母。

肌熱有痰。須用黄芩。

潮熱有時。黄芩。午加黄連，未加石膏，申加柴胡，酉加升麻，辰、戌加羌活，夜加當歸。

虚熱無汗。用牡丹皮、地骨皮。

自汗盗汗。須用黄芪、麻黄根。

〔一〕白芍：此前原有「當歸」二字，與後之佐藥重。今據湯液本草東垣先生用藥心法删。

驚悸恍惚 須用伏神

牛蘿蔔子助氣木香藿香補氣人參黃芪苓氣草蔻丁香黃破血桃仁紅花蘇木茜根玄胡索郁李仁止血髮灰棕灰

中部見血 須用黃連芍藥為使

新血紅色 生地黃炒梔子

一切氣痛 調胃香附木香破滯氣青皮枳殼泄氣牽

一切血痛 活血補血當歸阿膠川芎甘草涼血生地

上部見血 須用防風牡丹皮剪草天麥門冬為使

下部見血 須用地榆使

陳血瘀色 熟地黃

諸瘡痛甚 苦寒為君黃芩黃連佐以甘草上下用根稍及引經藥○十二經皆用連翹○知母生地黃酒洗為用○參芪甘草當歸○瀉心火助元氣止痛○前結用連翹當歸藥本○活血方血用蘇木紅花牡丹皮○脉沉病在裏宜加大黃利之○脉浮為表宜行經芩連當歸人參木香檳榔黃蘗澤瀉○自腰已上至頭者加枳殼引至瘡所○加鼠粘子解毒消腫○加肉桂入心引血化膿○堅不潰者加王瓜根黃藥子三稜莪朮昆布

上身有瘀 須用黃芩防風羌活桔梗上截黃連下身黃蘗知母防風用酒各半煎○引藥入瘀用皂角刺

下部痔漏 蒼朮防風為君甘草芍藥佐之詳證加減

熱及血熱者芩連參泄腹痛者白芍甘草

婦人胎前 有病以黃芩白朮安胎然後用治病藥發

產後諸病 忌柴胡黃連芍藥渴去半夏加白茯苓

驚悸恍惚。須用伏神。

一切氣痛。調胃，香附、木香。破滯氣，青皮、枳殼。泄氣，牽牛、蘿蔔子。助氣，木香、藿香。補氣，人參、黃芪。冷氣，草蔻、丁香。

一切血痛。活血補血，當歸、阿膠、川藭、甘草。涼血，生地黃。破血，桃仁、紅花、蘇木、茜根、玄胡索、郁李仁。止血，髪灰、棕灰。

上部見血。須用防風、牡丹皮、剪草、天麥門冬爲使。

中部見血。須用黃連、芍藥爲使。

下部見血。須用地榆使。

新血紅色。生地黃、炒卮子。

陳血瘀色。熟地黃。

諸瘡痛甚。苦寒爲君，黃芩、黃連。佐以甘草，詳上下用根稍及引經藥。○十二經皆用連翹。○知母、生地黃酒洗爲用。○參、芪、甘草、當歸，瀉心火，助元氣，止痛。○解結，用連翹、當歸、藁本。○活血去血，用蘇木、紅花、牡丹皮。○脉沉病在裏，宜加大黃利之。○脉浮爲表，宜行經，芩、連、當歸、人參、木香、檳榔、黃蘗、澤瀉。○自腰已上至頭者，加枳殼引至瘡所。○加鼠粘子，出〔一〕毒消腫。○加肉桂，入心引血化膿。○堅不潰者，加工瓜根、黃藥子、三稜、莪茂、昆布。

上身有瘡。須用黃芩、防風、羌活、桔梗。上截，黃連。下身，黃蘗、知母、防風，用酒水〔二〕各半煎。○引藥入瘡，用皂角針。

下部痔漏。蒼朮、防風爲君，甘草、芍藥佐之。詳證加減。

婦人胎前。有病，以黃芩、白朮安胎，然後用治病藥。發熱及肌熱者，芩、連、參、芪。腹痛者，白芍、甘草。

產後諸病。忌柴胡、黃連、芍藥。渴去半夏加白茯苓，喘

〔一〕出：原作「虫」。今從江西本改。
〔二〕水：原脱。今從補同上。

欺一本作欺

嗽上人參　腹脹去甘草　血痛加當歸桃仁

心熱搖頭咬牙額黃連甘草導赤散

脾熱鼻上紅瀉黃散

腎熱頦上紅知母黃蘗甘草

小兒驚搐與破傷風同

肝熱目眩柴胡防風甘草瀉青丸

肺熱右腮紅瀉白散

陳藏器諸虛用藥凡例

夫衆病積聚皆起於虛也虛生百病積者五臟之所積聚者六腑之所聚如斯等疾多從舊方不假增損虛而勞者其弊萬端宜應隨病增減古之善為醫者皆自採藥審其體性所主取其時節早晚早則藥勢未成晚則盛勢已欺今之為醫不自採藥且不委節氣早晚又不知冷熱消息分兩多少徒有療病之名求無必愈之效此實浮惑聊復審其冷熱記增損之主爾

虛勞頭痛復熱加枸杞萎蕤　虛而欲吐加人參

嗽去人參，腹脹去甘草，血痛加當歸、桃仁。

小兒驚搐。與破傷風同。

心熱。搖頭、咬牙、額黃，黃連、甘草、導赤散。

肝熱。目眩，柴胡、防風、甘草、瀉青丸。

脾熱。鼻上紅，瀉黃散。

肺熱。右腮紅，瀉白散。

腎熱。額上紅，知母、黃蘗、甘草。

陳藏器〔一〕諸虚用藥凡例

夫衆病積聚，皆起於虚也，虚生百病。積者，五臟之所積；聚者，六腑之所聚。如斯等疾，多從舊方，不假增損。虚而勞者，其弊萬端，宜應隨病增減。古之善爲醫者，皆自採藥，審其體性所主，取其時節早晚。早則藥勢未成，晚則盛勢已歇〔二〕。今之爲醫，不自採藥，且不委節氣早晚，又不知冷熱消息、分兩多少，徒有療病之名，永無必愈之效，此實浮惑。聊復審其冷熱，記增損之主爾。

虚勞頭痛復熱，加枸杞、萎蕤。　虚而欲吐，加人參。

〔一〕陳藏器：據證類卷一載徐之才藥對、孫思邈千金方、陳藏器本草拾遺序例之先後，此諸虚用藥凡例之文當出徐之才藥對。然本節「髓竭不足」及其以下八條，乃時珍所增。

〔二〕歇：原作「欺」。今據證類卷一改。

虛而不安亦加人參　虛而多夢紛紜加龍骨

虛而多熱加地黃 牡蠣 地膚子 甘草　虛而冷加當歸 芎藭 乾薑

虛而損加鍾乳 棘刺 蓯蓉 巴戟天　虛而大熱加黃芩 天門冬

虛而多忘加茯神 遠志　虛而口乾加麥門冬 知母

虛而吸吸加胡麻 覆盆子 柏子仁　虛而多氣兼微欬加五味子 大棗

虛而驚悸不安加龍齒 沙參 紫石英 小草 若冷則用紫石英小草若客熱即用沙參龍齒不冷不熱皆用之

虛而身強腰中不利加磁石 杜仲　虛而多冷加桂心 吳茱萸 附子 烏頭

虛而勞小便赤加黃芩　虛而客熱加地骨皮 白水黃耆 白水地名

虛而冷加隴西黃耆　虛而痰復有氣加生薑 半夏 枳實

虛而小腸利加桑螵蛸 龍骨 雞膍胵　虛而小腸不利加茯苓 澤瀉

虛而損溺白加厚朴

髓竭不足加生地黃 當歸　肺氣不足加天門冬 麥門冬 五味子

虛而不安，亦加人參。

虛而多熱，加地黃、牡蠣、地膚了、甘草。

虛而損，加鍾乳、棘刺、蓯蓉、巴戟天。

虛而多忘，加茯神、遠志。

虛而吸吸，加胡麻、覆盆子、柏子仁。

虛而驚悸不安，加龍齒、沙參、紫石英、小草。若冷，則用紫石英、小草；若客熱，即用沙參、龍齒；不冷不熱，皆用之。

虛而身强，腰中不利，加磁石、杜仲。

虛而勞，小便赤，加黃芩。

虛而冷，加隴西黃耆。

虛而小腸利，加桑螵蛸、龍骨、雞胜胵。

虛而損，溺白，加厚朴。

髓竭不足，加生地黃、當歸。

虛而多夢紛紜，加龍骨。

虛而冷，加當歸、芎藭、乾薑。

虛而大熱，加黃芩、天門冬。

虛而口乾，加麥門冬、知母。

虛而多氣兼微欬，加五味子、大棗。

虛而多冷，加桂心、吳茱萸、附子、烏頭。

虛而客熱，加地骨皮、白水黃耆。白水，地名。

虛而痰，復有氣，加生薑、半夏、枳實。

虛而小腸不利，加茯苓、澤瀉。

肺氣不足，加天門冬、麥門冬、五味子。

心氣不足加菖蒲上黨參茯神　肝氣不足加天麻川芎
脾氣不足加白朮白芍藥益智　腎氣不足加熟地黃遠志牡丹皮
膽氣不足加細辛酸棗仁地榆　神昏不足加朱砂預知子茯神

張子和汗吐下三法

人身不過表裏氣血不過虛實良工先治其實後治其虛粗工或治實或治虛謬工則實實虛虛惟庸工能補其虛不敢治其實舉世不省其誤此余所以著三法也夫病非人身素有之物或自外入或自內生皆邪氣也邪氣中人去之可也攬而留之可乎留之輕則久而自盡甚則久而不已更甚則暴死矣若不去邪而先以補劑是盜未出門而先修室宇真氣未勝而邪已横騖矣惟脉脱下虛無邪無積之人始可議補爾他病惟先用三法攻去邪氣而元氣自復也素問一書言辛甘發散淡滲泄

心氣不足，加上黨參、茯神、菖蒲。

肝氣不足，加天麻、川芎藭。

脾氣不足，加白术、白芍藥、益智。

腎氣不足，加熟地黃、遠志、牡丹皮。

膽氣不足，加細辛、酸棗仁、地榆。

神昏不足，加朱砂、預知子、茯神。

張子和汗吐下三法

人身不過表裏，氣血不過虛實。良工先治其實，後治其虛。粗工或治實，或治虛。謬工則實實虛虛。惟庸工能補其虛，不敢治其實。舉世不省其誤，此余所以著三法也。夫病，非人身素有之物，或自外入，或自内生，皆邪氣也。邪氣中人，去之可也，攬而留之，可乎？留之輕則久而自盡，甚則久而不已，更甚則暴死矣。若不去邪而先以補劑，是盜未出門而先修室宇，真氣未勝而邪已橫騖矣。惟脉脱下虛，無邪無積之人，始可議補爾。他病惟先用三法，攻去邪氣，而元氣自復也。素問一書，言辛甘發散、淡滲泄爲陽酸苦鹹涌泄爲陰發散歸于汗涌歸于吐泄歸于下滲爲解表同于汗洩爲利小便同于下殊不言補所謂補者辛補肝鹹補心甘補腎酸補脾苦補肺更相君臣佐使皆以發腠理致津液通氣血而已非今人所用温燥邪僻之補也蓋草木皆以治病病去則五穀果菜肉皆補物也猶當辨其五藏所宜毋使偏傾可也若以藥爲補雖甘草苦參久服必有偏勝增氣而夭之慮況大毒有毒乎是故三法猶刑罰也梁肉猶德教也治亂用刑治治用德理也余用三法常兼衆法有按有蹻有揃有導有減增有續止醫者不得余法而反誣之哀哉如引涎漉涎取嚏追淚凡上行者皆吐法也薰蒸渫洗熨烙針刺砭射導引按摩凡解表者皆汗法也催生下乳磨積逐水破經洩氣凡下行者皆下法也天之六氣風寒暑濕燥火發病多在上地之六氣

爲陽，酸苦鹹涌泄爲陰。發散歸于汗，涌歸于吐，泄歸于下。滲爲解表同于汗，洩爲利小便同于下，殊不言補。所謂補者，辛補肝，鹹補心，甘補腎，酸補脾，苦補肺。更相君臣佐使，皆以發腠理、致津液、通氣血而已，非今人所用温燥邪僻之補也。蓋草木皆以治病，病去則五穀、果、菜、肉皆補物也。猶當辨其五藏所宜，毋使偏傾可也。若以藥爲補，雖甘草、苦參，久服必有偏勝增氣而夭之慮，况大毒有毒乎。是故三法猶刑罰也，粱肉猶德教也。治亂用刑，治治用德，理也。余用三法，常兼衆法。有按有蹻，有揃有導，有減增，有續止。醫者不得余法而反誣之，哀哉！如引涎、漉涎、取嚏、追淚，凡上行者，皆吐法也。薰蒸、渫洗、熨烙、針刺、砭射、導引、按摩，凡解表者，皆汗法也。催生、下乳、磨積、逐水、破經、洩氣，凡下行者，皆下法也。天之六氣，風、寒、暑、濕、燥、火，發病多在上；地之六氣，霧露山嵐水泥發病多在乎下人之六味酸苦甘辛鹹淡發病多在乎中發病者三出病者亦三風寒之邪結搏于皮膚之間滯于經絡之内留而不去或發痛注麻痺腫痒拘攣皆可汗而出之痰飲宿食在胸膈為諸病皆可涌而出之寒濕固冷火熱客下焦發為諸病皆可泄而出之吐中有汗下中有補經云知其要者一言而終是之謂也

吐法 凡病在胸膈中脘已上者皆宜吐之考之本草吐藥之苦寒者瓜蒂卮子茶末豆豉黄連苦參大黄黄芩辛苦而寒者常山藜蘆鬱金甘而寒者桐油甘而温者牛肉甘苦而寒者地黄人參蘆苦而温者青木香桔梗蘆遠志厚朴辛苦而温者薄荷芫花松蘿辛而温者蘿蔔子穀精草葱根鬚杜衡皂莢辛而熱者礬石緑石青辛而温者蝎梢烏梅烏頭附子尖輕粉酸而寒者晉礬緑礬虀汁酸而平者銅緑甘酸而平者赤小豆鹹而温者飯漿鹹而寒者青鹽滄鹽白米飲甘而寒者牙硝芒而熱者砒石諸藥惟常山膽礬瓜蒂有小毒藜蘆芫花烏附砒石有大毒他皆吐藥之無毒者凡用法先宜少服不涌漸加之仍以雞羽撩之不出以虀投之不吐再投且投且探無不吐者吐至瞑眩慎勿驚疑但飲冰水新水立解強者可一吐而安弱

霧、露、雨、雪、水、泥，發病多在乎下；人之六味，酸、苦、甘、辛、鹹、淡，發病多在乎中。發病者三，出病者亦三。風寒之邪，結搏于皮膚之間，滯于經絡之内，留而不去，或發痛注麻痺，腫痒拘攣，皆可汗而出之。痰飲宿食在胸膈爲諸病，皆可涌而出之。寒濕、固冷、火熱，客下焦發爲諸病，皆可泄而出之。吐中有汗，下中有補。《經》云「知其要者，一言而終」，是之謂也。

吐法。凡病在胸膈中脘已上者，皆宜吐之。考之本草：吐藥之苦寒者，瓜蒂、巵子、茶末、豆豉、黄連、苦參、大黄、黄芩。辛苦而寒者，常山、藜蘆、鬱金。甘而寒者，桐油。甘而温者，牛肉。甘苦而寒者，地黄、人參蘆。苦而温者，青木香、桔梗蘆、遠志、厚朴。辛苦而温者，薄荷、芫花、松蘿。辛而温者，蘿蔔子、穀精草、葱根鬚、杜衡、皂莢。辛而寒者，膽礬、石緑、石青。辛而温者，蝎稍、烏梅、烏頭、附子尖、輕粉。酸而寒者，晉礬、緑礬、虀汁。酸而平者，銅緑。甘酸而平者，赤小豆。酸而温者，飯漿。鹹而寒者，青鹽、滄鹽、白米飲。甘而寒者，牙硝。辛而熱者，砒石。諸藥惟常山、膽礬、瓜蒂有小毒，藜蘆、芫花、烏、附、砒石有大毒，他皆吐藥之無毒者。凡用法，先宜少服，不涌漸加之，仍以雞羽撩之。不出，以虀投之，不吐再投，且投且探，無不吐者。吐至瞑眩，慎勿驚疑，但飲冰水、新水立解。强者可一吐而安，弱昔作三次吐之吐之次日有頻快者有轉甚者引之未盡也俟數日再吐之吐後不禁物惟忌飽食酸鹹硬物乾物油肥之物吐後心火既降陰道必強大禁房室悲憂病人既不自責必歸罪于吐法也不可吐者有八性剛暴好怒喜淫者病勢已危老弱氣衰者自吐不止者陽敗血虛者吐血喀血衂血嗽血崩血弱血者病人扣知醫書不辨邪正者病人無正性反復不定者左右多嘈雜之言者皆不可吐吐則轉生他病反起謗端之雖懇切求之不可強從也

汗法　風寒暑濕之邪入于皮膚之間而未深欲速去之莫如發汗汗所以開玄府而逐邪氣也然有數法有溫熱發汗寒涼發汗薰漬發汗導引發汗皆所以開玄府而逐邪氣也以本草校之荊芥薄荷白芷陳皮半夏細辛蒼术天麻生薑蔥白皆辛而溫者也蜀椒胡椒茱萸大蒜皆辛而熱者也青皮防已秦艽其辛而平者乎麻黃人參大棗其甘而溫者乎葛根赤伏苓其甘而平者乎桑白皮其甘而寒者乎防風當歸其甘辛而溫者乎官桂桂枝其甘辛而大熱者乎厚朴桔梗其苦而溫者乎黃芩知母枳實苦參地骨皮柴胡前胡其苦而寒者乎羌活獨活其苦辛而微溫者乎升麻其苦甘且平者乎芍藥其酸而微寒者乎浮萍其辛酸而寒者乎凡此皆發散之屬也善擇者當熱而熱當寒而寒不善擇者反此則病有變也發汗中病則止不必盡劑凡破傷風小兒驚風飧泄不止酒病火病皆宜汗之所謂火鬱則發之也

下法　積聚陳莝于中留結寒熱于內必用下之陳莝去而腸胃潔[illegible]

者作三次吐之。吐之次日，有頓快者，有轉甚者，引之未盡也，俟數日再吐之。吐後不禁物，惟忌飽食酸鹹、硬物乾物、油肥之物。吐後心火既降，陰道必强，大禁房室、悲憂。病人既不自責，必歸罪于吐法也。不可吐者有八：性剛暴好怒喜淫者，病勢已危老弱氣衰者，自吐不止者，陽敗血虚者，吐血、咯血、衄血、嗽血、崩血、溺血者，病人粗知醫書不辨邪正者，病人無正性反復不定者，左右多嘈雜之言者，皆不可吐。吐則轉生他病，反起謗端。雖懇切求之，不可强從也。

汗法。風寒暑濕之邪入于皮膚之間而未深，欲速去之，莫如發汗，所以開玄府而逐邪氣也。然有數法：有温熱發汗，寒凉發汗，薰漬發汗，導引發汗，皆所以開玄府而逐邪氣也。以本草校之：荆芥、薄荷、白芷、陳皮、半夏、細辛、蒼术、天麻、生薑、葱白，皆辛而温者也。蜀椒、胡椒、茱萸、大蒜，皆辛而熱者也。青皮、防己、秦艽，其辛而平者乎。麻黄、人參、大棗，其甘而温者乎。葛根、赤伏苓，其甘而平者乎。桑白皮，其甘而寒者乎。防風、當歸，其甘辛而温者乎。官桂、桂枝，其甘辛而大熱者乎。厚朴、桔梗，其苦而温者乎。黄芩、知母、枳實、苦參、地骨皮、柴胡、前胡，其苦而寒者乎。羌活、獨活，其苦辛而微温者乎。升麻，其苦甘且平者乎。芍藥，其酸而微寒者乎。浮萍，其辛酸而寒者乎。凡此皆發散之屬也。善擇者，當熱而熱，當寒而寒。不善擇者反此，則病有變也。發汗中病則止，不必盡劑。

下法。積聚陳莝于中，留結寒熱于内，必用下之。陳莝〔一〕去而腸胃潔，癥瘕盡而營衛通。下之者，所以補之也。庸工妄投，當寒

〔一〕莝：原作「莖」。今據儒門事親卷二凡在下者皆可下改。

反熱當熱反寒故謂下爲害也故以本草下之寒者戎鹽之鹹苦角之酸鹹滄鹽澤瀉之甘鹹枳實之苦酸膩粉之辛澤漆之苦辛杏人之苦甘下之微寒者猪膽之苦下之大寒者牙硝之甘大黃牽牛瓜蔕苦瓠牛膽藍汁羊蹄根苗之苦大戟甘遂之苦甘朴硝芒硝之苦鹹下之溫者檳榔之辛芫花之苦辛石蚕之苦皂角之辛鹹下之熱者巴豆之辛下之涼者猪羊血之鹹下之平者郁李仁之酸桃花之苦皆下藥也惟巴豆性熱非寒積不可輕用妄下則使人津液涸竭留毒不去胸熱口燥轉生他病也其不可下者凡四洞泄寒中者表裏俱虛者厥而唇青手足冷者小兒病後慢驚者誤下必致殺人其餘大積大聚大痞大秘大燥大堅非下不可但須寒熱積氣用之中病則止不必盡劑也

病有八要六失六不治 注見神農名例

藥對歲物藥品

立冬之日菊卷栢先生爲陽起石桑螵蛸使凡十物使主二百草爲之長○立春之日木蘭射干爲柴胡半夏使主頭痛四十五節○立夏之日蜚蠊先生爲人參伏苓使主腹中七節保神守中○夏至之日豕首茱萸先生爲牡蠣烏喙使主四肢三十

反熱，當熱反寒，故謂下爲害也。考以本草：下之寒者，戎鹽之鹹，犀角之酸鹹，滄鹽、澤瀉之甘鹹，枳實之苦酸，膩粉之辛，澤漆之苦辛，杏人之苦甘。下之微寒者，猪膽之苦。下之大寒者，牙硝之甘，大黄、牽牛、瓜蒂、苦瓠、牛膽、藍汁、羊蹄根苗之苦，大戟、甘遂之苦甘，朴硝、芒硝之苦鹹。下之温者，檳榔之辛，芫花之苦辛，石蜜之甘，皂角之辛鹹。下之熱者，巴豆之辛。下之凉者，猪、羊血之鹹。下之平者，郁李仁之酸，桃花之苦。皆下藥也。惟巴豆性熱，非寒積不可輕用，妄下則使人津液涸竭，留毒不去，胸熱口燥，轉生他病也。其不可下者凡四：洞泄寒中者，表裏俱虚者，厥而脣青手足冷者，小兒病後慢驚者，誤下必致殺人。其餘大積大聚、大痞大秘、大燥大堅，非下不可。但須寒熱積氣用之，中病則止，不必盡劑也。

病有八要六失六不治 註見神農名例

藥對歲物藥品

立冬之日，菊、卷柏先生，爲陽起石、桑螵蛸[一]凡十物使，主二百草爲之長。○立春之日，木蘭、射干先生[二]，爲柴胡、半夏使，主頭痛四十五節。○立夏之日，蜚蠊先生，爲人參、伏苓使，主腹中七節，保神守中。○夏至之日，豕首、茱萸先生，爲牡蠣、烏喙使，主四肢三十

〔一〕桑螵蛸：下衍「使」字。今據本草經集注卷一删。
〔二〕先生：原脱。今據補同上。

二節○立秋之日白芷防風先生爲細辛蜀漆使主胃肯二十四節（禹錫曰）五條出藥對中義旨淵深非俗所究而是主統之本故載之（時珍曰）此亦素問歲物之意出上古雷公藥對中而義不傳爾按楊慎危言云白字本草相傳出自神農今觀其中如腸鳴幽幽勞極洒洒髮髲仍自還神化及此五條文近素問決非後世醫所能爲也此文以立冬日爲始則上古以建子爲正也

神農本草經目録

（時珍曰）神農古本草凡三卷三品共三百六十五種首有名例數條下陶氏作別録乃拆分各部而三品亦移改又拆出青蘘赤小豆二條故有三百六十七種逮乎唐宋屢經變易舊制莫考今又併入已多故存此目以備考古云耳

上品藥一百二十種

丹沙	雲母	玉泉	石鍾乳
礬石	消石	朴消	滑石
空青	曾青	禹餘粮	太一餘粮
白石英	紫石英	五色石脂	菖蒲
菊花	人參	天門冬	甘草
乾地黄	术	菟絲子	牛膝
茺蔚子	女萎	防葵	麥門冬
獨活	車前子	木香	薯蕷

二節。〇立秋之日，白芷、防風先生，爲細辛、蜀漆使，主胸背二十四節。【禹錫〔一〕曰】五條出藥對中，義旨淵深，非俗所究，而是主統之本，故載之。【時珍曰】此亦素問歲物之意，出上古雷公藥對中，而義不傳爾。按楊慎卮言云：白字本草，相傳出自神農。今觀其中，如腸鳴幽幽，勞極洒洒，髮髮仍自還神化，及此五條，文近素問，決非後世醫所能爲也。此文以立冬日爲始，則上古以建子爲正也。

神農本草經目録

【時珍曰】神農古本草凡三卷，三品共三百六十五種，首有名例數條。至陶氏作別録，乃拆分各部，而三品亦移改，又拆出青蘘、赤小豆二條，故有三百六十七種。逮乎唐、宋，屢經變易，舊制莫考。今又併入已多，故存此目，以備考古云耳。

上品藥一百二十種

丹砂　雲母　玉泉　石鍾乳　礬石　消石　朴消　滑石
空青　曾青　禹餘粮　太一餘粮　白石英　紫石英　五色石脂　菖蒲
菊花　人參　天門冬　甘草　乾地黄　术　兔絲子　牛膝
茺蔚子　女萎　防葵　麥門冬　獨活　車前子　木香　薯蕷

〔一〕禹錫：據本草經集注卷一，此當爲陶弘景之言。

中品藥一百二十種

薏苡仁　澤瀉　遠志　龍膽
細辛　石斛　巴戟天　白英
白蒿　赤箭　菴䕡子　菥蓂子
蓍實　赤芝　黑芝　青芝
白芝　黄芝　紫芝　卷柏
藍實　蘼蕪　黄連　絡石
蒺藜子　黄耆　肉蓯蓉　防風
蒲黄　香蒲　續斷　漏蘆
天名精　決明子　丹參　[illegible]麻
五味子　旋花　蘭草　蛇牀子
地膚子　景天　茵蔯蒿　杜若
沙參　徐長卿　石龍芻　雲實
王不留行　牡桂　菌桂　松脂
槐實　枸杞　橘柚　栢實
伏苓　榆皮　酸棗　乾漆
蔓荊實　辛夷　杜仲　桑上寄生
女貞實　蕤核　藕實莖　大棗
葡萄　蓬蘽　雞頭實　胡麻
麻蕡　冬葵子　莧實　白冬子
苦菜　龍骨　麝香　熊脂
白膠　阿膠　石蜜　蜂子
蜜蠟　牡蠣　龜甲　桑螵蛸

薏苡仁　澤瀉　遠志　龍膽　細辛　石斛　巴戟天　白英
白蒿　赤箭　菴蕳子　菥蓂子　蓍實　赤芝　黑芝　青芝
白芝　黃芝　紫芝　卷柏　藍實　蘼蕪　黃連　絡石
蒺藜子　黃耆　肉蓯蓉　防風　蒲黃　香蒲　續斷　漏蘆
天名精　決明子　丹參　飛廉　五味子　旋花　蘭草　蛇牀子
地膚子　景天　茵蔯蒿　杜若　沙參　徐長卿　石龍芻　雲實
王不留行　牡桂　菌桂　松脂　槐實　枸杞　橘柚　柏實
伏苓　榆皮　酸棗　乾漆　蔓荊實　辛夷　杜仲　桑上寄生
女貞實　蕤核　藕實莖　大棗　葡萄　蓬蘽　鷄頭實　胡麻
麻蕡　冬葵子　莧實　白瓜〔一〕子　苦菜　龍骨　麝香　熊脂
白膠　阿膠　石蜜　蜂子　蜜蠟　牡蠣　龜甲　桑螵蛸

中品藥一百二十種

〔一〕瓜：原作「冬」。今據證類卷二十七白瓜子改。

雄黃 雌黃 石硫黃 水銀
石膏 慈石 凝水石 陽起石
理石 長石 石膽 白青
扁青 膚青 乾薑 枲耳實
葛根 栝樓 苦參 茈胡
芎藭 當歸 麻黃 通草
芍藥 蠡實 瞿麥 玄參
秦艽 百合 知母 貝母
白芷 淫羊藿 黃芩 石龍芮
茅根 紫菀 紫草 茜根
敗醬 白鮮皮 酸漿 紫參
槀本 狗脊 萆薢 白兔藿
營實 白薇 薇銜 翹根
水萍 王瓜 地榆 海藻
澤蘭 防己 牡丹 款冬花
石韋 馬先蒿 積雪草 女菀
王孫 蜀羊泉 爵牀 巵子
竹葉 蘗木 吳茱萸 桑根白皮
蕪荑 枳實 厚朴 秦皮
秦椒 山茱萸 紫葳 豬苓
白棘 龍眼 木蘭 五加皮
衛矛 合歡 彼子 梅實
桃核仁 杏核仁 蓼實 葱實
假蘇 水蘇 水斳

雄黃　雌黃　石硫黃　水銀　石膏　磁石　凝水石　陽起石
理石　長石　石膽　白青　扁青　膚青　乾薑　葈耳實
葛根　栝樓　苦參　茈胡　芎藭　當歸　麻黃　通草
芍藥　蠡實　瞿麥　玄參　秦艽　百合　知母　貝母
白芷　淫羊藿　黃芩　石龍芮　茅根　紫菀　紫草　茜根
敗醬　白鮮皮　酸漿　紫參　藁本　狗脊　萆薢　白兔藿
營實　白薇　薇銜　翹根　水萍　王瓜　地榆　海藻
澤蘭　防己　牡丹　款冬花　石韋　馬先蒿　積雪草　女菀
王孫　蜀羊泉　爵牀　卮子　竹葉　蘗木　吴茱萸　桑根白皮
蕪荑　枳實　厚朴　秦皮　秦椒　山茱萸　紫葳　猪苓
白棘　龍眼　木蘭　五加皮　衛矛　合歡　彼〔一〕子　梅實
桃核仁　杏核仁　蓼實　葱實　薤　假蘇　水蘇　水斳

〔一〕彼：原作「披」。今據證類卷三十彼子改。

鼺鼠 白馬莖 鹿茸 牛角䚡
羖羊角 牡狗陰莖 羚羊角 犀角
牛黄 豚卵 麋脂 丹雄雞
鴈肪 鼈甲 鮀魚甲 蠡魚
鯉魚膽 烏賊魚骨 海蛤 文蛤
石龍子 露蜂房 蚱蟬 白殭蠶

下品藥一百二十五種

孔公孽 殷孽 鐵粉 鐵落
鐵 鉛丹 粉錫 錫鏡鼻
代赭 戎鹽 大鹽 鹵鹹
青琅玕 礬石 石灰 白堊
冬灰 附子 烏頭 天雄
半夏 虎掌 鳶尾 大黄
葶藶 桔梗 莨菪子 草蒿
旋覆花 藜蘆 鉤吻 射干
蛇含 常山 蜀漆 甘遂
白斂 青葙子 雚菌 白及
大戟 澤漆 茵芋 貫衆
蕘花 牙子 羊躑躅 芫花
姑活 別羈 商陸 羊蹄
萹蓄 狼毒 鬼臼 白頭翁
羊桃 女青 連翹 石下長卿
閭茹 烏韭 鹿藿 蚤休

髮髲　白馬莖　鹿茸　牛角鰓　羖羊角　牡狗陰莖　羚羊角　犀角
牛黄　豚卵　麋脂　丹雄雞　雁肪　鼈甲　鮀魚甲　蠡魚
鯉魚膽　烏賊魚骨　海蛤　文蛤　石龍子　露蜂房　蚱蟬　白殭蠶

下品藥一百二十五種

孔公孽　殷孽　鐵精〔一〕　鐵落　鐵　鉛丹　粉錫　錫鏡鼻
代赭　戎鹽　大鹽　鹵鹹　青琅玕　礜石　石灰　白堊
冬灰　附子　烏頭　天雄　半夏　虎掌　鳶尾　大黄
葶藶　桔梗　莨菪子　草蒿　旋覆花　藜蘆　鉤吻　射干
蛇含　常山　蜀漆　甘遂　白斂　青葙子　雚菌　白及
大戟　澤漆　茵芋　貫衆　蕘花　牙子　羊躑躅　芫花
姑活　別羈　商陸　羊蹄　萹蓄　狼毒　鬼臼　白頭翁
羊桃　女青　連翹　石下長卿　蔄茹　烏韭　鹿藿　蚤休

〔一〕精：原作「粉」。今據證類卷四鐵精改。「鐵粉」乃开寳新增藥。

石長生　陸英　蓋草　牛扁
夏枯草　屈草　巴豆　蜀椒
皂莢　柳華　楝實　郁李仁
莽草　雷丸　梓白皮　桐葉
石南　黃環　溲疏　鼠李
松蘿　藥實根　蔓椒　欒華
淮木　大豆黃卷　腐婢　瓜蒂
苦瓠　六畜毛蹄甲　燕屎　天鼠屎
鼴鼠　伏翼　蝦蟆　馬刀
蟹　蛇蛻　蝟皮　蠮螉
蜣蜋　蛞蝓　白頸蚯蚓　蠐螬
石蠶　雀甕　樗雞　斑猫
螻蛄　蜈蚣　馬陸　地膽
螢火　衣魚　鼠婦　水蛭
木虻　蜚虻　蜚蠊　䗪蟲
貝子

宋本草舊目録

李時珍曰舊目不録可也録之所以存古蹟也又以見三品之混亂不必泥古也

新舊藥合一千八十二種

百八十種神農本經白字　一百八十二種名醫別録墨字

石長生　陸英　蓋草　牛扁　夏枯草　屈草　巴豆　蜀椒
皂莢　柳華　楝實　郁李仁　莽草　雷丸　梓白皮　桐葉
石南　黄環　溲疏　鼠李　松蘿　藥實根　蔓椒　欒華
淮木　大豆黄卷　腐婢　瓜蒂　苦瓠　六畜毛蹄甲　燕屎　天鼠屎
鼺鼠　伏翼　蝦蟇　馬刀　蟹　蛇蜕　猬皮　蠮螉
蜣螂　蛞蝓　白頸蚯蚓　蠐螬　石蠶　雀甕　樗雞　斑猫
螻蛄　蜈蚣　馬陸　地膽　螢火　衣魚　鼠婦　水蛭
木虻　蜚虻　蜚蠊　䗪蟲　貝子

宋本草舊目録

【李時珍曰】舊目不録可也。録之所以存古迹也，又以見三品之混亂，不必泥古也。

新舊藥合一千八十二種

三百六十種神農本經。白字。

一百八十二種名醫別録。墨字。

一百一十四種唐本先附　一百三十三種今附（開寶所附）

一百九十四種有名未用　八十二種新補

一十七種新定（已上皆宋嘉祐本草所定者）

四百八十八種陳藏器餘　二種唐本餘

一十三種海藥餘　八種食療餘

一百種圖經外類（已上皆唐慎微續收補入者）

玉石部

上品七十三種　中品八十七種

下品九十三種

草部

上品之上八十七種　上品之下五十三種

中品之上六十二種　中品之下七十八種

下品之上六十二種

下品之下一百五種

木部

上品七十二種　中品九十二種

下品九十九種

人部

三品二十五種

一百一十四種唐本先附。

一百三十三種今附。開寶所附。

一百九十四種有名未用。

八十二種新補。

一十七種新定。已上皆宋嘉祐本草所定者。

四百八十八種陳藏器餘。

二種唐本餘。

一十三種海藥餘。

八種食療餘。

一百種圖經外類。已上皆唐慎微續收補入者。

玉石部上品七十三種，中品八十七種，下品九十三種。

草部上品之上八十七種，上品之下五十三種，中品之上六十二種，中品之下七十八種，下品之上六十二種，下品之下一百五種。

木部上品七十二種，中品九十二種，下品九十九種。

人部三品二十五種。

獸部　上品二十種　中品一十七種
　　　下品二十一種

禽部　三品共十六種

蟲魚部　上品五十種　中品五十六種
　　　　下品八十一種

果部　三品五十三種

米穀部　上品七種　中品二十三種
　　　　下品一十八種

菜部　上品三十種　中品一十三種
　　　下品二十二種

有名未用　一百九十四種

圖經外類　一百種

獸部上品二十種，中品一十七種，下品二十一種。
禽部三品五十六種。
蟲魚部上品五十種，中品五十六種，下品八十一種。
果部三品五十三種。
米穀部上品七種，中品二十三種，下品一十八種。
菜部上品三十種，中品一十三種，下品二十二種。
有名未用一百九十四種。
圖經外類一百種。

科学出版社中医药出版分社
联系电话：010-64019031　　010-64037449
E-mail:med-prof@mail.sciencep.com

(R-0005.01)
ISBN 978-7-5088-5217-1
9 787508 852171 >
定　價：398.00圓